婦人科診療ハンドブック

【編集】

杉山　徹
岩手医科大学産婦人科教授

大須賀穣
東京大学医学部産婦人科教授

宮城悦子
横浜市立大学医学部がん総合医科学教授

■執筆者 (執筆順)

木村 文則	滋賀医科大学女性診療科講師
西嶌 優子	総合母子保健センター愛育病院産婦人科
安達 知子	総合母子保健センター愛育病院産婦人科部長
甲村 弘子	大阪樟蔭女子大学大学院人間科学研究科教授
丸山 哲夫	慶應義塾大学医学部産婦人科学講師
山本 泰弘	東邦大学医療センター大橋病院婦人科
浅川 恭行	東邦大学医療センター大橋病院婦人科
久布白兼行	東邦大学医療センター大橋病院婦人科教授
岩佐 武	徳島大学病院地域産婦人科診療部特任准教授
松崎 利也	徳島大学大学院ヘルスバイオサイエンス研究部産科婦人科学准教授
苛原 稔	徳島大学大学院ヘルスバイオサイエンス研究部産科婦人科学教授
大場 隆	熊本大学大学院生命科学研究部産科婦人科学准教授
金崎 春彦	島根大学医学部産科婦人科学
齊藤寿一郎	順天堂大学医学部附属順天堂東京江東高齢者医療センター婦人科准教授
望月 善子	獨協医科大学医学部産科婦人科教授
北村 邦夫	日本家族計画協会家族計画研究センター所長
佐野 力哉	川崎医科大学婦人科腫瘍学
梅本 雅彦	川崎医科大学婦人科腫瘍学講師
塩田 充	川崎医科大学婦人科腫瘍学教授
甲賀かをり	東京大学医学部附属病院女性診療科・産科講師
楠木 泉	京都府立医科大学大学院医学研究科女性生涯医科学講師
北脇 城	京都府立医科大学大学院医学研究科女性生涯医科学教授
小松 篤史	東京大学大学院医学系研究科産婦人科
菊地 盤	順天堂大学医学部附属浦安病院産婦人科先任准教授
中原 辰夫	名古屋大学医学部附属病院産科婦人科
岩瀬 明	名古屋大学医学部附属病院総合周産期母子医療センター准教授
齊藤 隆和	国立成育医療研究センター不妊診療科
齊藤 英和	国立成育医療研究センター不妊診療科医長
鎌田 泰彦	岡山大学病院周産母子センター講師

栁田　薫	国際医療福祉大学病院リプロダクションセンター教授
菅沼亮太	福島県立医科大学医学部産科婦人科学講師
北出真理	順天堂大学医学部産婦人科学准教授
久慈直昭	東京医科大学産科婦人科学教授
戸田里実	慶應義塾大学医学部産婦人科学
吉村泰典	慶應義塾大学医学部産婦人科学教授
大原　健	埼玉医科大学総合医療センター産婦人科
髙井　泰	埼玉医科大学総合医療センター産婦人科准教授
平池　修	東京大学大学院医学系研究科産科婦人科講師
矢野　哲	国立国際医療研究センター中央検査部門部門長／産婦人科科長
杉浦真弓	名古屋市立大学大学院医学研究科産科婦人科学教授
北島道夫	長崎大学大学院医歯薬学総合研究科産科婦人科講師
増崎英明	長崎大学大学院医歯薬学総合研究科産科婦人科教授
野口靖之	愛知医科大学産婦人科講師
吉村和晃	産業医科大学若松病院産婦人科診療教授
蜂須賀徹	産業医科大学産婦人科教授
川名　敬	東京大学大学院医学系研究科産科婦人科学准教授
武田豊明	昭和大学医学部産婦人科
大場智洋	昭和大学医学部産婦人科
大槻克文	昭和大学豊洲病院婦人科准教授
関沢明彦	昭和大学医学部産婦人科教授
今野　良	自治医科大学附属さいたま医療センター総合医学第2教授
沖　明典	筑波大学医学医療系産婦人科教授，茨城県立中央病院産婦人科部長
西尾　浩	慶應義塾大学医学部産婦人科学
岩田　卓	慶應義塾大学医学部産婦人科学講師
青木大輔	慶應義塾大学医学部産婦人科学教授
植田政嗣	大阪がん循環器病予防センター婦人科検診部部長
野田　定	大阪がん循環器病予防センター名誉部長
宮本　強	信州大学大学院医学系研究科産科婦人科学講師

塩沢 丹里	信州大学大学院医学系研究科産科婦人科学教授
安彦 郁	京都大学医学部附属病院産科婦人科
松村 謙臣	京都大学医学部附属病院産科婦人科准教授
大神 達寛	九州大学病院産科婦人科
小林 裕明	九州大学病院産科婦人科准教授
池田 仁惠	東海大学医学部専門診療学系産婦人科講師
三上 幹男	東海大学医学部専門診療学系産婦人科教授
久保田 哲	大阪大学大学院医学系研究科産科学婦人科学
上田 豊	大阪大学大学院医学系研究科産科学婦人科学
木村 正	大阪大学大学院医学系研究科産科学婦人科学教授
竹原 和宏	国立病院機構四国がんセンター婦人科医長
野河 孝充	国立病院機構四国がんセンター婦人科統括診療部長
庄子 忠宏	岩手医科大学産婦人科講師
髙取 恵里子	岩手医科大学産婦人科
杉山 徹	岩手医科大学産婦人科教授
藤井 多久磨	藤田保健衛生大学産婦人科学教授
小島 淳美	岩手医科大学産婦人科講師
的田 眞紀	がん研有明病院婦人科副医長
竹島 信宏	がん研有明病院婦人科部長
喜多川 亮	NTT東日本関東病院産婦人科
岩瀬 春子	北里大学医学部産婦人科講師
高野 忠夫	東北大学病院臨床研究推進センター特任教授
渡利 英道	北海道大学病院婦人科講師
青木 陽一	琉球大学大学院医学研究科産婦人科教授
竹内 聡	岩手医科大学産婦人科准教授
伊藤 公彦	関西ろうさい病院産婦人科部長
牛嶋 公生	久留米大学医学部産婦人科教授
新倉 仁	東北大学病院婦人科特命教授
江本 精	国際医療福祉大学教授，福岡山王病院予防医学センター部長

矢内原　臨	東京慈恵会医科大学産婦人科学講師
岡本　愛光	東京慈恵会医科大学産婦人科学教授
寺内　文敏	東京医科大学産科婦人科学教授
酒井　瞳	日本医科大学武蔵小杉病院腫瘍内科
勝俣　範之	日本医科大学武蔵小杉病院腫瘍内科教授
恩田　貴志	北里大学医学部産婦人科教授
原野　謙一	日本医科大学武蔵小杉病院腫瘍内科
松本　光史	兵庫県立がんセンター腫瘍内科科長
関根　正幸	新潟大学大学院医歯学総合研究科産科婦人科講師
榎本　隆之	新潟大学大学院医歯学総合研究科産科婦人科教授
島田　宗昭	鳥取大学医学部生殖機能医学
紀川　純三	松江市立病院病院長
梶山　広明	名古屋大学大学院医学系研究科産婦人科准教授
高野　政志	防衛医科大学校病院腫瘍化学療法部講師
古谷　健一	防衛医科大学校病院産科婦人科教授
横山　良仁	弘前大学大学院医学研究科産婦人科学准教授
田部　宏	東京慈恵会医科大学産婦人科学講師
井箟　一彦	和歌山県立医科大学産科婦人科学教授
谷﨑　優子	和歌山県立医科大学産科婦人科学
佐藤　豊実	筑波大学医学医療系産科婦人科学准教授
佐々木怜子	筑波大学医学医療系産科婦人科学
田畑　務	三重大学大学院医学系研究科産婦人科准教授
藤村　正樹	東京医科大学茨城医療センター産婦人科教授
清水　基弘	東京医科大学八王子医療センター産婦人科
佐伯　俊昭	埼玉医科大学国際医療センター乳腺腫瘍科教授
宮城　悦子	横浜市立大学医学部がん総合医科学教授
佐藤美紀子	横浜市立大学附属病院産婦人科講師

序

　科学（医学）の進歩は着実であり，我々，臨床医は患者さんに最新の医学に基づく正しい情報・医療を提供せねばなりません．近年，高価な，また，効果も高いが特異な有害事象を有する新薬が導入された分野，また，多くの選択肢が標準的に推奨されるようになった分野があります．自分自身の反省でもありますが，sub-speciality化が進む中で正しく標準的医療（提供できる最新の医療）を更新できていない分野があるのではないでしょうか．医学の進歩を患者さんの不利益につなげてしまっては本末転倒です．

　本書は「婦人科診療ハンドブック」として患者さんと向き合う医療の中で最新の情報を速やかに確認して伝えることができることを目的として発刊させていただきました．婦人科の領域を「腫瘍」，「生殖・内分泌」と「女性医学」に区分して，宮城悦子先生（横浜市立大学）と大須賀穣先生（東京大学）の監修下にそれぞれの分野での重要項目を立てて，本書の編集を進めてまいりました．現場でご活躍の新進気鋭の先生方，種々のガイドラインの作成に関わってこられた先生方には多忙な日々の中で最新の実地婦人科医療のわかりやすい提供という観点から，御執筆いただきました．

　Evidence-based medicine（EBM）に加え，precision（personalized）medicineの実践に向けて入院あるいは外来の診療デスクに置かれて，より良い産婦人科医療の提供につなげていただければ幸甚です．

　　　　2014年5月

　　　　　　　　　　　　　　　　　岩手医科大学産婦人科教授　杉山　徹

目 次

A 月経異常と関連疾患

1. 無月経の検査と診断と治療 〈木村文則〉 1
   概説　定義　原因および分類　診断の手順　治療
2. 早発思春期，遅発思春期の取り扱い 〈西嶌優子　安達知子〉 4
   概説
   A. 早発思春期 8
      概念　病因・病態　治療
   B. 遅発思春期 11
      概念　病因・鑑別診断　治療
3. 性分化異常症の診断と治療 〈甲村弘子〉 13
   概説　診断　各論　ジェンダーアイデンティティ　告知
4. 機能性出血の取り扱い 〈丸山哲夫〉 19
   概説　原因　診断　治療　注意
5. 過多月経，過少月経の取り扱い
    〈山本泰弘　浅川恭行　久布白兼行〉 25
   概説　定義　診断　原因　治療
6. 体重減少性無月経および神経性食欲不振症の診断と治療
    〈岩佐　武　松崎利也　苛原　稔〉 29
   概説　疫学　診断　治療　予後
7. PCOSの診断と治療 〈大場　隆〉 35
   概説　病態　診断　治療
8. 高プロラクチン血症の診断と治療 〈金崎春彦〉 43
   概説　診断　原因　臨床症状　注意　治療
9. 早発卵巣不全の管理 〈齊藤寿一郎〉 49
   定義　病因　診断　治療　患者対応の注意点
10. 月経前症候群の診断と治療 〈望月善子〉 54
    概説　定義ならびに診断　治療

11. 避妊法と月経の人工移動 ……………………………………〈北村邦夫〉 60
　　　概説　　各論

B　良性腫瘍と類縁疾患

12. 子宮筋腫の診断と治療 ……………………〈佐野力哉　梅本雅彦　塩田 充〉 70
　　　概説　　症状　　診断　　治療
13. 子宮内膜症の診断と治療 …………………………………〈甲賀かをり〉 79
　　　概説　　定義　　診断　　分類　　治療　　再発
　　　予後（特に卵巣チョコレート囊胞について）
14. 子宮腺筋症の診断と治療 ……………………………〈楠木 泉　北脇 城〉 88
　　　病因　　臨床症状　　診断　　治療
15. 卵巣腫瘍の超音波診断 ……………………………………〈小松篤史〉 96
　　　卵巣機能性腫瘤（類腫瘍）　　卵巣腫瘍
16. 内視鏡下手術（腹腔鏡・子宮鏡） …………………………〈菊地 盤〉 104
　　　腹腔鏡下手術　　子宮鏡下手術

C　不妊症

17. 不妊症検査と治療計画 ……………………………〈中原辰夫　岩瀬 明〉 113
　　　概説　　不妊症検査　　治療計画
18. 排卵障害の診断と治療 ……………………………〈齊藤隆和　齊藤英和〉 118
　　　概説　　診断　　治療
19. 卵管性不妊，子宮性不妊の診断と治療 ……………………〈鎌田泰彦〉 125
　　　概説　　指針　　診断　　治療
20. 男性不妊の診断と治療 ……………………………〈柳田 薫　菅沼亮太〉 131
　　　概説　　原因　　診断　　治療
21. 不妊症における腹腔鏡検査・治療 …………………………〈北出真理〉 138
　　　概説　　不妊症に対する診断と治療の手順　　腹腔鏡の位置づけ
　　　不妊症に対する外科的治療の適応と術式
　　　女性因子の原因疾患における腹腔鏡手術の適応と手術手技
22. 人工授精の実際 …………………………〈久慈直昭　戸田里実　吉村泰典〉 146
　　　概説　　適応　　方法　　手技　　副作用　　方針

23. 体外受精・胚移植の実際 ……………………………〈大原 健　高井 泰〉150
　　ARTの適応　　ARTの成績　　ARTの手順
24. 卵巣過剰刺激症候群の予防と管理 ………………〈平池 修　矢野 哲〉161
　　概説　診断　治療　注意と対策　適応
25. 不育症の診断と治療 …………………………………………〈杉浦真弓〉167
　　定義　概説　各論

D　異所性妊娠

26. 異所性妊娠の診断と治療 ……………………〈北島道夫　増﨑英明〉175
　　概説　定義　発生部位　リスク因子
　　診断　治療　予後・再発

E　感染症

27. クラミジア感染症・淋菌感染症の診断と治療 ……………〈野口靖之〉183
　　概説　診断　治療　注意　予後
28. 性器ヘルペスの診断と治療 …………………〈吉村和晃　蜂須賀徹〉190
　　概説　診断　分類　治療
29. 尖圭コンジローマの診断と治療 ………………………………〈川名 敬〉194
　　概説　疫学　臨床像　診断　治療　予後　予防
30. 細菌性腟症の診断と治療
　　　　　　　　　　　　　〈武田豊明　大場智洋　大槻克文　関沢明彦〉198
　　概説　定義　診断　鑑別診断　治療

F　CIN / 子宮頸がん

31. HPVワクチンの適切な接種方法 ……………………………〈今野 良〉203
　　概説　定義　各論
32. ASC-US, LSIL, HSILの対応と管理 …………………………〈沖 明典〉211
　　定義　概説　初診時の対応　診断確定後の管理
33. HPV検査法の適応と実際 ………………〈西尾 浩　岩田 卓　青木大輔〉219
　　概説　各論

34. コルポスコピー診断の基礎 ……………………〈植田政嗣　野田 定〉223
　　　　概説　　実施法　　国際分類の概略
　　　　各所見解説　　生検の実際
35. MDA, LEGH の診断と管理 …………………………〈宮本 強　塩沢丹里〉240
　　　　概論　　臨床診断のポイント　　対応の実際
36. 円錐切除術の適応と実際 ……………………………〈安彦 郁　松村謙臣〉244
　　　　概説　　適応　　方法　　合併症
　　　　再発・予後・予防
37. Ⅰ期がんの治療法 ……………………………………〈大神達寛　小林裕明〉249
　　　　概説　　ⅠA1期の治療　　ⅠA2期の治療　　ⅠB1期の治療
　　　　ⅠB2期の標準治療　　注意
38. Ⅱ期がんの治療法 ……………………………………〈池田仁惠　三上幹男〉255
　　　　概説　　診断　　治療　　予後　　注意
39. Ⅲ期がんの治療法 ………………………〈久保田 哲　上田 豊　木村 正〉259
　　　　概説　　臨床進行期分類　　治療
　　　　放射線治療による合併症　　予後
40. Ⅳ期がんの治療法 ……………………………………〈竹原和宏　野河孝充〉263
　　　　概説　　ⅣA期の治療　　ⅣB期の治療
41. NAC の適応と実際 ……………………〈庄子忠宏　髙取恵里子　杉山 徹〉267
　　　　概説　　診断および適応　　治療および成績
　　　　注意　　予後
42. 広汎性子宮頸部摘出術の適応と実際 …………………………〈藤井多久磨〉273
　　　　概説　　適応　　運用の実際
43. 頸部腺癌の管理 …………………………………………………〈小島淳美〉276
　　　　概説　　前駆病変　　予防　　診断　　分類　　治療
44. 術後補助療法はいかに行うか ………………………〈的田眞紀　竹島信宏〉282
　　　　術後再発リスク因子とは　　概説　　各論
45. 再発がんに対する治療 …………………………………………〈喜多川 亮〉288
　　　　概説　　診断　　分類　　治療と予後　　注意
46. 妊娠中に発見された症例への対応 ……………………………〈岩瀬春子〉294
　　　　概説　　診断　　治療　　予後

G 子宮体がん

47. 標準的治療法 ……………………………………………〈高野忠夫〉298
    概説　分類　治療
48. リンパ節郭清術の適応と範囲 ……………………………〈渡利英道〉305
    概説　手術治療　子宮体がんにおけるリンパ節郭清の意義
    子宮体がんの所属リンパ節と部位別のリンパ節転移頻度
    骨盤リンパ節郭清の適応と範囲
    傍大動脈リンパ節郭清の適応と範囲
    リンパ節郭清省略可能症例の選択
49. 術後リスク分類に基づく補助療法 ………………………〈青木陽一〉312
    概説　リスク因子と術後リスク分類　術後補助療法
50. 進行・再発がんの化学療法 ………………………〈竹内 聡　杉山 徹〉317
    概説　各論
51. 高齢者への治療 …………………………………………〈伊藤公彦〉326
    概説　治療　高齢者の総合評価法
52. 妊孕性温存例へのホルモン療法 …………………………〈牛嶋公生〉334
    概説　診断と適応　治療　予後　注意点
53. タイプ2に対する治療法 …………………………………〈新倉 仁〉339
    概説　各論
54. 子宮肉腫の治療法 …………………………………………〈江本 精〉343
    A. 子宮癌肉腫 ……………………………………………………343
       病態　手術療法　術後療法　進行・再発例に対して
       展望
    B. 子宮平滑筋肉腫 ………………………………………………346
       手術療法　術後療法　進行・再発例に対して
    C. 子宮内膜間質肉腫 ……………………………………………347
       分類　手術療法　術後療法　進行・再発例に対して
    D. 子宮腺肉腫 ……………………………………………………349

H　卵巣がん

55. 上皮性卵巣がんの標準的治療法 ……………〈矢内原　臨　岡本愛光〉351
    概説　　手術療法　　化学療法
56. 手術療法（PDS / IDS / SDS）………………………………〈寺内文敏〉356
    概説　　各論
57. 化学療法：3週ごとのTC療法とdose-dense TC療法
    　　　　　　　　　　　　　　　　　　〈酒井　瞳　勝俣範之〉363
    概説
    A. tri-weekly TC療法 …………………………………………………… 363
    B. dose-dense TC療法 ………………………………………………… 364
    　tri-weekly TC療法，dose-dense TC療法の投与の実際
    　TC療法とベバシズマブ
58. 摘出不能と考えられる卵巣・卵管・腹膜がんの管理 ……〈恩田貴志〉372
    概説　　治療　　利点　　診断　　成績　　注意
59. プラチナ感受性がんに対する治療法 ……………………〈原野謙一〉378
    概説　　治療各論
60. プラチナ耐性腫瘍の治療 ………………………………〈松本光史〉382
    概説　　PFIについて　　治療　　今後
61. わが国での推奨されるベバシズマブの投与法 ……………〈杉山　徹〉387
    背景　　大規模臨床試験　　投与方法　　注意点
62. 卵巣明細胞腺癌の診断と治療 ……………〈関根正幸　榎本隆之〉393
    概説　　疫学　　診断　　治療　　再発がんの治療
63. 粘液性腺癌の診断と治療 ………………〈島田宗昭　紀川純三〉399
    概説　　診断　　治療
64. 妊孕性温存の対象と治療法 ………………………………〈梶山広明〉404
    妊孕性温存手術が考慮される患者適応　　臨床病理学的な必要条件
    IC期サブステージを考慮した適応　　妊孕性温存の術式
65. 境界悪性腫瘍への対応 …………………〈高野政志　古谷健一〉411
    概説　　定義　　治療　　予後
66. 悪性胚細胞腫瘍の診断と治療法 ……………………………〈横山良仁〉417
    概説　　診断　　治療　　注意点　　予後

67. 性索間質性腫瘍に対する診断と治療法 〈田部 宏〉420
　　　頻度　　特徴的な症状　　必要な検査　　治療　　予後

I 婦人科がんその他

68. 絨毛性疾患の管理 〈井箟一彦　谷崎優子〉425
　　A. 胞状奇胎 425
　　　　概説　　定義　　診断　　全奇胎, 部分奇胎, 水腫様流産の鑑別
　　　　治療　　胞状奇胎後の管理
　　B. 侵入奇胎と絨毛癌 428
　　　　概説　　診断　　侵入奇胎と絨毛癌の鑑別
　　　　治療　　予後
69. 術後癒着防止への対応 〈佐藤豊実　佐々木怜子〉433
　　　概説　　各論
70. 周術期の血栓予防対策 〈田畑 務〉436
　　　概説
　　A. 術前チェック 437
　　B. ガイドライン 437
　　C. 血栓予防対策 438
　　D. 注意 440
71. 緩和医療 〈藤村正樹　清水基弘〉442
　　　概説
　　A. 婦人科特有の症状と対処法 443
72. 化学療法時の制吐薬の正しい使い方 〈佐伯俊昭〉448
　　A. 制吐療法の目的 448
　　B. 基本的理解 449
73. 卵巣機能を消失した若年患者へのホルモン補充療法
　　　　　　　　　　　　　　　　〈宮城悦子　佐藤美紀子〉455
　　　概説　　各論　　禁忌

索　引 461

A 月経異常と関連疾患

1 無月経の検査と診断と治療

> **重要ポイント**
> - 無月経には生理的無月経と病的無月経が存在する．若年世代の生理的無月経として妊娠は常に念頭におく必要がある．
> - 病的無月経の原因として性器の解剖学的異常以外は，そのほとんどが視床下部-下垂体-卵巣系の異常による無排卵が原因と考えられる．
> - 無月経の原因により治療方法は異なるが，挙児希望の有無によっても治療方法は異なってくる．

▶ 概説

無月経は，月経周期を認めない状態であり，生理的無月経と病的無月経に分類される．病的無月経は，視床下部，下垂体，卵巣，子宮，腟の異常により一時的，間欠的または永続的に月経が消失した状態である．長期の無月経は，全身の健康状態の低下，視床下部をはじめとする中枢-卵巣-子宮系の異常が存在すると考えられ，精査ならびに対処が必要である．

▶ 定義

無月経は，月経がない状態と定義される[1]．生理的無月経は，初経前，閉経以降ならびに妊娠，産褥，授乳期における無月経をいう．病的無月経は，性成熟期における月経の消失と考えられる．

▶ 原因および分類

病的無月経は，約3〜4％に認められることが知られている[2]．病的無月経は，15歳までに初経が出現しない原発性と月経が認められていたにもかかわらず，その後3カ月以上月経が存在しない続発性に分類される．原発性無月経と続発性無月経の主な原因を列挙した（表1-1, 1-2）．原発性無月経のなかには，続発性無月経と同様の原因も存在するが，原発性無月経には染色体異常，性器の解剖学的な異常など

特有の疾患が存在する．WHO は無月経の原因を3つのグループに分類している[3]．WHO group 1 は，エストロゲン産生を認めず，卵胞刺激ホルモン（FSH）は正常またはやや低下，プロラクチン（PRL）は正常，視床下部および下垂体に病変を認めないもの，WHO group 2 は，エストロゲンの産生を認め，FSH および PRL は正常であるもの，WHO group 3 は，FSH の上昇，すなわち性腺不全を示すものと

表 1-1 原発性無月経の分類

見せかけの無月経
1. 処女膜閉鎖症
2. 腟閉鎖・腟欠損
3. 腟中隔症（腟横中隔）
4. 頸管閉鎖症

子宮性無月経
1. 先天性子宮欠損症
2. 結核性子宮内膜炎
3. 幼児期 Asherman 症候群

卵巣性原発性無月経
1. 純型性腺形成異常（46XY）
2. 性腺形成異常
   a）Turner 症候群（45XO）
   b）Turner 症候群（モザイク型）（XO/XX，XO/XY）
3. 卵巣形成異常（46XX）
   a）ovarian aplasia（afollicular）
   b）ovarian hypoplasia（follicular）
4. 原発性 FSH 不応症候群

インターセックス・アンドロゲンによる原発性無月経
1. 真性半陰陽（卵巣＋精巣）
2. 女性（仮性）半陰陽（卵巣）
   副腎性器症候群
3. 男性（仮性）半陰陽（精巣）
   精巣性女性化症候群

視床下部・前葉系の異常による原発性無月経
1. 視床下部性原発性無月経
2. Kallmann 症候群
3. Frohlich 症候群
4. Laurence-Moon-Biedl 症候群

（三國雅人，他．研修医のための必修知識．内分泌疾患．日産婦誌．2002; 54: N552-71[1]）より抜粋）

表 1-2 続発性無月経の分類（生理的無月経を除く）

1. 視床下部性無月経
   1) 間脳性腫瘍（頭蓋咽頭腫ほか），脳底動脈瘤
   2) 外傷，放射線障害
   3) 全身性・消耗性疾患，内分泌疾患
   4) 視床下部疾患（Fröhlich 症候群など）
   5) Chiari-Frömmel 症候群，Argonz-del-Castillo 症候群
   6) 薬剤性（ドパミン拮抗薬，セロトニン増加薬など）
   7) 心因性（ストレスなど）
   8) 摂食障害（anorexia nervosa など），体重減少
   9) GnRH 欠損・機能障害
   10) 原因不明視床下部機能低下
2. 下垂体性無月経
   1) Sheehan 症候群
   2) 下垂体腫瘍
   3) GnRH 受容体異常，LH 遺伝子異常，FSH 欠損症など
   4) 下垂体腫瘍外科的治療後
3. 卵巣性無月経
   1) 早発卵巣機能不全
   2) 染色体異常（Turner 症候群など）
   3) 外科的治療，放射線治療，薬物（抗がん薬など）治療後
4. 多嚢胞性卵巣症候群
5. 子宮性無月経
   1) Asherman 症候群
   2) 子宮内膜炎
   3) 頸管癒着
6. その他
   異所性ホルモン分泌腫瘍など

（三國雅人，他．研修医のための必修知識．内分泌疾患．日産婦誌．2002; 54: N552-71[1] より抜粋）

している．半陰陽や男性化に伴い無月経をきたす疾患が存在するが，これらの症例では無月経を主訴として受診することは少なく，別の疾患概念として考えるべきである．これらをもとに米国生殖医学会（ASRM）は，無月経を診断する際に解剖学的な状態，妊娠の有無，FSH 値，PRL 値を評価する diagram を作成し，無月経を 4 つの状態に分類している（図 1-1）[4]．FSH が正常で性器の解剖学的な異常を伴う解剖学的欠損（Müllerian dysgenesis），そして解剖学的な異常を認めず FSH

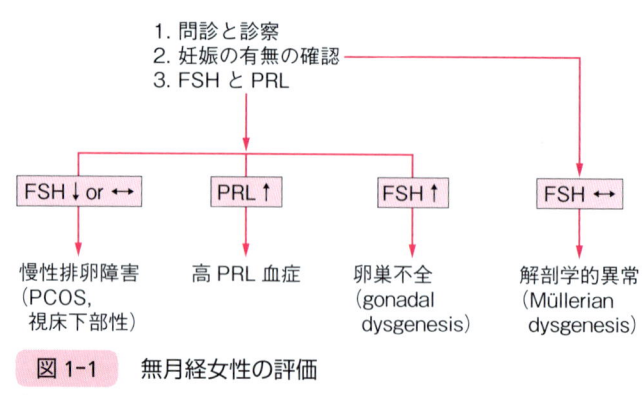

```
1. 問診と診察
2. 妊娠の有無の確認
3. FSH と PRL
```

FSH↓ or ↔	PRL↑	FSH↑	FSH↔
慢性排卵障害 (PCOS, 視床下部性)	高 PRL 血症	卵巣不全 (gonadal dysgenesis)	解剖学的異常 (Müllerian dysgenesis)

図 1-1 無月経女性の評価

(Practice Committee of American Society for Reproductive Medicine. Current evaluation of amenorrhea. Fertil Steril. 2008; 90: S219-25[4] より改変)

が正常または低下する慢性的無排卵（chronic anovulation），プロラクチンが高値を示す高プロラクチン血症，FSH が高値を示す卵巣不全（gonadal dysgenesis）である．この4つの分類は日常臨床を行う際に非常に役立ち，診断もこれに基づき行うとよい．

▶ 診断の手順

1. 問診

まず妊娠の可能性を問診すべきである．必要があれば尿妊娠検査等を行う．その後，初経の有無，初経年齢，初経来の月経の状況（周期や期間），無月経の期間，周期的な腹痛の有無などを確認する．次に既往歴，合併症，治療・内服歴，妊娠・分娩歴，体重の変化，食生活の状態を問診し，これらと無月経出現との関連性を推察する．神経性食欲不振症は，体重や体型についての歪んだ認識，食行動などが診断基準に入っており問診が重要となる．

2. 診察

子宮，卵巣，性器の評価は当然であるが，乳房の発達，乳汁分泌の有無，陰毛の状態などの評価も重要となる．乳房の発達はエストロゲンの分泌を認めた証拠である．乳汁分泌の有無についても調べるべきであるが，困難な場合は患者自身により乳頭刺激を行ってもらい乳汁の分泌の有無を聞くとよい．原発性無月経の15％が性器の形態異常であり，性器の構造の診察は入念に行うべきであるが，思春期にあ

る患者など診察が困難な患者に対しては，MRIなどの画像診断を行う．多毛を認めれば，それは直接的な多嚢胞性卵巣症候群を示唆する所見となる．

3. 画像診断

　画像診断を行う場合には主に超音波検査を使用するが，解像度に優れた経腟超音波を使用することが多い．経腟超音波の使用が困難な場合や所見が十分に得られない場合にはMRIを用いる．これらの画像診断にて腟，子宮および卵巣の状態を評価する．

　腟については，腟中隔の有無などを評価すべきである．いわゆる月経モリミナの診断はMRIにより容易に行うことができる．

　子宮に関しては，子宮の大きさ，子宮内膜の性状を評価する．子宮の大きさにより長期的なホルモン状態を推察する．萎縮していれば長期間低エストロゲン状態であったことが推察される．また，子宮内膜の状態により短期的なホルモン状態を推察する．子宮内膜に増殖が認められれば，エストロゲン分泌が存在していると考えられる．子宮内膜に欠損が認められればAsherman症候群を疑う．

　卵巣に関しては，卵巣の大きさ，胞状卵胞発育の有無およびその数，卵巣腫瘍の有無を観察する．卵母細胞が枯渇していた場合には卵巣が萎縮している．卵巣の萎縮や胞状卵胞の欠如により卵巣性無月経を疑うことができる．また，胞状卵胞がどの程度の大きさまで発育しているのかを観察しておく．小卵胞のみであれば卵胞刺激ホルモンの分泌異常，すなわち中枢性障害を疑う．胞状卵胞が多く卵巣が腫大していれば多嚢胞性卵巣症候群を疑う．

4. 内分泌検査

　画像診断，特に超音波検査にて子宮内膜と卵胞発育の状態を把握した後，ホルモン基礎値の測定を行う．ホルモン基礎値は，月経周期の3～5日目に行うのが原則であるが，無月経の場合は困難である．このような場合，主席卵胞が1cm未満であった場合は卵胞からのエストロゲン分泌量が少ないので，採血した結果を基礎値と考え代用することができる．また，プロゲスチン投与による消退出血後に採血を行ってもよいが，投与後間もなくは黄体化ホルモン（LH）の分泌が抑制されるため多嚢胞性卵巣症候群がマスクされる可能性があるので注意する．以下，具体的な検査項目，検査法について述べる．

a. 性腺ホルモンおよび性腺刺激ホルモン
　エストラジオール（E2），プロゲステロン（P4），テストステロン（T），卵胞刺

激ホルモン（FSH），LH の採血は必須である．テストステロンを除くこれらのホルモンは月経周期による変動が大きい．卵巣性でない続発性無月経において測定されたホルモン値が基礎値と考えられるためには，P4 が 1.0 ng/dL 以下，E2 が 30〜70 pg/mL である必要がある．これは卵巣内に黄体が存在せず小胞状卵胞のみの存在している場合のホルモン値である．この条件下で FSH 値，LH：FSH 比，テストステロン値からその病態を診断する．FSH が正常から低値であれば中枢性排卵障害や多嚢胞性卵巣などの慢性的無排卵（chronic anovulation）を疑い，高値であれば gonadal dysgenesis や premature ovarian insufficiency（POI）など卵巣性無月経と考える．LH：FSH 比およびテストステロン値などの増加により多嚢胞性卵巣症候群を疑う．

b. PRL

　高プロラクチン血症は，性腺刺激ホルモンの周期的律動を低下させ排卵障害をきたす．頻度としては下垂体腺腫によるものが最も多く，次いで機能性，薬剤性，甲状腺機能低下症が原因となる．血中 PRL 値が 100 ng/mL 以上認める場合には，下垂体腺腫を疑い脳 MRI の撮影を行う．PRL は月経周期による変動はないが，日内変動が存在する．午前中に低く夜間に高値を示す潜在性高プロラクチン血症でも排卵障害をきたす．

c. 甲状腺機能

　甲状腺機能低下症は，高プロラクチン血症をきたし排卵障害を生じる可能性があるので検査する必要がある．

d. プロゲスチン負荷試験

　プロゲスチン負荷試験を利用し病態を分類することができる．この負荷試験にて消退出血が認められる場合を第 1 度無月経，認められない場合を第 2 度無月経と分類する．プロゲスチン負荷試験により消退出血を認めるためには，子宮内膜の増殖が必要である．すなわち一定量のエストロゲン分泌と子宮内膜の存在が必要である．よって，第 2 度無月経の場合は，高度の中枢性障害，卵巣性，子宮性が考えられ診断の補助になる．第 2 度無月経の場合は，エストロゲン・プロゲスチンテストを行い子宮性無月経とそれ以外の鑑別を行う．

e. LH-RH 負荷試験（LH-RH テスト）

　FSH が正常，または低値の場合で中枢性障害を疑う場合により明確に障害部位を診断することができる．LH-RH 100 μg を静注し，投与前，投与後 15 分，30 分，60 分，120 分の血中 LH，FSH を測定する．正常では FSH より LH の方の反応が早くかつ大きい．LH・FSH の反応性分泌増加を認められれば視床下部性，

LH・FSH の分泌増加を認めなければ下垂体と考えられる．

▶ 治療

　原発性無月経の治療は，原因により大きく異なる．腟閉鎖は手術療法により治療を行う．また，染色体異常に伴う卵巣性無月経は，Kaufmann 療法等により低エストロゲンを改善する．

　続発性無月経の原因で日常臨床上よく遭遇する疾患は，神経性食欲不振症，視床下部性排卵障害，高プロラクチン血症，下垂体性排卵障害，多嚢胞性卵巣症候群，早発卵巣不全である．神経性食欲不振症，高プロラクチン血症，多嚢胞性卵巣症候群，早発卵巣不全は，他稿で解説されているので，視床下部性排卵障害，下垂体性排卵障害についての治療法について述べる．

　最も頻度の多い続発性無月経の原因の1つに視床下部性排卵障害がある．先天性 GnRH 欠損症，受容体異常などが存在し，無嗅覚症を合併している場合は Kallmann 症候群と診断される．これらは頻度が低く日常臨床で遭遇するのは，機能性視床下部性障害である．視床下部性排卵障害の臨床的な大きな問題は，低エストロゲンによる骨塩低下である．これら視床下部性無排卵に対する治療としてまず生活習慣，食習慣の改善，ストレス除去，体脂肪率の改善を行うべきであるが，排卵機構が回復しない場合は，骨密度の改善のため Kaufmann 療法等を行う．挙児希望の場合にはクロミフェン投与などを行うが，効果を認めない場合にはゴナドトロピン投与を行う．下垂体性排卵障害として腫瘍，分娩後の下垂体虚血（Sheehan 症候群），放射線，下垂体梗塞などが考えられる．すなわちゴナドトロピンを分泌する組織が何らかの原因で死滅していることによる．治療は，不足しているホルモンを補充することであり，Kaufmann 療法等を行う．挙児希望がある場合には，ゴナドトロピン投与を行う．

■文献

1) 三國雅人，藤本征一郎．研修医のための必修知識．内分泌疾患．日産婦誌．2002; 54: N552-71.
2) Bachmann GA, Kemmann E. Prevalence of oligomenorrhea and amenorrhea in a college population. Am J Obstet Gynecol. 1982; 144: 98-102.
3) Insler V. Gonadotropin therapy: new trends and insights. Int J Fertil. 1988; 33: 85-97.
4) Practice Committee of American Society for Reproductive Medicine. Current evaluation of amenorrhea. Fertil Steril. 2008; 90: S219-25.

〈木村文則〉

A 月経異常と関連疾患

2 早発思春期，遅発思春期の取り扱い

> **重要ポイント！**
> - まれではあるが，生命に関わるような原因疾患が存在する可能性もあるため，的確な診断，原因疾患の鑑別が必要である．
> - 発達段階の年齢と比較して，エストロゲン分泌が過剰や欠乏を示すことから，将来の全身への影響（身長，骨量，代謝など）を考えた治療と観察が必要である．
> - 対象となる患者が幼児〜10代であるため，精神的なケアが重要である．

▶概説

思春期とは第二次性徴の出現に始まり，初経を経て第二次性徴が完了し，月経周期がほぼ順調になるまでの期間をいう．わが国ではおよそ8〜9歳頃から17〜18歳頃までとされる．女性の第二次性徴は，乳房発育，恥毛発育，初経の順に開始するとされ，前2者に関してはTannerの分類が一般的に用いられている[1]．また，初経発来は10〜14歳の間で，平均12.3±1.0歳といわれている[2]．

A 早発思春期

▶概念

性ステロイドホルモンの分泌により第二次性徴が標準より早く出現した状態である．分類を表2-1に示す．その70％は特発性である．視床下部のGnRHの分泌亢進に伴う中枢性思春期早発症の厚生労働省研究班による定義，診断基準を表2-2に記す[3]．

▶病因・病態（表2-1）

性ステロイドホルモンの分泌が，中枢性GnRH分泌の結果として起きている場

表 2-1　早発思春期の分類

1. 真性（中枢性）：視床下部 GnRH 分泌早期活性化　GnRH ↑ LH ↑ FSH ↑
   a. 特発性：GnRH 分泌亢進．女児の早発思春期の 70%を占める．
   b. 器質性：頭蓋内腫瘍（視床下部過誤腫，頭蓋咽頭腫，神経膠腫，視床下部星細胞腫，神経線維腫症など），奇形・炎症（先天性脳奇形，クモ膜嚢腫，水頭症，髄膜炎，外傷，放射線照射後など）
2. 仮性（末梢性）：GnRH 分泌を伴わない
   a. ホルモン産生疾患：LH ↓ FSH ↓
       McCune-Albright 症候群，卵巣腫瘍，卵巣嚢胞，副腎腫瘍，hCG 産生腫瘍
   b. 原発性甲状腺機能低下症：LH ↑ FSH ↑
   c. 医原性，外因性：LH ↓ FSH ↓，食品，薬剤，化粧品
3. 異性性早発思春期
   a. 男性化卵巣腫瘍
   b. 男性化副腎腫瘍
   c. 先天性副腎皮質過形成
4. 亜型
   a. 早発乳房発育
   b. 早発副腎皮質性第二次性徴
   c. 早発初経

合を真性（中枢性），GnRH とは無関係に末梢での産生が亢進している場合を仮性（末梢性）としている．

a. 真性早発思春期（中枢性）

　GnRH 分泌の早期活性化により卵巣が刺激されたため発症する．第二次性徴開始時期が早すぎるだけで内分泌パターンと第二次性徴進行との相互関連性は調和している．ゴナドトロピンは高値である．

b. 仮性早発思春期（末梢性）

　GnRH とは無関係にエストロゲンの過剰の作用が発現するもので，内分泌パターンと第二次性徴進行との相互関連性は調和していない．しかし，時間経過とともに過剰な性ステロイドホルモンにさらされた中枢が成熟し，二次的に GnRH 分泌が活性化されることがある．

c. 異性性早発思春期

　先天性副腎皮質過形成はステロイド代謝酵素の異常であるが，新生児期のスクリーニングが行われており，早発思春期で発見される例は少ない．

表 2-2　女児中枢性思春期早発症の診断の手引き

Ⅰ．主症候
1) 7歳6カ月未満で乳房発育が起こる．
2) 8歳未満で陰毛発生，または小陰唇色素沈着等の外陰部成熟，あるいは腋毛発生が起こる．
3) 10歳6カ月未満で初経をみる．

Ⅱ．副症候：発育途上で次の所見をみる．
1) 身長促進現象：身長が標準身長の2.0SD以上．または年間成長速度が2年以上にわたって標準値の1.5SD以上．
2) 骨成熟促進現象：骨年齢－暦年齢≧2歳6カ月を満たす場合．または暦年齢5歳未満は骨年齢/暦年齢≧1.6を満たす場合．
3) 骨年齢/身長年齢≧1.5を満たす場合．

Ⅲ．検査所見
下垂体性ゴナドトロピン分泌亢進と性ステロイドホルモン分泌亢進の両者が明らかに認められる．

Ⅳ．除外規定
副腎性アンドロゲン過剰分泌状態（未治療の先天性副腎皮質過形成，副腎腫瘍など），性ステロイドホルモン分泌性の性腺腫瘍，McCune-Albright症候群，testotoxicosis，hCG産生腫瘍，性ステロイドホルモン（蛋白同化ステロイドを含む）や性腺刺激ホルモンの長期投与中，性ステロイドホルモン含有量の多い食品の大量長期摂取中などのすべてを否定する．

[診断基準]
確実例
1. Ⅰの2項目以上とⅢ，Ⅳを満たすもの．
2. Ⅰの1項目およびⅡの1項目以上とⅢ，Ⅳを満たすもの．
疑い例
Ⅰの年齢基準を1歳高くした条件で，その確実例の基準に該当するもの．
なお疑い例のうちで，主症状発現以前の身長が－1SD以下のものは，治療上は確実例と同等に扱うことができる．

[病型分類]
中枢性思春期早発症が診断されたら，脳の器質的疾患の有無を画像診断などで検査し，器質性，特発性の病型分類をする．

（中枢性思春期早発症の診断と治療の手引き：厚生労働科学研究費補助金難治性疾患克服研究事業．間脳下垂体機能障害に関する調査研究班．平成15年度 総括・分担研究報告書．2004, p.119-20[3]）

d. 早発思春期の亜型

一部の第二次性徴のみの早発を認めるもので骨年齢の進行はみられず，骨端閉鎖もみられず，成人身長は影響を受けない．

▶ 治療

　臨床的な問題点は，①まれではあるが，生命に関わるような原因疾患が存在する可能性がある，②年齢不相応な早期の第二次性徴の進行により，心理的・社会的問題を引き起こす可能性がある，③骨成熟促進による成人身長の低下，の3点があげられる．

　原因疾患を認める場合は，その治療が優先される．原因疾患の治療によっても改善しない場合や特発性真性思春期早発症では，GnRH アナログが第1選択となる．仮性思春期早発症は，従来，酢酸メドロキシプロゲステロンにより性器出血への対応が試みられていたが，エストロゲンによる骨端線閉鎖は抑制できず，近年アロマターゼ阻害剤やエストロゲン受容体拮抗薬などによる治療も試みられているが，効果に関しては一定の見解をみていない[4]．治療の中止時期は，年齢ならびに発育をみながら決定する．

B　遅発思春期

▶ 概念

　明確な定義はないが，乳房発育が11歳（＜12歳），恥毛発生が13歳（＜14歳），初経が14歳（＜15歳）に認められないものを遅発思春期とする．また，日本産科婦人科学会の定義では，15歳以上で初経が発来したものを遅発月経，18歳になっても初経発来のないものを原発無月経としている[1]．生理的な範囲内で思春期の発来が遅れている体質的なものが10～20％あり，それらは正常な思春期発達の過程をとり，多くは正常な成人身長に達し，経過観察でよい．

　原因分類，診断に際し，家族歴，新生児期歴，既往歴，全身症状，身体所見，成長状態を把握することが大切である．

▶ 病因・鑑別診断 （表2-3）

　FSH の基礎値により2つのカテゴリーに分けられる[5]．

a. 低ゴナドトロピン性性腺機能不全症

　大部分が，生まれつきの体質，低栄養，慢性疾患，ストレス，摂食障害，体重減少，激しい運動，甲状腺機能低下などの内分泌異常などの原因から，low～normal FSH をきたす．

b. 高ゴナドトロピン性性腺機能不全症

　思春期患者でFSH ↑ LH ↑ は，卵巣不全を示唆する．

表 2-3　遅発思春期分類

1. 低〜正常 FSH
   a. 体質上の単純遅延
   b. 低ゴナドトロピン性性腺機能不全症：Kallmann 症候群，摂食障害，慢性消耗性疾患（Crohn 病など），激しい運動，薬剤
   c. 下垂体機能不全
   d. 中枢性腫瘍
   e. 内分泌代謝性疾患：甲状腺機能低下症，糖尿病，Cushing 症候群など
   f. その他：卵巣腫瘍など
2. 高 FSH
   a. 性腺形成不全
   b. 自己免疫性卵巣炎
   c. ステロイドホルモン合成障害
   d. 医原性：放射線治療後，化学療法後

治療

　治療の目的は，エストロゲン欠乏による全身への影響の回避であり，骨塩量低下や脂質代謝への影響を予防する．原因疾患を認めた場合にはその治療を優先する．卵巣不全による場合には，ホルモン補充療法が原則となる．エストロゲン補充開始時期が遅すぎると，骨塩量低下が非可逆的なレベルでみられる可能性もあり，時期や量の検討が必要である．

■文献

1) 日本産婦人科学会，編．産婦人科研修の必修知識．2011.
2) 生殖・内分泌委員会報告．わが国思春期少女の体格，体重変動，希望体重との相互関連について―アンケートによる．日産婦誌．1997; 49: 367-77.
3) 中枢性思春期早発症の診断と治療の手引き：厚生労働科学研究費補助金難治性疾患克服研究事業．間脳下垂体機能障害に関する調査研究班．平成 15 年度 総括・分担研究報告書．2004, p.119-20
4) 綾部琢哉．早発思春期．臨床婦人科産科．2011; 65: 305-11.
5) 藤井絵里子．遅発思春期．臨床婦人科産科．2011; 65: 312-7.

〈西嶋優子　安達知子〉

A 月経異常と関連疾患

3 性分化異常症の診断と治療

> **重要ポイント！**
> - 本症は出生時の外性器の異常,思春期以降の原発無月経,無毛や多毛,陰核肥大などにより発見される.
> - 46,XY の性分化異常症および Y 染色体成分を有する Turner 症候群において,将来の胚細胞腫瘍の発生頻度が高いことが知られており,一般に予防的性腺摘出が行われる.
> - 告知は重要な点である.染色体異常の説明,性腺摘出や腟形成など外科的治療の必要性,ホルモン補充療法の必要性,また将来の妊孕性について,本人および家族へ適切な説明を行うことが大切である.

▶ 概説

生物学的にヒトの性には,染色体の性,性腺の性,解剖学的性(内性器の性,外性器の性)などがある.これらが非定型である先天的状態が性分化異常症 (disorders of sex development: DSD) と定義される.DSD の分類の 1 例を図 3-1 にまとめた[1]).染色体構成により,DSD を大きく 3 種に分けている.①性染色体に異常がある場合として,Turner 症候群(45,X)や Klinefelter 症候群(47,XXY),混合性性腺異形成(45,X/46,XY)などがあげられる.②性染色体が 46,XY である DSD には,アンドロゲン不応症,完全型性腺異形成(Swyer 症候群),5α還元酵素欠損症などがある.③性染色体が 46,XX である DSD には,副腎性器症候群(21水酸化酵素欠損症,11-β水酸化酵素欠損症)などのアンドロゲン過剰によるもの,および Rokitansky 症候群,腟閉鎖などの Müller 管形成不全によるものがある.

▶ 診断

性分化異常症は新生児期に外性器の形態学的な異常として気付かれる場合や,思春期以後に原発無月経,無毛や多毛,陰核肥大などにより発見される場合が多い.
乳房発育や陰毛の発生など第二次性徴の発育の程度を評価する.内診および超音

```
                          性分化異常症
                            (DSD)
         ┌──────────────────┼──────────────────┐
   性染色体異常              46, XY DSD           46, XX DSD
   に伴う DSD
```

| ・Turner 症候群 (45, X)
・Klinefelter 症候群
　(47, XXY)
・混合性性腺異形成
　(45, X/46, XY)
など | ・アンドロゲン不応症
・完全型性腺異形成
　(Swyer 症候群)
・アンドロゲン生合成障害
　(17-βHSD 欠損症,
　5-α還元酵素欠損症)
など | ・アンドロゲン過剰
　(21 水酸化酵素欠損症,
　11-β水酸化酵素欠損症)
・Müller 管形成不全
　(Rokitansky 症候群,
　腟閉鎖)
など |

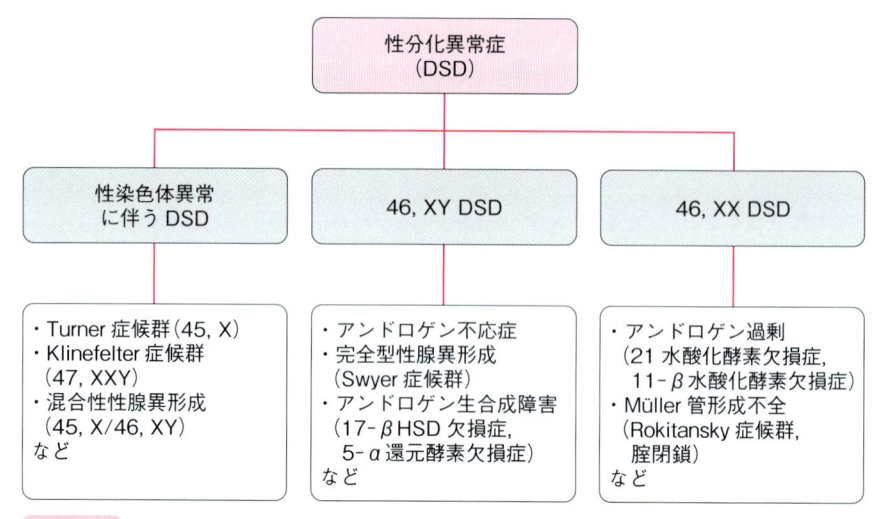

図 3-1 性分化異常症の分類

(日本小児内分泌学会性分化委員会. 日本小児科学会雑誌. 2008; 112: 565-78[1] より改変)

波検査や MRI により子宮や腟の有無を確認し，性管分化異常を診断する．腟閉鎖の場合は，月経血の流出がみられないので，月経周期に一致した下腹部痛（月経モリミナ）から発見される．染色体検査により，Turner 症候群，アンドロゲン不応症などが判明する．副腎性器症候群では，血中アンドロゲンが高値を示す．

▶各論

1. Turner 症候群

　Turner 症候群は，45,X に代表される X 染色体短腕の欠失を特徴とする疾患である．女性 2,000 人に 1 人の割合とされる．小児期に低身長により発見されることが多い．性腺に胚細胞を認めず性腺機能不全を呈して，第二次性徴が認められないのが典型例である．第二次性徴のみられるものでも胚細胞の消失が続くため早期に卵巣機能不全をきたして無月経となる．翼状頸，外反肘，楯状胸郭などの身体的特徴を呈し，一般に知能障害はない．

　低身長に対する成長ホルモン治療終了後は女性ホルモン補充療法を行い，月経を発来させる．女性ホルモン補充療法は本症の治療のかなめであり，女性らしさを保つためと骨粗鬆症の予防のために閉経期まで継続する必要のあることを患者に教育する．表 3-1 には Turner 症候群における女性ホルモン補充療法の目的を示した．

　核型が XO/XY モザイクの場合には性腺摘出術を行う．

表 3-1 Turner 症候群における女性ホルモン補充療法の目的

- 二次性徴を発現させる
- 内性器・外性器を発育させる
- 性器出血を発来させる
- 骨量を増加させ将来の骨粗鬆症を防ぐ
- 動脈硬化を予防する

骨粗鬆症，甲状腺機能異常，心奇形，高血圧，糖尿病，高脂血症，難聴などの頻度が高いとされ[2]，これらの合併症に留意して診療する．

本症の自然妊娠率は低い．生殖補助医療の進歩により，海外では提供卵を用いた体外受精胚移植が行われ良好な成績をおさめている．今後日本でも増加することが予想される．出産の際には低身長のため帝王切開となる率が高く，また心血管系の合併症，特に大動脈解離と破裂による母体死亡の危険があると報告されている[3]．

2. Klinefelter 症候群

性染色体が XXY のものをいう．表現型は男性である．高身長，精巣萎縮，女性化乳房を伴う．詳細は成書にゆずる．

3. 混合性性腺異形成

45,X/46,XY の核型を示す．内性器および外性器が女性型を示す場合は，索状性腺の摘出を行い，アンドロゲン不応症に準じてエストロゲン補充療法を行う．機能性子宮を有する場合は Turner 症候群に準じて女性ホルモン補充療法を行う．

4. アンドロゲン不応症（androgen insensitibity syndrome: AIS）

本症は染色体核型が XY で性腺は精巣でありテストステロンが分泌されるが男性化が起こらず表現型が女性である．アンドロゲン受容体の異常のために，胎生期のアンドロゲン作用の欠如により生ずる．完全な女性型を示す完全型アンドロゲン不応症（CAIS）と種々の程度の男性器分化異常を示す部分型アンドロゲン不応症（PAIS）に分類される．本症は X 染色体依存性劣性遺伝であり家族内発生がみられる．

恥毛，腋毛の発育が悪く，腟は短く盲端に終わる．子宮・卵巣は存在せず，精巣は腹腔か鼠径管内に存在する．ホルモン検査にて，血中テストステロン値が正常男

表 3-2　胚細胞腫瘍の発症リスク

リスク	疾患	悪性化リスク（%）	推奨される治療
高リスク群	部分型アンドロゲン不応症（PAIS）で陰嚢外に性腺のあるもの	50	性腺摘出
中間リスク群	Turner 症候群で Y 成分のあるもの	12	性腺摘出
低リスク群	完全型アンドロゲン不応症（CAIS）	2	性腺摘出？

（日本小児内分泌学会性分化委員会．日本小児科学会雑誌．2008; 112: 565-78[1] より改変）

性の値である．

　思春期以降に性腺の悪性化がみられるため，性腺摘出術を行う必要がある．表 3-2 にはこれまでの報告をまとめた悪性化のリスクを示した[1]．完全型アンドロゲン不応症では低リスク群に分類されている．

　性腺摘出後はエストロゲン補充療法を施行する．また腟腔が短い場合には必要に応じ，腟の形成術を施行する．子宮を有しないためプロゲストーゲン剤の補充は不要である．エストロゲンの投与は，第二次性徴を維持し骨量低下を予防するために重要であり，身体的にも精神的にも生活の質を向上させるために有用である[4]．患者に対しては，女性ホルモンの補充を行っても消退出血はみられないことを説明しておく必要がある．

5. 副腎性器症候群（adrenogenital syndrome: AGS）

　常染色体性劣性の先天性副腎皮質過形成（congenital adrenal hyperplasia: CAH）である．21-水酸化酵素欠損症，11-β水酸化酵素欠損症が主にみられる．副腎由来のアンドロゲン過剰により男性化が起こる．内性器では卵管・子宮・腟が分化発育している．出生時にすでに大陰唇癒合，陰核肥大，陰唇の陰嚢化がみられる場合がある他，思春期に初経が発来せず，陰核肥大，多毛症がみられる場合もある．

　治療はコルチゾールを補充して ACTH 分泌を抑制する．

6. Rokitansky-Küster-Hauser 症候群

　Müller 管の形成不全により腟の一部または全部が欠損するものを腟欠損という．なかでも全腟欠損で機能的子宮を欠くものが本症である．頻度は 4,000 人から 10,000 人に 1 人とされる．卵巣機能は正常であるので初経がないこと以外は正常な第二次性徴が発来する．腎・尿路系の奇形を合併しやすい．

表 3-3　性同一性障害の頻度

疾患	核型	養育上の性	総患者数	性同一性障害患者数	頻度
完全型アンドロゲン不応症（CAIS）	46,XY	女性	98	0	0%
		男性	0	―	―
不完全型アンドロゲン不応症（PAIS）	46,XY	女性	46	5	10.9%
		男性	35	5	14.3%

（日本小児内分泌学会性分化委員会．日本小児科学会雑誌．2008; 112: 565-78[1]）より改変）

腟欠損に対しては腟形成術が行われる．非観血的な方法としては，持続圧迫法を行う．手術療法としては，腹腔鏡下に行う骨盤腹膜利用法が侵襲が少なく合併症も少ないため主流となっている．

▶ ジェンダーアイデンティティ

ジェンダーアイデンティティ（性同一性）は胎生期と出生後の脳のアンドロゲン曝露，社会環境など多数の因子の影響を受ける．表 3-3 には本症の性同一性障害の頻度を示した[1]．完全型アンドロゲン不応症では養育上の性が全例女性であり性同一性障害の頻度は 0% であった．これに対し不完全型アンドロゲン不応症では表 3-3 に示すような頻度で認められた．

▶ 告知

本人への病状に対する告知は必ず行う必要がある．患者への説明の前には，家族へ説明を行って家族が疾患について十分に受け入れができていることが大切である．本人を精神的にサポートすることができる．本人の自己決定を尊重して治療方針を決定していくべきである．自分自身の身体について正確に理解することが，その後のホルモン補充療法や外科的治療に対する受け入れ，患者自身の QOL の向上に役立つ．患者や家族にとってわかりやすい言葉を使うこと，説明の機会を頻回に設けるなどの配慮が行われるべきである．

Turner 症候群では女性ホルモン補充療法を開始する際に，染色体，卵巣機能不全，将来の妊孕性，合併症などについて理解度に応じた説明を行っていく．このような段階的告知は家族の同意を得て行う．本症では全国にターナーの会が結成され活発な活動を展開している．また国際的にもターナーカンファレンスが開催され情報提供を行っている．医療者としてこれらのグループとの積極的な連携をもってい

くことが本症の健康支援に役立つと期待される．他疾患でも自助グループなどが存在する．

アンドロゲン不応症の場合も基本的には同様である．患者自身が病態を正確に理解することによって，妊孕性の問題，性腺摘出の必要性，その後のホルモン補充療法についての理解を促しやすい．本人の女性としてのジェンダーアイデンティティを大切に扱い，「精巣」は使わず「性腺」という言葉にしたり，「本来は男性であるが女性になった」というような説明は決してしないような心づかいが重要である．本症も家族の精神的サポートが重要であることは言うまでもない．本人の性に関する心理社会的な発達段階を踏まえ，時間をかけて段階的に行う．疾患の正しい概念を伝え，ジェンダーアイデンティティを確立させ，精神面での援助をしていく．

■文献

1) 日本小児内分泌学会性分化委員会. 性分化異常症の管理に関する合意見解. 日本小児科学会雑誌. 2008; 112: 565-78.
2) Bondy CA. Turner Syndrome Study Group. Care of girls and women with Turner syndrome: a guideline of the Turner Syndrome Study Group. J Clin Endocrinol Metab. 2007; 92: 10-25.
3) Hadnott TN, Gould HN, Gharib AM, et al. Outcomes of spontaneous and assisted pregnancies in Turner syndrome: the U.S. National Institutes of Health experience. Fertil Steril. 2011; 95: 2251-6.
4) Bertelloni S, Dati E, Baroncelli GI, et al. Hormonal management of complete androgen insensitivity syndrome from adolescence onward. Horm Res Paediatr. 2011; 76: 428-33.

〈甲村弘子〉

A 月経異常と関連疾患

4 機能性出血の取り扱い

> **重要ポイント！**
> - 機能性出血は，妊娠，薬剤，および器質性疾患との関連を認めない不正子宮出血である．
> - 多くは，無排卵などの内分泌系の異常が原因である．
> - プロゲスチン製剤やエストロゲン・プロゲスチン合剤（経口避妊薬）を用いた内分泌療法が主に行われる．
> - 挙児の有無に加えて，思春期，性成熟期，更年期などの年代を考慮した診断と治療が求められる．

▶ 概説

　機能性（子宮）出血は，「器質性疾患を認めない子宮からの不正出血」と定義される．定義の前提として妊娠も除外される．その多くは，無排卵など内分泌系の異常が原因である．除外診断により確診された機能性出血は，年齢・背景因子などの患者特性に基づいて，主に内分泌療法での対応となる．難治性の場合は外科的介入が選択される．

▶ 原因

　機能性出血の多くは無排卵が原因である．無排卵により，子宮内膜はプロゲステロンに拮抗されずにエストロゲンのみに持続曝露される．それにより増殖・肥厚した子宮内膜は，やがて相対的な血液供給不足となり，内膜の壊死や剥脱などの組織崩壊が起こり出血（破綻出血，breakthrough bleeding）が生じる．また，排卵はあるものの黄体機能不全などによりプロゲステロンが不規則・不十分に消退すると，やはり不正出血（消退出血，withdrawal bleeding）が惹起される．このような排卵性の機能性出血は，月経時の内膜剥脱不全（irregular shedding）を呈する卵胞期出血や黄体期出血（月経前出血）となって現れる．

　排卵期に起こる比較的少量の出血である排卵期出血（ovulatory bleeding, midcycle bleeding）は，排卵前に起こるエストロゲンの急な増加に子宮内膜が反応して惹起される破綻出血とその後のエストロゲンの低下による消退出血の両面があると考えられている．生理的なものとされているが，月経期以外に起こる子宮からの出血であり，器質的疾患や妊娠とも関連しないことから機能性出血に分類される．

▶ 診断

表4-1に不正性器出血をきたす原因を示す．なお，患者自身が，不正出血の由来が性器なのか，あるいは泌尿器や消化器などの非性器なのかを判断できない場合がある．また，薬剤性や出血性素因など全身性の疾患でも不正出血が生じうる．これらの点に留意したうえで，一般に性成熟期女性における不正性器出血は，①問診と診察による系統的な鑑別診断，②妊娠の可能性を念頭においた問診・検査，③細胞診や組織検査による悪性腫瘍（絨毛性疾患を含む）の検索を行ったうえで，妊娠と器質的疾患が除外された場合に機能性出血と診断する[1]．

▶ 治療

機能性出血の治療については，器質性疾患のない過多月経・月経周期異常に対する治療に準ずる[2-4]．月経周期異常は，無排卵による不規則な不正性器出血を反映していることが多い．したがって，無排卵性機能性出血は無排卵性の月経周期異常の管理に準じた対応を行う[4]．また，無排卵性機能性出血が過多月経として現れる場合は，器質性疾患のない過多月経に対する治療が施される[2,3]．以下に挙児希望の有無により治療を大別する．

1. 挙児希望のない場合[4]

1) 慢性の無排卵周期による希発月経や頻発月経では，周期的なプロゲスチンの投与（Holmstrom療法）を行う．
2) 第1度無月経では周期的なプロゲスチンの投与（Holmstrom療法）を行う．
3) 第2度無月経では周期的なエストロゲンとプロゲスチンの投与（Kaufmann療法）を行う．

ただし，上記1）〜3）の病態を明確に判別できない場合もあり，これらの内分泌療法の使い分けは厳密なものではない．通常，止血効果の優れるエストロゲン・プロゲスチン配合薬（経口避妊薬）が使用されることが多い．なお内分泌療法に際しては，①悪心，乳房痛などの副作用の可能性がある，②止血しても服用を中止しない，③終了後に消退出血が起こる，ことなどを予め説明しておく．逆に，ホルモ

表 4-1　不正出血の原因

部位	分類	疾患
子宮	良性腫瘍	内膜ポリープ 内膜増殖症 子宮腺筋症 子宮筋腫
	悪性腫瘍	子宮内膜がん 子宮肉腫
	感染	子宮内膜炎
	機能性出血	
子宮頸管	良性腫瘍	頸管ポリープ 子宮腟部びらん 子宮内膜症
	悪性腫瘍	浸潤がん 転移がん（絨毛性腫瘍など）
	感染	子宮頸管炎
腟	良性腫瘍	Gartner 管嚢胞 腟ポリープ
	悪性腫瘍	
	感染	細菌性腟炎 性行為感染症（STD） 萎縮性腟炎
外陰	良性腫瘍	コンジローマ 血管性腫瘍
	悪性腫瘍	
	感染	性行為感染症（STD）
その他の骨盤臓器		卵管がん 卵巣がん 骨盤腹膜炎
妊娠関連		
性器奇形		
外傷	性交 暴行 異物〔子宮内避妊具（IUD など）〕 骨盤外傷（交通事故など）	

表 4-1 つづき

薬剤	経口避妊薬 ホルモン補充療法 抗凝固薬 タモキシフェン コルチコステロイド 向精神薬	
全身性疾患	外陰部に影響を及ぼす疾患	Crohn 病 Behçet 症候群 リンパ腫
	血液凝固疾患	血小板減少症 von Willebrand 病 急性白血病
	甲状腺疾患 多囊胞性卵巣症候群 Cushing 症候群 ホルモン産生腫瘍	
その他	泌尿器科疾患	尿道炎 膀胱がん
	炎症性腸疾患 痔核	

(文献 5) より改変)

ン剤投与により不正出血を生じることもあるため，その説明も忘れないようにしたい．

2. 挙児希望のある場合[4]

　必要に応じて上記 1. にあげた内分泌治療で周期を整えた後，排卵障害の病態に応じてクロミフェンなどによる排卵誘発を行う．ただし，排卵誘発が最優先の治療にならない場合もある．例えば，重度の肥満を伴う多囊胞性卵巣症候群 (polycystic ovary syndrome: PCOS) の患者が機能性出血を呈する場合は，排卵誘発の前にライフスタイルの改善を行い体重減少の指導を行う．その間，機能性出血が頻発していれば，前述の挙児希望のない場合に準じた治療を行うこともある．

　上述のエストロゲン・プロゲスチン配合薬（経口避妊薬）だけでなく，抗線溶薬（トラネキサム酸）などの止血薬も出血量の減少に有用であるとされている．以上

の薬物療法が無効のときは，レボノルゲストレル放出子宮内避妊システム（levonorgestrel-releasing intrauterine system, LNG-IUS：ミレーナ®）の使用を考慮する[2]．それでも無効のとき，特に急性の大量出血の場合は，鉄剤投与や輸血などにより貧血の改善や血行動態の安定化を図るとともに，抱合型エストロゲンの大量投与の後にエストロゲン・プロゲスチン配合薬を投与する[3]．

以上の方法で多くの場合制御可能であるが，薬物療法が無効あるいは長期治療が不可の場合は，必要に応じて外科的治療を行う．緊急処置としては子宮内膜掻爬術を行う場合が多い．妊孕性を温存する必要がない場合には，子宮摘出術あるいは子宮内膜アブレーション（焼灼術）を行う[3]．

▶ 注意

機能性出血に対する止血目的の初期治療は，患者特性にかかわらずほぼ共通している．しかしその後は，挙児の有無に加えて患者年齢を考慮しながら，原因に対応した根本的な治療や再発予防を目的とした治療を行う必要がある[5]．

思春期の女性では，視床下部-下垂体-卵巣系機能が未成熟であるために，しばしば無排卵となり，過多月経，過少月経，あるいは月経不順などの月経異常や不正性器出血を呈する．したがって上記の治療1.が選択される．ただし，初経後の約1年間は月経周期の80％が無排卵周期であり，1年半〜2年後にようやく排卵周期が確立する．未成熟性自体は生理的なことでもあるので，薬物療法による画一的な医療介入を控える選択肢も持ちたい．

性成熟期の女性では，視床下部-下垂体-卵巣系機能も基本的には成熟しているので，排卵および月経は通常整順に起こる．この年代の不正性器出血の原因は多岐にわたる．機能性出血のなかで排卵期出血は治療の原則として治療は必要ない．その他は，挙児の有無に応じて上記治療1.あるいは2.が選択される．

更年期周辺の女性では，卵巣予備能の低下に加えて視床下部-下垂体-卵巣系機能も変動することから，無排卵周期や黄体機能不全がしばしば出現する．さらに，若年婦人に比べて，様々な良性ならびに悪性腫瘍の発生頻度も上昇することから，より頻繁に月経不順ならびに過多・過少月経などの月経異常や不正性器出血が起こる．機能性出血の治療だけでなく，更年期症状の改善，あるいは骨粗鬆症や高脂血症などエストロゲン欠乏による疾患の予防も視野に入れて，エストロゲンとプロゲスチンによるホルモン補充療法が行われる．なお，この年代の女性に対する経口避妊薬を用いた中長期的な治療は，含有ホルモンの量と質の観点から慎重を要する．

■文献

1) CQ305：不正性器出血で受診した性成熟期女性の診察上の留意点は？　In：日本産科婦人科学会，日本産婦人科医会，編．産婦人科診療ガイドライン―婦人科外来編 2011．東京：日本産科婦人科学会；2011．p. 98-9．
2) CQ302：器質性疾患のない過多月経の薬物療法は？　In：日本産科婦人科学会，日本産婦人科医会，編．産婦人科診療ガイドライン―婦人科外来編 2011．東京：日本産科婦人科学会；2011．p. 92-3．
3) CQ303：器質性疾患のない過多月経に対する薬物療法以外の治療は？　In：日本産科婦人科学会，日本産婦人科医会，編．産婦人科診療ガイドライン―婦人科外来編 2011．東京：日本産科婦人科学会；2011．p. 94-5．
4) CQ304：無排卵性の月経周期異常はどう管理するか？　In：日本産科婦人科学会，日本産婦人科医会，編．産婦人科診療ガイドライン―婦人科外来編 2011．東京：日本産科婦人科学会；2011．p. 96-7．
5) Goodman A. Initial approach to the premenopausal woman with abnormal uterine bleeding. Uptodate. 2012. http://www.uptodate.com.

〈丸山哲夫〉

A 月経異常と関連疾患

5 過多月経，過少月経の取り扱い

> **重要ポイント！**
> - 過多月経，過少月経の診断は患者の訴えによる臨床的な判断である．
> - 治療は症状に応じて年齢や挙児希望などを考慮のうえ様々なパターンがある．

▶ 概説

過多月経，過少月経は性成熟期においてはしばしば子宮筋腫，特に粘膜下筋腫，内膜ポリープ，子宮内膜増殖症，子宮腺筋症などの器質的疾患が原因となる．また，若年者では無排卵周期など機能的な原因が大半である．過少月経は子宮腔癒着などの器質的疾患のほか，卵巣機能不全，甲状腺機能異常などの内分泌的異常が原因となる．

▶ 定義

a. 過多月経（hypermenorrhea）

月経の出血量が異常に多いものをいう．普通 140 mL 以上をいう．しかし，臨床的には患者の訴えで判断されるのでそれほど厳密ではない．通常その結果として貧血に陥っている場合が多い．また，子宮筋腫などの器質的疾患や血液凝固障害に伴うことが多い．

b. 過少月経（hypomenorrhea）

月経の出血量が異常に少ないものをいう．普通 20 mL 以下のものをいうが，臨床的には患者の訴えで判断されるのでそれほど厳密ではない．

▶ 診断

1) 問診（特に妊娠の判断，経血量の詳細な聴取）

初経年齢は何歳か？

月経の周期と期間，程度はどれくらいか？
最終月経とその前の月経はいつか？
妊娠，出産，流産，中絶の有無と回数は？
どんな症状があって，いつから続いているか？ 増悪の有無はあるか？
いままでにかかった婦人科系の病気は？
薬剤に対するアレルギーの有無は？
現在内服中の薬剤の有無は？

婦人科における治療歴のある場合は：受診した病院，診断のために行った検査（超音波検査，MRI 検査など），治療内容：薬物療法（その内容も），手術（開腹・腹腔鏡など）
2）内診
3）血液一般検査，凝固出血検査，血清ホルモン値測定，基礎体温，子宮内膜組織診，画像検査（超音波検査，MRI 検査，CT 検査，子宮鏡検査）など

▶ 原因

a. 過多月経

　機能性過多月経，子宮筋腫，子宮腺筋症，子宮内膜ポリープ，子宮内膜増殖症，子宮内膜がん，血液凝固異常，肝臓疾患，甲状腺機能異常，子宮内異物，医原性（内服薬）など

b. 過少月経

　子宮腔癒着症，子宮内膜炎，子宮発育不全，無排卵周期，甲状腺機能異常など

▶ 治療

a. 過多月経

　止血薬が有効なこともあるが，器質的疾患が原因と推測される場合は，それぞれの原因疾患の治療を行う．子宮筋腫，子宮腺筋症などの疾患は子宮全摘手術や核出手術などが行われる．特に子宮筋腫が原因となる過多月経は手術療法，薬物療法などの複数の選択肢があるので，患者の状況などを考慮して治療方針を決定する．また，閉経が近いと推測される場合は偽閉経療法により月経を抑止して閉経を誘導する治療もある．また，機能性過多月経では，Kaufmann 療法もしくはエストロゲン，黄体ホルモンの同時併用投与が有効なことがある（図 5-1, 5-2）．

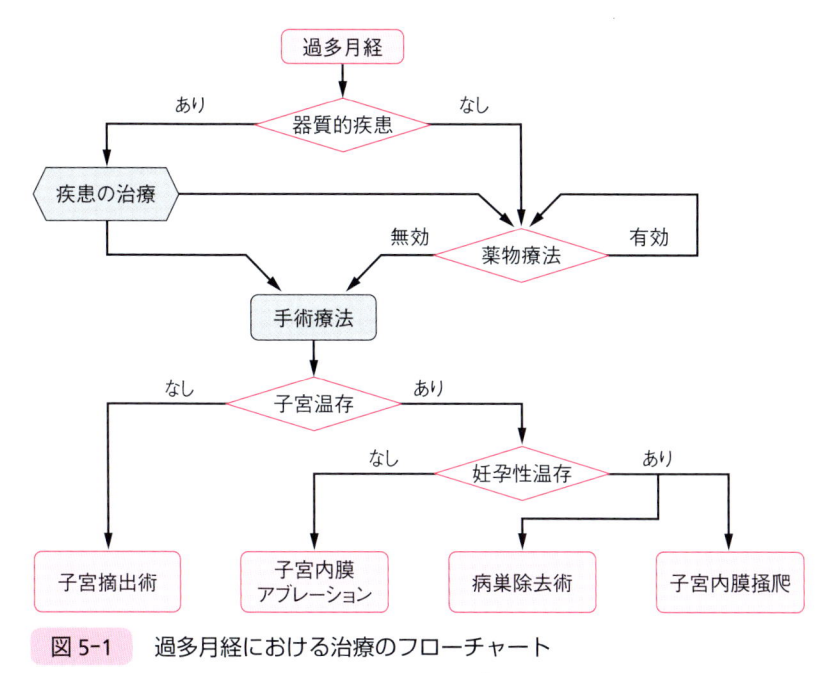

図 5-1 過多月経における治療のフローチャート
（山本泰弘, 他. 東京産婦会誌. 2012; 61: 473-7)[3]

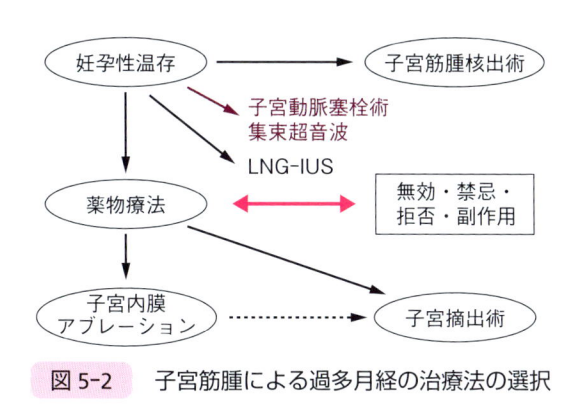

図 5-2 子宮筋腫による過多月経の治療法の選択

b. 過少月経

　月経の少ないこと自体は治療の対象とならず，原因疾患の治療を考慮する．子宮腔癒着症は妊孕性回復を目的に子宮鏡下で切離する．子宮内膜組織がまったく消失している場合は治療困難である．子宮発育不全などに対してはKaufmann療法,

無排卵周期で挙児希望のある場合は排卵誘発剤を投与する．

■文献
1) 日本産婦人科学会，編．産科婦人科用語集用語解説集．改訂第2版．東京：金原出版；2008．
2) 松本精一．日本性科学体系③日本女性の月経．東京：フリープレス；1999. p. 35-74．
3) 山本泰弘，浅川恭行，福田麻実，他．当院におけるマイクロ波子宮内膜焼灼術10例の検討．東京産婦会誌．2012; 61: 473-7．
4) 日本産科婦人科学会．日本産婦人科医会，編．産婦人科診療ガイドライン―婦人科外来編2011．東京：日本産科婦人科学会；2011. p.92-5．
5) 日本産科婦人科学会，編．産婦人科研修の必修知識2013．東京：日本産科婦人科学会；2013. p.423-5．
6) 日本産科婦人科学会，編．若手のための産婦人科プラクティス2012．東京：日本産科婦人科学会；2012. p.91．
7) 金岡　靖．器質性疾患のない過多月経．産婦人科オフィス診療指針．保険診療上の留意点を含めて．産科と婦人科．2012; 79: 206-10．

〈山本泰弘　浅川恭行　久布白兼行〉

A 月経異常と関連疾患

6 体重減少性無月経および神経性食欲不振症の診断と治療

> **重要ポイント！**
>
> - 体重減少が原因で無月経となっている症例に対しては，神経性食欲不振症などの摂食障害が背景にないか常に注意を払う必要がある．
> - 摂食障害が疑われる症例では専門家と連携したうえで治療をすすめることが望まれる．
> - 将来の妊孕性について心配する患者に対しては，体重が回復することで高率に月経が回復すること，および将来的な性機能予後は比較的良好であることを説明し不安の軽減をはかる．
> - 治療が長期にわたることが多いため，患者との良好な関係を築いたうえで，適切な治療と情報提供を継続する．

▶ 概説

　やせによる内分泌障害が，月経異常の原因となることはよく知られている．やせを引き起こす原因は多様であり，ストレスやダイエットによるもの，他の疾患によるもの，および神経性食欲不振症によるものなどが考えられる．いずれにしても，一定以上の体重減少が起こると視床下部−下垂体−性腺系の活動が低下し月経異常が発症する．

　体重減少による無月経患者では，まず器質性疾患の有無を確かめ，それらが否定された後に単純性体重減少性無月経か神経性食欲不振症かを鑑別する．鑑別には食行動の異常の有無や病識の有無が重要となるが，実際には両者の鑑別が困難な症例も多い．極端な体重減少症例では重篤な身体合併症が発症しうるため，内科医および摂食障害を専門とする精神科医による治療が優先される．単純性体重減少性無月経および神経性食欲不振症に共通する産婦人科的問題点として，無月経と骨量の減少があげられる．これらに対しては体重の回復が最も効果的な治療となるが，実際には短期間での体重増加が困難であり，ホルモン療法を要する．体重回復後の月経再開率はおおむね80％以上とされている．また，長期的にみても月経再開率，（既

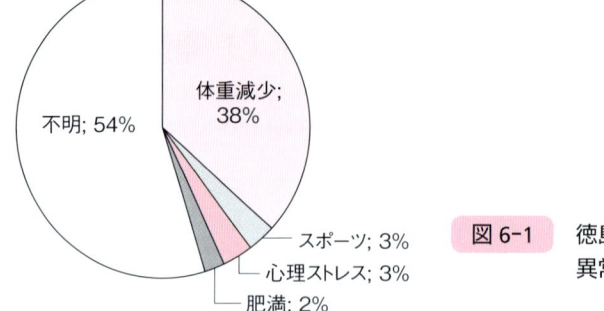

図 6-1 徳島大学での視床下部性月経異常患者の誘因（n＝100）

（体重減少; 38%、不明; 54%、スポーツ; 3%、心理ストレス; 3%、肥満; 2%）

婚者の）妊娠率はともに80%以上と高く，性機能の長期予後は良好である．一方，海外において摂食障害患者では流産，低出生体重児および産後うつ病などの妊娠合併症が高いことが報告されており注意を要する．

▶ 疫学

1．続発性無月経の誘因

日本産科婦人科学会生殖・内分泌委員会の調査によると，18歳以下の思春期女性における無月経の誘因としては，減食による体重減少が44%を占め最も多かった[1]．同様に，徳島大学病院を受診した視床下部性無月経患者の38%が体重減少に起因しており，原因が明らかなもののなかでは最も高い割合を占めていた（図6-1）．

2．神経性食欲不振症の疫学

本邦では神経性食欲不振症患者が1980年代から増加しており，首都圏の学校を対象にして行われた2011年の調査では，女子小学生，中学生，高校生の神経性食欲不振症の有病率はそれぞれ，0.209%，0.674%，0.245%であった[2]．また，本症の死亡率は6〜20%と他の精神科疾患に比べて高く，主な死因は内科的合併症，飢餓，自殺とされている[2]．

▶ 診断

体重減少性無月経，神経性食欲不振症ともに標準体重の80%以下の体重が診断基準に含まれる（表6-1）[2,3]．15歳以上の症例では標準体重の算出に平田の式を用いるが[2]，本稿では詳細は割愛する．体重減少性無月経はダイエットや身体的・心

表 6-1　やせによる月経異常の診断基準

単純性体重減少性無月経
1. 標準体重の−20％以上の体重減少
2. 体重減少が無月経に先行する
3. 病識がある
4. 食行動異常がない
5. やせをきたす器質的疾患がない（器質的疾患があれば症候性となる）

神経性食欲不振症
1. 標準体重の−20％以上の体重減少
2. 食行動異常がある（不食，大食い，隠れ食いなど）
3. 体重や体型についての歪んだ認識（体重増加に対する極端な恐怖など）
4. 発症年齢：30歳以下
5. （女性ならば）無月経
6. やせの原因と考えられる器質性疾患がない

理的ストレスによるものが多く，患者自身に病識があり治療を目的とした体重の回復に協力が得られやすい．一方，神経性食欲不振症では心理ストレスに対処できないことを契機として発症し，食行動の異常，やせ願望，活動性の亢進，身体像のゆがみなどの精神状態の異常を示すことが特徴である．本症ではやせていることに対する病識が乏しく摂食に対する恐怖心が強いことから，体重回復に協力が得られにくい[2,3]．しかし，実際には両者の鑑別が困難な症例も多いため，長期にわたり慎重に経過観察を行うなかで診断をすすめる必要がある．なお，体重減少性無月経のうち器質性疾患により発症したものを症候性，ダイエットやストレスなどで発症したものを単純性とする．

▶ 治療

1. 体重減少に伴う重篤な合併症

標準体重の75％以下になると，意識障害や運動障害などの重篤な合併症が15％前後発症するため，体重に応じた活動制限が必要となる．標準体重の55％以下では重篤な合併症の発症率が40％と高くなるため，入院による栄養療法の絶対適応とされている（図6-2）[2]．

2. 体重増加による月経の回復

体重減少性無月経および神経性食欲不振症ともに，不適切な食習慣を適正化し体重を回復させることで高率に月経が再開する．神経性食欲不振症の追跡調査では，

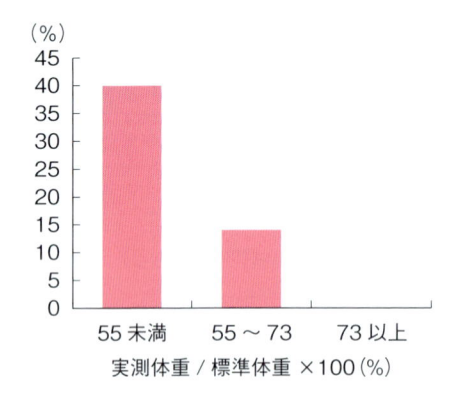

図 6-2 神経性食欲不振症患者の意識障害および運動障害発生頻度

(厚生労働省難治性疾患克服研究事業「中枢性摂食異常症に関する調査研究班」．神経性食欲不振症のプライマリケアのためのガイドライン．2007)[2]

標準体重の90％まで体重が回復すると，その86％で月経が再開したとされている[4]．したがって標準体重の90％程度を体重回復の目標とするのが望ましい．体重増加に苦慮する症例では精神面からのアプローチも必要で，専門家に紹介したうえで精神科的な治療を受けることをすすめる．なお，単純性体重減少性無月経では体重の回復によりほぼ100％の症例で月経が再開するのに対して[5,6]，神経性食欲不振症の約15％では体重回復後も無月経が継続することが知られている[4,7]．このことから，神経性食欲不振症では体重減少以外にも無月経の発症メカニズムが存在すると推測される．

3. 無月経に対するホルモン療法

前述のとおり，標準体重の70％以下では重篤な合併症の発症率が高いため，貧血の助長や体力の消耗を考慮して，消退出血を起こす治療は行わない．一方，体重回復期で標準体重の70％を超えても月経が発来しない症例ではホルモン療法を考慮する．まずゲスターゲンテストで無月経の重症度を確認し，第1度無月経に対してはHolmstrom療法，第2度無月経に対してはKaufmann療法を行う．挙児希望のある症例では，標準体重の80％を超えた時点で排卵誘発を開始する．

4. 骨量に対する影響と治療効果

高度の体重減少により第2度無月経となっている症例では，卵巣機能の低下や低栄養により骨量が低下する．神経性食欲不振症では，正常者に比べ骨密度が低下していること，および無月経の期間が長いほど骨量が低下することが報告されている[8,9]．また，神経性食欲不振症では正常体重の視床下部性無月経患者に比べ骨量減少が著明なことから，エストロゲンの不足の他に低栄養状態そのものが骨量減少

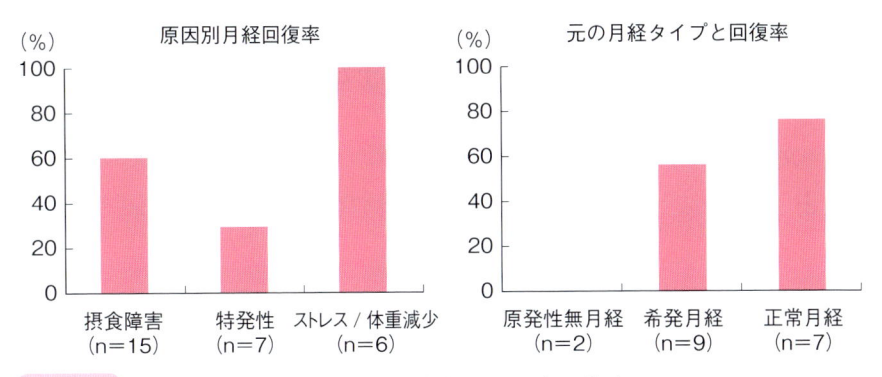

図 6-3　原因別および元の月経タイプ別にみた月経回復率
(Perkins RB, et al. Hum Reprod. 2001; 16; 2198-205)[5]

　の因子であることが示唆されている[10]．これらの症例に対する骨密度増加のための最も有効な方法は栄養状態の改善による月経の再開であり，エストロゲンをはじめとした薬物療法の効果は限定的とされている[11]．

▶ 予後

1．長期的にみた性機能の回復率

　長期的にみた単純性体重減少性無月経および神経性食欲不振症の性機能の回復率は比較的良好とされている．Perkins らは単純性視床下部性無月経および摂食障害における月経回復率は，それぞれ 100％および 60％で特発性視床下部性無月経に比べ高いこと，および体重減少前の月経周期が正常であった症例でより回復率が高いことを報告している（図 6-3）[5]．また，Falsetti らは単純性視床下部性無月経の月経回復率は 70.7％で，このうち体重が増加した症例では全例で月経が回復したと報告している[6]．さらに，本邦において神経性食欲不振症を長期的にフォローアップした報告では，約 10 年後の月経回復率は 80％前後と高く[12]，既婚例の 87.5％に妊娠が成立している[13]．

2．妊娠と出産への影響

　諸外国では特に摂食障害患者の妊娠出産予後について注目されており，本疾患では流産率や産後うつ病の発症率が高く，低出生体重児の危険性が約 2 倍となることが報告されている[14]．また，乳児の食事を制限し，その結果乳児の体重増加不良を引き起こすなどといった養育態度における問題点も指摘されており注意を要す

る[15]．そのため，本疾患の既往を持つ患者では，妊娠前から妊娠後に至るまで注意深く経過観察し，場合によっては個別的に関与することが望まれる．

■文献

1) 生殖・内分泌委員会報告．思春期における続発性無月経の病態と治療に関する小委員会：18歳以下の続発性無月経に関するアンケート調査―第1度無月経と第2度無月経の比較を中心として―．日産婦誌．1999; 51: 755-61.
2) 厚生労働省難治性疾患克服研究事業「中枢性摂食異常症に関する調査研究班」．神経性食欲不振症のプライマリケアのためのガイドライン．2007.
3) 苛原　稔，青野敏博．神経性食欲不振症．青野敏博，他編．排卵障害．新産婦人科体系 13．東京：中山書店；2000. p. 93-107.
4) Golden NH, Jacobson MS, Schebendach J. Resumption of menses in anorexia nervosa. Arch Pediatr Adolesc Med. 1997; 151: 16-21.
5) Perkins RB, Hall JE, Martin KA. Aetiology, previous menstrual function and patterns of neuro-endocrine disturbance as prognostic indicators in hypothalamic amenorrhea. Hum Reprod. 2001; 16; 2198-205.
6) Falsetti L, Gambera A, Barbetti L, et al. Long-term follow-up of functional hypothalamic amenorrhea and prognostic factors. J Clin Endocrine Metab. 2002; 87: 500-5.
7) Jacoangeli F, Masala S, Staar Mezzasalma F, et al. Amenorrhea after weight recover in anorexia nervosa: role of body composition and endocrine abnormalities. Eat Weight Disord. 2006; 11: 20-6.
8) Gordon CM. Functional hypothalamic amenorrhea. N Engl J Med. 2010; 363: 365-71.
9) 甲村弘子，小林克弥，大塚志郎．神経性食欲不振症の治療経過における骨量の変動について．Osteopolosis Jpn. 1997; 5: 398-400.
10) Grinspoon S, Miller K, Coyle C, et al. Severity of osteopenia in estrogen-deficient women with anorexia nervosa and hypothalamic amenorrhea. J Clin Endocrinol Metab. 1999; 84: 2049-55.
11) Vescovi JD, Jamal SA, De Souza MJ. Strategies to reverse bone loss in women with functional hypothalamic amenorrhea: a systematic review of the literature. Osteoporos Int. 2008; 19: 465-78.
12) 青野敏博．摂食障害と無月経．日本医師会雑誌．1996; 116: 1073-6.
13) Kohmura H, Miyake A, Aono T. Recovery of reproductive function in patients with anorexia nervosa: a 10 year follow up study. Eur J Obstet Gynecol. 1986; 22: 293-6.
14) Solid CP, Wisborg K, Hjort J. Eating disorder that was diagnosed before pregnancy and pregnancy outcome. Am J Obstet Gynecol. 2004; 190: 206-10.
15) Stein A, Stein J, Walters EA, et al. Eating habits and attitudes among mothers of children with feeding disorders. BMJ. 1995; 310: 228.

〈岩佐　武　松崎利也　苛原　稔〉

A 月経異常と関連疾患

7 PCOSの診断と治療

> **重要ポイント！**
> - PCOSは女性の一生の各段階に関わる病態であり，産婦人科医は生殖内分泌の領域だけでなく周産期医学や婦人科腫瘍学，更年期医学といったさまざまな領域からPCOS女性に関わっていくことが求められる．
> - 海外での治療成績をそのまま本邦の患者にあてはめることは危険であり，症例ごとに個別化した病態評価と治療戦略を立てる必要がある．
> - 挙児希望のないPCOSに対する管理の原則は生活習慣改善と月経周期の確立である．

▶ 概説

多嚢胞性卵巣症候群（PCOS）は，卵巣の多嚢胞性腫大，排卵障害，高アンドロゲン状態をきたす症候群と定義される．不妊症の主要な原因の1つであるPCOSは，欧米においてはインスリン抵抗性（insulin resistance）を基調とした女性の一生に影響を及ぼす病態として位置づけられており，動脈硬化や糖尿病との関連が注目されているほか，子宮内膜がんの危険因子でもある．

▶ 病態

PCOSにおける内分泌異常の主軸はインスリン抵抗性と高アンドロゲン状態である．インスリン抵抗性とは，インスリン受容体に結合したインスリンが正常に機能しない状態で，このため標的細胞ではインスリンの相対的不足が起こり，これを代償するためにインスリンの過剰分泌が生じて高インスリン血症を呈する．高インスリン血症の状態にある女性ではステロイドホルモン結合グロブリン（SHBG）が減少して，生理活性を発揮する遊離テストステロンが増加し，これがさらにSHBGの減少を惹起するという悪循環を形成している．

このようにインスリン抵抗性を起点としてPCOSの発症を一元的に説明するこ

表 7-1	本邦における PCOS の診断基準

以下の 1〜3 のすべてを満たす場合を多嚢胞性卵巣症候群とする.
1. 月経異常
2. 多嚢胞卵巣
3. 血中男性ホルモンの高値または LH 基礎値高値かつ FSH 基礎値正常

注1) 月経異常は,無月経,希発月経,無排卵周期症のいずれかとする.
注2) 多嚢胞卵巣は,超音波断層検査で両側卵巣に多数の小卵胞がみられ,少なくとも一方の卵巣で 2〜9 mm の小卵胞が 10 個以上存在するものとする.
注3) 内分泌検査は,排卵誘発薬や女性ホルモン薬を投与していない時期に,1 cm 以上の卵胞が存在しないことを確認のうえ行う.また,月経または消退出血から 10 日目までの時期は高 LH の検出率が低いことに留意する.
注4) 男性ホルモン高値は,テストステロン,遊離テストステロンまたはアンドロステンジオンのいずれかを用い,各測定系の正常範囲上限を超えるものとする.
注5) LH 高値の測定は,スパックによる測定の場合は LH≧7 mIU/mL かつ LH>FSH とし,肥満例(BMI≧25)では LH≧FSH のみでも可とする.その他の測定系の場合には,スパックとの相関を考慮して判定する.
注6) Cushing 症候群,副腎酵素異常,体重減少性無月経の回復期など,本症候群と類似の病態を示すものを除外する.

(吉村泰典. 日産婦誌. 2007; 59: 1131)[3]

とができるが,欧米では PCOS 女性の 50〜70％にインスリン抵抗性が認められるのに対して,本邦においては,明らかなインスリン抵抗性を呈するのは一部の症例である.松崎らは,本邦の PCOS 女性には「肥満,インスリン抵抗性,高アンドロゲン血症」を呈するいわゆる欧米型の病態を呈する集団とは別に,「非肥満,正常インスリン,高 LH 血症」を呈するサブグループがあることを示している.

▶ 診断

1. 診断基準

本邦における PCOS の診断基準を表 7-1 に示す.欧米を中心に採用されているロッテルダム基準が,他の内分泌疾患を除外したうえで,①希発・無排卵周期,②高アンドロゲン症状・高アンドロゲン血症,③多嚢胞卵巣の 3 つのうち 2 つを満たすものを PCOS とするのとは異なる基準で,中心性肥満の割合が多く,十分なインスリンの内分泌があり,明らかな高アンドロゲン症状を呈することの多い欧米白人との相違を勘案した結果である.この相違は主として人種差によるものと説明されているが,一方で,サンフランシスコに居住しているコーカサス系とアジア系の

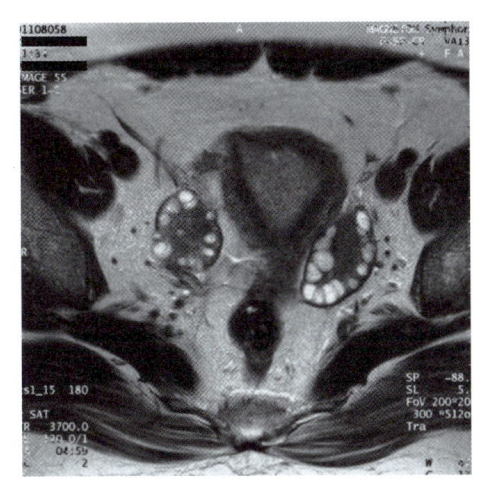

図 7-1　PCOS を伴った子宮内膜がん

33 歳未経妊女性．子宮内膜がん Ia 期（pT1aN0M0，類内膜腺癌 G1）．T2 強調，横断像

PCOS 女性の間で多毛の程度に人種差は認められなかったとの報告は，PCOS の病態には遺伝的要因だけではなく環境因子も関与していることを示唆している．いずれにしても，日本で日常診療を行う我々が PCOS の頻度や治療成績に関する海外論文を参照する場合には注意が必要である．

2. 月経異常

　PCOS における月経異常の特徴は第 1 度無月経である．挙児希望を主訴としない場合は月経異常が来院の契機となることが多く，月経異常に対する系統的な問診と診察を行う．PCOS の女性は初経以来の月経不順を訴えていることが多い．PCOS を診断するうえで無月経は必須の症状であり，月経のある PCOS，というのは本来あり得ないはずだが，第 1 度無月経に伴う破綻出血が誤って月経と自覚されている場合があるので，問診の際はこの点に注意が必要である．

　無月経が長期に及ぶ場合や不正性器出血を伴う場合には子宮内膜がんの除外診断が必要である．MRI は PCO と子宮内膜双方の状態を評価する上で有用であり，特に肥満を伴う場合や性交渉歴がなく経腟超音波断層法による経過観察が難しい場合には早い段階で施行しておくべきである（図 7-1）．

3. adolescent PCOS

　PCOS は性成熟期以前の女性においても肥満，早発思春期と深い関連がある．思春期，青年期女性の PCOS に対して adolescent PCOS の概念が提唱されており，

7．PCOS の診断と治療

| 表 7-2 | Adolescent PCOS の診断基準 |

以下の5項目のうち少なくとも4つを満たすもの
1. 初経の2年後も持続する希発月経または無月経
2. 臨床的高アンドロゲン状態：痤瘡，多毛
3. 生化学的高アンドロゲン状態：高テストステロン血症，LH/FSH比上昇
4. インスリン抵抗性/高インスリン血症：黒色表皮腫，肥満，耐糖能異常
5. 多嚢胞性卵巣（超音波断層法またはMRIによる）
その他の因子：肥満，IUGRの既往，早発思春期，2型糖尿病やPCOSの家族歴

(Sultan C, et al. Fertil Steril. 2006; 86 Suppl 1: S6 を改変)

成人のPCOSに比べて，よりインスリン抵抗性を重視した診断基準となっている（表7-2）．これに相当する国内の診断基準は確立していない．adolescent PCOSの問題点としては，無排卵周期に伴う不正性器出血，男性化や色素沈着（黒色表皮腫）といった美容上の問題に加えて，将来の生活習慣病のリスク，早発思春期による低身長があげられる．

▶ 治療

挙児希望がある場合は，日本産科婦人科学会のガイドライン（図7-2）[1]に従い，多胎や卵巣過剰刺激症候群に注意しつつ排卵刺激を行う．PCOSは妊娠糖尿病のリスク因子であるばかりでなく，出産後の耐糖能異常が遷延する危険が約3.5倍高い．出産はPCOS治療の終了ではなく，生活指導の新しい局面に入ったものと理解するべきであろう．

挙児希望のないPCOSに対する管理の原則は生活習慣改善と月経周期の確立である．

1. 生活習慣改善

肥満を伴うPCOS女性に対して，体重減少は第1選択となる治療法であり，極度の過体重/肥満を改善することはPCOSそのものの治療より優先されるべきである．運動と，高蛋白・低炭水化物食が推奨される．喫煙は将来の心血管疾患の発症リスク因子となるばかりでなく，インスリン抵抗性および高アンドロゲン状態を助長するので禁煙を奨める．

肥満を伴うPCOS女性では，2〜7%の体重減少により高アンドロゲン血症，排卵率の有意な改善が期待できる．心血管イベント予防をエンドポイントとした場合

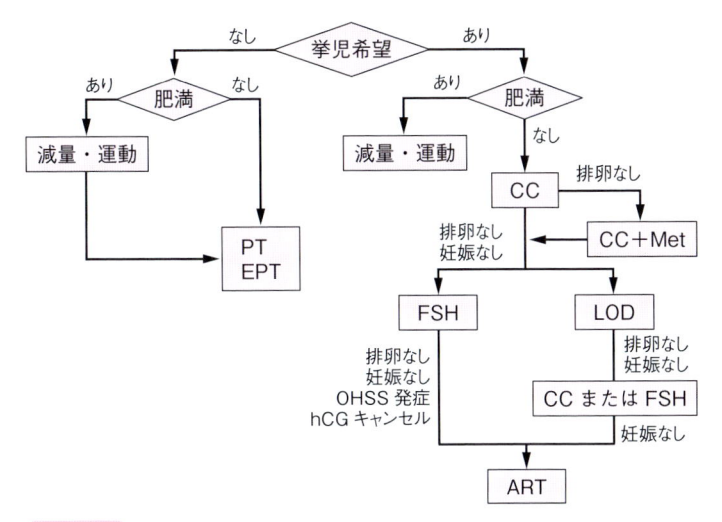

図7-2 PCOSの治療指針（日本産科婦人科学会診療ガイドライン―婦人科外来編 2011 を改変）

CC：クエン酸クロミフェン，Met：メトフォルミン，LOD：腹腔鏡下卵巣多孔術，PT：プロゲスチン療法，EPT：エストロゲン-プロゲスチン療法，OHSS：卵巣過剰刺激症候群，hCG：ヒト絨毛性ゴナドトロピン，FSH：卵胞刺激ホルモン，ART：生殖補助医療

にはいっそうの体重減少が求められる．運動による体重減少は，食事制限のみの場合よりもインスリン抵抗性の改善や SHBG の改善に効果的であるとされる．

2. 月経周期の確立

　第1度無月経で，高アンドロゲン状態になく，症状が無月経に限られる場合は，定期的にプロゲスチンを投与するプロゲスチン療法（progestin therapy, PT; Holmstrom 療法）により少なくとも3カ月ごとに消退出血を起こし子宮内膜の異常増殖を予防する．

　PT は，服薬が間欠的でよく，消退出血の時期をある程度調節することができるが，排卵を抑制しないため増殖期を長く設定しすぎると自然の月経が発来して患者を混乱させる可能性がある．また常に妊娠の可能性に注意しなければならない．このため PT を行う際はアンドロゲン，エストロゲン作用のないジドロゲステロン（デュファストン®），酢酸クロルマジノン（ルトラール®）などの C21 系統の合成プロゲスチンを用いるのが安全である．

　クロミフェンを用いても定期的な消退出血を起こすことが可能ではあるが，エス

トロゲン＋プロゲスチン療法（estrogen-progestin therapy, EPT; Kaufmann 療法）との円滑な移行が難しい欠点がある．さらにクロミフェンは FDA のカテゴリー X に分類される薬剤であり，妊娠初期の出血を消退出血と誤ってクロミフェンを服用させてはならない．そのためには徹底した避妊を指導する―排卵誘発薬を処方しておいて避妊というのも妙な話である―あるいは医師が毎周期ごとに消退出血であることを確認したうえでクロミフェンを処方する必要があるが，いずれもコンプライアンスの悪い方法であり，筆者はこの方法を用いていない．

高アンドロゲン状態を伴う場合には EPT によって，月経の調節に加え卵巣由来の高アンドロゲン状態による諸症状の改善が期待できる．EPT においては，十分量のエストロゲン投与が LH の基礎値を低下させ，SHBG を増加させて遊離テストステロンの低下をもたらす．この場合も C21 系統の合成プロゲスチンを選択するのが一般的だが，C21 プロゲスチンとエストロゲンの合剤はなく，2 剤を併せて処方する．

Women's Health Initiative（WHI）をはじめとした閉経後女性を対象とした調査は，心血管イベント予防のためには結合型エストロゲン経口投与よりエストラジオール経皮投与が優れているとしているが，性成熟期の PCOS 女性に投与するエストロゲンの種類ならびに投与経路が将来の心血管イベントの発生に影響を及ぼすかどうかはまだ明らかでない．

EPT により PCOS の病態が改善したとする欧米の報告は，強い抗アンドロゲン活性を有する酢酸シプロテロン（CYA）（アンドロクール®）をプロゲスチンとして用いていることが多いが，酢酸シプロテロンは用量依存性の重篤な肝毒性のため国内では承認されていない．本邦で投与可能なプロゲスチンにも同等の抗 PCOS 作用が期待できるか疑問である．マーベロン®（エチニルエストラジオール 30 μg＋デソゲストレル）や，ヤーズ®（エチニルエストラジオール 20 μg＋ドロスピレノン）など，アンドロゲン作用をもたない第 4 世代プロゲスチンを含む低用量 1 相性 OC には PCOS に対する効果が期待できるが，本邦の PCOS 女性に対する十分なエビデンスがないのが現状である．高アンドロゲン状態を呈することの少ない本邦の PCOS 女性に対しては，まず C21 プロゲスチンを用いた EPT により PCOS の改善を図り，そのうえでインスリン抵抗性が存続するようであればメトホルミンの追加を考慮するのが一般的であろう．

EPT を 1～2 年継続することにより，投与後 2 年は高アンドロゲン血症の改善が持続できるとされる[2]．adolescent PCOS に対しては，二次性徴が完成する初経後 5 年目か，または体重コントロールが成功するまで投与を継続することが推奨され

表7-3 小児のインスリン抵抗性に関する国際的コンセンサス

- 正常および異常の定義を含めて小児のインスリン抵抗性の基準は存在しない［エビデンスレベル（LOE）C］
小児のインスリン抵抗性の基準は確立していない．

- 多嚢胞卵巣症候群（PCOS）は，体重とは独立して小児でのインスリン抵抗性が特徴である［LOE B］
PCOS の思春期女子は耐糖能異常（IGT）や T2D のリスクが増える重篤なインスリン抵抗性をもつ可能性があり，やせの場合より肥満でインスリン感受性の異常がより明確である．
早発恥毛を伴う高インスリンレベルと続発する PCOS の一部は肥満によって助長される可能性がある．

- 青年においてメトホルミンはインスリン感受性を改善する［LOE B］
メトホルミンは 2 型 DM の青年および PCOS の女子においてインスリン感受性を改善することが示されており，これらの疾患の治療手段としてメトホルミンを考慮することは正当化される．
メトホルミンは IGT の肥満 PCOS 女子においてインスリン感受性改善に効果があることが示されているが，IGT のない肥満 PCOS 女子には効果なかった．
しかしながら，メトホルミンはインスリン抵抗性小児への使用は承認されていないことは強調すべきである．適切にデザインされた比較対照試験が必要である．

（Levy-Marchal C, et al. J Clin Endocrinol Metab. 2010; 45: 5189-98[4]）および日本小児内分泌学会．日児誌．2011; 115: 20-32[5] より抜粋）

ている．

3. インスリン抵抗性，高アンドロゲン状態の改善

　生活習慣改善，月経周期の確立を行ったうえで，なおインスリン抵抗性や高アンドロゲン状態がみられる場合にはインスリン抵抗性改善薬や抗アンドロゲン薬が考慮される．米国臨床内分泌学会（American Association of Clinical Endocrinologists: AACE）が 2005 年に発表した声明（表7-3）は PCOS におけるメトホルミン使用を強力に勧告している．インスリン抵抗性改善薬には adolescent PCOS における思春期早発を阻止する効果も期待されているがいまだ研究の段階である．

　インスリン抵抗性改善薬，抗アンドロゲン薬はそれぞれ単独で投与しても PCOS の病態を同程度に改善させるとされる．これは前述したような内分泌学的悪循環を断ち切るためと推定される．本邦で入手可能なインスリン抵抗性改善薬，抗アンドロゲン薬の代表はメトホルミンとスピロノラクトンである．本邦においてはメトホルミンの妊婦への投与は禁忌とされているが，米国では妊娠成立後も減量せず投与を継続するのが一般的となっている．これまでの観察研究は，器官形成期を含めた

妊娠経過中の投与に問題はないことを示唆しており，大規模無作為化試験による安全性評価が望まれる．抗アンドロゲン薬については，本邦のPCOS女性に対して第1選択となることはなく，EPTを試みたうえで高アンドロゲン状態の改善が思わしくない場合に併用が考慮される．

■文献

1) 日本産科婦人科学会，日本産婦人科医会，編．産婦人科診療ガイドライン―婦人科外来編 2011．東京：日本産科婦人科学会；2011．
2) Archer JS, Chang RJ. Hirsutism and acne in polycystic ovary syndrome. Obstet Gynaecol. 2004; 18: 737-54.
3) 吉村泰典．委員会報告のうち統一見解とした事項「本邦における多嚢胞性卵巣症候群の新しい診断基準」．日産婦誌．2007; 59: 1131.
4) Levy-Marchal C, Arslanian S, Cutfield W, et al. On behalf of ESPE-LWPES-ISPAD-APPES-APEG-SLEP-JSPE, and the Insulin Resistance in Children Consensus Conference Group. Insulin resistance in children: consensus, perspective and future directions. J Clin Endocrinol Metab. 2010; 95: 5189-98.
5) 日本小児内分泌学会．コンセンサス声明．日児誌．2011; 115: 20-32.

〈大場　隆〉

A 月経異常と関連疾患

8 高プロラクチン血症の診断と治療

> **重要ポイント**
> - 高プロラクチン血症は乳汁漏出のほか月経異常や排卵障害を伴うことが多く,産婦人科医が遭遇する頻度の高い疾患である.
> - プロラクチン値の正常範囲を逸脱した場合に異常と判断するが,測定系によりその基準値上限が異なる場合があるので注意を要する.
> - 高プロラクチン血症の鑑別診断とドパミン作動薬を用いた治療法はすでに確立されているといえるが,無症状の場合は基本的に治療の必要はない.

▶ 概説

　プロラクチンは下垂体前葉のプロラクチン産生細胞で合成・分泌される.甲状腺刺激ホルモン放出ホルモン(TRH)や上皮細胞増殖因子(EGF), pituitary adenylate cyclase-activating polypeptide(PACAP)などのプロラクチン分泌促進因子は存在するが,主として視床下部から下垂体門脈を経由してプロラクチン産生細胞に作用するドパミンにより抑制的制御を受けて調節される.プロラクチンは乳腺を発育させ授乳期の乳汁分泌を促進するほか産褥期の排卵を抑制する.産褥期以外の作用として黄体機能維持や胚の着床促進,免疫に関する機能などをもつとされるが,それらの生理的意義は不明な点が多い.妊娠期,産褥期以外の時期にプロラクチンが過剰に分泌される病態が高プロラクチン血症でありその原因疾患は様々である.高プロラクチン血症の診断,治療に関するガイドラインは概ね確立されている.

▶ 診断

　血中プロラクチン値が測定系の正常範囲を超えた場合に高プロラクチン血症と診断するが,血中プロラクチン値の正常範囲は使用する測定系によって異なるので注意を要する.最近の測定系の多くはプロラクチンスタンダードに WHO 3rd を採用

表 8-1　高プロラクチン血症の原因疾患別頻度

原因疾患	患者（％）
Chiari-Frommel 症候群	12.8
Argonz-del Castillo 症候群	17.8
間脳腫瘍	2.6
プロラクチノーマ	34.3
acromegaly に伴うもの	4.0
原発性甲状腺機能低下症	5.2
薬剤服用に伴うもの	8.6
その他	14.7
計	100

（倉智敬一．厚生省特定疾患「間脳下垂体機能障害調査研究班」．昭和 55 年度総括研究事業報告書．1981. p. 25[1]）より改変）

しており，正常女性の基準値上限が 25 ng/mL 前後となっている．スパック-S PRL による測定系では基準値の上限は 15 ng/mL となっているが，現在この値をカットオフ値とする測定系は少ない．血中プロラクチン基礎値が測定系の正常範囲を超えた場合に高プロラクチン血症と診断し，TRH 負荷試験は診断の根拠とはならない．理想的には起床あるいは食後 1 時間以上経過してからの採血が勧められ，月経周期のある場合は卵胞期初期〜中期の採血がよい．

▶ 原因

表 8-1 に高プロラクチン血症の原因疾患別頻度を示す[1]．高プロラクチン血症の原因の 1/3 は下垂体のプロラクチノーマによるものであり，Forbes-Albright 症候群ともよばれる．プロラクチノーマの大きさが径 1 cm 以上のものをマクロアデノーマ，1 cm 未満のものをマイクロアデノーマという．ドパミンは強力な内因性のプロラクチン放出抑制因子であるため，非腫瘍性の高プロラクチン血症はドパミンの分泌低下と考えられる視床下部障害によるものが多く，産褥授乳期に引き続き高プロラクチン血症と乳汁分泌と無月経が持続する場合を Chiari-Frommel 症候群とよび，分娩と無関係な視床下部性高プロラクチン血症を Algonz-del Castillo 症候群という．甲状腺機能低下症ではネガティブフィードバック機構により甲状腺刺激ホルモン放出ホルモン（TRH）の分泌が亢進する．TRH はプロラクチン分泌促進因子でもあることからプロラクチン分泌が増加する．またドパミン分泌を抑制したり，その作用を減弱させる薬剤も高プロラクチン血症の原因となる[2]（表 8-2）．

表 8-2　プロラクチン分泌を促進する薬剤

抗精神病薬	フェノチアジン系 ブチロフェノン系 非定型抗精神病薬
抗うつ薬	三環系・四環系抗うつ薬 モノアミン酸化酵素阻害薬（MAO 阻害剤） 選択的セロトニン再取り込み阻害薬（SSRI）
コカイン	
抗高血圧薬	ベラパミル メチルドパ レゼルピン
胃腸薬	メトクロプラミド ドンペリドン H_2 blocker ?
プロテアーゼ阻害薬？	
エストロゲン	

（Kharlip J, et al. J Clin Endocrinol Metab. 2009; 94: 2428-36[2]　より改変）

▶ 臨床症状

　高プロラクチン血症の臨床症状としては乳汁漏出があるが，搾らなくても自然に出る場合や，搾ると出る場合など様々である．乳汁漏出はしばしば無月経を伴い，乳汁漏出性無月経症候群ともよばれる．乳汁漏出性無月経症候群の 75〜90％ が血中プロラクチン値の上昇を伴い，全無月経患者の 20％ は高プロラクチン血症を呈するという報告もある．また排卵障害を伴い不妊症の原因にもなる．男性の場合，乳汁分泌のほか性欲減退やインポテンスなどの性機能障害，精子減少症をもたらす．

▶ 注意

1. プロラクチノーマ

　米国では WHO 標準品（WHO 3rd 54/500）を用いたプロラクチンアッセイ系において女性の場合プロラクチン値は 25 ng/mL 以下が正常とされている（1 ng/mL は 21.2 mIU/L に相当）．血中プロラクチン値が 25〜100 ng/mL の場合，機能性あるいは薬剤性高プロラクチンを疑うが，ときにマイクロプロラクチノーマが存在することもある．プロラクチノーマが存在する場合，プロラクチン値が 150 ng/mL

を超える場合が多く，腫瘍径と血中プロラクチン値は比例するため[3]，250 ng/mL を超える場合はマクロアデノーマの存在を疑う．日本では血中プロラクチン値が 100 ng/mL 以上（基準値上限が 30 ng/mL の測定系）の場合には，プロラクチノーマを疑い MRI 検査を行うことが勧められている．腫瘍の大きさに比してプロラクチン値が比較的低い場合があるが，これはプロラクチン値があまりにも高値であるために測定系に不都合が生じているためであり，血液検体を希釈したうえで再度測定する必要がある．

2. マクロプロラクチン血症

高プロラクチン血症を認めるが無症状の場合，マクロプロラクチン血症も念頭におく．通常プロラクチンは血中では単量体（23.5 kDa），多量体，マクロプロラクチンの 3 つの形態で存在するが，そのうち 85％ が生理活性をもつ単量体の形で存在する．マクロプロラクチン血症は多量体や単量体のプロラクチンと自己抗体とが結合したプロラクチンの巨大免疫複合体が優位に存在する状態をいい，生物活性が弱いためプロラクチン値高値を示すが無症状の場合が多く，最近の報告では高プロラクチン血症患者の約 40％ がマクロプロラクチン血症であるともいわれている．マクロプロラクチン血症は臨床上治療の必要はないのでその鑑別は重要である．マクロプロラクチン血症と確定診断するには，検体をポリエチレングリコール処理後にプロラクチン値が正常である場合に診断可能である．

3. 潜在性高プロラクチン血症

プロラクチン値が正常範囲内であっても黄体機能不全や排卵障害を伴う場合 TRH 負荷試験を行う場合がある．TRH を 0.5 mg 静脈内投与し，プロラクチンのピーク値が 70 ng/mL（基礎値の上限が 15 ng/mL の測定系）を超えると潜在性高プロラクチンと診断する．潜在性高プロラクチン血症の場合には高プロラクチン血症として扱う方がよいとする意見もあるが，米国内分泌学会の高プロラクチン血症ガイドラインでは否定的である．

▶ 治療

症状を呈する高プロラクチン血症患者に対してはプロラクチン値の低下，腫瘍径の縮小，性機能の回復を期待してドパミン作動薬による治療を行う．ドパミン作動薬にはブロモクリプチン（パーロデル®），テルグリド（テルロン®），カベルゴリン（カバサール®）がある．高プロラクチン血症のみで臨床症状を伴わない場合は

基本的に治療の必要はない．乳汁漏出があってもプロラクチン値が正常の場合も治療の必要はない．無月経のみの場合は経口避妊薬等ホルモン剤による治療でもよい．マクロプロラクチノーマに関しては腫瘍の増大，進展による局所圧迫症状をきたす可能性があり，ドパミン作動薬による治療が勧められる．

1. プロラクチノーマに対する治療

　腫瘍縮小効果が最も強いとされるのはカベルゴリンであり，プロラクチノーマに対する第 1 選択薬として推奨されている．ブロモクリプチンによる治療効果がいまひとつの場合はカベルゴリンに変更する．ドパミン作動薬抵抗性のプロラクチノーマに関しては許容できる範囲で薬剤を増量すべきであるとされるが，高用量のカベルゴリンを使用する場合は心弁膜症の逆流に注意し，心エコー検査による弁膜症の除外が必要である．ドパミン作動薬による治療は 2～3 年継続し，プロラクチン値が正常範囲内で安定し，腫瘍径が 50％以上減少している場合は，薬剤を漸減して中止してもよい．マイクロアデノーマが巨大化することはまれであり，挙児希望がなく性腺機能低下が認められる患者に対してはドパミン作動薬よりむしろ経口避妊薬の内服がよいとされる．経口避妊薬内服中にマイクロアデノーマが大きくなったとの報告はない．

2. 妊娠中の高プロラクチン血症の管理

　妊娠がわかり次第ドパミン作動薬は中止すべきとされている．中止に伴いプロラクチン値は上昇するが，腫瘍の増加や活動性を反映するものではないし，プロラクチノーマが妊娠中に増加するというものでもないとされる[5]．マクロアデノーマ患者でドパミン治療中に妊娠した場合で過去に外科的手術，放射線治療を受けていない場合は慎重にドパミン治療を継続すべきである．基本的に妊娠中の MRI 検査や，頻回のプロラクチン値の測定は必要ない．

3. 薬剤性高プロラクチン血症の管理

　乳汁漏出などの症状がある場合は，3 日間の投薬中止あるいは薬物の変更後に再度測定を行う．抗精神病薬の中止，変更にあたっては精神科担当医にコンサルトすることが重要である．薬剤の中止が困難な場合や内服開始時期とプロラクチン上昇時期が一致しない場合は，下垂体腫瘍の存在を MRI で検査すべきである．基本的に症状のない薬剤性高プロラクチン血症患者に対し治療を行う必要はないが，長期にわたる高プロラクチン血症による性腺機能低下あるいは骨密度低下をきたしてい

る場合はエストロゲン製剤の使用も考慮するべきである．

■文献
1) 倉智敬一．厚生省特定疾患「間脳下垂体機能障害調査研究班」．昭和 55 年度総括研究事業報告書．1981. p. 25.
2) Kharlip J, Salvatori R, Yenokyan G, et al. Recurrence of hyperprolactinemia after withdrawal of long-term cabergoline therapy. J Clin Endocrinol Metab. 2009; 94: 2428-36.
3) Pinzone JJ, Katznelson L, Danila DC, et al. Primary medical therapy of micro-and macroprolactinomas in men. J Clin Endocrinol Metab. 2000; 85: 3053-7.
4) 松崎利也，岩佐　武，木内理世，他．産婦人科検査マニュアル III. 生殖内分泌．2. プロラクチン．産科と婦人科．2010; 177（増刊号）: 121-7.
5) Divers WA, Jr., Yen SS. Prolactin-producing microadenomas in pregnancy. Obstet Gynecol. 1983; 62: 425-9.

〈金崎春彦〉

A 月経異常と関連疾患

9 早発卵巣不全の管理

> **重要ポイント！**
> - 40歳未満で卵巣性無月経となったものである．
> - ①早発閉経と，②卵巣に卵胞が存在するにもかかわらず高ゴナドトロピン血症性無月経を呈するゴナドトロピン抵抗性卵巣症候群の両者を含む．
> - FSH値の測定を2回以上行い25 mIU/mLを超える場合には臨床的卵巣性無月経と診断して加療を開始する．
> - 卵巣性排卵障害に対する有効な治療法はない．

▶ 定義

早発卵巣不全（premature ovarian insufficiency: POI）は「40歳未満で卵巣性無月経となったもの，本症には早発閉経と，卵巣に卵胞が存在するにもかかわらず高ゴナドトロピン血症性無月経を呈するゴナドトロピン抵抗性卵巣症候群の両者を含む」と定義され，早発閉経は「40歳未満で卵胞が枯渇し，自然閉経を迎えた状態」とされている[1]．

▶ 病因

卵胞の機能不全と卵胞の枯渇の2つの主要なメカニズムに起因する．病因として，①遺伝，②酵素異常，③免疫疾患，④ゴナドトロピン欠損，⑤卵巣障害，⑥特発性があげられる．臨床では，⑤卵巣障害に相当する卵巣手術後や悪性腫瘍に対する化学療法・放射線治療後・免疫療法後などに遭遇することが多い．

▶ 診断

診断基準[2]は，年齢40歳未満で，4〜6カ月間の無月経期間（続発性・第2度無月経で第二次性徴がある），高ゴナドトロピン値・低エストロゲン値を満たす卵巣性無月経の場合としている．

診断は容易だが，病因を明らかにすることが多くの場合困難であり卵子の確実な存在や妊娠成立の可否は判断できない．

a. 問診

続発無月経症例では妊娠を除外した後，卵巣の手術，放射線被曝，抗がん薬使用の有無を確認する．

b. ゴナドトロピン値の測定

ゴナドトロピン値では特に FSH 値が重要である．FSH 値上昇は，生殖能力の低下と関連がある．下垂体前葉から分泌する FSH 値は卵巣に影響を及ぼす因子の間接的な情報となる．FSH 抑制因子には，inhibin A，inhibin B と E2 がある．FSH の測定は 7〜10 日の間隔をあけて 2 回以上行い毎回高値であることを確認する．無月経症例では，FSH 値が 40 mIU/mL 以上であれば診断して，希発月経であっても，FSH 値が 25 mIU/mL を超える場合には臨床的卵巣性無月経と診断して加療を開始する．これらの症例は一般的に第 2 度無月経である．続発無月経の場合には POI と診断する．E2 は 20 pg/mL 以下のことが多い．

c. 染色体検査

POI の約 15％に X 染色体の異常がみられ，X 染色体の欠失と発症年齢は反比例の傾向を認める[3]．また，正常核型の POI 症例の実母の 18.2％は同様に早発閉経である[4]．実際には POI の遺伝子異常は多彩であり，常染色体，X 染色体のいずれにも存在する[5]．染色体検査の実施には遺伝学的検査の倫理性を考慮して説明と同意が必要である．

d. 自己抗体測定

POI では高頻度に自己抗体が検出され，自己免疫疾患の合併もまれではない．抗核抗体，抗 DNA 抗体検査などで自己免疫疾患のスクリーニングを行う．抗核抗体の陽性率が 50％を超える報告もある．甲状腺に対する自己抗体の検出率は特に高く注意が必要である．また，一部の POI は autoimmune polyglandular 症候群の一症候として捉えられており[6]，自己免疫疾患発症の可能性を常に念頭におく必要がある．副腎および他の自己免疫疾患のスクリーニングとともに，血糖検査による糖尿病の除外も要する．

e. 卵巣予備能

卵巣にどの程度の卵子が残っているかを判断する．排卵可能な卵胞数と卵子の受精能，妊娠能の判断は治療の参考となる．採血では，FSH 値，E2 値，inhibin B 値，抗 Müller 管ホルモン（AMH）値を測定する[7,8]．超音波検査によって，胞状卵胞数，卵巣容積，卵巣血流の測定を行い，免疫学的ダメージの有無をチェックす

る．そのほかにクロミフェンチャレンジテスト，卵胞刺激ホルモン卵巣予備能テスト，ゴナドトロピンアゴニスト刺激テストがある．

▶ 治療

　持続するエストロゲン欠乏による骨粗鬆症や卵巣機能欠落症状や性器萎縮を防ぐために，エストロゲン（＋プロゲステロン）補充を基本とする．他疾患が病因となる症例では原疾患の治療を積極的に行う．

　挙児希望のある場合には，積極的な治療を行う必要がある．しかしながら，通常，排卵誘発が有効であることは少ない．妊娠は自然でも散発的に起こりその頻度は排卵誘発などによる介入と同様である．

1. 排卵誘発の実際

　各種製剤や投与方法の確立によって進歩発展を遂げた排卵障害の治療は中枢性の無排卵症例への排卵誘発を対象としており，POIなどの卵巣性無排卵症例に対する治療方法は確立していない．したがって，事前に卵巣性排卵障害に対する有効な治療法はないこと，またその治療には継続性が重要であることを十分に説明する必要がある．

　治療の基本は高ゴナドトロピン血症の改善である．POIは排卵および妊娠成立の頻度は低いものの報告がある．

a. エストロゲン療法

　一部の症例では，Kaufmann療法によるエストロゲン補充中に排卵，妊娠成立することがある．これは，negative feedbackによるゴナドトロピンの正常化，顆粒膜細胞の増加，ゴナドトロピン受容体の増加によってゴナドトロピンへの感受性を高めるためと考えられている．しかしながら，排卵周期が回復することは望めない．これまで，報告されている妊娠成立POI症例のほとんどがエストロゲン補充中のものである[9]．排卵発育は一般に予想しない時期にゴナドトロピンに反応して突然起こるため，Kaufmann療法を行いながら，経腟超音波法による卵胞の計測を定期的に行うことが重要である．発症してからの期間が短い症例で一時的な自然寛解や排卵誘発が成功する症例が多い．少ないチャンスを大切にして速やかな妊娠の成立を図る必要がある．

b. hMG/FSH 投与

　hMG/FSH投与はエストロゲンを補充し，ゴナドトロピン値を抑制しながら行うが，卵胞発育をみることはまれである．

c. GnRH-アゴニスト（GnRH-a）療法

GnRH-a はゴナドトロピン値の抑制およびエストロゲンにより抑制した FSH 分泌を賦活するために short protocol によって投与する．

d. L-アルギニン投与

エストロゲン補充，hMG/FSH 投与，GnRH-a 投与とともに L-アルギニン投与を行うことで一定の効果があると報告されている[10]．

e. 副腎皮質ステロイド療法

POI では約 15％に自己抗体が認められ，自己免疫疾患が関与していると考えられる症例に副腎皮質ステロイドを投与したところ効果があったとの報告がある[11]．

▶ 患者対応の注意点

POI の内分泌的な変化に抗う手段は限られている．産婦人科医のみならず，一般女性も卵巣機能，ホルモン動態の変化，排卵の有無，卵子機能の理解を深める必要がある．一方，卵巣への手術や悪性腫瘍に伴う治療などから生ずる POI は，本人と家族に，卵子や卵巣組織保存[12] について情報提供を行う必要がある．

■文献

1) 日本産科婦人科学会，編．産科婦人科用語集・用語解説集．改訂第 3 版．2013. p. 253.
2) 日本産科婦人科学会，日本産婦人科医会，編．産婦人科診療ガイドライン―婦人科外来編 2011．東京：日本産科婦人科学会；2011. p. 113-4.
3) 石塚文平．早発閉経患者の排卵誘発．産婦実際．2006; 55: 953-6.
4) 石塚文平．早発閉経の病因，病態，治療に関する研究．日更年医誌．2005; 13: 59-66.
5) Simpson JL. Genetic and phenotypic heterogeneity in ovarian failure: overview of selected candidate genes. Ann N Y Acad Sci. 2008; 1135: 146-54.
6) Goswami D, Conway GS. Premature ovarian failure. Hum Reprod Update. 2005; 11: 391-410.
7) Kalu E, Panay N. Spontaneous premature ovarian failure: Management challenges. Gynecol Endocrinol. 2008; 24: 273-9.
8) La Marca A, Pati M, Orvieto R, et al. Serum antimullerian hormone levels in women with secondary amenorrhea. Fertil Steril. 2006; 85: 1574-9.
9) Robar RW, Connolly HV. Clinical features of young women with hypergonadotropic amenorrhoea. Fertil Steril. 1990; 53: 804-10.
10) Battaglia C, Regnani G, Marsella T, et al. Adjuvant L-arginine treatment in controlled ovarian hyperstimulation: a double-blind randomized study. Hum Reprod. 2002; 17: 659-65.
11) Cowchock FS, McCabe JL, Montgomery BB. Pregnancy after corticosteroid

administration in premature ovarian failure (polyglandular endocrinopathy syndrome). Am J Obstet Gynecol. 1988; 158: 118-9.
12) Kawamura K, Cheng Y, Suzuki N, et al. Hippo signaling disruption and Akt stimulation of ovarian follicles for infertility treatment. Proc Natl Acad Sci U S A. 2013; 110: 17474-9.

〈齊藤寿一郎〉

A 月経異常と関連疾患

10 月経前症候群の診断と治療

重要ポイント

- 正常月経周期を有する女性の黄体期に発症し，月経期には消失する．
- 病因・病態は明らかでないが，内分泌系，精神神経系の機能異常が考えられている．
- 診断には問診と前方視的な症状日誌の記載が有用である．
- 治療は生活指導，認知行動療法，薬物療法（低用量経口避妊薬ならびに LEP 製剤，SSRI，漢方薬）などを組み合わせて行う．

▶ 概説

　月経前症候群（premenstrual syndrome: PMS）は月経前の黄体期に種々の身体・精神症状を呈する月経随伴症状の 1 つであり，その重症型に，月経前不快気分障害（premenstrual dysphoric disorder: PMDD）がある．軽いものを含めると約 2/3 の女性にみられるが，日常生活や対人関係など社会生活に支障をきたし治療を必要とする PMS は約 5％，PMDD は約 1〜2％に認められる．一般市民のみならず，医療者の認知度も高いとはいいがたい状況であり，潜在患者数はさらに多いと思われる．

▶ 定義ならびに診断

　PMS は，日本産科婦人科学会産婦人科用語集によれば，月経 3〜10 日のあいだに続く精神的あるいは身体的症状で，月経発来とともに減弱あるいは消失するものをいう[1]．いらいら，のぼせ，下腹部膨満感，下腹痛，腰痛，頭重感，怒りっぽくなる，頭痛，乳房痛，落ち着きがない，憂うつの順に多いとしている．「産婦人科診療ガイドライン─婦人科外来編 2011」では，米国産婦人科学会の診断基準を用い（表 10-1）[2]，身体症状と精神症状を分けて，少なくとも 2 周期以上にわたって周期的な症状変動があり，月経周期 5〜10 日目の精神，身体症状に比べ月経前の症状の強さが 30％以上増強する場合に PMS として扱うべきであるとしている[3]．

表 10-1　PMS の診断基準（米国産婦人科学会）

- 過去 3 回の月経周期に連続して，月経前の 5 日間に以下の精神症状および身体症状を 1 つ以上認める．

    [精神症状]　　　　　　　　　　[身体症状]
    　抑うつ　　　　　　　　　　　　乳房痛
    　怒りの爆発　　　　　　　　　　腹部膨満
    　いらいら　　　　　　　　　　　頭痛
    　不安　　　　　　　　　　　　　四肢の浮腫
    　判断力の低下
    　社会的引きこもり

- 症状は月経開始 4 日以内に軽快し，少なくとも月経周期 13 日目まで再発を認めない．
- 症状の発症は，ホルモン内服，薬やアルコール使用によるものではない．
- PMS を疑ってからの後の，月経 2 周期にも症状の出現を確認できる．
- 患者が明らかに日常生活に支障をきたしている．

（日本産科婦人科学会，日本産婦人科医会，編．産婦人科診療ガイドライン―婦人科外来編 2011．東京：日本産科婦人科学会；2011）[2]

　一方，PMDD の診断はアメリカ精神医学会発行「精神障害の診断・統計マニュアル（DSM-Ⅳ）」（2015 年 5 月以降は DSM-Ⅴ）の診断基準案（表10-2）が用いられている．抑うつ気分，不安・緊張，情緒不安定，怒り・いらいらの 4 症状が中核をなし，食行動の変化や睡眠障害などの特徴的な症状が月経前に出現することで，社会活動や人間関係を障害する．すなわち，PMDD は月経前に周期的に現れる症候群のうち，身体症状の出現を問わず特定の精神症状を伴うものに限定され，PMS の重症型と理解してよいが PMS と同義ではない．また，大うつ病性障害，パニック障害，気分変調性障害，人格障害のような精神疾患患者で月経前に精神症状が増悪し，月経後も完全には症状が消失しない病態（premenstrual exacerbation: PME）とは異なる．PME には，精神障害に PMS を合併しているケースも含まれ，大うつ病性障害では 84％に PME がみられるという報告がある．PME の場合は，原疾患の治療が必要であり，適切な時期に専門医に紹介する[4]．さらに，月経前に症状の増悪する疾患を鑑別することも重要である（表10-3）．
　いずれにしても，診断は臨床症状に基づいて行われるので，十分な医療面接により月経周期と症状との関連性を確認することが必須である．症状の前方視的記録として基礎体温表に症状を記載した症状日誌は非常に簡便に行える．

> **表 10-2** PMDD 研究用基準案（DSM-Ⅳ）

A. 過去 1 年の間の月経周期のほとんどにおいて，以下の症状の 5 つ（またはそれ以上）が黄体期の最後の週の大半に存在し，卵胞期の開始後 2, 3 日以内に消失し始め，月経後 1 週間は存在しなかった．(1)(2)(3)または(4)のいずれかの症状が少なくとも 1 つ存在する．
  (1) 著しい抑うつ気分，絶望感，自己卑下の観念
  (2) 著しい不安，緊張，"緊張が高まっている"とか"いらだっている"という感情
  (3) 著しい情緒不安定性（例：突然悲しくなるまたは涙もろくなるという感じ，または拒絶に対する敏感さの増大）
  (4) 持続的で著しい怒り，易怒性，または対人関係の摩擦の増加
  (5) 日常の活動に対する興味の減退（例：仕事，学校，友人，興味）
  (6) 集中困難の自覚
  (7) 倦怠感，易疲労感，または気力の著しい欠如
  (8) 食欲の著明な変化，過食，または特定の食物への渇望
  (9) 過眠または不眠
  (10) 圧倒される，または制御不可能という自覚
  (11) 他の身体症状，例えば乳房の圧痛または腫脹，頭痛，関節痛または筋肉痛，"膨らんでいる"感覚，体重増加
注：月経のある女性では，黄体期は排卵と月経開始の間の時期に対応し，卵胞期は月経とともに始まる．月経のない女性（例：子宮摘出を受けた女性）では，黄体期と卵胞期の時期決定には，循環血中性ホルモンの測定が必要であろう．
B. この障害は，仕事または学校，または通常の社会的活動や他者との対人関係を著しく妨げる（例：社会的活動の回避，仕事または学校での生産性および効率の低下）．
C. この障害は，大うつ病性障害，パニック障害，気分変調性障害，または人格障害のような，他の障害の症状の単なる悪化ではない（ただし，これらの障害のどれに重なってもよい）．
D. 基準 A，B，および C は，症状のある性周期の少なくとも連続 2 回について，前方視的に行われる毎日の評定により確認される（診断は，この確認に先立ち，暫定的にされてもよい）．

▶ 治療

治療は女性心身医学的立場からのアプローチが重要であり，非薬物療法（カウンセリング・生活指導）と薬物療法がある．絶対的な治療対象基準はなく，日常生活に支障がある PMS・PMDD が治療対象となる．

1. カウンセリング・生活指導

疾患の理解と正しい情報を伝える．症状と月経周期との関係を認識するだけで，

表 10-3	月経前に症状の増悪する疾患

1. 月経困難症（機能的・器質的）
2. うつ病，不安障害（パニック障害を含む）
3. 片頭痛
4. 周期的乳房痛
5. けいれん性疾患
6. 慢性疲労症候群
7. 気管支喘息，アレルギー
8. 甲状腺機能異常症
9. 副腎機能異常
10. 閉経への移行時期

表 10-4	PMS の薬物治療

1） サプリメント・ビタミン
 ・カルシウム
 ・ビタミン E
 ・ビタミン B_6
2） 対症療法
 ・利尿薬
 ・鎮痛薬
3） 漢方薬
4） ホルモン薬
 ・経口避妊薬・LEP 配合薬
 ・ダナゾール
 ・GnRH アナログ
5） 向精神薬
 ・抗うつ薬：SSRI・SNRI
 ・抗不安薬

症状を受容し否定的な感情が減弱するとともに，自分なりの対処ができるようになると辛さが軽減されることは少なくない（認知行動療法）．ストレスはPMSの増悪因子となるので，適度な運動やリラクセーション，規則正しい睡眠を勧める．心身相関を自覚し，ストレス管理を促すことが大切である．

　食事指導として，塩分，カフェイン，アルコールを控え，複合炭水化物の摂取を促す．サプリメントとしてカルシウムやビタミンEならびにB_6の摂取も勧められている．ビタミンB_6はセロトニン合成過程に必要でピリドキシン 50〜100 mg/日は有効である．

2. 薬物療法 (表 10-4)

a. 対症療法

　軽症の場合，情緒不安定に対して精神安定剤，浮腫に対して利尿薬，頭痛・腹部痛に対して鎮痛薬などを適宜使用する．

b. SSRI

　中等症以上のPMSやPMDDには選択的セロトニン再取込み阻害薬（selective serotonin reuptake inhibitor: SSRI）が第1選択となる．精神症状と身体症状どちらにも有効で即効性があり，症状が出現している黄体期のみの使用で効果があるの

で，うつ病に用いる場合とは作用機序が異なる可能性が指摘されている．服用開始初期にみられやすい嘔気など，消化器症状の副作用を軽減するために低用量から開始し，増量せず低用量のままでも有効な場合が多く，有効率は 60～70％である．ただし，本邦では PMS，PMDD に対する保険適応はないため，うつ病に対する病名をつけなくてはならず，普及率は高くないのが現状である．現在，本邦ではフルボキサミン（デプロメール®，ルボックス®），パロキセチン（パキシル®），セルトラリン（ジェイゾロフト®），エスシタロプラム（レクサプロ®）の 4 種がある．また，セロトニンノルアドレナリン再取り込み阻害薬（serotonin-norepinephrine reuptake inhibitor: SNRI）である venlafaxine（日本未発売）が PMDD に有効であったという報告がある．

SSRI の副作用が強い場合や反応不良例には抗不安薬を投与する．これも，PMS，PMDD に対する保険適応はない．

c. 経口避妊薬

排卵を抑制し女性ホルモンの生理的変動を消失するという作用機転により，経験的に経口避妊薬（OC）が用いられてきたが（保険適応外），1 相性，3 相性ともにその有効性のエビデンスは大規模 RCT においては認められない．「産婦人科診療ガイドライン―婦人科外来編 2011」には，身体症状改善には OC などの低用量エストロゲン・プロゲスチン（LEP）配合剤を用いると記載されている．しかし，抗アルドステロン作用を有するドロスピレノン（DRSP）とエチニルエストラジオール（EE）からなる LEP 配合剤（ヤーズ配合錠®）は PMDD 患者に有効であると報告されており，中等症以上の PMS や PMDD に対し推奨できる．したがって，LEP 配合剤と SSRI の使い分けについては，患者の希望にそって選択するという柔軟さで対応してもよいであろう．

d. GnRH アゴニスト

排卵抑制と性ステロイドホルモン産生抑制を目的に，最終的な薬物療法として位置づけられるが，卵巣欠落症状の副作用や保険適応外でもあるので用いられることは少ない．

e. 漢方療法

漢方は診断病名に対して処方されるものではないことから，PMS・PMDD に関する漢方療法のエビデンスはない．しかし，漢方医学における病態診断の基本理念である"気血水"の概念で，PMS の病態を考えると理解しやすい．すなわち，月経前は血液が滞った状態（瘀血）と考えられ，便秘，ニキビ，のぼせ，下腹痛，肌荒れなどの症状が出る．また，月経前は黄体ホルモンの影響で水分貯留傾向が強く

（水滞），むくみ，悪心・嘔吐，めまい，関節痛，冷え，しびれなどの症状が出やすい．そして，気の異常（気うつ，気逆，気虚）も存在すると考えられ，うつ，焦燥感，疲労感，不眠，興奮，短気などの症状を呈する．したがって，瘀血には駆瘀血剤，水滞には利水剤，気の調節には気剤を用いればよい．さらに，証をとらえた処方ができればより効果的な治療となる．

　具体的には，瘀血に気の症状があるときには，加味逍遙散，桃核承気湯，半夏厚朴湯，瘀血に肩こりや乳房痛があるときには桂枝茯苓丸，瘀血に冷えが重なるときには当帰芍薬散，水滞には五苓散，水滞にめまいがあるときには苓桂朮甘湯，頭痛には呉茱萸湯や川芎茶調散，頭痛＋冷えには当帰四逆加呉茱萸生姜湯，といったように，症状に応じた処方を工夫するとよい．

■文献

1) 日本産科婦人科学会，編．産婦人科用語集・用語解説集．2008年改訂版．東京：金原出版；2008.
2) 日本産科婦人科学会，日本産婦人科医会，編．産婦人科診療ガイドライン―婦人科外来編2011．東京：日本産婦人科学会；2011.
3) American College of Obstetricians and Gynecologists (ACOG): Practice Bulletin. Clinical management guidelines for obstetrician-gynecologists. Number 15, Premenstrual Syndrome. Obstet Gynecol. 2000; 95: 1-9.
4) 望月善子．月経前症候群の診断と治療は？　In：杉山　徹，他編．EBM婦人科疾患の治療2013-2014．東京：中外医学社；2013. p.2-8.

〈望月善子〉

A 月経異常と関連疾患

11 避妊法と月経の人工移動

> **重要ポイント！**
>
> - 避妊法には各種あるが，妊娠は女性にのみ起こる現象であることを考慮すれば，女性が避妊の主導権を握ることが期待される．と同時に，HIV/AIDS を含む性感染症予防のためにはコンドームの併用が必要不可欠である．
> - わが国の避妊法の選択肢は限られており，女性が主体的に取り組める避妊法であるペッサリー，殺精子剤，女性用コンドームなどはすでに市場から消え，利用することができない．
> - 女性が主体的に取り組める避妊法としては，低用量経口避妊薬，銅付加子宮内避妊具，黄体ホルモン放出子宮内避妊システムなどがあるが，「知らないのは愚か，知らせないのは罪」とも呼ばれる緊急避妊薬についても熟知しておく必要がある．

▶ 概説

避妊法選択の理想条件とは，①避妊効果が確実（表 11-1）[1,2]，②使い方が簡単，③セックスのムードを壊さず，性感を損なわない，④経費がかからない（図 11-1）[1]，⑤副作用がなく，妊娠しても胎児に悪影響を及ぼさない，⑥男性に依存せず，女性の意志だけで実行できる，⑦避妊以外の健康上の利点が期待できる，などがあげられる[3]．特に⑦については，コンドームには性感染症予防の利点があること，低用量経口避妊薬（以下 OC: oral contraceptives）には月経困難症や子宮内膜症の症状改善や卵巣がん・子宮内膜がんに対する予防効果がある（表 11-2）ことなどを指す[4]．

避妊法選択の理想条件のうち，経費については，避妊法そのものにかかる直接的経費だけでなく，副作用に伴う治療費，避妊法の失敗に伴い意図しない妊娠をした場合の経費などを加えて考慮すべきである．これによれば，避妊せず，周期的禁欲法，腟外射精などは，用具そのものの経費はゼロであっても，意図しない妊娠に伴

表 11-1 各種避妊法使用開始 1 年間の失敗率（妊娠率）[1]

避妊法	理想的な使用[*1] (%)	一般的な使用[*2] (%)	1 年間の継続率 (%)
ピル（OC）	0.3	9	67
コンドーム（男性用）	2	18	43
殺精子剤	18	28	42
ペッサリー	6	12	57
薬物添加 IUD	0.1〜0.6	0.2〜0.8	78〜80
リズム法	0.4〜5	24	47
女性避妊手術	0.5	0.5	100
男性避妊手術	0.1	0.15	100
避妊せず	85	85	

緊急避妊薬の失敗率は 1 回の使用で 1.34%[2]
[*1] 理想的な使用とは：選んだ避妊法を正しく続けて使用している場合
[*2] 一般的な使用とは，飲み忘れを含め一般的に使用している場合

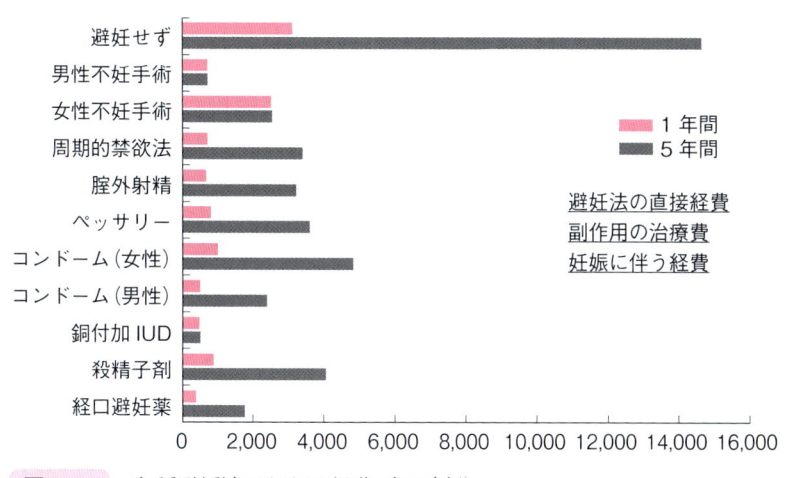

図 11-1 各種避妊法にかかる経費（US＄）[1]

避妊法の直接経費
副作用の治療費
妊娠に伴う経費

う経費がかかる．銅付加子宮内避妊具（IUD）や不妊手術などは，用具としての経費が大半であるが，意図しない妊娠に伴う経費はゼロに近い．これらを加味した場合，費用便益からは，1 年単位では OC が，5 年単位では銅付加 IUD が推奨される（図 11-1）．

避妊法選択の理想条件を 100％満たす避妊法は存在しない．避妊法選択の基本

表 11-2　OC の避妊以外の利点（副効用）[4]

月経困難症↓	良性卵巣囊腫↓
過多月経↓	子宮体がん↓
子宮内膜症↓	卵巣がん↓
貧血↓	大腸がん↓
良性乳房疾患↓	骨粗鬆症↓
骨盤内感染症↓	にきび↓

は，使用するカップルの避妊に対する意識，性交頻度，妊娠を受容できるかどうか，生活習慣などを質すとともに，それぞれの避妊法の特徴，避妊機序，長所，欠点，使用法などを十分説明したうえで選択することになる．

▶各論

本稿では紙面の都合上，緊急避妊薬，低用量経口避妊薬，月経の人工移動にしぼってまとめた．

1. 緊急避妊薬（emergency contraceptive pills: ECP）

a. ECP の使用方針

コンドーム破損，コンドーム脱落，コンドーム腟内残留，避妊せず，腟外射精，レイプなど，妊娠が起こる危険性の高い性交が行われた 72 時間以内に対処する最後の避妊法である．図 11-2 には我々の緊急避妊外来での受診理由をあげた．

b. ECP 処方の実際

作用機序は，一般に排卵の抑制，排卵の遅延が考えられている．

1）処方例

性交後 72 時間以内に，『ノルレボ®錠 0.75 mg』をレボノルゲストレルとして 1.5 mg，すなわち 1 回 2 錠投与する．その際，医師の目の前で服用してもらうように努める．ECP の避妊効果をより高めるには，できる限り速やか服用するよう指導すること．

2）重要な基本的注意

本剤は性交後に妊娠を回避するためのものであり，計画的な避妊には可能な限り避妊効果の高い経口避妊薬などを用いること．本剤投与後も妊娠する可能性があるため，適切な避妊手段を講じるよう指導すること．本剤投与後には，不正性器出血や妊娠初期の出血を月経と区別できない場合もあるため，月経周期を考慮して適切

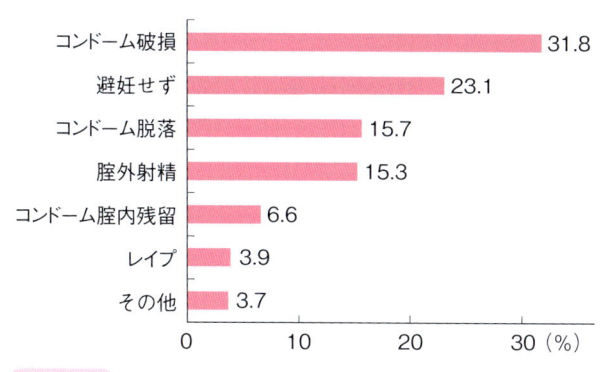

```
コンドーム破損      31.8
避妊せず           23.1
コンドーム脱落      15.7
腟外射精           15.3
コンドーム腟内残留   6.6
レイプ             3.9
その他             3.7
```

図 11-2 緊急避妊外来受診理由

2005年4月〜2013年3月末（n=485）
レイプに対して，現在は，犯罪被害者に対する医療支援事業の一環でECを無料で提供できる．

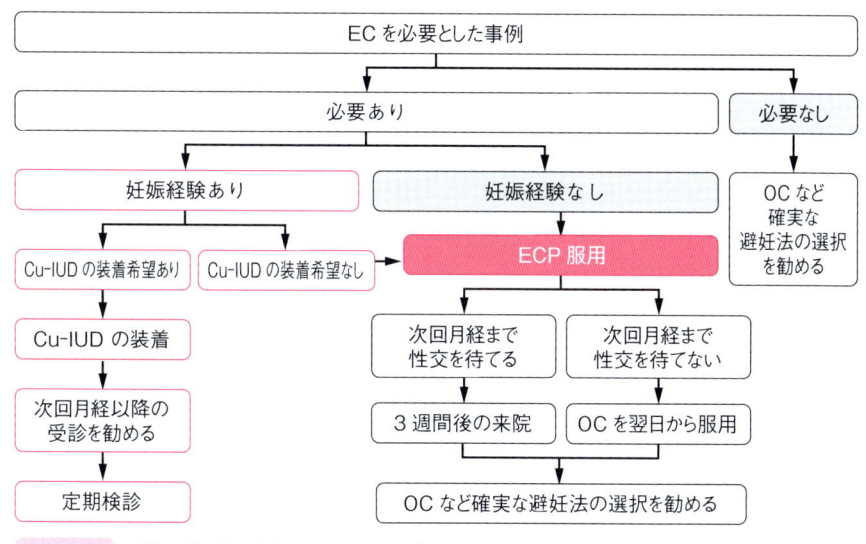

```
                    ECを必要とした事例
                    ┌──────┴──────┐
                  必要あり        必要なし
        ┌─────────┼─────────┐       │
    妊娠経験あり           妊娠経験なし   OCなど
    ┌────┴────┐              │       確実な
 Cu-IUDの     Cu-IUDの       ECP服用    避妊法の選択
 装着希望あり  装着希望なし     │        を勧める
    │                ┌──────┴──────┐
 Cu-IUDの装着      次回月経まで   次回月経まで
    │              性交を待てる   性交を待てない
 次回月経以降の        │              │
 受診を勧める       3週間後の来院   OCを翌日から服用
    │                 └──────┬──────┘
 定期検診           OCなど確実な避妊法の選択を勧める
```

図 11-3 緊急避妊法選択のアルゴリズム[5]

EC：緊急避妊法，ECP：緊急避妊ピル，Cu-IUD：銅付加子宮内避妊具，OC：低用量経口避妊薬

な時期に再来院するなど指導すること．図11-3に日本産科婦人科学会編「緊急避妊法適正使用に関する指針」[5] から適正使用のためのアルゴリズムを示した．

3）服用者説明

ECPは，避妊措置に失敗した場合などにおいて，緊急的に用いるものであって，

通常の経口避妊薬のように計画的に妊娠を回避するものではないことを知らせる．

　4）避妊効果
- 国内臨床試験成績[6]：性交後72時間以内の女性にレボノルゲストレルとして1.5 mgを1回投与した結果，解析対象例63例のうち妊娠例は1例で，妊娠阻止率は81.0％であった．
- 海外臨床試験[2]：性交後72時間以内の女性1,198例にレボノルゲストレル製剤1.5 mgを1回経口投与した際の妊娠率および妊娠阻止率[*1]は，それぞれ1.34％（1,198例中16例の妊娠），84％であった．

　5）副作用

国内臨床試験については症例数が少ないので省略し，国外臨床試験成績から副作用をまとめた．これによれば，対象女性1,359例における主な副作用は，不正子宮出血426例（31％），悪心189例（14％），疲労184例（14％），下腹部痛183例（14％），頭痛142例（10％），浮動性めまい132例（10％），乳房圧痛113例（8％），月経遅延62例（5％）であった．

　6）その他

薬物相互作用，服用禁忌，慎重投与などについては，『ノルレボ錠0.75 mg』の添付文書を参照されたい[6]．

2. 低用量経口避妊薬（oral contraceptives: OC）

a. OCの使用方針

問診を重視し，血圧測定を必須とするならば，避妊効果の高い避妊法として，医学的禁忌がない限り，初経から閉経までいかなる女性でも使用することができる．

b. OC処方の実際

日本産科婦人科学会編「低用量経口避妊薬の使用に関するガイドライン」（改訂版）[4]から，「初回処方時の手順」を示した（図11-4）．

　1）処方例

21錠タイプの場合には，1日1錠を毎日一定の時刻に計21日間連続経口投与し，その後7日間休薬する．同様の方法で，避妊する期間繰り返し投与する．

28錠タイプでは，1日1錠を毎日一定の時刻に計21日間連続経口投与し，続けて偽薬を7日間，合計28日間連続投与する．次回周期以降は，消退出血の有無に

[*1] 妊娠阻止率：（妊娠予定数[*2] − 実際の妊娠例数）÷ 妊娠予定数 × 100（％）
[*2] 妊娠予定数：各性交日の推定妊娠例数（性交日の妊娠確率 × 性交人数）の総和

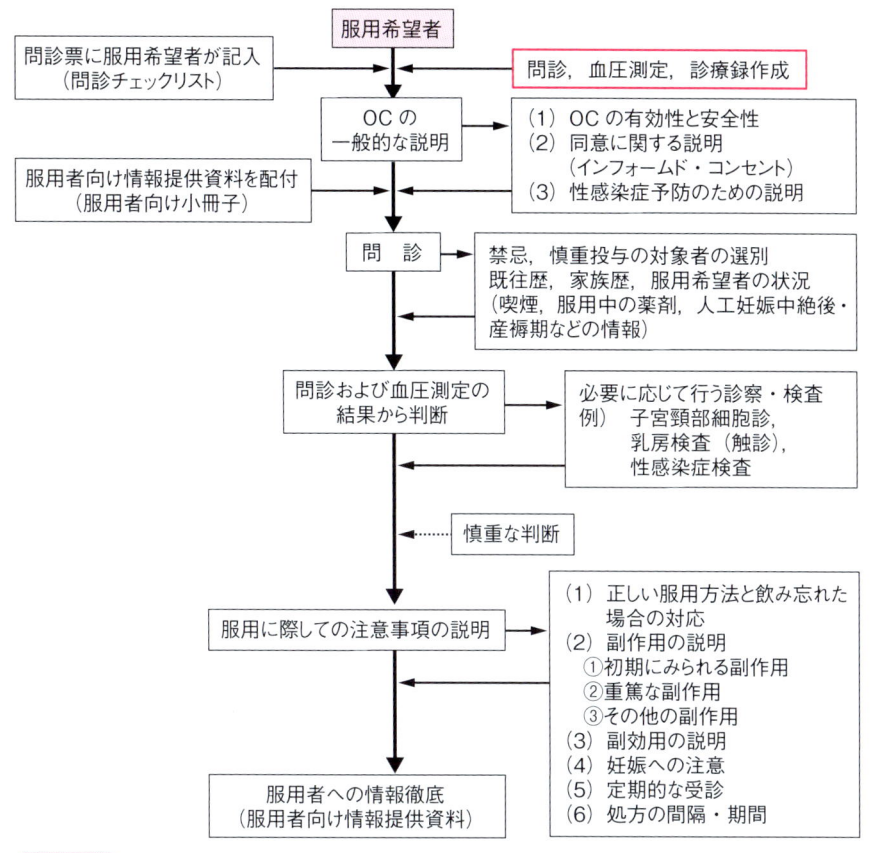

```
┌─────────────────────────┐         ┌──────────────┐
│ 問診票に服用希望者が記入 │────▶   │  服用希望者  │
│   （問診チェックリスト） │         └──────┬───────┘
└─────────────────────────┘                ▼
                                    ┌──────────────────┐    ┌──────────────────────┐
                                    │ 問診，血圧測定， │    │                      │
                                    │   診療録作成     │    │                      │
                                    └──────────────────┘    │                      │
                                           │                │                      │
                                           ▼                │                      │
                                    ┌──────────────┐        │ (1) OCの有効性と安全性│
                                    │    OCの      │───────▶│ (2) 同意に関する説明 │
                                    │ 一般的な説明 │        │   （インフォームド・ │
┌─────────────────────────┐         └──────┬───────┘        │     コンセント）     │
│ 服用者向け情報提供資料を配付│─────▶    │                │ (3) 性感染症予防のため│
│  （服用者向け小冊子）   │              │                │     の説明           │
└─────────────────────────┘                ▼                └──────────────────────┘
                                    ┌──────────────┐        ┌──────────────────────┐
                                    │   問  診     │───────▶│ 禁忌，慎重投与の対象 │
                                    └──────┬───────┘        │ 者の選別             │
                                           │                │ 既往歴，家族歴，服用 │
                                           │                │ 希望者の状況         │
                                           │                │ （喫煙，服用中の薬剤，│
                                           │                │ 人工妊娠中絶後・     │
                                           │                │ 産褥期などの情報）   │
                                           ▼                └──────────────────────┘
                                    ┌──────────────┐        ┌──────────────────────┐
                                    │ 問診および血圧測定の│─▶│ 必要に応じて行う診察・検査│
                                    │   結果から判断   │    │ 例） 子宮頸部細胞診，│
                                    └──────┬───────┘        │      乳房検査（触診），│
                                           │                │      性感染症検査    │
                                           │                └──────────────────────┘
                                           │                     ┌──────────┐
                                           │◀ ‥‥‥‥‥‥‥‥‥‥│ 慎重な判断│
                                           ▼                     └──────────┘
                                    ┌──────────────────────┐    ┌──────────────────────┐
                                    │                      │    │ (1) 正しい服用方法と │
                                    │ 服用に際しての注意事項の説明│─▶│    飲み忘れた場合の対応│
                                    │                      │    │ (2) 副作用の説明     │
                                    └──────────┬───────────┘    │   ①初期にみられる副作用│
                                               │                │   ②重篤な副作用     │
                                               │                │   ③その他の副作用   │
                                               │                │ (3) 副効用の説明     │
                                               │                │ (4) 妊娠への注意     │
                                               │                │ (5) 定期的な受診     │
                                               ▼                │ (6) 処方の間隔・期間 │
                                    ┌──────────────────────┐    └──────────────────────┘
                                    │   服用者への情報徹底 │
                                    │ （服用者向け情報提供資料）│
                                    └──────────────────────┘
```

図 11-4　低用量経口避妊薬（OC）の処方の手順概略（初回処方時）[4]

OC 希望者に対し必要な問診と血圧を測定し，その結果を踏まえて，OC 服用に適した者に処方することが望まれる．

かかわらず，引き続き投与を開始する．通常，偽薬服用中に月経（消退出血）が発来する．

2）服用者説明

　OC の服用開始のタイミング，飲み忘れた場合の対処法などに加えて，血栓症を疑わせる症状が現れた際には，速やかに医師に相談するように指導する．

3）副作用

　主な副作用として，悪心・嘔吐，乳房痛，頭痛，不正性器出血，倦怠感，下痢，腹痛などが報告されているが，服用開始1～2周期ほどで消失することが多い．ま

た，血栓症（四肢，肺，心筋，脳，網膜など）が現れることがあるので，観察を十分に行い，下肢の疼痛・浮腫，突然の息切れ，胸痛，激しい頭痛，急性視力障害などの初期症状が現れた場合には投与を中止し適切な処置を行う．

血栓症予防に関して，日本産科婦人科学会では「女性ホルモン剤使用中患者に対する注意喚起」を呼びかけている．詳細は文献[7]に譲るが，保険適用のある『ルナベル配合錠』『ヤーズ配合錠』など低用量のエストロゲン-プロゲスチン合剤（以下LEP合剤）に限らず女性ホルモン剤を新規に使用する場合は，ガイドライン（改訂版）[4]を参照し，『WHOのOC使用に関する医学的適応基準』を順守し，『服用者向け情報資料』を提供するなどして充分な問診を行い，インフォームドコンセントを徹底する．問診に際しては『OC初回処方時問診チェックシート』などを利用することとしている．

ガイドライン（改訂版）[4]には，全例に血圧（BP）を測定し，BPが収縮期140 mmHgまたは拡張期90 mmHgを超える女性に対しては，OCを使用しないように指導すること，OC処方前にルーチンに血栓性素因検査を行わなくてもよいこと，第1度近親者（筆者注：遺伝学的に自分と1/2の遺伝子を共有している関係．つまり親，子，兄弟，姉妹のこと）にVTE（血栓塞栓症）の家族歴があり，45歳未満で，他の避妊法を勧めても依然としてOCの使用を希望している場合，血栓性素因検査を実施するとしており，血栓症素因検査が必要とされた場合には，血液学の専門家に相談し，詳細な家族歴も参考にしてOCを処方するか否かを検討するとの記述がある．

OCには血栓症リスクがあるとはいえ，妊娠に伴う血栓症リスクは甚大であること，血栓症は未然に防止し得るものではなく，血栓症兆候を見逃さず適切な治療を早期に講じることが重要であることから服用希望者にはACHES（表11-3）を徹底し，血栓症の兆候が現れた場合には処方医に連絡をとり，症状が重い場合には，すぐに，救急医療機関を受診するよう促すことが重要である．

4）その他

薬物相互作用，服用禁忌，慎重投与についてはOCの添付文書を参照されたい．

5）飲み忘れ対処法（表11-4）

3. 月経の人工移動

結婚式，入学試験，海水浴など，月経が起こると困る場合には月経の人工移動を行うと便利である．移動のためには低用量OCか中用量OCを用いる（表11-5）．

表 11-3 米国で女子大生に教育される注意すべき血栓症の症状

A	abdominal pain	激しい腹痛
C	chest pain	激しい胸痛，息苦しい，押しつぶされるような痛み
H	headache	激しい頭痛
E	eye/speech problems	見えにくい所がある，視野が狭い，舌のもつれ，失神，けいれん，意識障害
S	severe leg pain	ふくらはぎの痛み・むくみ，握ると痛い，赤くなっている

表 11-4 WHO による OC の飲み忘れに関する指導[4]

「OC 飲み忘れ」の状況	OC 使用に対する指導	緊急避妊法（EC）の適応
実薬 1〜2 錠飲み忘れた場合，あるいは 1〜2 日飲み始めるのが遅れた場合	できる限り速やかに 1 錠の実薬*を服用し，その後 1 日に 1 錠 OC を服用し続ける．他の避妊法を用いる必要はない．	EC は不要
実薬を 3 錠以上飲み忘れた場合，あるいは飲み始めるのが 3 日以上遅れた場合	できる限り速やかに 1 錠の実薬を服用し，その後 1 日に 1 錠 OC を服用し続ける．続く 7 日間実薬を 7 錠服用するまでの間，コンドームを併用するか，性交を控える．	EC は不要
	1 週目に飲み忘れ，コンドームなどの避妊が行われずに性交が行われた場合．	EC の適応
	3 週目に飲み忘れた場合には，実薬は最後まで飲み終える．休薬（偽薬の服用）をしないで，次のシートを開始する．	EC は不要
偽薬を飲み忘れた場合	飲み忘れた偽薬を捨てて，1 日 1 錠飲み続ける．	EC は不要

EC（緊急避妊），WHO（世界保健機関）
* 実薬を 1 錠以上飲み忘れた場合には，飲み忘れた最初の OC を服用し，飲み忘れた OC の残りを服用し続けるか，月経予定日を変更しないために，それらを捨ててもよい．

表11-5 月経の人工移動に使用する女性ホルモン剤

低用量OC	1相性	オーソ®M-21錠, マーベロン®21/28, ファボアール錠®21/28
	3相性	トリキュラー錠®21/28, アンジュ®21錠/28錠, オーソ®777-21錠, シンフェーズ®T28錠, ラベルフィーユ®21錠/28錠
中用量OC		ドオルトン®, プラノバール®

a. 低用量OCを用いる場合

1) 月経を早める

わが国で現在発売されている低用量OCには1相性と3相性があるが，いずれも10日から2週間ほど服用した後中止すれば月経（正確にはホルモン量の消退による出血）が起こる．避妊目的がある場合には，7日間休薬するかプラセボ（偽薬）を服用し，次のシートの服用を開始する．飲み忘れを避けるために服薬を週単位で行うことを推奨している．

2) 月経を遅らせる

3相性のOCでも月経の周期調節ができないわけではないが，確実に調節したい場合には，1相性のOCの服用を推奨している．その際，休薬しないかプラセボを服用しないで新しいシートを続ける．月経血量の減少，月経痛の緩和を目的に3周期連続投与が行われる場合もある．

b. 中用量OCを用いる場合

1) 月経を早める

月経の5日目からドオルトン®かプラノバール®を1日1錠服用する．服用を中止した後2〜3日で月経が起こることを想定して飲み続ける．中用量OC服用中止後の月経を初日として，次回月経は概ねその女性の通常の月経周期を経過すると起こる．したがって，月経を早める場合には，月経の人工移動を考えている2カ月ほど前から計画を立てる必要がある．

2) 月経を遅らせる

中用量OCを予定月経の3日以上前から服用し始め，月経を起こしたい2, 3日前に中止する．月経が早く起こることを避けるために，月経を起こしたい前日まで服用してもらうことが多い．予定月経の1〜2日前に来院しても月経の人工移動ができないことがあるので，次回月経を正確に予測するために，基礎体温を測定してもらうこともある．

■文献

1) Trussell J. Contraceptive efficacy. In: Hatcher RA, Trussell J, Nelson A, et al. Contraceptive technology: Twentieth revised edition. New York: Ardent Media; 2011.
2) von Hertzen H, et al. WHO Research Group on Post-ovulatory Methods of Fertility Regulation. Low-dose mifepristone and two regimens of levonorgestrel for emergency contraception: a WHO multicentre randomised trial. Lancet. 2002; 360: 1803-10.
3) 北村邦夫．避妊法の選択．産婦人科の世界．2000; 52: 51-64.
4) 日本産科婦人科学会，編．低用量経口避妊薬の使用に関するガイドライン（改訂版）．2006年2月，http://www.jsog.or.jp/kaiin/html/announce_01feb2006.html ＜2014年4月23日＞
5) 日本産科婦人科学会，編．緊急避妊法の適正使用に関する指針．http://www.jsog.or.jp/news/pdf/guiding-principle.pdf ＜2014年4月23日＞
6) 『ノルレボ錠0.75 mg』添付文書：http://www.info.pmda.go.jp/shinyaku/P201100047/39014900_22300AMX00483000_B101_1.pdf．＜2014年4月23日＞
7) 日本産科婦人科学会：女性ホルモン剤使用中患者の血栓症に対する注意喚起．http://www.jsog.or.jp/news/html/announce_20131113.html ＜2014年4月23日＞

〈北村邦夫〉

B 良性腫瘍と類縁疾患

12 子宮筋腫の診断と治療

重要ポイント

- 性成熟期婦人の代表的腫瘍である．
- 悪性化はないとされるが，子宮平滑筋肉腫などの悪性疾患との鑑別に注意する．
- 年齢や症状により治療は個別化されている．
- 薬物療法には根治性がない．一方，子宮全摘術は根治術であるが妊孕性を失う．

▶ 概説

子宮筋腫は子宮筋から発生した平滑筋腫瘍であり，性成熟期婦人の代表的腫瘍である．平滑筋由来細胞からなり，さまざまな量の線維性間質を伴う良性腫瘍である．周囲の子宮筋を圧排するように発育する．30歳以上で20％，40歳以上で40％の女性に存在するとされる．エストロゲン依存性に発生，増殖し，閉経とともに縮小する．悪性化はないとされるが，子宮平滑筋肉腫などの悪性疾患との鑑別に注意する．

▶ 症状

子宮筋腫の位置，大きさ，数により症状は異なるが，一般的に次のような症状がある．無症候性である場合も多い．

a. 出血

最も頻度の高い症状で，過多月経あるいは過長月経として出現する．月経量は通常200 mL程度であるが，これが増加する．月経血中に凝血塊を混ずる，頻回にナプキンを交換する必要があるなどの訴えがあり，その結果続発性に鉄欠乏性貧血を生ずる．通常貧血は徐々に進行するため，動悸，息切れ，めまいなどの症状が出現して初めて気づく場合も多い．

子宮筋腫の発生部位と名称を示す（図12-1）．単発性と多発性がある．また発生

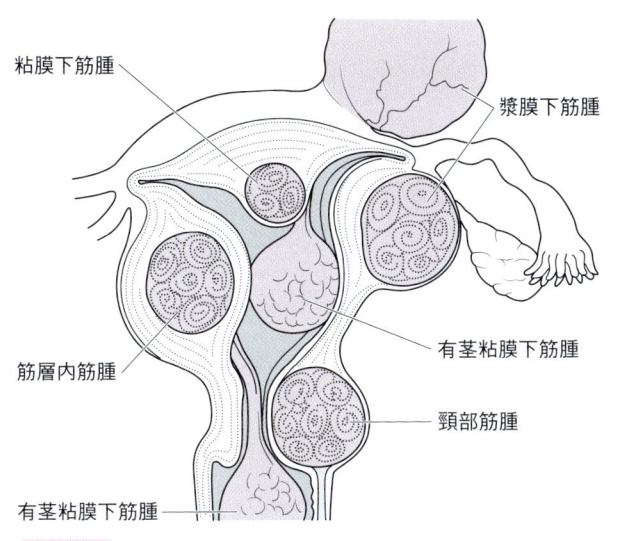

図 12-1 子宮筋腫の発生部位と名称

部位により頸部と体部に，さらに体部筋腫は漿膜下，筋層内，粘膜下に分類される．子宮筋腫の位置，数，大きさなどにより症状は異なる．粘膜下筋腫が最も出血を起こしやすい．特に有茎性のものを有茎粘膜下筋腫といい，茎の延長により子宮口から腟腔に突出あるいは下垂したものを筋腫分娩という．ときに大量出血となり緊急処置を要する．

　この月経異常のメカニズムとしては子宮内膜面の増加（通常は 15 cm² 程度），子宮内膜での局所的高エストロゲン状態の存在，粘膜下筋腫の場合は内膜の菲薄化・潰瘍形成，子宮筋や内膜の螺旋動脈の収縮障害，内膜からの静脈環流障害などが考えられている[1]．

b. 疼痛

　月経困難症として下腹部痛，腰痛などを訴える．子宮腺筋症や子宮内膜症を合併した場合に強い．

c. 圧迫症状

　子宮が増大すると，腫瘤を腹壁より触知できることがある．また，増大した子宮や筋腫により隣接臓器が圧迫され種々の圧迫症状をもたらす．膀胱の圧迫により頻尿を，尿道や膀胱頸部の圧迫では尿閉や尿漏れを起こす．これらの症状は子宮前壁に筋腫がある場合に多い．腸管への圧迫症状は少ないが，まれに直腸圧迫による便秘を起こす．

d. 帯下

特に粘膜下筋腫では，内膜の壊死や感染により帯下の増加をみることがある．

e. 不妊

着床障害や精子・卵子・受精卵の輸送障害を起こすとされるが，子宮筋腫が不妊症の唯一の原因になることはまれであるとされている．子宮筋腫が唯一の原因であった症例は2〜3%に過ぎなかったとの報告もある[2]．一方，子宮筋腫核出術後の妊娠率は48〜62%で，75〜80%は手術後1年以内に成立する[3]．

f. 流早産，産科合併症の増加

子宮筋腫と自然流産の関係は決して明確とはいえないが，子宮筋腫核出術後に自然流産率が41%から19%に半減したとの報告がある[2]．筋腫核が大きい場合や多発性の場合には早産が多くなるという報告がある[4]．また，胎位異常や分娩障害が起こりやすいとされている．

▶ 診断

a. 問診

前述症状，特に出血の有無を中心に問診を進めるが，最終月経の確認を怠ってはならない．妊娠でも子宮は腫大するからであり，安易なCT・MRI検査は慎まなければならない．また，鉄欠乏性貧血は消化管出血が原因の場合があることを念頭に置く．

b. 外診所見

性成熟期婦人の正常子宮は鶏卵大であるが，子宮筋腫により腫大し手拳大〜新生児頭大以上になると下腹部に弾性硬の腫瘤として触知する．

c. 内診所見

内診にて腫大した子宮を触知する．硬さは弾性硬で，表面は筋腫核のために凹凸不整となる．頸部筋腫の場合は，頸部の腫大により子宮の形がだるま型になることがある．有茎粘膜下筋腫の場合は，開大した子宮頸管内に腫瘤を触知する．筋腫分娩になると腟内に下垂してきた腫瘤を触知することができ，これらは腟鏡診で確認できる．

有茎漿膜下筋腫や広靭帯内筋腫の場合は充実性卵巣腫瘍との鑑別が必要となる．また，子宮腺筋症も子宮腫大を示すがびまん性に腫大する場合が多い．

d. 画像診断

1) 超音波断層法

筋腫核は一般に低エコーである（図12-2）．変性等により不規則な内部エコーを

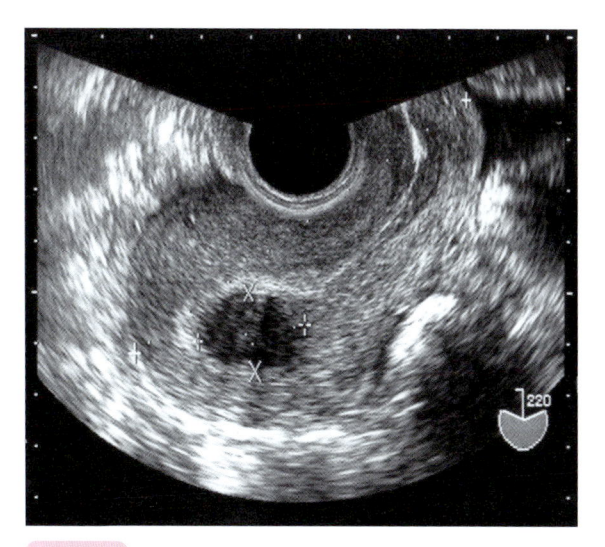

図 12-2　経腟超音波像．粘膜下筋腫

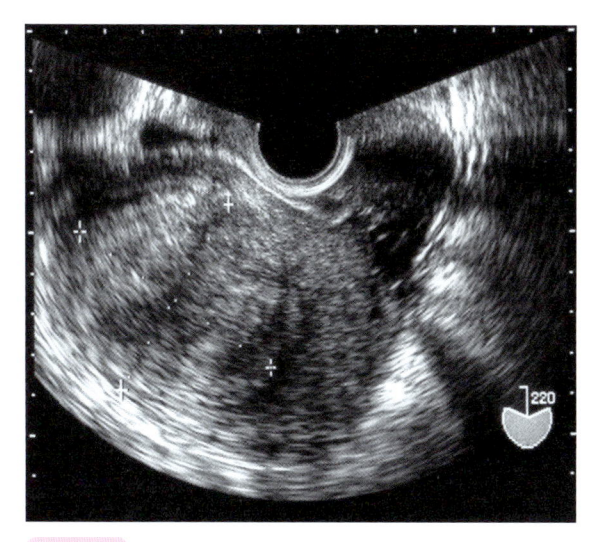

図 12-3　経腟超音波像．筋層内筋腫（変性を伴う）

示す（図 12-3）．筋層や内膜との位置関係から発生部位を確認する．

2) CT 画像

　筋腫核は周囲の筋層と区別のつかない一様な density を示すことが多い．筋腫核の存在部位により辺縁不整な子宮陰影となるが，子宮腺筋症との鑑別は困難であ

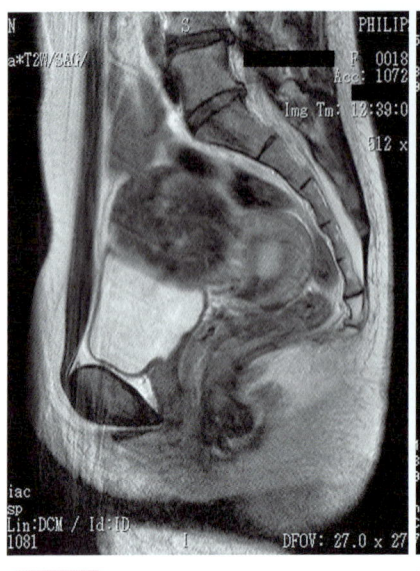

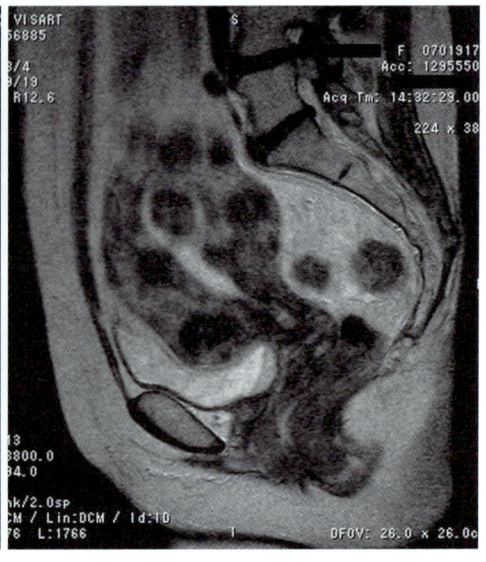

図12-4　MRI T2強調画像．子宮前壁の単発性漿膜下筋腫

図12-5　MRI T2強調画像．多発性筋腫

る．contrast enhancementにより，血流豊富な筋腫核周囲の正常筋層のdensityが増強され，境界明瞭な筋腫核が描出される場合が多い．石灰化や脂肪成分をみることがある．

　3）MRI画像

　子宮筋腫のMRIは，通常はT2強調画像で境界明瞭平滑な低信号の結節として示されるが，変性などによりさまざまな高信号を示す場合もある（図12-4, 12-5）．これで，筋腫核の位置，個数，筋腫核と内膜との関係をみる．卵巣腫瘍との鑑別に重要であるが，筋腫核が変性によりあたかも囊腫のように見えることもある．平滑筋肉腫との鑑別に有用であるとされている．T2強調画像で高信号，顕著な造影効果があるとされるが，実際には変性筋腫や富細胞性筋腫であることが多い．その他，内膜間質肉腫，がん肉腫，卵巣充実腫瘍との鑑別にも用いられる．

　4）子宮卵管造影

　粘膜下筋腫の存在が疑われたとき，あるいは不妊症との関係が疑われるときは子宮卵管造影を施行する．子宮卵管造影を行うと子宮内膜に突出した筋腫が陰影欠損として造影される．さらに筋腫と卵管疎通性との関連についても検索できる．

e. 子宮鏡検査

　粘膜下筋腫の存在が疑われる場合，子宮鏡検査により直視下に筋腫の存在を確認する．特に後述の子宮鏡下手術を行う場合，その適応を確認するために必要な検査である．

f. 細胞診検査

　悪性疾患を除外するために，子宮頸部細胞診，子宮内膜細胞診を必ず行う．

g. 血液・生化学検査

　筋腫患者では鉄欠乏性貧血の者が多い．また，LDH（lactic dehydrogenase）が上昇している場合は，子宮肉腫を疑う必要がある．

▶ 治療

1. 保存的治療

a. 経過観察

　特に症状がないか軽いもの，ある程度の大きさと症状があっても閉経が近いもの，あるいは閉経後の場合は経過観察でよい．ただし閉経後に子宮筋腫が増大する場合は，悪性を考慮し手術を行う場合がある．

b. 対症療法

　鉄欠乏性貧血に対しては鉄剤を，月経困難症に対しては鎮痛薬を対症的に処方する．

c. 薬物療法

　1）GnRH アナログ

　投与により下垂体の GnRH 受容体の down regulation が起こり，下垂体性ゴナドトロピンの分泌が抑制される．その結果低エストロゲン状態となり，子宮筋腫，子宮腺筋症の縮小が期待できる．6 カ月間の投与により体積で約 50％縮小する．また，月経が停止するため貧血の治療に効果があり，その間の月経困難症も消失する．ただし，中止後はすみやかに大きさ，症状ともに元に戻るため，術前投与あるいは閉経期への逃げ込み目的で使用される場合が多い．GnRH アナログの術前投与により腹腔鏡下手術の適応拡大が期待できる．すなわち子宮筋腫の縮小により，子宮筋腫核出術や子宮全摘術において開腹術を回避できる可能性がある．

＜処方例＞

　わが国で子宮筋腫に適応があるものを列挙した．下記のいずれかを用いる

　　1）リュープリン注射用 1.88・3.75 または注射用キット 1.88・3.75

　　　1 回 1.88 あるいは 3.75 mg　4 週間に 1 回　皮下注

2) リュープロレリン酢酸塩注射用キット「あすか」 1.88・3.75

    1回1.88あるいは3.75 mg　4週間に1回　皮下注
 3) スプレキュアMP皮下注用1.8

    1回1.8 mg　4週間に1回　皮下注
 4) スプレキュア点鼻薬 0.15％

    1回300μg　1日3回　左右の鼻腔内に噴霧
 5) ナサニール点鼻薬　0.2％

    1回200μg　1日2回　片側の鼻腔内に噴霧

2. 手術療法

a. 子宮筋腫核出（摘出）術

　妊孕性を温存する場合や子宮全摘を希望しない場合に適応となる．子宮筋腫のみを摘出する方法である．近年増加している．腟式，子宮鏡下，腹腔鏡下，腹式がある．頸部筋腫は腟式での核出が可能な場合がある．粘膜下筋腫に対しては子宮鏡下手術が行われるが突出率が小さいものは困難である．腹腔鏡下と腹式では妊孕性と妊娠予後に差がないことから，特に不妊患者では腹腔鏡下手術を選択することが多い．2008年度の日本産婦人科手術学会における頻度調査では，50.9％が腹腔鏡を用いて手術されていた[5]．ただし，摘出できる子宮筋腫の大きさや数には限界がある．近年，子宮筋腫の体外への搬出に関しては，電動のモルセレーターが用いられてきた．しかしながら，想定されていなかったがん組織，特に子宮肉腫があった場合に子宮以外の場所に播種させるリスクがあるとして，米国食品医薬品局（FDA）は2014年4月17日付けで使用を推奨しないとの安全性通知を出している．したがって，搬出経路を小切開創やDouglas窩に変更するなど，術式の変更が必要であると考えられている．子宮筋腫核出術は妊孕性を温存するため，5～35％程度の術後再発がある．また術後の分娩は帝王切開となる場合が多い．筋腫核出術は妊娠出産時の子宮破裂の危険因子であると考えられている．そして，子宮内腔に入ったときは，よりリスクが高いと考えられてきた．しかし実際には変わらないとする報告もある．いずれにしても分娩様式は，筋腫核出術時の状況を十分検討したうえで決定する必要がある．

　妊娠中の子宮筋腫に対しての筋腫核出術に関しては，十分な症例数でのこれを積極的に勧める報告がない．一般的には，有茎漿膜下筋腫の茎捻転や筋腫核の出血など緊急時を除いては行われない．帝王切開時も同様である．簡単に摘除できる有茎漿膜下筋腫の場合は別として，妊娠子宮の筋腫核出術は出血のコントロールが非常

に厄介である．したがって，その場では手をつけないことが多い．

b．単純子宮全摘術

根治術であり，妊孕性は失われる．方法として，腟式，腹腔鏡下，腹式がある．腹腔鏡を用いた単純子宮全摘術にはさまざまな方法や分類方法が報告されているが，本邦では子宮動脈の処置を腟式に行う腹腔鏡補助下腟式子宮全摘術（laparoscopically assisted vaginal hysterectomy: LAVH）とすべての処置を腹腔鏡下に行う全腹腔鏡下子宮全摘出術（total laparoscopic hysterectomy: TLH）に大別される．腹腔鏡下手術により開腹術が回避できる場合がある．2008年度の日本産婦人科手術学会における頻度調査では，単純子宮全摘術のうち腟式21.5％，腹腔鏡下16.5％，腹式62.0％の比率であった．現時点では腹式手術が優位である．また，腹腔鏡下ではTLHが54.4％と優位となっている[5]．適切な症例選択のもとで，腹腔鏡下手術は有用であると考えられており，開腹手術を回避，減少させることができる．ただしその適応は，術者の経験や施設により異なっており，明確な基準はない．ロボット支援手術に関しては，現時点では従来の腹腔鏡下手術に比べて大きな利点があるとはいえない．

3．その他

a．マイクロ波子宮内膜アブレーション（microwave endometrial ablation: MEA）

子宮内膜をマイクロ波で基底層も含めて破壊することで，月経出血量の減少を図る方法である．子宮筋腫や子宮腺筋症による過多月経で，子宮は拡大・変形しているが子宮卵管角部・子宮底部の子宮内膜にサウンディングアプリケーターが容易に到達できる場合が適応となる．術前処置も不要で，手術侵襲も少ないとされている．保険適用があるが，妊孕性温存を希望する場合や，子宮筋腫・子宮腺筋症による拡大・変形を伴い，子宮卵管角部・子宮底部の子宮内膜にサウンディングアプリケーターが容易に到達できない場合や子宮壁の厚みが10 mm未満の場合は適応とならない．

b．子宮動脈塞栓術（uterine artery embolization: UAE）

X線透視下に大腿動脈から子宮動脈に選択的にカテーテルを挿入し，塞栓物質を注入・塞栓化する方法である．子宮筋腫の縮小や症状の改善が得られる．健康保険適用がない．

c．集束超音波療法

超音波の振動エネルギーを子宮筋腫に集中させ，細胞を凝固，壊死させる治療である．子宮筋腫の縮小や症状の改善が得られる．MRIに組み込んで使用されるが，

筋腫の位置や個数，大きさに制限がある．健康保険適用がない．

■**文献**
1) 日本母性保護産婦人科医会研修ノート．No.52．日本産婦人科医会．1995.
2) Buttram VC Jr, Reiter RC. Uterine leiomyomata: Etiology, symptomatology, and management. Fertil Steril. 1981; 36: 433.
3) Rosati P, Exacoustos C, Mancuso S. Longitudinal evaluation of uterine myoma growth during pregnancy: A sonographic study. J Ultrasound Med. 1992; 11: 511.
4) Hasan F, Arumugam K, Silvanesaratnam V. Uterine leiomyoma in pregnancy. Int J Gynaecol Obstet. 1990; 34: 45.
5) 塩田　充，平松祐司，三橋直樹，他．開腹手術，腹腔鏡下手術の割合に関する全国調査（2008 年度）．産婦人科手術．2010; 21: 127-31.

〈佐野力哉　梅本雅彦　塩田　充〉

B 良性腫瘍と類縁疾患

13 子宮内膜症の診断と治療

> **重要ポイント**
> - 確定診断には腹腔鏡が必要だが，症状や画像所見により臨床子宮内膜症と診断して取り扱う場合も多い．
> - 治療は薬物療法と手術療法があり，患者の年齢，挙児希望，不妊症の有無などにより両者の組み合わせ，使い分けを行う．
> - 進行性の疾患であり，悪性化の可能性もあるため，長期的な管理が必要である．

▶ 概説

　子宮内膜症は病理学的には良性疾患に分類されるが，増殖・浸潤し，周囲組織と強固な癒着を形成するという類腫瘍性格を有する奇異な疾患である．エストロゲン依存性の疾患で，生殖年齢女性の約10％に発生するといわれる．主たる症状は疼痛と不妊症で，いったん治療を行っても，生殖年齢の間は進行性の疾患であり，病変の再発・症状の再燃を繰り返すため，薬物療法と手術療法を組み合わせた長期的な管理が必要となる．

▶ 定義

　子宮内膜症は，「子宮内膜あるいはその類似組織が，子宮外で発育・増殖する疾患」，と定義される．骨盤腹膜や卵巣に発症することが多いが，消化器系，泌尿器系や呼吸器系に発生することもある．発生部位を特定する必要がある場合は，臓器名を初めに付し，「卵巣子宮内膜症」「臍子宮内膜症」などとよぶ．「卵巣子宮内膜症」は別名「卵巣チョコレート囊胞」ともよばれる．なお，性器および骨盤外に発生する子宮内膜症は総括して「稀少部位子宮内膜症」という名称でよばれる．

▶ 診断

　子宮内膜症の確定診断は，腹腔鏡下あるいは開腹手術による肉眼的または組織的

所見をもって下される．しかし日常診療では，すべての症例に確定診断のために手術が計画されるわけではない．自覚症状・診察，および検査所見から総合的に子宮内膜症が疑われた場合は「臨床子宮内膜症」として取り扱う場合も多い．

1. 問診

子宮内膜症に特徴的な症状，月経困難症・排便時痛・性交時痛についての詳細な問診が必要である．また子宮内膜症患者の約3〜5割が不妊を合併することから，不妊について確認することも大切である．また血尿（膀胱子宮内膜症の場合），下血（直腸子宮内膜症の場合），気胸（胸膜子宮内膜症の場合），といった徴候についても，月経時にのみ出現するのか，あるいは月経時に増強するのかなど，月経との関連を聴取することが重要である．

2. 腟鏡診・内診

子宮内膜症に特徴的な内診所見として，子宮の可動性の制限と移動痛，Douglas窩の有痛性の硬結，有痛性で可動性の制限された付属器，仙骨子宮靱帯の圧痛と結節状腫瘤，があげられる．また腟鏡診では，腟円蓋にブルーベリースポット（暗青色の小嚢胞）を認める場合もあるので，注意深い観察が必要である．

3. 直腸診

直腸に子宮内膜症が及ぶときには直腸診にて隆起性病変，直腸狭窄を認め，診断の一助となることがある．

4. 画像検査

a. 超音波断層法

経腟超音波断層法は特に卵巣の子宮内膜症の診断に有用である．また非侵襲的で簡便であることから，経過観察・治療効果の追跡には必須の検査である．卵巣チョコレート嚢胞の超音波所見は，内部に微細エコーがびまん性（すりガラス状）に分布するのが特徴である（図13-1）．しかしながら，出血性黄体やほかの卵巣腫瘍，特に悪性腫瘍や卵管卵巣膿瘍との鑑別が困難な場合もあるので注意を要する．

b. 核磁気共鳴画像 magnetic resonance imaging（MRI）

MRIは卵巣チョコレート嚢胞と他の卵巣嚢腫，卵巣腫瘍を鑑別するのに優れており，有用性が高い．また，任意の断面の断層像が得られることから，立体的に像を捉え，他臓器との位置関係や癒着の程度を推定し把握するのにも適している．

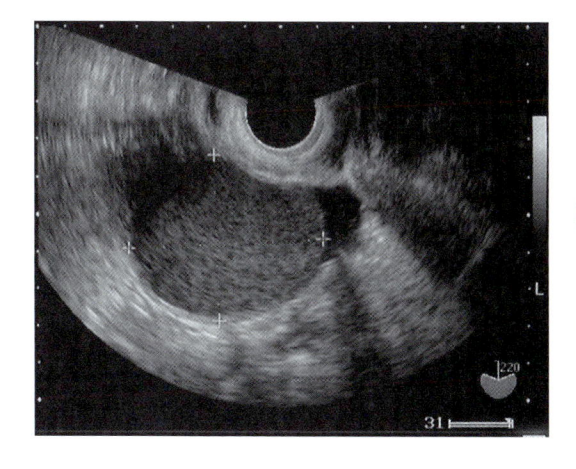

図 13-1 卵巣チョコレート囊胞の経腟超音波所見

内部に微細エコーがびまん性（すりガラス状）に分布するのが特徴である．

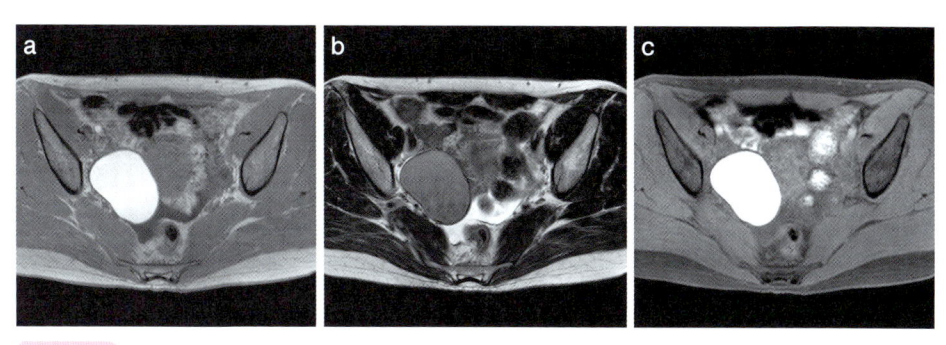

図 13-2 卵巣チョコレート囊胞の MRI 所見
a：T1 強調画像，b：T2 強調画像，c：T1 強調画像脂肪抑制
T1 強調画像で高信号，脂肪抑制で抑制されない点が特徴である．

　卵巣チョコレート囊胞の MRI 像は T1 強調画像で高信号を示し，T2 強調画像で低信号を示す shading とよばれる現象が認められることが多い．これは囊胞内部の粘稠な成分，すなわち凝固血液を主とした壊死物質の領域を反映する．T1 強調画像高信号領域は脂肪抑制画像で抑制されないことから皮様囊腫と鑑別される（図13-2）．卵巣がんとの鑑別では造影検査が役立つ．

c．CT

　卵巣チョコレート囊胞の CT 像は high density 像を示す．しかしながら，ほかの卵巣腫瘍との鑑別という点では超音波断層法，MRI に比べ有用性は低い．

5. 腹腔鏡検査

上述のように子宮内膜症の確定診断法である．画像診断で検出できない腹膜表面の子宮内膜症病巣も確認でき，後述する臨床進行期分類にあたり不可欠な検査である．治療前に施行するのが理想であるが，観血的検査法であり，入院，麻酔，手術設備が必要であるため，他の診断方法での所見や，不妊症合併の有無等を考慮し，計画するべきである．

6. 生検

肉眼的診断が比較的困難な非色素性病変に対しては，腹腔鏡検査時に生検を行うことにより診断率が向上する．また，直腸，膀胱，気管支などのまれな部位の子宮内膜症は，内視鏡下の生検により確定診断が得られるが，陽性率は約3割といわれ，必ずしも高くない．

7. 血清学的検査

子宮内膜症例では血中CA125が上昇する．しかし，軽症例での感度が低く，また卵巣がん，月経中の健常女性でも上昇し，特異性が高くないので，補助診断法として使用するに留めるべきである．ただし，CA125値は子宮内膜症の病勢を反映するので，確定診断された子宮内膜症例に対しては，治療効果の判定や再発の早期発見に有用といえる．

▶ 分類

骨盤内子宮内膜症に対する治療法の選択と治療効果の判定のために，進行期分類が試みられてきた．現在最も用いられている分類は米国生殖医学会 The American Society for Reproductive Medicine（ASRM）による修正分類（rASRMスコア，表13-1）である．この分類は，病巣スコア，癒着スコアおよびDouglas窩閉塞スコアの合計点数により，1～4期の4段階の進行期に分類するものである．さらに腹膜・卵巣表面の病巣の評価として，赤色病変（red, red-pink, clear），白色病変（white, yellow-brown, peritoneal defect），黒色病変（black, blue）に分類し，これら病巣に占める割合を百分率（%）で記載する．図13-3はそれぞれの腹膜病変の典型例である．

▶ 治療

子宮内膜症の治療は薬物療法と手術療法が主体となり，その両者を組み合わせて

表 13-1 The American Society for Reproductive Medicine（ASRM）による修正分類（rASRM スコア）

病巣			～1 cm	1～3 cm	3 cm～
腹膜		表在性	1	2	4
		深在性	2	4	6
卵巣	右	表在性	1	2	4
		深在性	4	16	20
	左	表在性	1	2	4
		深在性	4	16	20
癒着			～1/3	1/3～2/3	2/3～
卵巣	右	フィルム様	1	2	4
		強固	4	8	16
	左	フィルム様	1	2	4
		強固	4	8	16
卵管	右	フィルム様	1	2	4
		強固	4*	8*	16
	左	フィルム様	1	2	4
		強固	4*	8*	16
Douglas 窩閉鎖		一部		4	
		完全		40	

*卵管采が完全に閉鎖している場合は 16 点とする．

Total 1～5　　　Stage I　（minimal 微小）
Total 6～15　　Stage II　（mild 軽症）
Total 16～40　Stage III （moderate 中等症）
Total 41～　　 Stage IV （severe 重症）

行うこともある．治療法の選択にあたっては，患者の年齢，妊娠分娩歴，既往治療，挙児希望の有無，不妊症の有無，疼痛の程度，進行期，骨盤内手術の既往などを考慮し，それぞれの患者に適した治療を施すべきである．

　薬物療法は対症療法を除き，排卵を抑制する内分泌療法となるため，現在挙児を希望する患者にはすすめられない．またいったん治療を中止すれば，閉経に至らない限り病巣は再発し，症状も再燃する．しかし手術療法と組み合わせて行うことで，手術時期を調整したり，再発による反復手術を回避したりすることができる．

　手術療法は，特に根治術を行った場合は症状改善が期待できるため，40 代後半

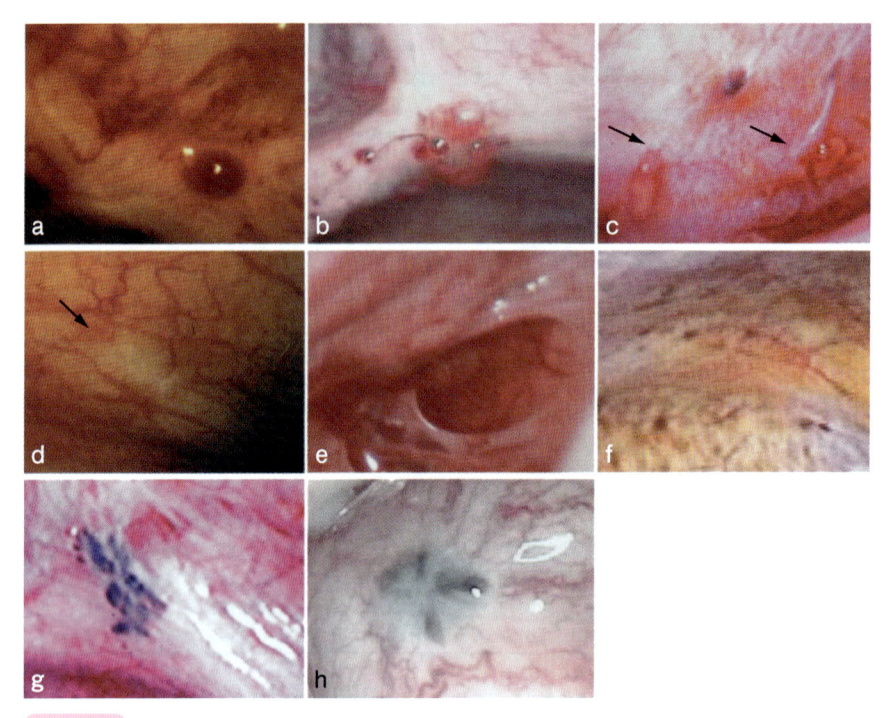

図 13-3　子宮内膜症腹膜病巣

赤色病変（a: red, b: red-pink, c: clear），白色病変（d: white, e: peritoneal defect, f: yellow-brown），黒色病変（g: black, h: blue），典型例（日本産科婦人科学会，編．子宮内膜症取扱い規約．第 2 版．東京：金原出版；2010）

で挙児を望まない患者には優れた方法である．一方，保存手術を施行した場合は一次的な症状改善は期待できるが，多くの症例で再発が問題となるため，継続的な経過観察が必要である．

　不妊症を合併した症例には，上記の理由で薬物療法は適応とならない．軽症の場合は手術療法によって，妊孕能が改善することが知られるが，卵巣病巣に対する手術は場合によっては卵巣機能を低下させることがある．他の不妊因子との相対的なバランスをとり，体外受精胚移植などの補助生殖医療がすすめられる場合も多い．

1. 薬物療法

　薬物療法は，対症療法と内分泌療法に大別される．薬物療法は単独に行われるだけでなく，手術と併用されることも多い．

a. 対症療法

対症療法は子宮内膜症特有の疼痛の緩和を目的として行われる．プロスタグランジン生合成阻害作用を有する薬剤に有効性が認められている．非ステロイド系抗炎症鎮痛薬にはプロスタグランジン生合成阻害作用を有する薬剤が多く，子宮内膜症の疼痛に有効である．

b. 内分泌療法

子宮内膜症に対しては，従来，合成ステロイド剤のダナゾールや，gonadotropin releasing hormone（GnRH）アゴニストが用いられてきたが，近年本邦では，低用量エストロプロゲスチン配合薬やプロゲスチン製剤であるジエノゲストが子宮内膜症に対する保険適応薬剤として相次いで上市され，本症に対する内分泌療法の選択肢が著しく広がった．

1）GnRHアゴニスト

GnRHアゴニストは，投与後一過性のゴナドトロピン分泌促進 flare up を起こすが，その後下垂体の desensitization をもたらし，ゴナドトロピンの分泌を低下させる．結果として排卵が停止し，エストロゲンを低下させることで子宮内膜症の増殖を停止させる．副作用として，低エストロゲン状態による，ほてり，のぼせ，といった更年期障害様の症状が起きる．また，低エストロゲン状態は骨塩量減少を招来し，骨粗鬆症を発生させる可能性もある．投与法は，月経第2～5日目から開始し通常6カ月間連続投与する．上述のように低エストロゲン状態による骨塩量減少の副作用があるため，本邦では6カ月を超えた GnRH アゴニストの投与には保険適応が認められていない．

2）低用量エストロプロゲスチン

以前より，子宮内膜症に対してエストロゲン・プロゲスチンの合剤，いわゆる経口避妊薬を投与するという方法が試みられてきた．この方法が子宮内膜症の増悪を制御する作用機序としては，プロゲスチンにより子宮内膜症細胞の増殖が抑制されること，排卵抑制により高濃度のエストロゲンに卵巣・骨盤腔が曝露されることがなくなること，月経（休薬期間に起きる消退出血）の量が減ることで月経血の逆流が減ること，などが提唱されている．本邦では2008年に低用量エストロゲン・プロゲスチン合剤が子宮内膜症治療薬として上市された．副作用として吐気・むくみなどの自覚症状や，血液凝固能亢進が問題となることがあるが，他の薬剤に比べて患者のコンプライアンスは高く，長期投与が行われていることが多い．

3）ジエノゲスト

ジエノゲストは第4世代プロゲスチンであり，強い子宮内膜分化作用をもつが，

ゴナドトロピン分泌抑制作用や抗エストロゲン作用は弱く，アンドロゲン作用をもたず，逆に抗アンドロゲン作用を有するという特徴があり，これまでのプロゲスチンのようなアンドロゲン作用によるにきびや体重増加といった副作用がない薬剤である．本邦で行われたGnRHアゴニスト（ブセレリン）との二重盲検比較試験では，自覚症状（月経時以外の疼痛，性交痛，排便痛，内診時疼痛）と他覚所見（Douglas窩硬結，子宮可動性）につき，ジエノゲスト群はブセレリン群と同等の効果が認められた．一方投与後の骨密度の低下は，ブセレリン群に比して有意に少なく，ジエノゲストの安全性が示された．副作用は，不正性器出血が約6割に出現し，その他，ほてり，疲労感などの更年期障害が認められるが，GnRHアゴニストよりも頻度は低い．血液検査・骨密度測定などの臨床検査を定期的に行い，問題がなければ長期にわたって使用できる薬剤である．

4）ダナゾール

ダナゾールは抗ゴナドトロピン作用を有し，排卵を抑制するとともに，子宮内膜組織の増殖を抑制する．後者についてはダナゾールが子宮内膜症組織においてアンドロゲンレセプターならびにプロゲステロンレセプターと結合し，細胞増殖を抑制すると考えられている．ほかにも，ダナゾールがステロイド生合成酵素を阻害することにより卵巣でのステロイド生合成が阻害される機序や，血中の性ホルモン結合蛋白にダナゾールが結合する結果，血中の遊離テストステロン濃度が上昇する機序が関与している．副作用はアンドロゲン作用によるもの，体重増加，痤瘡，多毛などが多く，最近ではほとんど使われなくなってきている．

GnRHアゴニスト，低用量エストロプロゲスチン，ジエノゲスト，ダナゾールの比較を表13-2にあげる．

2. 手術療法

開腹手術と腹腔鏡下手術がある．近年，光学系およびパワーソース等の器機の開発により，侵襲の低い腹腔鏡下手術が著しい発展をとげ，適応が広がった．

手術療法には，子宮全摘と両側卵巣摘出および病巣摘出を行う根治手術，子宮全摘と病巣摘出を行い卵巣の健常部分を温存する準根治手術，子宮および少なくとも片側の付属器を温存し妊孕性を確保する保存手術に大別される．根治手術および準根治手術は，比較的高齢で，挙児希望のない症例に施行される．最近では挙児を希望する女性の年齢が高くなり，保存手術が試みられる場合が多い．また，癒着剥離術，病巣焼灼術などを含めた保存手術は，妊孕能の改善に有効でもあることが知られ，子宮内膜症合併不妊症に対しては，積極的に腹腔鏡下手術が行われる．

表 13-2 GnRH アゴニスト，低用量エストロプロゲスチン，ジエノゲスト，ダナゾールの比較

	作用部位	作用機序	有効性	副作用その他の留意点
GnRH アゴニスト	下垂体，子宮内膜症組織？	下垂体ゴナドトロピン分泌抑制，病巣への直接作用？	高い	低エストロゲン症状，骨量低下
低用量エストロプロゲスチン	視床下部，プロゲスチンは子宮内膜症組織？	排卵抑制，月経（消退出血）の減少	症状改善効果は高い	凝固能異常，消化器症状
ジエノゲスト	視床下部，子宮内膜，子宮内膜症組織	病巣への直接作用，排卵抑制	GnRH アゴニストと非劣勢	不正性器出血
ダナゾール	子宮内膜症組織，視床下部？ 性ホルモン結合蛋白？	病巣への直接作用，排卵抑制，卵巣ステロイド合成阻害？ 遊離アンドロゲン増加？	高い	男性化徴候，凝固能異常，肝機能異常

▶ 再発

子宮内膜症の再発率は，薬物療法では薬剤による差はなく 20～60％とされる．腹腔鏡下卵巣チョコレート嚢胞の摘出術を行った後の再発率は 2～5 年で 10～40％とされる．治療後も定期的な経過観察が望ましい．

▶ 予後（特に卵巣チョコレート嚢胞について）

卵巣チョコレート嚢胞は約 0.7％の割合で悪性化をきたすことが知られる．そのため 40 歳以降 4 cm 以上の嚢胞は積極的に手術にて摘出されることが推奨されている．

■文献

1) 日本産科婦人科学会，編．子宮内膜症取扱い規約．第 2 版（治療編診療編）．東京：金原出版；2010.
2) American Society of Reproductive Medicine. Revised American Society for Reproductive Medicine classification of endometriosis: 1996. Fertil Steril. 1997; 67: 817-21.

〈甲賀かをり〉

B 良性腫瘍と類縁疾患

14 子宮腺筋症の診断と治療

重要ポイント！

- 子宮腺筋症は，子宮筋層内に子宮内膜またはその類似組織が異所性に存在する疾患である．
- 子宮腺筋症の発生機序は，正所性子宮内膜が直接筋層内に浸潤したとする子宮内膜深部増殖説が支持される．
- 薬物療法は内分泌療法が中心となるが，十分なエビデンスのある治療法は確立していない．
- 手術療法は，妊孕性温存を要しない場合は子宮全摘術が，妊孕性温存を要する場合，子宮腺筋症切除術が選択される．
- 子宮腺筋症切除術後の妊娠管理は，子宮破裂などの周産期リスクが高く，厳重な管理を要する．

　子宮腺筋症は，子宮筋層内に子宮内膜またはその類似組織が異所性に存在する疾患であり，基底子宮内膜が連続性に筋層内に進入し，周辺筋組織の増生をもたらした子宮類腫瘍と考えられている．Rokitansky が 1860 年に初めて子宮筋層内に子宮内膜と類似の組織を認め，Cullen が病巣の連続切片により子宮筋層内の子宮内膜組織が正所性子宮内膜の基底部と連絡があることを証明した[1]．その後，子宮腺筋症は子宮内膜症の範疇であるとして内性子宮内膜症と分類されたが，現在は子宮内膜症とは異なる病態として区別されている．子宮腺筋症は同じくエストロゲン依存性疾患である子宮内膜症，子宮筋腫と併存することが多い．

▶ 病因

　子宮腺筋症の発生機序は，1908 年に Cullen により提唱された正所性子宮内膜が直接筋層内に浸潤したとする子宮内膜深部増殖説が支持されている．子宮腺筋症の発生頻度は 20～30% と推定され[2]，性成熟期の後半期である 35～50 歳に好発する．疫学的には経産婦に多く，妊娠，出産，人工妊娠中絶術による子宮内膜の機械的刺

激や損傷が発生機序に関わっていることが示唆される．一方で，子宮内膜深部増殖説で説明できない子宮腺筋症も存在する．妊娠経験がない症例もあり，非月経時の子宮腺筋症症例の子宮筋層血管内に子宮内膜組織を認めたことより，子宮内腔と連続せずに子宮腺筋症が発生するという脈管説もある[3]．また，典型例では子宮漿膜は保たれるが，子宮内膜症合併とともにDouglas窩が強く癒着し，癒着部位から子宮漿膜内側の子宮筋層へ病巣が連続して存在するものがある．このような症例は，病巣と子宮内腔との連続性がなく，子宮内膜症が子宮外から子宮漿膜を通じて子宮筋層内に進展した深部子宮内膜症（deep infiltrating endometriosis: DIE）の一亜型と考えるべきで，DIEの進行期分類であるENZIAN分類にも加えられている[4]．また，直腸腟中隔に発生したDIEと子宮腺筋症との病理学的類似性について指摘されている[5]．

　子宮腺筋症の発育，進展に関わる因子として，ステロイドの関与がある．子宮腺筋症患者の正所性子宮内膜および異所性内膜である病巣には高濃度のERとPR，アロマターゼの発現が認められるため，エストロゲン，プロゲストーゲンは増殖に関与し，さらにエストロゲンはautocrine分泌も行われていると考えられる．しかし，これらステロイドと発生機序である子宮内膜陥入との関連は不明である．

▶ 臨床症状

　子宮腺筋症の主症状は過多月経（40〜50％）と月経痛（15〜30％），性交時痛（7％）であるが[6]，無症状である場合も少なくない．着床障害による不妊症や流早産の原因ともなり得るが，IVF後の妊娠率と流産率に子宮腺筋症の有無による有意差がなかったという報告もあり[7]，不妊との因果関係は不明である．

▶ 診断

　子宮腺筋症の診断は内診所見，経腟超音波断層法，MRI検査によって行われ，摘出後の病理診断により確定診断が下される．超音波断層法では子宮筋層のびまん性肥厚が認められ，正常筋層との境界が不明瞭であることが子宮筋腫との鑑別になるが，変性子宮筋腫との鑑別は難しい．MRI検査では，T2強調像で筋層内の境界不明瞭な低信号域と内部に点状の高信号が散在するのが特徴で，子宮内膜と筋層の間に存在する低吸収域であるjunctional zoneが12 mm以上に肥厚する場合[8]，子宮腺筋症の存在が強く示唆される．

　現在，子宮腺筋症の局在性による統一的な分類は定まっていないが，子宮腺筋症に対して子宮温存手術を検討する場合，その局在部位が重要となり，類型化が試み

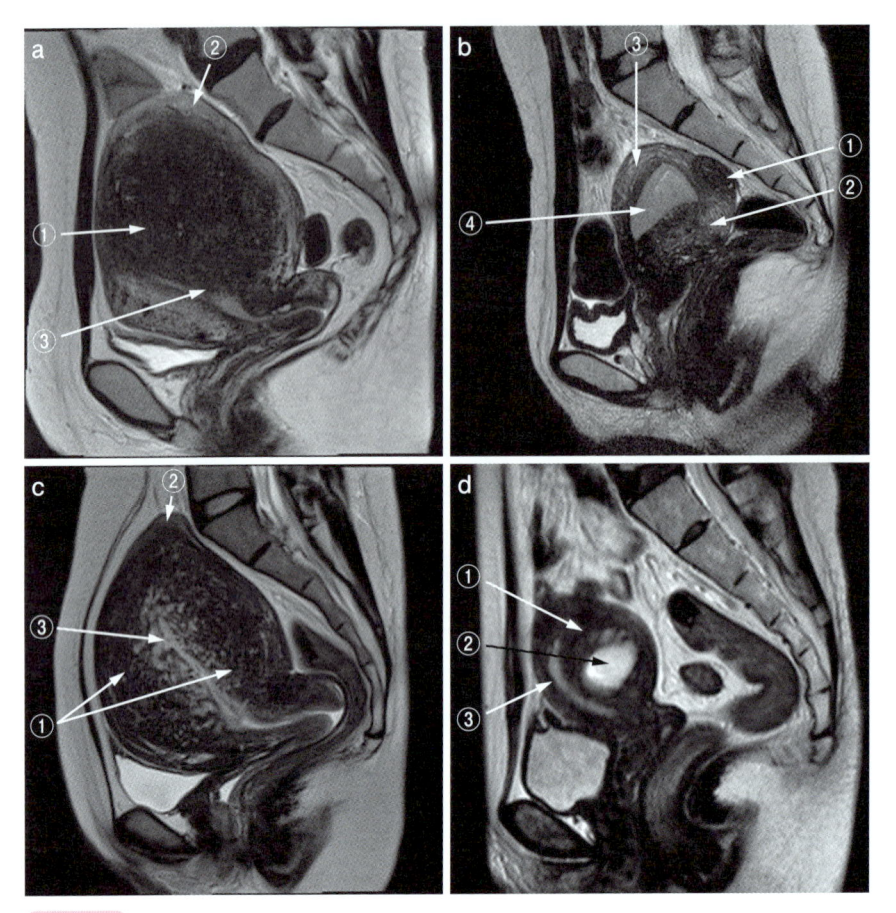

図 14-1 子宮腺筋症の MRI 所見（矢状断面）

a：focal type. ①子宮腺筋症（後壁），②正常筋層，③子宮内膜
b：focal, nodular type, superficial type. ①子宮腺筋症（結節性），②子宮腺筋症（外側分布型），③正常筋層，④子宮内膜
c：diffuse type. ①子宮腺筋症（全周性），②正常筋層，③子宮内膜
d：cystic adenomyosis. ①子宮腺筋症（全周性），②囊胞，③子宮内膜

られている[9,10]．びまん性か限局性か（diffuse or focal type），内側分布型か外側分布型か（deep or superficial type）を MRI 検査で検討する（図 14-1）．diffuse type は子宮全体がびまん性に腫大し，focal type は子宮後壁が腫大することが多い．また，病巣内にチョコレート囊胞様の血性内容液が貯留するものがあり，囊胞性子宮腺筋症（cystic adenomyosis）とよばれる（図 14-1d）．

90 ● B．良性腫瘍と類縁疾患

腫瘍マーカーである血清 CA125 値と血清 CA19-9 値が上昇することが多く，病変の存在を示唆する．

▶ 治療

　子宮腺筋症の治療方針は，症状の程度や患者背景を考慮し，個別に立てていく．子宮腺筋症の治療には，薬物療法と手術療法がある．無症状の場合，無治療で経過観察する．疼痛症状のみの症例では NSAIDs を中心とした鎮痛薬による対症療法を第 1 選択とするが，抑制困難な疼痛症状や過多月経による貧血を伴う症例が少なくないため，子宮腺筋症がエストロゲン依存性疾患であることから薬物療法は内分泌療法が中心となる．一方で，子宮腺筋症は薬物療法が効果を示しても，中断した場合の症状再発率が高いため，長期にわたる管理法を検討する必要がある．薬物療法で抑制困難の場合は手術療法が適応となるが，手術療法には妊孕性保持を目的とした子宮温存手術と，根治手術である子宮全摘術がある．

1．内分泌療法

a．GnRH アゴニスト

　GnRH アゴニストは 6 位のアミノ酸を置換して分解酵素の作用を受けにくくして安定化させた GnRH の誘導体で，GnRH 受容体に対して GnRH よりも強い親和性をもち，半減期が長い．GnRH アゴニストの子宮腺筋症に対する主たる効果は，病巣の縮小効果と無月経による貧血の改善である．低エストロゲン状態により子宮動脈の血流量の減少，子宮腺筋症細胞への直接的効果が複合し，縮小効果が得られると考えられるが，その機序はよく解明されていない．低エストロゲン状態が続くと卵巣欠落症状と骨塩量低下が生じるため，GnRH アゴニストの投与期間は原則 6 カ月以内であり，縮小効果も投与終了後は可逆的に回復するため，GnRH アゴニスト単独では長期管理に向かず，その用途は術前投与，もしくは逃げ込み療法に限られる．GnRH アゴニストにより手術回避を目的とする場合には，骨量の低下をモニターしながら休薬期間を設けて GnRH アゴニストを反復するか，少量のエストロゲンを同時に補充する add back 療法，あるいは引き続き低用量エストロゲン・プロゲスチン配合薬（LEP）あるいはジエノゲストの長期投与を検討する．

　術前投与に GnRH アゴニストを用いた子宮全摘術は，貧血治療，手術時の月経回避，術中出血量の減少に有効である．しかし，子宮温存手術を行う場合は，病巣の縮小効果による minimum invasive surgery の適応拡大と術中出血量の減少が期待できる一方で，切除すべき子宮腺筋症病巣が萎縮するため核出操作に支障をきた

す可能性，残存病変が多くなり再発率が高くなる可能性がある．

b．ジエノゲスト

　ジエノゲストは選択的な黄体ホルモン活性を有する第4世代の合成プロゲスチン製剤である．卵胞発育や排卵を抑制し，子宮内膜の増殖を抑制する．軽度のエストロゲン低下作用を示す．さらに子宮内膜症組織に直接作用をもち，子宮内膜症性疼痛に対して強い抑制効果を示す．子宮腺筋症に対する影響は十分解明されておらず，治療効果は不明である．疼痛抑制効果は示すものの，子宮腺筋症病巣の縮小効果は得られず，子宮内膜症症例に比べて不正出血の出現が多い傾向があり，慎重投与となっている．

c．LEP（low-dose estrogen progestin）製剤

　LEP製剤は低用量のプロゲスチンとエストロゲンの配合剤であり，卵胞発育や排卵を抑制し，子宮内膜の増殖を抑制する．子宮腺筋症に対する報告はないが，月経痛，過多月経を緩和する可能性がある．

d．ダナゾール

　ダナゾールはゴナドトロピンの抑制，病巣に対する直接効果による萎縮により子宮内膜症に対する治療効果があり，同様に中枢抑制作用と病巣への直接作用により子宮腺筋症病巣を萎縮させる可能性がある．アンドロゲン作用を有し，体重増加，多毛，血栓のリスクがあるため，使用頻度は減少している．

e．レボノルゲストレル徐放型子宮内避妊具

　避妊用に開発されたレボノルゲストレル徐放型子宮内避妊具（LNG-IUS）は子宮内膜抑制作用を示し，過多月経と疼痛の改善に効果がある[11]．子宮腺筋症に対して，特に症状緩和効果が期待される．

f．その他の内分泌療法

　GnRHアンタゴニスト，アロマターゼ阻害薬の子宮筋腫と子宮内膜症に対する治療効果が検討されており，子宮腺筋症に対する臨床応用が期待される．

2．手術療法

a．子宮全摘術

　子宮腺筋症の根治的治療は子宮全摘術である．症例や施設適応により腹式子宮全摘術，腟式子宮全摘術，腹腔鏡下子宮全摘術が選択される．腟上部切断術は病巣残存により疼痛症状が改善しない場合があるので，選択しない方が無難である．卵巣は病変がない限り温存する．

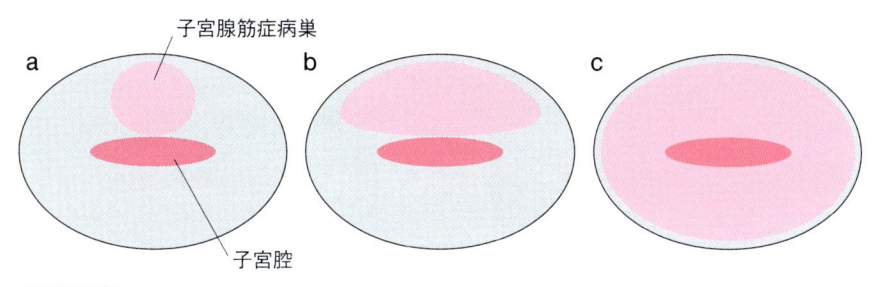

図 14-2 子宮腺筋症の病巣局在性の模式図(横断面)
a: focal type(結節性), b: focal type(部分性), c: diffuse type(全周性)

b. 子宮温存手術

　子宮腺筋症に対する妊孕性温存を目的とした子宮温存手術として,開腹もしくは腹腔鏡下に子宮腺筋症切除術(病巣除去術)が行われる.子宮腺筋症摘出術後の妊娠例における周産期リスクとして,子宮破裂のリスクが高まることが懸念される.したがって,子宮腺筋症病巣の必要十分な切除(根治性)と子宮筋層の十分な修復(機能温存)の両立が重要である.

　子宮温存手術の適応と術式を検討するうえでは,子宮腺筋症病巣の局在性を十分に検証する.病巣が前壁もしくは後壁に限局している focal type(図 14-2a, b)のみ子宮温存手術の適応とし,病巣が全周性にまたがる diffuse type(図 14-2c)は適応としていない施設が多い.focal type で正常筋層と病巣が比較的境界明瞭である結節性の場合は,子宮筋腫核出術と同様に病巣を切除し,正常筋層を再建する(図 14-3a).病巣が深く筋層に浸潤して正常筋層が菲薄化している場合,病巣摘出により正常筋層がさらに菲薄化し,術後に十分な筋層への血流が保てずに筋層が壊死したり縫合不全が生じたりする可能性があり,妊娠時の子宮破裂のリスクが高くなる.必要十分な病巣除去を行うためには,開腹もしくは腹腔鏡下に大まかに病巣を切除した後,子宮内腔を子宮底近傍で開放し,示指を挿入して触覚を用いて内膜近傍の残存病巣除去を行うとよい.漿膜は最大限に温存し,漿膜下筋層も示指で境界面を確認しながら病巣除去を行う.病巣は正常筋層に比べて堅い結節として触知される.正常筋層が菲薄化した場合は筋層をフラップ状に重層化して再建し厚みを保つ(図 14-3b).十分な病巣除去と筋層再建を行うためには触覚と死腔のない確実な縫合が重要となるため,病巣の筋層浸潤が強く正常筋層が菲薄化している場合は開腹,もしくは腹腔鏡補助下に下腹部小切開を加え(腹腔鏡補助下子宮腺筋症切除術),これより触診,縫合を行うとよい.

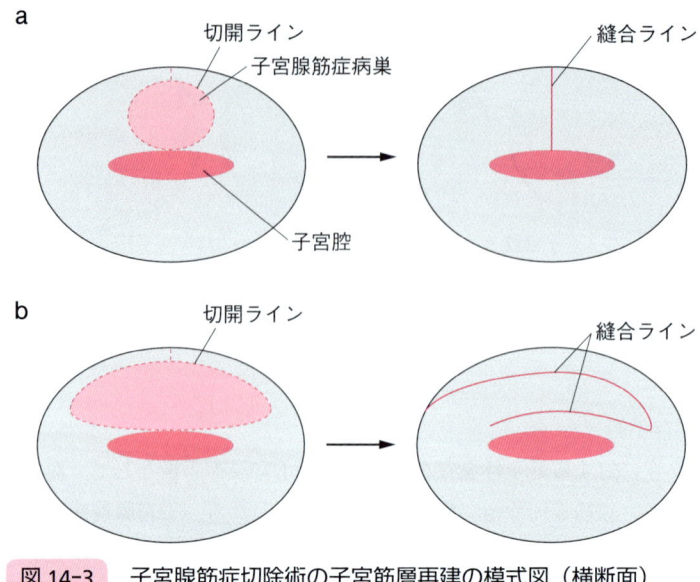

図 14-3 子宮腺筋症切除術の子宮筋層再建の模式図（横断面）
a：focal type（結節性），b：focal type（部分性）

病巣が全周性にまたがる diffuse type は適応としていない施設が多いが，子宮筋フラップ法[12]や高周波ループ電極による切除法[13]など独自の術式の工夫により子宮腺筋症切除術を行っている施設もある．

外側分布型は DIE の浸潤と考え，漿膜下の正常筋層が菲薄化もしくは漿膜が消失して病巣に置き換わっているため，漿膜下の筋層の強度保持に十分注意する．また，Douglas 窩閉鎖や骨盤腔内の DIE を合併しているためこれらの剝離と病巣除去を合わせて行う必要がある．

c. 子宮温存手術後の管理と妊娠

子宮温存手術後の管理として，術後再発を防止する方策はないのが現状であり，LEP，ジエノゲストの長期投与が試みられているが，効果を示す十分なデータはない．術後妊娠許可の時期は，通常 6 カ月程度と指導されることが多いが，統一されていない．子宮破裂リスクの回避のため，造影 MRI 検査などで再建筋層の血流確認，あるいはセカンドルックで腹腔内を観察するのも 1 つの妊娠許可の基準となり得る．

妊婦検診では，子宮筋層の手術創の菲薄化に注意する．経過中に超緊急帝王切開術を要する可能性があるため，未熟児対応も含めて緊急対応ができる施設での管理

が望ましい．分娩様式は選択的帝王切開術を行う．

■文献

1) Cullen TS. Adenomyoma of the uterus. Philadelphia & London: Saunders WB; 1908.
2) Vercellini P, Ragni G, Trespidi L, et al. Adenomyosis: a deja vu? Obstet Gynecol Surv. 1993; 48: 789-94.
3) Sahin AA, Silva EG, Landon G, et al. Endometrial tissue in myometrium and vessels not associated with menstruation. Int J Gynecol Pathol. 1989; 8: 139-46.
4) Tuttlies F, Keckstein J, Ulrich U, et al. ENZIAN-score, a classification of deep infiltrating endometriosis. Zentralbl Gynakol. 2005; 127: 275-81.
5) Donnez J, Nisolle M, Casanas-Roux F, et al. Rectovaginal septum, endometriosis or adenomyosis: laparoscopic management in series of 231 patients. Hum Reprod. 1995; 10: 630-5.
6) Devlieger R, D'Hooghe T, Timmerman D. Uterine adenomyosis in the infertility clinic. Hum Reprod Update. 2003; 9: 139-47.
7) Yan L, Ding L, Tang R, et al. Effect of adenomyosis on in vitro fertilization/ intracytoplasmic sperm injection outcomes in infertile women: A Retrospective Cohort Study. Gynecol Obstet Invest. 2014; 77: 14-8.
8) Reinhold C, MxCarthy S, Bret PM, et al. Diffuse adenomyosis: comparison of endovaginal US and MR imaging with histopathologic correlation. Radiology. 1996; 199: 151-8.
9) 西田正人，市川良太，新井ゆうこ，他．子宮腺筋症核出術—その術式と予後—．日エンドメトリオーシス誌．2013; 34: 71-6.
10) Kishi Y, Suginami H, Kuramori R, et al. Four subtypes of adenomyosis assessed by magnetic resonance imaging and their specification. Am J Obstet Gynecol. 2012; 207: 114. e1-7.
11) Ozdegirmenci O, Kayikcioglu F, Akgul MA, et al. Comparison of levonorgestrel intrauterine system versus hysterectomy on efficacy and quality of life in patients with adenomyosis. Fertil Steril. 2011; 95: 497-502.
12) Osada H, Silber S, Kakinuma T, et al. Surgical procedure to conserve the uterus for future pregnancy in patients suffering from massive adenomyosis. Reprod Biomed Online. 2011; 22: 94-9.
13) Nishida M, Takano K, Arai Y, et al. Conservative surgical management for diffuse uterine adenomyosis. Fertil Steril. 2010; 94: 715-9.

〈楠木 泉　北脇 城〉

B 良性腫瘍と類縁疾患

15 卵巣腫瘍の超音波診断

> **重要ポイント！**
> - 経腟超音波検査で付属器腫瘤をみつけた場合には，大きさ・形状・内部のエコーパターン・充実部分や血流の有無・正常卵巣の有無などを評価する．
> - 付属器領域には，卵巣腫瘍以外にも出血性黄体嚢胞や卵巣過剰刺激症候群，妊娠中のルテイン嚢胞など卵巣機能性腫瘍や卵巣膿瘍，卵管腫瘍など多彩な腫瘤性病変を認めることがあり，注意が必要である．
> - 組織型や良悪性の判断は，CT/MRIなどの画像診断や腫瘍マーカー，患者年齢・臨床症状や臨床経過などと合わせて総合的に行う必要がある．

　経腟超音波検査が婦人科外来においてほぼroutineの検査になっている昨今において，卵巣腫大をはじめとした付属器腫瘤は日常の臨床において遭遇することの多い病変である．付属器腫瘤の多くは卵巣由来であり，いわゆる卵巣腫瘍（卵巣の腫瘍性病変）の他にも卵巣機能性腫瘍や卵巣膿瘍などがある．しかし付属器腫瘤のなかには卵巣由来以外にも卵管や虫垂由来で腫瘤を形成する場合や術後にみられるpseudocyst（peritoneal inclusion cyst），漿膜下子宮筋腫（特に変性を伴った場合）などもあり，注意が必要である．

　良悪性にかかわらず，腫瘍が大きくなると経腟超音波検査のみでは十分な評価ができなくなることもあり，その場合には経腹超音波も合わせて行うことが求められる．

▶ 卵巣機能性腫瘍（類腫瘍）

a．卵巣過剰刺激症候群（OHSS）にみられる卵巣腫大

　OHSSは多数の黄体嚢胞により両側性・多嚢胞性に腫大した卵巣と腹水がみられる．排卵誘発剤の使用によって発生し，妊娠が成立した場合にはさらに悪化するこ

とが多い.
b. 多囊胞性卵巣症候群（PCOS）
　PCOSでは卵巣にネックレスサインとよばれる多数の小囊胞が認められる.
c. 妊娠初期にみられるルテイン囊胞
　ルテイン囊胞は内部エコーのない単房性囊胞で，漿液性囊胞腺腫などの卵巣囊腫合併妊娠との鑑別が問題になる．妊娠15〜16週までに消失するので経過観察が必要である．
d. 黄体期にみられる出血性黄体囊胞
　黄体形成過程に新生血管が破綻すると黄体内に血液が貯留し出血性黄体囊胞になるとされている．腫瘍内容が血液のため子宮内膜症性囊胞との鑑別が問題になる．出血性黄体囊胞は一般に次回月経発来すると急速にその径を縮小させるため経過観察が必要である．

▶ 卵巣腫瘍

　日本超音波医学会より「卵巣腫瘍のエコーパターン分類」（図15-1）が報告されている．これは卵巣腫瘍の超音波所見をⅠ〜Ⅵ型に分類するものである．各パターンにおいて悪性腫瘍・境界悪性腫瘍である可能性は，Ⅰ型・Ⅱ型・Ⅲ型はいずれも3％以下，Ⅳ型：約50％，Ⅴ型：約70％，Ⅵ型：約30％とされている．諸家の報告と上記確率との間に多少のズレが生じていることがあるが，実際にはタイプ分類の判断に迷う症例も多々存在することより，このエコーパターン分類が基本であることには変わりがないと考えられる．
　臨床的に頻度の高い卵巣腫瘍にみられる所見を以下に示す．
a. 子宮内膜症性囊胞（図15-2, 3）
　近年の晩産化により子宮内膜症は増加しており，次にあげる皮様（類皮）囊腫とともに良性卵巣腫瘍の多くを占める．基本的には腫瘍内部は細顆粒状（点状）エコーで満たされ，一般に均一なエコーパターンを示す．エコーパターン分類のⅡ型に該当するもののうち多くが子宮内膜症性囊胞であると考えられる．ときに高輝度の血腫・凝血塊像や隔壁を伴うことがある．
b. 皮様（類皮）囊腫（図15-3〜6）
　比重の異なる脂肪や毛髪・歯牙・軟骨などが混在することが多く，多彩なエコーパターンを呈する．エコーパターン分類のⅢ型に該当するもののうち多くが皮様（類皮）囊腫であると考えられる．脂肪の部分は線状エコーを有することが多く，歯牙や軟骨では後方陰影を伴う．

パターン		追記が望ましい項目	解説
Ⅰ型	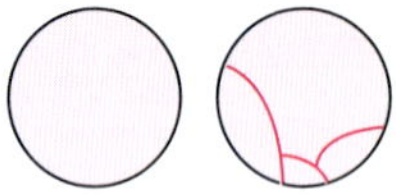 囊胞性パターン（内部エコーなし）	隔壁の有無（二房性〜多房性）	1〜数個の囊胞性パターン 隔壁の有無は問わない 隔壁がある場合は薄く平滑 内部は無エコー
Ⅱ型	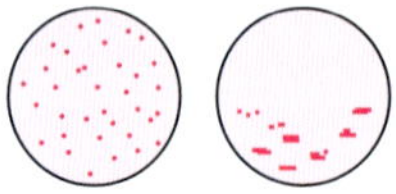 囊胞性パターン（内部エコーあり）	隔壁の有無（二房性〜多房性）内部エコーの状態（点状・線状）（一部〜全部）	隔壁の有無は問わない 隔壁がある場合は薄く平滑 内部全体または部分的に点状エコーまたは線状エコーを有する
Ⅲ型	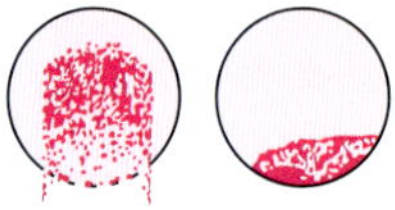 混合パターン	囊胞性部分：隔壁の有無，内部エコーの状態 充実性部分：均質性；均質・不均質 辺縁・輪郭	中心充実エコーないし偏在する辺縁・輪郭平滑な充実エコーを有する 後方エコーの減弱（音響陰影）を有することもある
Ⅳ型	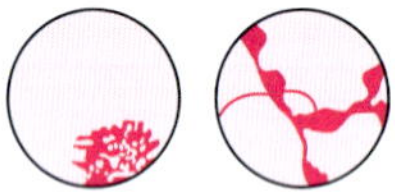 混合パターン（囊胞性優位）	囊胞性部分：隔壁の有無，内部エコーの状態 充実性部分：均質性；均質・不均質 辺縁・輪郭	辺縁・輪郭が粗雑で不正形の（腫瘤壁より隆起した）充実エコーまたは厚く不均一な隔壁を有する
Ⅴ型	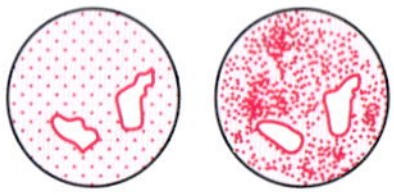 混合パターン（充実性優位）	囊胞性部分：隔壁の有無，内部エコーの状態 充実性部分：均質性；均質・不均質 辺縁・輪郭	腫瘤内部は充実エコーが優位であるが，一部に囊胞エコーを認める 充実性部分エコー強度が不均一な場合と均一な場合がある
Ⅵ型	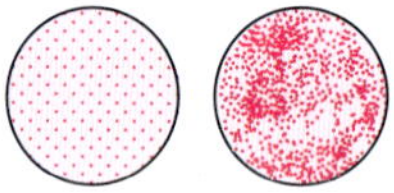 充実性パターン	内部の均質性：均質・不均質 辺縁・輪郭	腫瘤全体が充実性エコーで満たされる 内部エコー強度が均一な場合と不均一な場合がある
分類不能		上記すべての項目	Ⅰ〜Ⅵ型に分類が困難

注1）隔壁全体または，一部が厚い場合には，充実性部分とみなし，Ⅳ型にいれる．
 2）記載は医用超音波用語による．
 3）エコーパターン（型）毎に悪性腫瘍・境界悪性腫瘍である可能性は異なる．
  Ⅰ型・Ⅱ型・Ⅲ型では3％以下であり，Ⅳ型は約50％，Ⅴ型は約70％，Ⅵ型は約30％である．

図 15-1 卵巣腫瘍のエコーパターン分類

（超音波医学．2000; 27: 913）

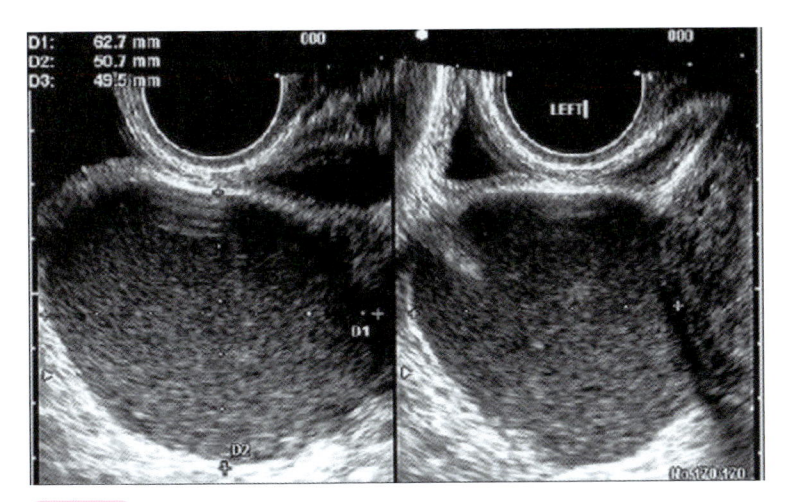

図 15-2 子宮内膜症性嚢胞
内部は点状エコーで満たされた均一なエコーパターン

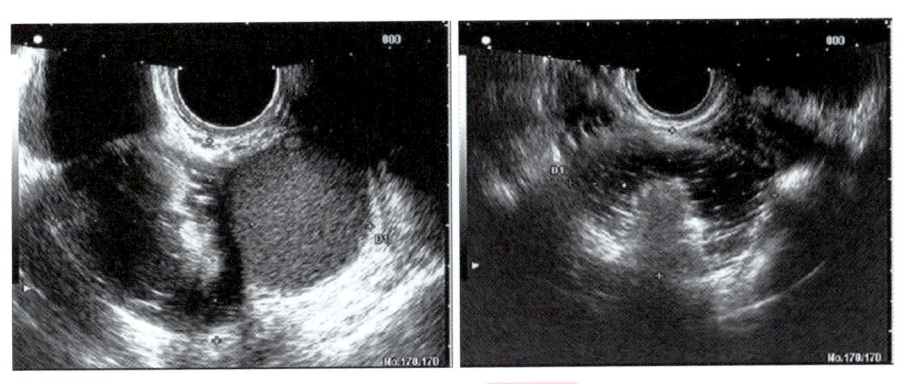

図 15-3 子宮内膜症性嚢胞および皮様（類皮）嚢腫
写真右が子宮内膜症嚢胞，左が皮様（類皮）嚢腫

図 15-4 皮様（類皮）嚢腫
多数の線状エコーと後方陰影を伴う．

c. 粘液性/漿液性嚢胞腺腫

　いずれも充実部分を伴わない嚢胞性腫瘍である．一般に粘液性嚢胞腺腫は多房性，漿液性嚢胞腺腫は単房性とされるが，必ずしもそうとは限らない．腫瘍壁は平滑で，内部エコーは無エコーもしくは低輝度で均一である．隔壁がある場合でも，それは均一で薄い．

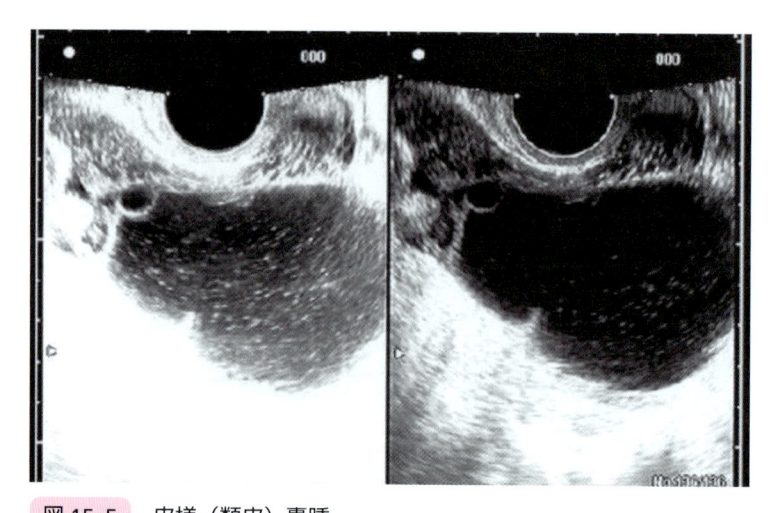

図 15-5　皮様（類皮）囊腫
多数の線状エコーを有する．

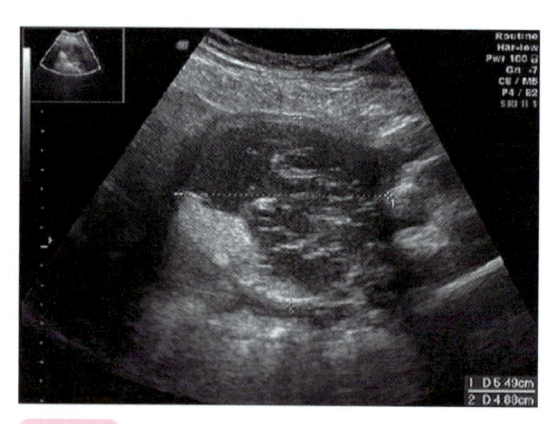

図 15-6　皮様（類皮）囊腫
多彩なエコーパターン

d. 線維腫・莢膜細胞腫
　いずれも円形もしくは類円形の充実性部分のみからなる硬い腫瘤であり，内部エコーが均一である．子宮筋腫と類似のエコーパターンを呈し，実際には漿膜下筋腫や広間膜内発育の筋腫などとの鑑別が困難であることも多い．

e. 境界悪性・悪性腫瘍（図 15-7～13）
　「卵巣腫瘍のエコーパターン分類」においては，Ⅳ型～Ⅵ型で境界悪性もしくは

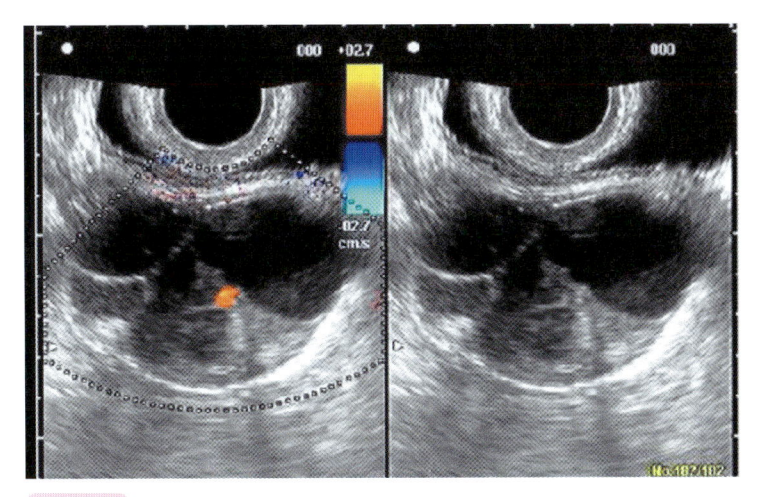

図 15-7　漿液性嚢胞性腫瘍（境界悪性）
多房性で隔壁の一部が不整に肥厚している．

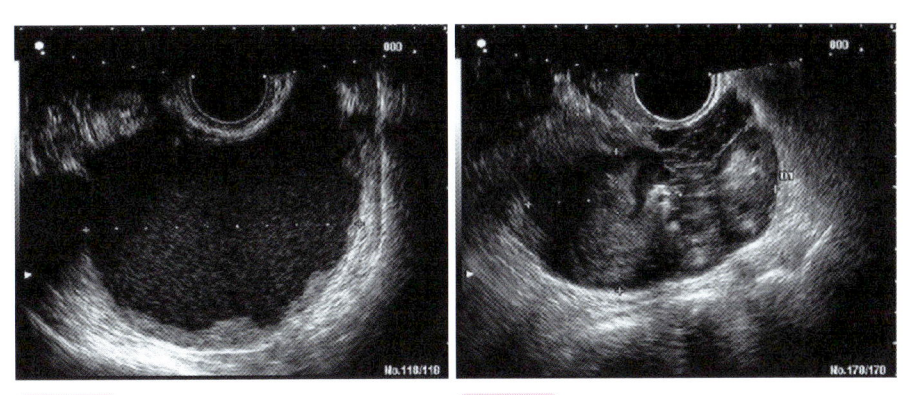

図 15-8　粘液性嚢胞性腫瘍（境界悪性）
嚢胞壁より発生する充実部分が存在する．

図 15-9　粘液性嚢胞性腫瘍（境界悪性）
充実部分を伴う多彩なエコーパターン

悪性腫瘍の可能性が高い．悪性腫瘍では以下のような特徴的所見が混在して多彩な画像を示す．

- 腫瘍壁や隔壁に存在する乳頭状の充実像．
- 充実部分に豊富な血流を有する．
- 隔壁を伴う場合には凹凸不整で，肥厚している．

他に良悪性を判断する方法として，充実性エコー領域・厚い隔壁・乳頭状突出を

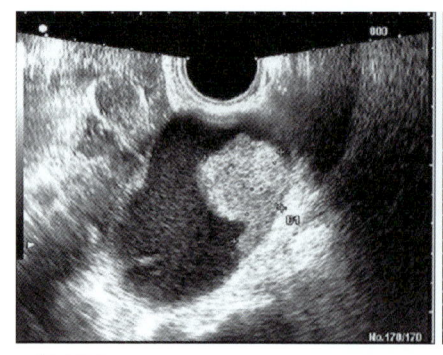

図 15-10 子宮内膜症性嚢胞より発生した明細胞腺癌

点状エコーを伴う子宮内膜症性嚢胞壁より隆起する充実部分を認める.

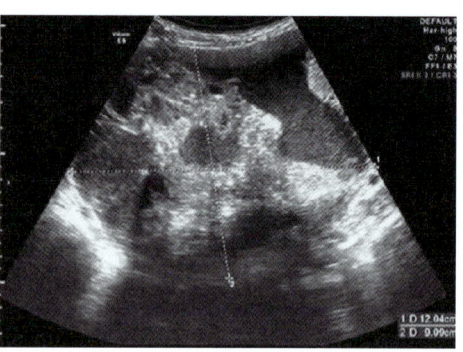

図 15-11 明細胞腺癌

嚢胞部分と充実部分が混在

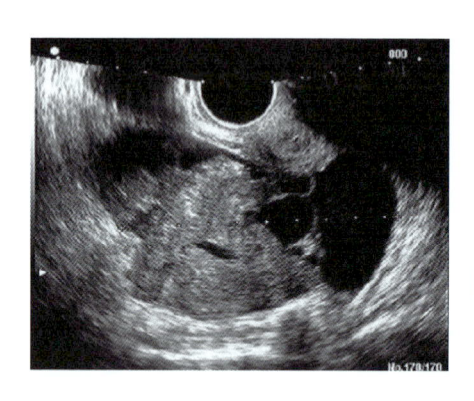

図 15-12 類内膜腺癌

充実部分が多くを占めている.

悪性所見とするスコアリングシステムや，腫瘍内血流をパルスドップラー法を用いて計測（RI 0.4〜0.8 未満で悪性の可能性が高い）する方法などがある.

　当初良性卵巣腫瘍と考えられる病変でも，定期的な観察により急速に増大する例や充実部分が新たに出現した場合などは，悪性を考慮すべきである．特に 40 歳代以上の子宮内膜症性嚢胞から悪性腫瘍（明細胞腺癌や類内膜腺癌）が発生することが報告されており，良性卵巣腫瘍と診断した場合でも定期的な follow up が必要であろうと考えられる.

　10〜20 歳代の若年で悪性卵巣腫瘍が疑われる場合には，上皮性卵巣腫瘍よりも未分化胚細胞腫のような胚細胞腫瘍などの可能性を考慮する．元来子宮内膜症性嚢胞を有していた 40〜50 歳代の症例が充実部分を伴って増大した場合には明細胞腺

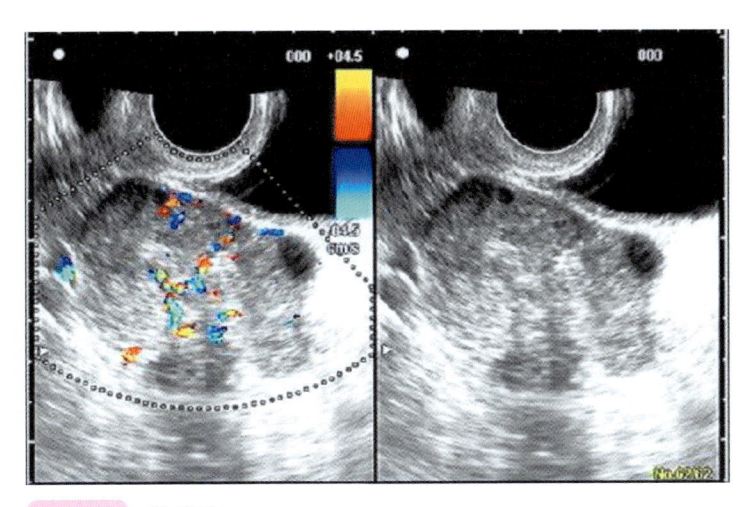

図 15-13 卵管がん
ほとんどすべてが充実部分で占められており，腫瘍内部に血流を有する．

癌や類内膜腺癌の可能性を考慮する．また50〜60歳代以降で腹水を伴って急速に大きくなった卵巣腫瘍では漿液性囊胞腺癌などの上皮性卵巣腫瘍を考える．

　上記のように，卵巣腫瘍の良悪性や組織型の判断は，超音波所見とともに患者年齢・臨床経過・CT/MRI・腫瘍マーカーなど総合的に行う必要がある．しかし，実際には良性と境界悪性，境界悪性と悪性との判断は困難である場合も多い．

〈小松篤史〉

B 良性腫瘍と類縁疾患

16 内視鏡下手術（腹腔鏡・子宮鏡）

> **重要ポイント！**
> - 内視鏡下手術は「患者にやさしく，医師に厳しい」そのため，インフォームドコンセントが重要である．
> - 腹腔鏡下手術において，最も重要でリスクが高いポイントは，アプローチである．
> - 電気メス，超音波メス，シーリングデバイスなどの潜在的リスクに気をつける．
> - 子宮鏡下手術のリスクは，水中毒，頸管裂傷，子宮穿孔などであり，それを防ぐためには，術前の頸管拡張と，術中の超音波モニタリングである．

　内視鏡下手術は開腹手術に比し侵襲の少ない治療法である．手術創が小さく，術後の疼痛が軽く，入院期間も短く，仕事や日常生活への復帰が早いことが特徴である．患者に優しい治療として腹腔鏡下手術のニーズは年々増加していると思われ，2014年4月より，子宮体がんに対して，腹腔鏡下手術が保険収載されたばかりであり，今後拡大していくことは間違いない．一方，開腹に比し，制限が多い手術であることも事実であり，いわば患者にとっては優しい反面，医師にとっては厳しい手術といえる．専用の機器を使用することも多く，その特性にも精通せねばならない．開腹手術とは違った技術が必要となり，技術の限界を超えてしまうと思わぬ合併症を招く可能性もある．
　そこで，本稿では腹腔鏡，子宮鏡に特有の合併症について初心者が知っておくべき主なものについて述べたいと思う．

▶ 腹腔鏡下手術

1. 概略

　婦人科腹腔鏡下手術では，良性疾患のほとんどが適応となると考えられる．一部

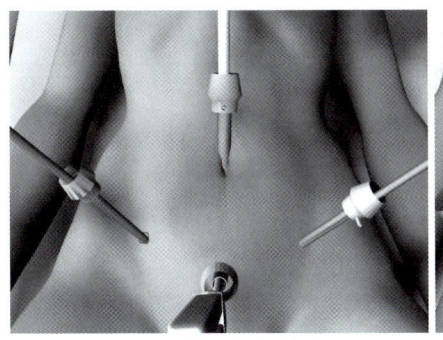

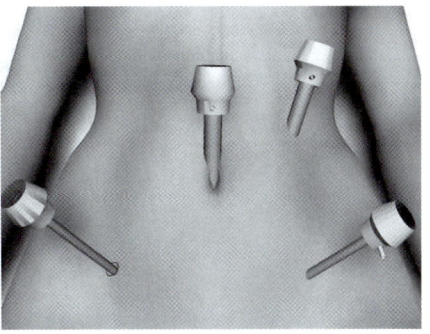

a. ダイヤモンド配置　　　　　　　　b. パラレル配置

図 16-1　トロカーの配置

の施設では悪性腫瘍に対しても積極的に腹腔鏡下手術を行い，良好な成績が得られている．2014年4月に子宮体がんについてのみ保険適応となった．

　具体的に適応となる疾患は，子宮筋腫，子宮内膜症，良性卵巣腫瘍，子宮外妊娠，卵管閉塞，多嚢胞性卵巣症候群など多岐にわたる．これらの疾患に対して施行される術式はさらに多彩であり，子宮に関しては筋腫核出術，子宮摘出術，付属器では内膜症病巣除去術，卵巣嚢腫摘出術，付属器摘出術，卵管摘出術，卵管形成術，卵管線状切開術，卵巣多孔術などがあり，いずれも保険の適応なっている．

　基本的に腹腔鏡下手術は，3〜4カ所の創に，トロカーとよばれる腹腔内にアクセスするための筒を使用して行うことが多く，そのトロカーの配置もそれぞれの術者・施設によって異なる．多くの施設で行われているものが，ダイヤモンド配置（図16-1a），または，パラレル配置（図16-1b）であり，それぞれの方法に一長一短がある．また，手術に携わる術者・施設により手術の限界も異なってくると思われるが，なにより患者の安全を第1に考え，必要な場合には開腹移行も躊躇しないことが肝要である．

2. 腹腔鏡下手術同意書

　上記のように，腹腔下手術は低侵襲であるがゆえに，患者の意識はともすれば「難しくなく，安全な手術」となり，一度合併症が起こってしまった場合，医師と患者の理解に齟齬を生じかねない．よって，術前の説明と同意が非常に重要であり，書面によりインフォームド・コンセントを行うことが重要と考える．当教室で使用している腹腔下手術の説明書を示す（表16-1）．起こることがまれと思われる

表16-1 腹腔鏡手術に関する説明書

順天堂大学医学部附属順天堂東京江東高齢者医療センター
婦人科

当院では，以下の事項に関してご了解をいただいた上で，腹腔鏡下手術を行っております．

1. 手術で起こりうる合併症

出血（術中出血，術後出血），輸血，開腹移行
腹腔内の癒着の程度や病巣の大きさ等により出血が多くなり，必要に応じ輸血をすることがあります（輸血同意書参照）．また安全の為に，術中の判断で開腹手術に切り替わる場合があります．順天堂大学医学部順天堂医院で1993年から2012年までに行った約10,000例の腹腔鏡下手術では，開腹したのは300例に1例，輸血を行ったのは500例に1例です．炎症や癒着の程度がひどく開腹移行になる可能性が高いと判断した場合には手術を完遂せずにいったん終了し，投薬して病巣が落ち着いた後に，再度，腹腔鏡手術を行う場合があります（二期的手術）．まれに術後に腹腔内で出血を起こす事があり，再手術を要することがあります．

感染
予防的に抗生剤（抗菌薬）を投与しますが，術後に細菌感染を生じ，発熱や下腹痛が続く場合があります．創部の感染では膿が出たり，傷が治るまで時間がかかったりする場合があります．

他臓器損傷
子宮や卵巣の近くには膀胱・尿管や直腸などの臓器があり，重症な癒着などがあった場合，これらの臓器を損傷する可能性があります．周辺臓器の損傷があった場合には専門の診療科と協力して治療を行います．まれに手術後しばらくしてから，損傷が明らかになる場合があります．

腸閉塞
手術の影響で腸の動きが弱くなったり，癒着が腸を巻き込んだりするなどの理由で，腸の通過障害を起こすことがあります．腸管の運動を促進させる薬剤や早期離床をしていただくことで予防します．

血栓症
手術中や術後に下半身の静脈に血栓（血のかたまり）ができて，術後の歩行や体動時に血栓が肺の動脈につまり，非常に重篤な合併症である肺塞栓をおこすことがまれにあります．飛行機搭乗中の"エコノミークラス症候群"と同じ病態です．当科では腹腔鏡手術を行う全ての患者様に，手術から翌日まで下肢の空気圧マッサージを行って肺塞栓の予防に努めています．

術後の最終診断
すべての手術における最終診断は，摘出した組織の顕微鏡検査（病理検査）によって行われ，術前の診断と異なる場合があります．悪性の病巣があれば追加治療が必要になることがあります．

術中の体位固定について
手術中安全のため，手術の台にお体を固定する必要があります．バンドなどの器具によって固定させていただきますが，一時的にしびれなどの症状を来す場合があります．術後，気になった場合には，担当医にお伝えください．

2. 各術式に特有の合併症

①子宮摘出術
- 子宮と腟の接合部には腎臓と膀胱をつなぐ尿管が走っています．子宮摘出の際に尿管がひきつれて狭くなる場合があり，経過によっては尿管をひろげる処置や手術が必要になることがあります．
- 基本的に，卵巣を残す場合でも卵管は子宮と同時に摘出します．
- 子宮摘出後の腟の奥の創は，感染などにより癒合が弱くなる場合があり，術後の性交渉などによって開く場合があります（腟断端離解）．術後約3か月は性交渉を控えてください．術後に帯下や出血が増えた場合は，早めに再受診してください．再入院が必要な場合があります．

②ダグラス窩内膜症摘出術（ダグラス窩癒着剥離術）
- 子宮と直腸の間のスペースをダグラス窩（か）と言います．ダグラス窩には尿管や直腸が集まっており，癒着を開放する操作時に，他の手術に比べこれらの臓器を損傷する可能性が高くなります．
- 直腸の縫合をした場合，日数が経ってから食事を開始したり，入院期間が延びたりします．

③子宮筋腫核出術
- 子宮筋腫核出術後の妊娠中や分娩時に子宮破裂を起こしたという報告があります．これまで順天堂大学医学部順天堂医院で行った腹腔鏡下子宮筋腫核出術後の方の妊娠中や分娩中の子宮破裂は1例もありませんでした．しかし，近年は安全のために分娩方式は予め帝王切開を選択することがほとんどです．妊娠を希望される患者様には，術後半年間は避妊していただき，その後，再度腹腔鏡検査を行い子宮創部の確認をすることをお勧めしています．

- 腹腔鏡手術では，子宮から核出された筋腫を小さな創から摘出しなければならず，細切して体外に取り出します．ごく小さな筋腫のかけらが腹腔内に残り，のちに腹腔内に生着し増大することがある（寄生筋腫）という報告があります．（500例に1例）
- ホルモン依存性疾患である子宮筋腫は，閉経を迎えるまでは再び出来ることがあり，特に手術時にすでに多発していた場合，再発の可能性が高い，と言われています．
- 術中に子宮壁へバゾプレッシン（血管収縮剤）を局所投与します．これは産科婦人科内視鏡学会ガイドラインで推奨されるほど一般的な術中出血を抑えるための手術手技です．しかし，厚生省の薬剤使用適応は取れていないため「医師判断による適応外使用」に当たります．ごく稀ですが，一時的な心停止の報告例があります．

④ 開腹手術をされたことのある方

通常，腹腔鏡下手術は最初にお臍からカメラを挿入するのですが，開腹手術をされたことのある患者様では，お臍の直下の腹壁に腸管等が癒着していることがあるのでお臍以外の部位からカメラを挿入します．そのために腹腔鏡で使用するキズの数が多くなる可能性があります．

3. 癒着予防にフィブリン糊を使用する場合（別紙：特定生物由来製剤使用同意書　参照）

手術の後で傷が治るのは良い意味での癒着が起こるからです．傷が治ってゆくときに卵管や腸を巻き込んでしまうと，術後の痛みや腸閉塞，不妊の原因になってしまいます．これがいわゆる「癒着」です．腹腔鏡手術は，開腹手術に比べ癒着の発生が少ないとされています．順天堂大学医学部附属順天堂医院における検討では，腹腔鏡による子宮筋腫や子宮内膜症の手術後の子宮や卵巣，卵管への癒着発生は70％に達します．癒着防止剤を使用することにより癒着の発生を半数以下の30％まで減少させることが可能です．

止血と癒着防止を兼ねたフィブリン糊製剤は生物由来製剤（血液から成分を抽出したもの）ですが，採取した血液をそのまま投与する輸血以上に，肝炎やHIVのウィルスに対する十分な対処が行われております．採取した血液を使用するまで供血者から2ヶ月の間隔で2度採血しウィルスのチェックを行って，いずれも陰性の血液のみを使用します．また，血清から分離された製剤は，パスツリゼーション（60℃，10時間加熱処理）を行って，これらのウィルスの完全な不活化を行っております．これまで，100万人以上の患者様に投与されておりますが，りんご病の原因となるパルボウィルスの発生がごく少数例あるだけで肝炎やHIVの感染例の報告はありません．術後癒着の発生が懸念される場合や，止血が必要と判断された場合，フィブリン糊製剤を使用いたします．

4. 入院期間について

基本的に術後4日間で退院を予定していますが，状況により退院日は前後します．開腹手術に移行した場合や，子宮内膜症など癒着が激しかった場合には，入院期間は延長します．

5. 術後の経過観察について

手術の内容によっては（子宮内膜症に対する手術や，子宮筋腫核出術など）再発が懸念される場合や，術後の妊娠などの経過の観察が必要な場合があります．基本的にはご紹介いただいたご施設へお戻りいただくことをお勧めしております．もちろん，そのご施設と連携し，必要な場合には当院でご診察させていただくことも可能です．

5. 術中のDVD撮影，データの使用

手術の様子（お腹の中）は診療録としてDVDに記録しております．このDVDは患者様の氏名などプライバシーを伏せて，学会や研究会などで使用する場合があります．

ことであっても，術前に想定されるリスクについて，ある程度の説明は必要であろう．具体的には，開腹移行，出血が多量となった場合の輸血や再手術のリスク，さらには，腸管損傷など他臓器損傷のリスクや，血栓による肺塞栓のリスクなどについて記載してある．さらには，それぞれの術式に応じて，例えば，子宮全摘における尿管損傷や，術後腟断端感染や離解のリスク，または，子宮筋腫核出後の妊娠・出産時の子宮破裂のリスクなどである．

　詳細は成書に譲るが，いずれにせよ，決してリスクが低い手術ではないことを術者，および，助手となる医師も知っておくべきであり，そのリスクを患者とともに理解したうえで手術に臨むことが重要である．

3. 特徴的な合併症とその予防（特にアプローチに伴うリスク）

　腹腔鏡下手術は，細いトロカーを刺入して手術を行う．2番目以降のトロカーの刺入は，別のトロカーから挿入したスコープで刺入部を確認しながら行い，安全を確保することができる．しかしながら，トロカーの第1穿刺はブラインドでの操作となるため，腹腔鏡下手術のなかで最もリスクの高い操作の1つである[1]．腹腔内へのアプローチの方法には，小開腹を行うことで腹腔内に到達しトロカーを挿入するopen法と，Veress needleを用い，気腹してからトロカーを挿入するclosed法，気腹せずに直接トロカーを挿入するdirect法などがある．さらには，透明なトロカーの先端にスコープを挿入，穿刺の過程を確認しながら刺入するoptiview法も用いられるようになっている．それぞれのアプローチには一長一短があると思われ，2013年版の「産婦人科内視鏡手術ガイドライン」[2]でも，アプローチの方法については，「方法による合併症の差はない」とされており，「各施設および術者が習熟している方法で行うことが推奨される」とある．また，近年，トロカーの内筒に鋭利な刃が施されたトロカーよりも，先端が鈍になっている，ブレードレストロカーが主流となっている．よって，安全に配慮すれば，第2トロカー以降もブレードレストロカーを使用することがよいと思われる．

　当教室においては，closed法を基本とする，コヴィディエン社のStepを用いている．この器具は，closed法で気腹後にその層を拡張するようにトロカーを挿入する方法である．closedアプローチに使用するベレス針は，内筒の先端が鈍になっていて，スプリングが内蔵されており，抵抗が加わったときにのみ内筒が引っ込み，外側の針で穿刺できるようになっている．腹膜を貫通し腹腔内に入ると抵抗がなくなるので，鈍な内筒が飛び出して，腹腔内臓器を傷つけないように工夫されているものである．それでも，臍の直下には腸管が存在し，その奥には大血管もある．そのため，安全なアプローチのためには，臍を挙上し，臍下の距離を稼ぐことが必要と思われ，われわれは4本の曲コッヘルで臍を翻転させ，挙上した状態でアプローチを行っている．第2トロカー以降は，スコープの光で腹壁の血管を透見し，モニターで穿刺部位を確認しながら挿入するとよい．

　腹腔鏡下手術の視野の確保には，気腹器を使用し二酸化炭素を腹腔内に注入する気腹法と，皮下に器具を挿入し吊り上げた状態で手術を行う吊り上げ法がある．大多数の施設では気腹法が行われているが，その合併症としては皮下気腫やガス塞栓があげられる．それらを防ぐために，術中の気腹圧をこまめにモニターし，皮下に二酸化炭素が漏れてないかどうかもチェックを行う．

　さて，腹腔鏡下手術はトロカーから手術器具を挿入して行うのであるが，スコー

プでの観察ができない部分に気を配らねばならない．特に鋏鉗子や，針糸など鋭利な器具の出し入れの際には，スコープで追視し，無用な他臓器損傷を避けるべきである．

4. 使用する電気メスなどエナジーデバイスのリスク

近年のエナジーデバイスの発達は目を見張るものがある．モノポーラやバイポーラ，超音波メス，シーリングデバイスなどの機器の開発により，腹腔鏡下手術の適応も拡大したといっても過言ではない．

逆にこれらは非常に便利ではあるものの，基本的に電気や超音波などのエネルギーを使用して，組織を切開・凝固するための機器であり，逆に組織損傷のリスクがあることを忘れてはならない．例えば，モノポーラ電気メスは対極板と電気メスとの間に高周波電流を流し，電気メスの先端の電流密度を上げ，組織を切開，または凝固するものである．よって，電気メスの先端以外の部分で電流が流れてしまった場合は，思わぬ組織損傷を引き起こす可能性がある．日頃から電気メスや鉗子の絶縁状態を確認することはもちろん，スコープの視野の外での short circuit に気を配る必要がある[3]（図 16-2）．また，バイポーラや超音波メス，シーリングデバイスの先端は，熱による蛋白変性を使用し，止血やシーリングを行っている以上，先端の温度はかなり高温になっていることに留意せねばならない．機器によっては先端の温度が 200℃ に達する可能性もあり[4]，安全な温度に低下するには時間がかかる．よって，これらの機器は組織を凝固・切断するものと意識し，安易に腸管などの臓器を把持することは避けるべきである．

▶ 子宮鏡下手術

1. 概略

子宮腔内病変は，小さいものでも過多月経や不正出血，不妊などの症状がある場合には，積極的な治療が必要となる．これらの病変に対する子宮鏡下手術は，手術創がなく前述の腹腔鏡下手術以上に低侵襲で社会復帰も早いため，広く普及している．逆に，子宮腔内を拡張させるために使用する灌流液による水中毒や，子宮穿孔などの独特のリスクがあり，その点に留意することが必要である．手術の適応は，腹腔下手術同様，施設や術者により異なると思われるが，術前に子宮鏡検査と子宮腔内に生理食塩水を注入して超音波検査を行う，sonohysterography により，十分な術前検査を行っておくことが重要である[2]．

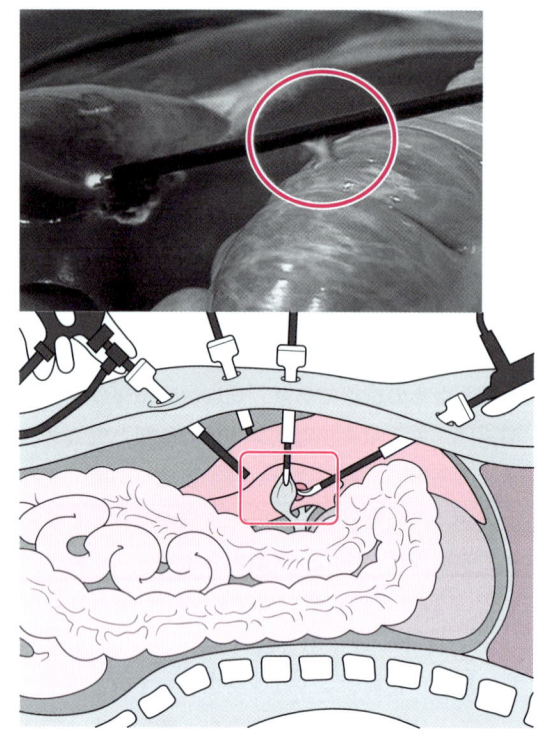

図 16-2

電気メスの short circuit

特にモノポーラの場合，先端以外のシャフトにも，電流が流れる場合がある．
(Odell RC. J Minim Invasive Gynecol. 2013; 20: 288-98)[3]

2. 子宮鏡下手術同意書

　当教室で使用している同意書について示す（表16-2）．腹腔下手術同様，リスクについて列挙してあり，術前説明時に1つ1つ確認しながら説明するようにしている．いずれにせよ，患者にこの手術の特徴を詳しく説明しておくことが肝要である．

3. 特徴的な合併症とその予防

　子宮内腔にレゼクトスコープを挿入する際に子宮頸部の損傷や穿孔のリスクがある．そのため，ラミセルやラミナリアを用いた，術前の子宮頸管拡張を行っておくとよい．さらには，術中に経腹超音波検査を行い，レゼクトスコープの位置確認を行えば穿孔の予防になる．特に切除ループ（電気メス）使用時には，レゼクトスコープと超音波検査のモニターで先端の位置を確認すべきである．近年は，子宮腔内を拡張される灌流液に水中毒のリスクが低いバイポーラレゼクトスコープを使用

表16-2　子宮鏡下手術説明書

順天堂大学医学部附属
順天堂東京江東高齢者医療センター
婦人科

● **子宮鏡下手術とは**
子宮鏡下手術は子宮の入り口から子宮鏡下手術専用の細い内視鏡を挿入して，子宮腔内の様子をテレビモニターに映し出し，その画面を見ながら操作を行う手術です．子宮鏡の先端にある電気メスで，子宮腔内の病変を切除します．
開腹手術と比べて身体への侵襲が少なく，術後の回復も早い手術です．

● **子宮鏡下手術の対象疾患**
① 子宮粘膜下筋腫
② 子宮内膜ポリープ
③ 子宮奇形
④ 子宮腔癒着　　　　　など

● **手術を受けるまでの準備**
① 術前検査：外来で術前検査を行います．
② 手術日の決定：子宮鏡下手術は月経終了から排卵前までに行うことが基本的な原則となります．手術を受ける月経周期では，月経開始から入院までの期間の避妊が必要です．

● **子宮鏡下手術の実際**
① 麻酔：手術時の麻酔は主に全身麻酔や脊椎麻酔などが選択されます（麻酔科医から説明があります）．
② 子宮頸管拡張：術前に手術操作を行いやすくするために，子宮頸管を拡張する処置を行います．
③ 手術：子宮鏡下手術は子宮腔内に液体（糖水あるいは生理食塩水）を注入することにより子宮腔内を拡張して行われます．液体の注入と排出を同時に行い電気メス（切除ループ）を操作して切除します．出血は電気メスで凝固して止血します．手術時間は通常約10分から1時間程度です．
④ 入院期間：通常手術前日に入院していただき，多くの場合は手術翌日に退院が可能です．

● **子宮鏡下手術の危険性，特有の術中・術後合併症**
① 子宮穿孔：電気メスによる操作を行う際に，子宮の壁に穴が開く子宮穿孔という合併症をおこすことがあります．穿孔が起きた場合には，腹腔鏡もしくは開腹手術で損傷の状態を確認し，修復を行います．発症率は0.19〜1.4％という報告があります．
② 出血：子宮には自ら収縮する性質があるために，子宮腔内の小出血は自然に止まることが多いと考えられています．出血を電気メスで凝固して止血しますが，大きい筋腫を切除する場合には出血が止まりにくくなることがあります．出血量が多い場合には，輸血を行う可能性はあります．
非常にまれですが，開腹手術や子宮全摘術となることも報告されています．
③ 水中毒・低ナトリウム血症：子宮鏡下手術では子宮腔内に液体を注入し拡張することによって視野を確保しますが，切除された病変部の血管からその液体がある程度血液中に流入してしまいます．血液中に大量の液体が流入しますと血液がうすくなり，水中毒（嘔気・嘔吐）・低ナトリウム血症などが起こることがあります．輸液（点滴注射）で改善することがほとんどです．
⑤ 子宮腔内癒着：手術操作による子宮内膜欠損部分が広いと子宮の内腔がくっついてしまう状態，子宮腔内癒着を引き起こす可能性があります．発症率は0.28％という報告があります．そのために，手術終了時に癒着防止のために子宮腔内に器具を挿入する場合があります．この器具（避妊リング）は退院から約1〜3ヶ月後に外来で抜去します．その間不正出血や腹痛が続くときがあります．また，子宮内膜の環境を整えるために術後に一定期間女性ホルモンを服用していただくこともあります．
⑥ 感染症：術後に子宮内膜炎が起こることがあります．発症率は0.04％とういう報告があります．術後に予防的に抗生物質を投与しますが，発熱や下腹部痛が強い場合は感染を考慮する必要がありますので，退院後にこれらの症状がありましたら，外来を受診してください．
⑦ 術後の病理検査で，極めて稀に悪性（肉腫など）であると判明することがあります．状況によっては再手術や追加治療の必要になる場合があります．

するほうが安全と思われる[5]．しかしながら，モノポーラに比し，やや直径が太くなるのが欠点である．水中毒の予防のために，モノポーラ，バイポーラ問わず，術中・術後の血中ナトリウム濃度を計測し，電解質の異常がないかどうかを確認しておく．術後の子宮腔内癒着の確認のためにセカンドルック子宮鏡を行うことが望ましく，癒着の早い段階であれば，その時点で剥離が可能である．

まとめ

　内視鏡下手術に対するニーズはこれからも増加していくと思われる．他科領域では悪性腫瘍も保険適応になっており，婦人科領域でも子宮体がんのみ適応となっているが，他の悪性腫瘍についても適応が拡大していくであろう．特殊な環境・機器で行われる手術であることを忘れず，安全な手術を心掛けてもらえれば幸いである．

■文献

1) 日本内視鏡学会．内視鏡外科手術に関するアンケート調査―第11回集計結果報告．日内視鏡外会誌．2012; 17: 649-60.
2) 日本産婦人科内視鏡学会，編．産婦人科内視鏡手術ガイドライン2013年版．
3) Odell RC. Surgical complications specific to monopolar electrosurgical energy: engineering changes that have made electrosurgery safer. J Minim Invasive Gynecol. 2013; 20: 288-98.
4) Kim FJ, Chammas MF Jr, Gewehr E, et al. Temperature safety profile of laparoscopic devices: Harmonic ACE (ACE), Ligasure V (LV), and plasma trisector (PT). Surg Endosc. 2008; 22: 1464-9.
5) Loffer FD. Preliminary experience with the VersaPoint biopolar resectoscope using a vaporizing electrode in saline distending medium. J Am Assoc Gynecol Laparosc. 2000; 7: 498-502.

〈菊地 盤〉

C 不妊症

17 不妊症検査と治療計画

> **重要ポイント！**
> - 正確な問診をとることは，不妊症の原因検索のみならず検査や治療の計画を立てるうえでも重要である．
> - 治療方法の計画に際しては，不妊原因，患者の年齢，これまでの治療状況などを踏まえ総合的に判断する．
> - 治療に関しては，基本的には負担の少ない方法から段階的に行っていくが，治療期間を無駄にしないためにも適宜ステップアップする．

▶ 概説

不妊症外来診療のおおまかな流れを図 17-1 に示す．十分な問診の後にスクリーニング検査，必要に応じて二次検査を行って不妊症の原因検索を行う．これらの情報に基づいて，一般不妊治療（タイミング療法，排卵誘発，人工授精など），手術療法（子宮筋腫核出術，卵巣チョコレート嚢胞摘出術など）あるいは生殖補助医療（体外受精胚移植など）を行う．

▶ 不妊症検査

1. 問診

特に治療方針決定に有用な問診項目について表 17-1 に示す．いずれの項目についても，不妊原因を検索するための情報が得られるのみならず，その後の検査や治療方針を計画する際にも有用な情報となる．

2. 検査

初期スクリーニング検査と二次検査の一覧を表 17-2 に示す．初期スクリーニング検査の結果だけでは情報不足で，治療方針決定に際してより詳細な情報が必要な場合には二次検査を行う．

```
問診
 ↓
初期スクリーニング検査
 ↓
二次検査
 ↓
原因，患者年齢などに応じた治療法の選択
（両側卵管閉塞・重症乏精子症）
 ↓
一般不妊治療 ⇄ 手術療法
（タイミング療法，人工授精，排卵誘発など） （子宮筋腫核出術，卵巣チョコレート囊胞摘出術など）
 ↓
生殖補助医療（ART）
（体外受精胚移植，顕微授精など）
```

図 17-1 不妊症外来診療の流れ

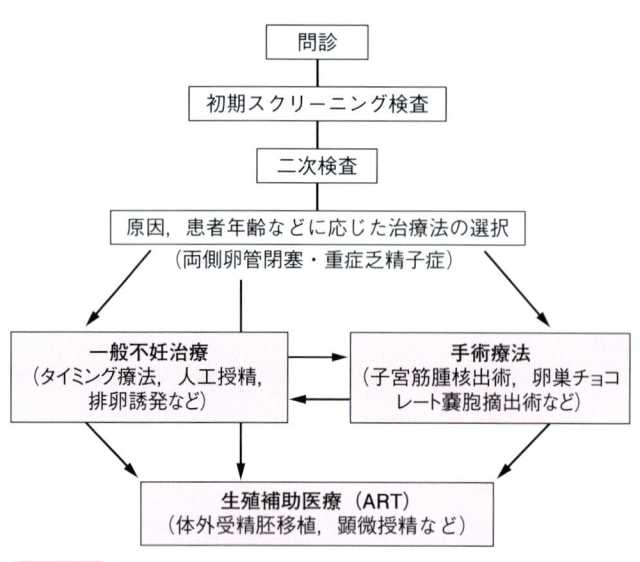

表 17-1 問診項目

- 患者年齢
- 不妊期間
- 月経周期
- 月経随伴症状
- 妊娠出産歴
- 不妊検査・不妊治療歴
- 既往歴・手術歴
- 合併症・内服薬の有無と種類
- 性生活（性交回数など）

表 17-2 不妊症の検査

初期スクリーニング検査	
排卵因子	BBT，LH，FSH，プロラクチン，エストラジオール，プロゲステロン，経腟超音波（卵胞，子宮内膜）
卵管因子	子宮卵管造影
子宮内膜症	経腟超音波
子宮因子	経腟超音波
頸管因子	Hühner テスト
男性因子	精液検査
その他	クラミジア検査
二次検査	
排卵因子	GnRH 負荷試験，TRH 負荷試験，染色体検査，男性ホルモン，頭部 MRI
卵管因子	腹腔鏡，卵管鏡
子宮内膜症	MRI，CT，腹腔鏡
子宮因子	ソノヒステログラフィー，子宮卵管造影，ヒステロスコープ，MRI，CT
男性因子	染色体検査，ホルモン検査，抗精子抗体

a. 初期スクリーニング検査

　基礎体温（BBT）の測定は簡便な検査であり，排卵の有無や黄体機能不全の有無などを知る材料となる．LH，FSH，プロラクチン，エストラジオールの測定は月経周期3〜5日目の卵胞期初期に行う．プロゲステロンの測定は黄体期中期に行う．経腟超音波断層法は不妊症の原因検索のうち，子宮および子宮付属器疾患に有用である．不妊症と関連する子宮および子宮付属器疾患としては子宮筋腫，子宮腺筋症，子宮奇形，子宮内膜ポリープ，卵巣腫瘍，多嚢胞性卵巣症候群，卵管水腫などがあげられる．経腟超音波断層法はまた，不妊治療における卵胞発育や子宮内膜の経時的観察にも有用である．卵胞発育の経時的観察は排卵日の予測，左右どちらの卵巣から排卵するのか，排卵前であるのか排卵後であるのかを判断する材料となる．また子宮内膜の経時的観察も，排卵前であるのか排卵後であるのかを判断する材料となる．子宮卵管造影検査は子宮内腔の腫瘍性病変や子宮奇形，卵管通過性や卵管周囲癒着の有無を検査できる．精液検査，クラミジア検査については別項に譲る．

b. 二次検査

　GnRH負荷試験はGnRHに対する下垂体の反応性をみる検査であり，視床下部-下垂体-卵巣軸のどの部位に排卵障害の原因があるかを知ることができる．TRH負荷試験はTRHに対する下垂体のプロラクチン分泌能をみる検査であり，潜在性高プロラクチン血症の診断目的で行う．卵巣機能不全（premature ovarian insufficiency: POI）を含む原発性および続発性無月経の症例や反復流産歴のある場合に末梢血リンパ球を用いた染色体検査を行うことがあるが，実施や結果説明に際しては十分な遺伝カウンセリングを行う必要がある．初期スクリーニング検査で多嚢胞性卵巣症候群（polycystic ovary syndrome: PCOS）が疑われる場合には男性ホルモンの測定を行う．PCOSの詳細については別項に譲る．また，高プロラクチン血症を認める場合には下垂体腫瘍の有無を検索する目的で頭部MRIを行う場合がある．子宮卵管造影では卵管周囲の癒着の検出が困難なこともあり，診断的治療の目的で腹腔鏡検査を行うことがある．一方，腹腔鏡では卵管内腔の異常を確認することはできないので，同様に診断的治療の目的で卵管鏡（卵管鏡下卵管形成法，falloposcopic tuboplasty: FT）を行うこともある．MRI，CT検査は子宮の形態異常（子宮筋腫，子宮腺筋症，子宮奇形など）や卵巣腫瘍（特に卵巣チョコレート嚢胞と他の腫瘍との鑑別など）の検出に有用である．ソノヒステログラフィーや子宮鏡検査は，経腟超音波断層法や子宮卵管造影検査で子宮内腔の腫瘍性病変（子宮内膜ポリープ，子宮粘膜下筋腫）や子宮奇形などが疑われる症例に対して施行する．

MRI, CT, 子宮鏡検査は, 不妊治療を行うにあたり手術療法を先行すべきか, あるいは一般不妊治療や生殖補助医療を先行すべきかを決定するにあたり有用な検査となる. 高度の乏精子症や無精子症の場合に男性の染色体検査, ホルモン検査を行うことがあるが, 詳細は別項に譲る.

▶治療計画

不妊治療として含まれるものとしては, 外来での一般不妊治療, 手術療法, 生殖補助医療の3つに大きく分けられる. 治療方法の選択にあたっては不妊症の原因検索を行いながら, 患者の年齢, 妊娠分娩歴, 既往不妊治療, 骨盤内手術既往などを考慮し, それぞれの患者に適した治療を施すべきである. 基本的には負担の少ない治療から段階的に行っていく（図17-1）. 一定期間治療を継続しても妊娠に至らない場合は, 少しでも確率の高い治療法にステップアップする. 患者の年齢が高齢の場合は通常より短い期間でステップアップを行う. 複数の不妊因子がある場合や高齢者では, 場合によっては体外受精胚移植, 顕微授精などの生殖補助医療を第1選択とする. 以下にそれぞれの治療の概要について列記する.

a. 外来での一般不妊治療

外来での一般不妊治療として含まれるものとしてはタイミング療法, 人工授精, 排卵誘発があげられる. 実際の臨床においてはこれらの治療方法を単独あるいは組み合わせて行っている. それぞれの治療方法の詳細については別項に譲る.

b. 手術療法

不妊症に対する手術療法に含まれるものとして, 排卵因子に対する治療としての多嚢胞性卵巣症候群に対する卵巣多孔術, 卵管因子に対する治療としての卵管形成術（FTカテーテル）や腹腔鏡下の卵管周囲癒着剝離術や卵管水腫切除術, 子宮内膜症に対する治療としての卵巣チョコレート囊胞摘出術や切開/蒸散術など, 子宮因子に対する治療としての子宮筋腫核出術, 子宮奇形の手術などがあげられる. それぞれの手術や男性不妊に対する手術の詳細については別項に譲る.

c. ART；生殖補助医療

ARTとして, 狭義には体外受精, 顕微授精および胚移植が含まれる. 図17-1に示すように, 両側卵管閉塞や重度の男性不妊というARTの絶対適応の場合以外は, 一般不妊治療や手術療法を経てARTに移行することが多い. 体外受精胚移植, 顕微授精の詳細については別項に譲る.

最後に

　正確な問診をとることは，不妊症の原因検索のみならず検査や治療の計画を立てるうえでも重要である．治療方法の計画に際しては，不妊原因，患者の年齢，これまでの治療状況などを踏まえ総合的に判断する．基本的には負担の少ない治療方法から段階的に行っていくが，治療期間を無駄にしないためにも適宜ステップアップする．

■文献

1) 日本生殖医学会, 編. 生殖医療ガイドブック 2010. 東京: 金原出版; 2010.

〈中原辰夫　岩瀬　明〉

C 不妊症

18 排卵障害の診断と治療

> **重要ポイント !**
> - 生理的な排卵機構の正常を理解・把握する．
> - 排卵障害の原因部位が特定できるようにする．

▶ 概説

　排卵障害は月経の異常（無月経，不規則月経，希発月経，頻発月経）と不正性器出血として自覚されることが多い．また，乳汁分泌（高プロラクチン血症）や多毛・肥満・ニキビ（多嚢胞性卵巣症候群）といった症状で気づかれたり，既婚女性では不妊といった症状としてみつけられることもある．また，黄体機能不全および卵胞未破裂症候群も排卵障害に起因する．順調な排卵が認められること，すなわち正常月経周期が成立するためには，視床下部-下垂体-卵巣-子宮が協調して働くことが必要である（図18-1）．視床下部から分泌されたゴナドトロピン放出ホルモン（GnRH）は下垂体に作用しLHやFSHを分泌させる．これらは卵巣に作用し卵胞発育を促しエストロゲンの分泌を起こさせる．卵胞からはエストロゲンとともにインヒビンも分泌されFSHの抑制的な調節，またアクチビンの分泌もありFSHを

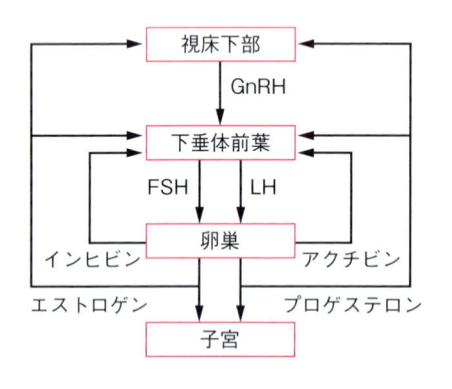

図18-1 視床下部-下垂体-卵巣-子宮系の調節機構

（岡村　均，他．新女性医学体系12 排卵と月経．東京: 中山書店; 1988. p.3-9)[1]

表 18-1　排卵障害の診断手順

Ⅰ．問診
1. 月経歴（初経，月経周期，持続日数，経血量）
2. 結婚歴
3. 妊娠歴
4. 不妊歴
5. 基礎体温
6. 体重変化
7. ストレス（環境変化）
8. 薬剤
9. 乳汁漏出
10. 既往内分泌疾患（糖尿病，甲状腺疾患など）

Ⅱ．全身所見
1. 全身的特徴（Turner症候群：低身長，翼状頸，外反肘など）
2. 肥満（PCOS），やせ（神経性食思不振症）
3. 多毛（Stein-Leventhal症候群，アンドロゲン産生腫瘍，副腎性器症候群）
4. 乳汁漏出（高プロラクチン血症，乳汁漏出性無月経症候群，下垂体腫瘍）
5. 腹部腫瘍（ホルモン産生卵巣腫瘍）
6. 眼球突出，甲状腺腫（甲状腺機能亢進症）

Ⅲ．局所所見
1. 外陰部
   陰毛の発生状態（男性型，女性型），陰核肥大
2. 腟
   腟欠損症（Turner症候群）
3. 子宮・付属器（内診所見・画像診断所見）
   サイズ，硬さ，嚢胞性，充実性

（青野敏博．産婦人科研修の必修知識2007．2007．p.427-31）[2]

促進的に調節している．卵胞の発育・成熟によるエストロゲン高値の状態はLHサージに関与して排卵・黄体形成へ向かわせる．妊娠が成立しない場合は，プロゲステロン・エストロゲンが消退して月経となる．この仕組みを理解すれば，排卵障害の原因，そして治療がおのずとみえてくる．

▶ 診断

産婦人科一般の診察にも共通することだが第1に問診が役に立つ（表18-1）．月経歴については，初経開始年齢や月経周期などで排卵障害の程度が推測される．合わせて基礎体温表をチェックすると排卵の有無や程度・黄体機能不全の有無の情報

```
                          無月経
            ┌──────────────┴──────────────┐
       続発性「無月経」                     原発性無月経
       プロラクチン測定            ゴナドトロピン測定(LH, FSH 高値)
                                  染色体検査
       ┌────┴────┐                 MRI
     正常値     高値               腹腔鏡検査(卵巣形成不全, 停留精巣)
    TRHテスト                        Turner 症候群
    ┌──┴──┐    高プロラクチン血症    精巣性女性化症候群
  正常値  高値
          潜在性        機能性プロラクチン血症    下垂体
          高プロラクチン血症  下垂体 microadenoma    macroadenoma
  ゲスターゲンテスト
       ┌──────┴──────┐
    出血(＋)        出血(－)
                  エストロゲン・ゲスターゲンテスト
  ┌────┬──┐        ┌──────┴──────┐
無排卵周期症 第1度無月経  出血(＋)    出血(－)
       クロミフェンテスト  第2度無月経  子宮性無月経
       ┌──┴──┐
     排卵(＋) 排卵(－)
            ゴナドトロピン測定
   ┌──────┬──────┬──────┐
  LH 正常値  LH 低値   LH 高値   LH 高値
  FSH 正常値 FSH 低値  FSH 高値  FSH 正常値
  視床下部性無月経 下垂体性無月経 卵巣性無月経 多囊胞性卵巣症候群
```

図 18-2 排卵障害の診断法

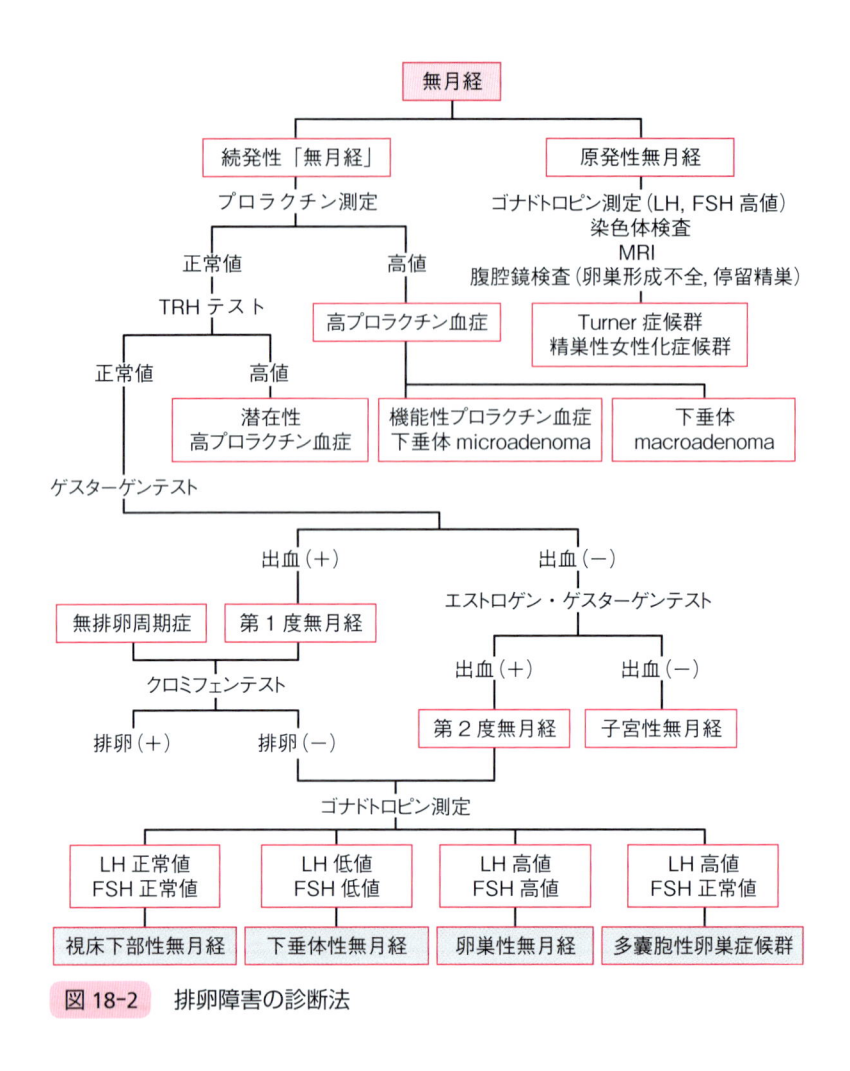

が得られる．体重の変化，ストレスの有無，常用薬剤の有無などの問診，引き続いての全身所見として肥満，やせ，多毛，乳汁漏出，眼球突出などの有無により，視床下部-下垂体-卵巣や他内分泌系疾患の診断に有用である．内診・経腟超音波診断法による局所の所見から得られる情報も多数存在する．

実際は，甲状腺や副腎などを含む内分泌疾患を見つけ出したうえで，視床下部-下垂体-卵巣のどの部位に原因があるか検査を開始する．内分泌疾患がある場合は原疾患の治療を優先し，その後の視床下部-下垂体-卵巣の障害部位を診断する．診断プロトコールは図 18-2 に示したように進める．プロラクチンの測定による高プ

表 18-2 高プロラクチン血症を引き起こす薬剤

1) ドパミン生成抑制薬
   ① レセルピン
   ② α-メチルドパ
   ③ ベラパミル
   ④ オピオイド
2) 高ドパミン作動性薬
   ① フェノチアジン系（クロルプロマジン，ペルフェナジン）
   ② ブチロフェノン系（ハロペリドール）
   ③ アミノトリプチン系
   ④ ベンズアミド系（スルピリド，メトクロプラミド）
   ⑤ H_2 受容体拮抗薬（シメチジン）
3) 下垂体直接作用：エストロゲン

ロラクチン血症の有無を開始点にプロゲスチン負荷により第1度無月経かどうか，そしてエストロゲン・プロゲスチン負荷により第2度無月経かどうかを判断し，その後ゴナドトロピンを測定する．この一連の流れにより，高プロラクチン血症，視床下部性無月経，下垂体性無月経，卵巣性無月経，多嚢胞性卵巣症候群の診断がなされる．

治療

排卵障害に対する治療は，原疾患がある場合はまずその治療を優先することが第1である．また，挙児を求めるかどうかにより治療も異なり，求めない場合は，排卵周期にみられる卵巣ホルモンの変化だけをもたらす治療，Holmstrom 療法や Kaufmann 療法といった排卵を直接求めない対症療法が選択されるが，挙児を希望する場合は卵巣内での卵胞発育に伴う排卵を起こすための治療が選択される．

それぞれの疾患につき個別に治療法を以下に示す．

1. 高プロラクチン血症

問診により服用薬剤の有無をチェックし，高プロラクチン血症を誘発する薬剤（表18-2）の内服があれば，薬剤の減量・中止または変更を検討する．その他，器質性の高プロラクチン血症や原発性甲状腺機能低下症およびエストロゲン産生腫瘍にみられる高プロラクチン血症は原疾患の治療を優先する．

下垂体 microadenoma，機能性の高プロラクチン血症，潜在性高プロラクチン血

> **表 18-3** 多嚢胞性卵巣症候群の診断基準（日本産科婦人科学会 生殖・内分泌委員会 2007）
>
> Ⅰ 月経異常
> Ⅱ 多嚢胞性卵巣
> Ⅲ 血中男性ホルモン高値または LH 基礎値高値かつ FSH 基礎値正常
>
> 注 1）Ⅰ～Ⅲのすべてを満たす場合を多嚢胞性卵巣症候群とする
> 注 2）月経異常は無月経，希発月経，無排卵周期症のいずれかとする
> 注 3）多嚢胞性卵巣は，超音波断層スパック-S 検査で両側卵巣に多数の小卵胞がみられ，少なくとも一方の卵巣で 2～9 mm の小卵胞が 10 個以上存在するものとする
> 注 4）内分泌検査は，排卵誘発薬や女性ホルモン薬を投与していない時期に，1 cm 以上の卵胞が存在しないことを確認のうえで行う．また，月経または消退出血から 10 日目までの時期は高 LH の検出率が低いことに留意する
> 注 5）男性ホルモン高値は，テストステロン，遊離テストステロンまたはアンドロステンジオンのいずれかを用い，各測定系の正常範囲上限を超えるものとする
> 注 6）LH 高値の判定は，スパック-S による測定では LH≧7 mIU/mL（正常女性の平均値＋1×標準偏差）かつ LH≧FSH とし，肥満例（BMI≧25）では LH≧FSH のみでも可とする．他の測定系による測定値は，スパック-S との相違を考慮して判定する
> 注 7）Cushing 症候群，副腎酵素異常，体重減少性無月経の回復期など，本症候群と類似の病態を示すものを除外する

（生殖・内分泌委員会．日産婦誌．2007; 59: 868-86）[3]

症に対しては薬物療法が選択され，麦角アルカロイドの誘導体であるブロモクリプチンやテルグリド，従来 Parkinson 病治療に用いられてきた長時間作用型のカベゴリンを用いて，ドパミン受容体を刺激し下垂体からのプロラクチンの分泌を抑制する．

2. 多嚢胞性卵巣症候群

多嚢胞性卵巣症候群の診断基準は表 18-3 に示すとおりで，月経異常・卵巣の多嚢胞・血中男性ホルモン値や LH 基礎値の高値である．症状は，未婚では月経異常・多毛・肥満などを主訴とすることが多いが，既婚では不妊で受診されてみつかることが多い．治療については，未婚では Holmstrom 療法や Kaufman 療法が選択されるが，不妊を主訴に来られた既婚の方には，排卵を起こすために排卵誘発が行われる．

卵胞発育・排卵を求める場合は，クロミフェンクエン酸塩の内服が第 1 選択となろう．これにプレドニンの併用なども行われることもある．近年，本疾患にはインスリン抵抗性がみられ，改善薬として塩酸メトホルミンや塩酸ピオグリタゾンが内

服されることもある．クロミフェンクエン酸塩の内服により卵胞発育が認められない場合には，ゴナドトロピンの注射を用いた調節卵巣刺激が必要とされる．

3. 体重減少性無月経・肥満

体重減少性無月経の原因としては神経性食思不振症，ストレスなどによる摂食障害があり，精神的なケアーを試みて体重増加をめざすが，無月経が長期化する場合，Kaufmann 療法または全身所見を考慮したうえで調節卵巣刺激法がやむなく選択される．

肥満は，単純性肥満と続発性の症候性肥満に分かれるが，症候性のものは原疾患の治療を優先，単純性のものは食事指導および運動療法にて改善を目指す．長期化する場合は体重減少性無月経と同様 Kaufmann または調節卵巣刺激法の施行が必要とされる．インスリン抵抗性が高値を示す場合はインスリン抵抗性改善薬が併用される場合がある．

体重減少性無月経・肥満のどちらもが視床下部性無月経のなかに含まれる．

4. 下垂体性無月経

下垂体性排卵障害は腫瘍性と非腫瘍性の疾患に分類され，腫瘍性はプロラクチン産生腫瘍，非腫瘍性は Sheehan 症候群が代表的である．治療に関しては，腫瘍性は原疾患の治療，非腫瘍性はゴナドトロピンの注射を用いた調節卵巣刺激が必要とされる．

5. 卵巣性無月経

卵胞発育・排卵の惹起は困難をきたし，女性ホルモンの必要な年齢においては Kaufmann 療法が選択されることが多い．原発無月経の Turner 症候群，外科的な治療後や抗がん薬治療後の副作用によるもの，早発卵巣機能不全などが含まれる．

6. 子宮性無月経

原発性として Rokitansky-Küster-Hauser 症候群や子宮奇形があげられるが，続発性としては，子宮腔内における何らかの炎症により癒着している場合が多い．この続発性に対する治療は子宮鏡下の癒着剝離術などの操作が必要となる．

7. 黄体機能不全

黄体組織からのプロゲステロンの産生量低下や産生期間が短い状態で，不妊や不

育または機能性出血の症状を呈する病態である．治療としては卵胞期から卵胞発育刺激をする方法，排卵期にhCGの投与のタイミングや投与量を検討する方法，黄体期にhCGにて黄体化の刺激をしたりプロゲステロンを補充する方法がある．

8. 黄体化未破裂卵胞

　発育卵胞がLH刺激により黄体化はするものの卵胞の破裂はみられず囊胞化して排卵が認められない状態である．原因として卵巣周囲の癒着や排卵期の消炎鎮痛薬内服などでみられることがある．その他卵胞壁そのものの肥厚なども原因にあげられているが不明な部分がなお多い．治療は原因薬物があれば服用を避ける．卵巣周囲癒着が推定されるのであれば腹腔鏡下に癒着剝離を，また追加排卵刺激としてhCG投与を自然のLHサージに加えることが試みられる．未破裂が頻回に認められる長期不妊の場合は体外受精も検討される．

■文献

1) 岡村　均，田中信幸，松浦講平．月経周期と間脳-下垂体-卵巣-子宮系．In：武谷雄二，編．新女性医学体系12 排卵と月経．東京：中山書店；1998. p.3-9.
2) 青野敏博．排卵障害による不妊症・排卵誘発．産婦人科研修の必修知識 2007. 2007. p.427-31.
3) 生殖・内分泌委員会．本邦における多囊胞性卵巣症候群の新しい診断基準の設定に関する小委員会．本邦における多囊胞性卵巣症候群の新しい診断基準の設定に関する小委員会（平成17年度～18年度）検討結果報告．日産婦誌．2007; 59: 868-86.

〈齊藤隆和　齊藤英和〉

C 不妊症

19 卵管性不妊，子宮性不妊の診断と治療

> **重要ポイント！**
> - 卵管性不妊の臨床像は一様ではなく，病変の程度や部位により手術療法もしくは生殖補助医療（ART）が選択される．
> - 子宮性不妊のうち，器質的病変に対しては手術療法が有用である．
> - 子宮卵管造影法（HSG）は卵管性不妊・子宮性不妊の診断法であるだけでなく，検査後の自然妊娠率を向上させる治療的効果についても知られている．

▶ 概説

　不妊症の女性側の原因のなかで，卵管因子は最も多く，全体の31.2％を占めている[1]．障害部位により間質部と峡部を合わせた近位部病変，および膨大部と采部を合わせた遠位部病変に大別されるが，このように卵管性不妊の臨床像は一様ではなく，病変の程度や部位により治療方針が大きく異なる[2]．

　子宮因子は，着床障害のうち母体側の要因である．それには子宮内膜機能を阻害するような器質的病変[3]の存在や，子宮内膜機能に関連する性ステロイドホルモンや接着分子，免疫担当細胞などの異常があげられる．子宮性不妊のうち，器質的病変に対しては手術療法が有効であるが，器質的病変のない子宮内膜機能異常に対しては決定的な治療法が存在しないのが現状である．

▶ 指針

　子宮卵管造影法（hysterosalpingography: HSG）や卵管通気法で卵管閉塞・狭窄が疑われた際には，卵管間質部の攣縮による機能的閉鎖を鑑別したうえで，近位部の器質的閉鎖に対して卵管鏡下卵管形成術（faloposcopic tuboplasty: FT）を施行する[1]．また卵管留水症，卵管采癒着および卵管周囲癒着が疑われる場合には腹腔鏡下手術を原則とする．なお妊孕性に影響するほかの強い因子（男性因子など）が発見されたときは生殖補助医療（assisted reproductive technology: ART）を優先

することが推奨されている.

　子宮鏡やソノヒステログラフィーで，子宮内腔に器質的病変（子宮内膜ポリープ，粘膜下筋腫，中隔子宮，腔内癒着など）が認められた際には子宮鏡下手術を施行する[3]．また薄い子宮内膜（着床期8mm未満）に対しては，薬物療法が試みられている.

▶ 診断

　不妊症スクリーニング検査の際に，問診では骨盤内癒着の原因となりうる手術や腹膜炎（虫垂炎，骨盤内炎症性疾患など）の既往の有無，子宮内膜症を示唆する月経困難症や排便痛，性交痛の有無につき確認しておく．また超音波断層法では子宮内膜の厚さや子宮内腔の形状，卵巣の位置異常および卵管留水症の有無などにつき検討する.

　以下の検査は，すべて月経終了後3日以内に予定する．クラミジア感染歴のある患者は，検査当日までに夫婦同時に治療しておく．腟内を十分に消毒したうえで検査を施行し，抗生物質を投与するなど感染防止に留意する．また検査所見についてはカルテに事細かく記載しておく.

1. 子宮卵管造影法（HSG）

　卵管性不妊の診断に際してHSGは第1選択となる検査である[4]．それにより卵管閉塞や狭窄または拡張が描出され，卵管周囲癒着の有無も予測可能である．さらに子宮奇形や粘膜下筋腫，腔内癒着などの子宮内腔の器質的病変の描出も可能である.

　しかし閉塞部位よりも遠位部の評価は不可能で，疎通性がある場合も卵管機能に関しては評価できない．またHSGで疎通性を認めた場合の閉塞性卵管病変は通常否定的であるが，近位部閉塞と診断された6割でその後に疎通性を認める偽陽性が存在するなど[4]，HSGの正診率は意外と高くない．両側性の卵管間質部閉塞など攣縮が疑われた場合は，後日ブスコパン®投与後にHSGを再施行すると攣縮の影響が除外できる.

　使用する造影剤には油性と水溶性とがある．油性の方が造影能力に優れる反面，長期間にわたり骨盤腔内に残存しうることに留意する．またヨードアレルギーや，メトホルミン内服中の患者へのHSGの施行は推奨されない.

　HSGには子宮卵管造影鉗子（吉田式）の使用が望ましいが，疼痛を伴う（図19-1a）．また8Frのバルーンカテーテル（ヒスキャス®など）の使用による疼痛は

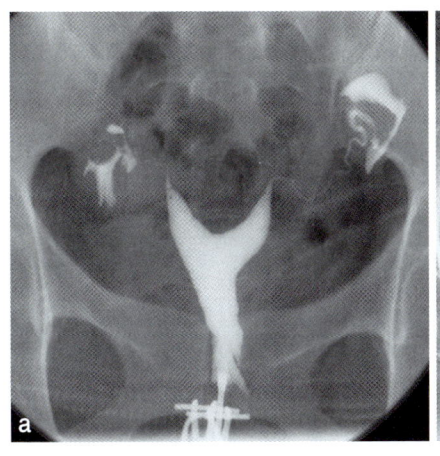

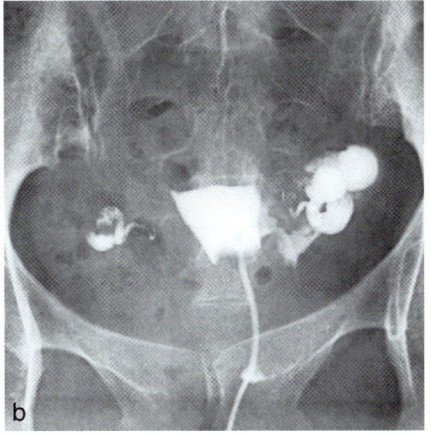

図 19-1 子宮卵管造影法（HSG）
a：中隔子宮（子宮卵管造影鉗子使用），b：左卵管留水症（バルーンカテーテル使用）

少ないが，内子宮口周辺の評価ができない欠点がある（図 19-1b）．そのため検査前にあらかじめ坐薬を挿入しておくのも有用である．子宮卵管造影鉗子は造影剤で満たしておき，鉗子の先端を子宮頸管内に挿入後に挟鉗する．造影剤を 10 mL 準備し，ゆっくりと注入する．通常 2〜4 mL の注入で片側の卵管采部まで到達するので 1 枚目の写真をとる．両側卵管から排出されたら 2 枚目の写真をとる．子宮内腔が広い場合は適宜造影剤を追加する．そして鉗子のコックを閉じた状態で側臥位とし 3 枚目を撮影する．透視下に施行する場合は，総被曝線量に配慮する．翌日（24 時間後）に臥位でもう 1 枚撮影し，造影剤の拡散状態につき評価する．

2. 卵管通気法（Rubin test）・卵管通水法

8Fr のバルーンカテーテル（ヒスキャス® など）を子宮腔内に留置し施行する．通気法には二酸化炭素を専用の装置で，通水法には生理食塩水に抗生物質やステロイドなどを添加したものを卵管に通す．いずれも閉塞部位の同定はできないが，疼痛も少なく外来で施行可能なため不妊症スクリーニングの早期に施行されることが多い．なお通気法で卵管疎通性を認めた場合には，肩への放散痛を認めることが多い．

3. 子宮鏡（ヒステロファイバースコピー）

子宮鏡には硬性鏡と軟性鏡があり，子宮性不妊や過多月経の診断に有用である．

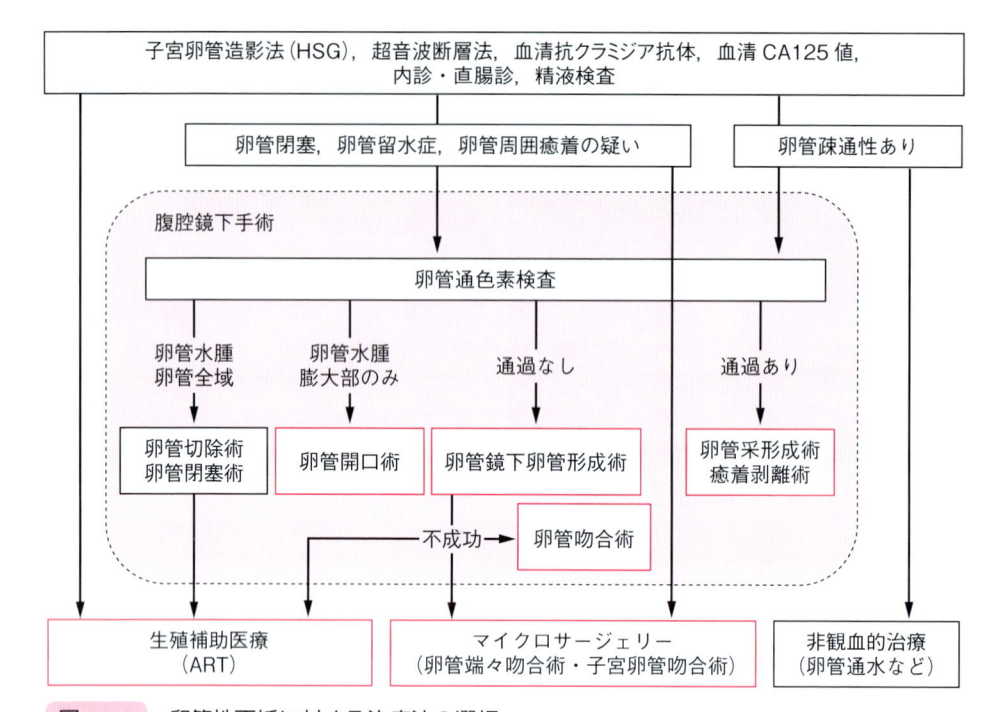

図 19-2 卵管性不妊に対する治療法の選択

(鎌田泰彦. EBM 婦人科疾患の治療 2013-2014. 東京: 中外医学社; 2013. p.173-9)[2]

子宮内腔の器質的病変の評価だけでなく，子宮内膜の性状など微細な変化も観察可能である．特に軟性鏡は径 3〜4 mm 程度と細いため，頸管拡張や鎮痛薬などの前処置が不要で，外来での施行に適している．

検査は生理食塩水で子宮腔内を灌流しながら行う．子宮頸部の屈曲や内腔の変形が強い場合は，マルチン鉗子で把持し牽引しながら挿入するとよい．

4. ソノヒステログラフィー

本検査は，経腟超音波診断機器以外に特別な機材を必要としないため，どの施設でも施行可能である．子宮因子，特に子宮内膜ポリープ，粘膜下筋腫などの子宮内腔病変の評価に適している．

8Fr のバルーンカテーテル（ヒスキャス®など）を子宮腔内に留置し，軽く牽引して生理食塩水をゆっくりと注入しながら超音波下に観察を行う．またソナゾイド®を注入することで卵管疎通性の評価を行うことも可能である．

▶ 治療
1. 卵管性不妊の治療
　卵管性不妊に対する治療法は図 19-2 に示すとおりであり，ART，手術療法および非観血的治療（卵管通水など）がある[2]．さらに卵管病変が片側性か両側性か，年齢や不妊治療歴，夫の精液検査の結果などの条件を加味して，治療方針は個別に決定される．

a．生殖補助医療（ART）
　卵管性不妊に対して ART はもはや一般的な治療法といえるが，保険外診療であり，生児獲得までに複数回の施行が必要となることもあるため費用面の問題がある．

　また卵管留水症を合併する症例では，その取扱いが問題となる．特に HSG で診断された子宮内腔との交通を有する卵管留水症は ART 成績を低下させるため[4]，ART 施行前の摘出や卵管クリッピングにつき，事前に検討すべきである．

b．腹腔鏡下手術
　腹腔鏡下手術では卵管采への接近が容易で，癒着剥離などの際にも緻密な施術が可能である．また開腹術に比べて手術侵襲や術後癒着が少ない．さらに治療は保険適応であり，自然妊娠が毎月期待できることから，患者の受ける利益は大きい．そのため卵管膨大部に限局した軽症の卵管留水症，卵管采癒着および卵管周囲癒着が疑われる症例には，腹腔鏡下手術の施行がまず推奨される．

　しかし術後 1 年間経過しても妊娠に至らない症例では，ART の施行を考慮する．

c．卵管鏡下卵管形成術（FT）
　HSG で卵管近位部（間質部〜峡部）閉塞と診断された場合は，FT の適応となる．わが国では FT カテーテル®（テルモ株式会社）が使用されることが多く，その構造や治療原理，詳しい操作法については文献に譲るが[5]，治療後 2 年間で約 30％ に妊娠が成立している[1]．なお FT は施設により全身麻酔で腹腔鏡下に施行する場合と，外来で静脈麻酔下に単独で施行する場合とがある．

d．非観血的治療
　卵管狭窄の非観血的治療として，卵管通水法が古くから行われてきた．

　また HSG は卵管性不妊・子宮性不妊の診断法であるだけでなく，その治療的側面についても経験的に知られている[2]．特に卵管疎通性が認められた症例では，検査後 6〜12 カ月間にわたり自然妊娠率の向上が期待されるため，スクリーニング早期での施行が望ましい．

2. 子宮性不妊の治療

a. 子宮鏡下手術

　子宮性不妊の原因となる器質性病変，すなわち子宮内膜ポリープ，粘膜下筋腫，中隔子宮，子宮腔内癒着に対する治療の第1選択は子宮鏡下手術である．手術操作を容易にする目的で月経直後に手術を予定するが，最近では子宮内膜を厚くさせないためのジエノゲスト術前投与の有用性が諸家より報告されている．

　なお術後の妊娠許可の時期や，分娩様式については症例ごとに決定する．

b. 薄い子宮内膜に対する薬物療法

　薄い子宮内膜（着床期 8 mm 未満）に関連した不妊症例に対して，子宮内膜の微小循環改善などを目的としたビタミンC，ビタミンE，L-アルギニン，低用量アスピリン，バイアグラ® などの投与が検討されることがある．

■文献

1) 日本生殖医学会，編．卵管閉塞・卵管周囲癒着．生殖医療ガイドブック 2010．東京：金原出版；2010. p. 69-71.
2) 鎌田泰彦．卵管因子症例（クラミジア含む）にいかに対応するか．In: 杉山徹，他編．EBM 婦人科疾患の治療 2013-2014．東京：中外医学社；2013. p. 173-9.
3) 日本生殖医学会，編．子宮因子．生殖医療ガイドブック 2010．東京：金原出版；2010. p. 80-2.
4) The Practice Committee of the American Society for Reproductive Medicine. Committee opinion: role of tubal surgery in the era of assisted reproductive technology. Fertil Steril. 2012; 97: 539-45.
5) 末岡　浩．卵管鏡下卵管形成術．産科と婦人科．2009; 76（増刊号）: 289-94.

〈鎌田泰彦〉

C 不妊症

20 男性不妊の診断と治療

> **重要ポイント！**
> - 男性因子は不妊症例の50％に関与しているので，不妊治療に男性因子の検査・診断は重要となる．
> - 男性因子の原因の多くは造精機能障害でその80％が原因不明である．
> - 精索静脈瘤は造精機能障害の原因となる疾患で，適切な評価により手術療法が奏効するので，発見したら専門医を紹介する．
> - 夫婦の不妊治療に当たっては女性の年齢を考慮し，女性年齢が34歳以上では必要があればAIHやARTを併用した治療を開始することが望ましい．

▶ 概説

　不妊症は夫婦の10〜15％に認められる．避妊をしていない夫婦で一般的な夫婦生活（2〜3日に1回の性交回数）があれば，2年間で約90％の夫婦が妊娠するといわれている．不妊の原因については諸家の報告があるが，おおよそ原因の/1/3が女性因子，1/3が男性因子，残りの1/3が男性と女性の両方に原因があると考えられている．

　一方で妊娠に至る過程を考えると，受精から着床までの重要なステップは女性の体内で起こり，男性の役割は卵子まで精子を送り届けることとも考えられるので，検査や治療の主体が女性に向きやすい．しかし，男性因子治療のとりあえずの目標は有効な精子の獲得であり，不妊原因の約50％に関与している男性因子を攻略することは不妊治療にとってきわめて有効なところと考えられる．

　不妊の診療の対象は夫婦であり，診療には婦人科の知識と泌尿器科の知識が必要となることはいうまでもない．担当する医師が両方の領域のエキスパートであればよいが，そうでなければ婦人科医と泌尿器科医の二人三脚が必要となる．後者の場合には，必要なときに十分にコンサルトできる診療連携体制を作っておくことが最も重要である．

▶ 原因

　本邦での男性不妊の原因調査（永尾光一）によれば，造精機能障害が全体の83％，精路障害が14％，射精障害などの性機能障害が3％である[1]．男性不妊では原因のほとんどが造精機能障害で，さらにその半数が原因不明である．そのために治療が奏効しにくいという問題点が存在する．また，造精機能障害例の30％が精索静脈瘤によるものであり，適応を選べば手術療法が奏効するのである．
　精作静脈瘤と無精子症について解説する．

1. 精索静脈瘤

　精索静脈瘤とは内精静脈血の逆流により精索内の蔓状静脈叢が怒張，うっ血した状態で，そのため精巣内温度が上昇し，造精機能障害が発生する．不妊患者の21〜39％に認められる．また，精液所見正常の不妊患者の11.7％，精液所見異常の不妊患者の25.4％に認められる．一方，一般人口の8〜23％にも認められる（WHO1992）．2003年に精索静脈瘤手術は造精機能の改善につながらないという報告がLancetに掲載され話題となったが，手術の適応を適切に選択すれば，手術によって造精機能が回復できる．精索静脈瘤による造精機能障害は，精索静脈瘤により陰嚢内温度が上昇すること，静脈血停滞により低酸素となること，活性酸素の上昇することなどが複雑に関与していると考えられる．

2. 無精子症

　造精機能障害の極型である非閉塞性無精子症と閉塞性無精子症とがある．

a. 非閉塞性無精子症

　一次性と上位中枢が障害される二次性がある．
　一次性の多くは先天性であり，Klinefelter症候群や他の染色体異常による．後天性としては精巣破裂，耳下腺炎性精巣炎，精索捻転後，精索静脈瘤，薬剤や放射線への曝露などがある．二次性では，先天性として低ゴナドトロピン性性腺機能低下症，Kallmann症候群，ゴナドトロピン単独欠損症などがある．後天性としては視床下部・下垂体周辺の腫瘍，炎症，外傷などである．

b. 閉塞性無精子症

　精路通過障害によるもので，先天性精管欠損症，鼠径ヘルニア術後精管閉塞症，射精管囊胞，精囊異常拡張症，精巣上体管閉塞症などがあるが，原因が不明な場合もある．

表 20-1　WHO 精液パラメーター基準値（2010 年）

パラメーター	5%タイル値（95%信頼区間）
精液量（mL）	1.5（1.4-1.7）
総精子数（$\times 10^6$）	39（33-46）
精子濃度（$\times 10^6$/mL）	15（12-16）
総運動率（PR＋NP, %）	40（38-42）
前進精子運動率（PR, %）	32（31-34）
生存率（%）	58（55-63）
正常形態精子率（%）	4（3.0-4.0）

▶ 診断

基礎検査としては精液検査と泌尿器科学的検査を行う．後者には血中ホルモン検査（FSH, LH, PRL, テストステロン，フリーテストステロン），超音波検査（精索静脈瘤の検査），染色体検査，造精機能関連遺伝子検査，精路造影検査，精巣生検などがある．産婦人科医が診察するのであれば実施できる検査は限られてしまうが，一般的には次に述べるような検査が行われる．

1. 視診・触診

顎ひげ，腋毛，恥毛（Tanner 分類）などの状態，外性器の状態のチェック．

精巣サイズ（orchid meter での計測），精巣上体，精管，精索静脈瘤，前立腺のチェック．

2. 精液検査

男性不妊検査での主検査の 1 つである．2010 年に改訂された WHO laboratory manual for the examination and processing of human semen（5 版）で基準値が示された（表 20-1）．これらの数値は 12 カ月以内に妊娠実績がある男性 400～1,900 名のデータから，下限値として 5%タイル値を示した．一般精液検査パラメーターは精子受精能を直接表すものではないので，パラメーターが正常であっても受精障害となるケースが多々あることに留意する必要がある．また，治療では原精液を用いず，運動性良好精子回収法（swim up 法，密度勾配遠心法）を行って回収した濃縮精子浮遊液を用いる．人工授精（AIH）や体外受精（IVF）に必要十分な運動精子数が得られるかが重要であるが，それを原精液所見から予測することは困難で，実際に精子回収処理後の所見で評価することが重要である．

3. 精索静脈瘤

カラードプラ超音波断層法，サーモグラフィ，陰嚢シンチグラフィなどが実施される．

4. 閉塞性無精子症

精液中フルクトース測定，超音波断層法，精巣生検，精管造影などが実施される．

5. 内分泌疾患に対して

LH-RH テスト，hCG テスト，クロミフェンテスト，17αOHP，DHEA，ACTH の測定が実施される．

6. 高度乏精子症，無精子症に対して

染色体検査，遺伝子検査を行う．

染色体異常で最も多いものは Klinefelter 症候群である．この場合，精巣は萎縮し無精子症となることが多く，TESE の適応となる．まれに，射出精子を認めることがある（7.7%，non-mosaic 型）[2]．射出精子が得られる場合，精子の 98% が正常核型で，TESE で得られた精子でも 94% が正常核型と報告されている．

遺伝子検査について，Y 染色体長腕遠位部の欠失は精子形成障害と関連し，AZFa，AZFb，AZFc 領域が報告されている[3]．AZFa 欠失は Sertoli cell only syndrome（SCO），AZFb 欠失は maturation arrest，AZFc 欠失は種々の組織型と関連することが報告されている．

▶ 治療

男性不妊の治療の有効性がやや低いといわれている．この 1 つの要因として，成績評価のエンドポイントを妊娠にしている場合が多々あり，その場合，排卵までの状態，そして受精後の多くの因子が絡んでくるので，評価は当然困難となることがあげられる．造精機能障害，輸精路障害についてはエンドポイントを射出精子の獲得におくべきである．

1. 造精機能障害

精索静脈瘤と輸精管閉塞が手術療法の適応となり，他の原因については薬物療法や生殖補助医療の適応となる．

薬物療法は内分泌療法と非内分泌療法とがあるが，有効性は低く治療後精子改善率が10％程度と報告されている．この理由としては，原因不明が多いためである．用いられる代表的薬剤を表20-2に示した．「造精機能不全による男子不妊症」への保険適応がある薬剤はhCG，テスチノンデポー®，エナルモン®注だけで，いずれも内分泌製剤であり，非内分泌製剤には保険適応薬がない．テストステロン投与により，negative feedbackを介してゴナドトロピンの分泌が抑制される．その後に，抑制が解除されたときにゴナドトロピンが放出されることを利用して造精機能を高める方法である．有効性の評価としては低い．

　代替療法として多種のサプリメントも使用されており，散発的に臨床成果が報告されている．その多くがビタミンE，リコピン，コエンザイムQ10などの抗酸化作用が期待される食品である．

　低ゴナドトロピン性性腺機能低下症の頻度は低いが，診断がつけば内分泌療法（hMGやFSH）が効果的で50〜94％に精子形成が認められる．無精子症を示す同症例では治療を行うと，精子回収率が高くなる[4]．

2. 手術療法

a. 精索静脈瘤

　術式として，低位結紮術，高位結紮術，腹腔鏡下結紮術などがある．報告されている治療成績は，50〜80％（平均約65％）の奏効率となっている．無精子症例への手術では術後3カ月から6カ月で21〜55％の例で射出精子が得られる．

3. 精路因子

　治療後の精子改善率は30％から90％（平均65％）と報告されている．

　精路再建術は手術用顕微鏡を用いて精管精管吻合術や精巣上体精管吻合術を実施する．

　手術後の精子出現率は70〜97％，妊娠率は30％と報告されている．

4. 生殖補助医療

　精液所見が異常な場合でかつ泌尿器科的治療で精液所見を改善できなかった場合，あるいは改善が困難と考えられる場合にはAIHやARTの適応となる．さらに，女性の年齢も加味した適応考慮が必要である．

　AIHやARTを実施する場合，運動性良好精子回収法を行って回収した濃縮精子浮遊液を用いるが，その所見によって治療法を選択する．IVFでは受精を図るた

表 20-2　造精機能障害に対する薬物療法

	一般名	製剤例	保険適応傷病名	効果が期待できる病態	処方例
内分泌療法	クエン酸クロミフェン	クロミッド	なし	乏精子症	25〜50 mg/日
	hMG	hMG	なし	乏精子症	75〜150 IU を1〜2回/週
	hCG	hCG	造精機能不全による男子不妊症，下垂体性男子性腺機能不全症（類宦官症）	乏精子症	1,000〜5,000 IU を1〜2回/週
	エナント酸テストステロン	テスチノンデポー	造精機能不全による男子不妊症，下垂体性男子性腺機能不全症（類宦官症）	乏精子症	50〜250 mg/3週・無精子症になるまで投与
	プロピオン酸テストステロン	エナルモン注	造精機能不全による男子不妊症，下垂体性男子性腺機能不全症（類宦官症）	乏精子症	50〜250 mg/3週・無精子症になるまで投与
	メチルテストステロン	エナルモン錠	造精機能不全による男子不妊症，下垂体性男子性腺機能不全症（類宦官症）	乏精子症	50 mg/日・無精子症になるまで投与
非内分泌療法	補中益気湯	補中益気湯	陰萎	精子無力症	7.5 g/日
	八味地黄丸	八味地黄丸	陰萎	乏精子症	7.5 g/日
	牛車腎気丸	牛車腎気丸	なし	乏精子症	7.5 g/日
	酢酸トコフェロール	ビタミンE	なし	精子無力症	100〜300 mg/日
	アスコルビン酸	ビタミンC	なし	乏精子症	1 g/日
	シアノコバラミン（VB_{12}）	メチコバール	なし	乏精子症	1,500 μg/日
	カリジノゲナーゼ	カリクレイン	なし	乏精子症，精子無力症	50〜600 u/日
	ATP	ATP	なし	乏精子症，精子無力症	150〜300 mg
	$Co-Q_{10}$	ユビデカレノン	なし	乏精子症，精子無力症	15〜30 mg

(栁田　薫．男性不妊の取り扱いは？ In：杉山　徹，他編．EBM 婦人科疾患の治療 2013-2014．東京：中外医学社；2013. p.135-40)

めに媒精する精子濃度 $10 \times 10^4 \sim 20 \times 10^4$/mL が必要であり，その濃度を回収できない場合は ICSI を選択する[5]．AIH と IVF に必要な運動精子数はほとんど同じレベルなので，まず AIH から実施するのがよい．

　女性の年齢が 33 歳を超えると妊孕能が急に低下し，37 歳よりさらに急激に低下し 42 歳には 0 に近くなるので，女性年齢が 34 歳以上の場合には待機的治療を行わない．タイミング法などの治療と平行して男性の治療を行うことが望ましい．女性年齢が 37 歳以上の場合は，1 年間での妊娠率の低下は 3％以上と推測されるので，男性の治療と同時にタイミング法や AIH の不妊治療を開始しなければならない．治療のステップアップも通常より早いタイミングで行う．

■文献

1) 永尾光一．男性不妊の実態及び治療等に関する研究．矢内原功，編．平成 11 年度厚生科学研究（子供家庭総合事業）報告書．2000. p.892-4.
2) Kitamura M, Matsumiya K, Koga M, et al. Ejaculated spermatozoa in patients with non-mosaic Klinefelter's syndrome. Int J Urol. 2000; 7: 88-92.
3) Vogt PH, Edelmann A, Kirsch S, et al. Human Y chromosome azoospermia factors (AZF) mapped to different subregions in Yq11. Hum Mol Genet. 1996; 5: 933-43.
4) Fahmy I, Kamal A, Shamloul R, et al. ICSI using testicular sperm in male hypogonadotrophic hypogonadism unresponsive to gonadotrophin therapy. Hum Reprod 2004; 19: 1558-61.
5) 吉村泰典，佐藤　章，柳田　薫，他．生殖補助医療の適応及びそのあり方に関する研究．生殖補助医療の適応に関する研究-男性不妊症に対する生殖補助医療技術の応用に対するガイドラインに関する研究（吉村泰典班）．平成 12 年度厚生科学研究費補助金（子ども家庭総合研究事業）研究報告書．2001. p.603-14.

〈栁田　薫　菅沼亮太〉

C 不妊症

21 不妊症における腹腔鏡検査・治療

重要ポイント！

- 腹腔鏡手術は低侵襲かつ美容的な手術療法であり，開腹手術と比べて術後癒着が少ないため妊孕能温存手術に適している．
- 不妊症診断のポイントは，まず不妊原因により女性因子，男性因子，機能性不妊のいずれかに分類し，女性因子の場合は器質的疾患に対する精査を行う．
- 女性の器質的疾患には卵管因子（卵管閉塞，卵管留水腫），排卵障害（多嚢胞性卵巣，早発卵巣機能不全），腫瘍性疾患（卵巣チョコレート嚢胞，子宮筋腫，子宮腺筋症）などがあり，ART のみでは妊娠成立が困難な場合も少なくない．
- 器質的疾患を認める症例においては先に ART を行うにしても治療成績を随時確認しながら手術療法のベストタイミングを図るのが望ましい．
- 両側卵巣チョコレート嚢胞に対する嚢胞摘出術では術後に卵巣予備能低下のリスクがあり，手術療法の選択は慎重に行う．手術操作（嚢胞壁の剥離，縫合・止血操作）は，可能な限り愛護的に行うのが望ましい．
- 子宮疾患（子宮筋腫や子宮腺筋症）では術後妊娠時には子宮破裂のリスクもあり，分娩方法は慎重に選択するべきである．術後は症例に応じて 4〜6 カ月の避妊期間を要するため，late reproductive age では術前の受精卵凍結も推奨される．

▶ 概説

本邦ではここ 20〜30 年の間に生殖補助医療（artificial reproductive technology: ART）が飛躍的に進歩し，現在では生殖補助医療が late reproductive age における不妊治療の第 1 選択となる場合が多い．しかし子宮筋腫などの器質的疾患に対しては ART を行っても妊娠成立が困難な場合もあり，疾患そのものを治療する手段として手術療法は不可欠である．腹腔鏡手術は 1990 年代から急速に普及してきた

低侵襲な手術療法であり，低侵襲で美容的であるうえに術後癒着が少ないため妊孕能温存手術に適している．

本稿では，不妊原因疾患の精査と治療を腹腔鏡下に行う reproductive laparoscopy に対して，適応と手術手技について解説する．

▶ 不妊症に対する診断と治療の手順

不妊症に対する治療の基本的な手順は，まず超音波検査や子宮卵管造影などのスクリーニング検査を行い，ここで明らかな不妊原因を認めなければ排卵誘発やタイミング法，人工受精を検討し，それでも妊娠しない場合は最終的に ART へとステップアップする[1]．しかし実際には 30 歳代後半でやっと不妊専門施設を受診する症例も少なくないため，タイミング法や人工授精を省略して，スクリーニング検査の後にいきなり ART を行う場合も少なくない．

不妊症診断のポイントは，まず対象症例の不妊原因により女性因子，男性因子，原因が明らかでない機能性不妊のいずれかと診断し，女性因子の場合には器質的疾患の有無を精査する．機能性不妊の場合は，時間に余裕があれば腹腔鏡検査で骨盤内の精査を行うのが望ましい．

不妊症のスクリーニング検査で診断される女性の器質的疾患には，卵管閉塞や卵管留水腫などの卵管因子，多嚢胞性卵巣症候群（polycystic ovarian syndrome: PCOS）などの排卵障害，子宮内膜症や子宮筋腫などの腫瘍性疾患などがある．これらの疾患は ART のみでは妊娠の成立が困難な場合も多く，症例の程度によっては腹腔鏡手術のよい適応となる．

不妊治療におけるポイントは，まず妊娠に適した環境を整えたうえでステップアップを行うべきであり，ART の適応は厳密に遵守されるのが望ましい．

▶ 腹腔鏡の位置づけ

不妊症に対する腹腔鏡の位置づけに対する見解は様々であるが，不妊患者に対する腹腔鏡の関与には以下の 3 つのパターンがある．①原因不明不妊に対する精査としての腹腔鏡検査，② ART の成績を向上させるための補助治療，③不妊患者における器質的疾患の治療である．①は ART 移行前，②は ART 期間中に施行される場合が多いが，③に関しては ART 前，ART 中のどちらの場合もあり得る．

ART 前に手術療法を行う適応は，患者の年齢や器質的疾患の種類により異なるが，先に ART を行う場合でも必ず治療成績を振り返りながら，手術療法のベストタイミングを図るのが望ましい．late reproductive age の症例では，手術後にあら

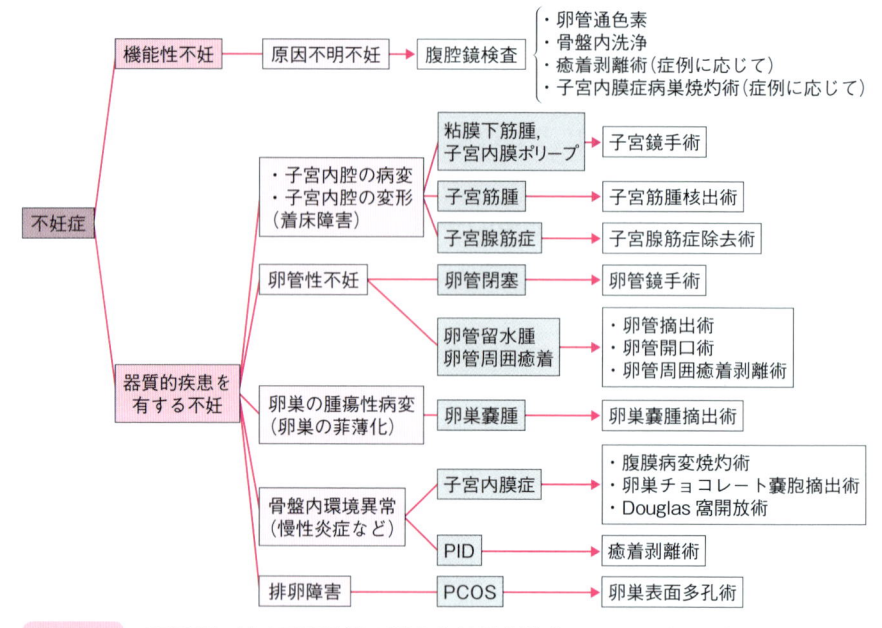

図 21-1 不妊症に対する腹腔鏡の適応と外科的治療のフローチャート

腹腔鏡手術で可能な術式

```
                    ・卵管通色素
         ┌機能性不妊─原因不明不妊─腹腔鏡検査  ・骨盤内洗浄
         │                                  ・癒着剥離術(症例に応じて)
         │                                  ・子宮内膜症病巣焼灼術(症例に応じて)
         │
         │                ┌粘膜下筋腫,
         │                │子宮内膜ポリープ──子宮鏡手術
         │  ・子宮内腔の病変
         │  ・子宮内腔の変形┼子宮筋腫──子宮筋腫核出術
         │   (着床障害)    │
         │                └子宮腺筋症──子宮腺筋症除去術
         │
         │                ┌卵管閉塞──卵管鏡手術
         │   卵管性不妊────┤            ・卵管摘出術
不妊症──┤                │卵管留水腫  ・卵管開口術
         │                └卵管周囲癒着─・卵管周囲癒着剥離術
         │器質的疾患を
         │有する不妊
         │   卵巣の腫瘍性病変
         │   (卵巣の菲薄化)──卵巣嚢腫──卵巣嚢腫摘出術
         │
         │                              ・腹膜病変焼灼術
         │                ┌子宮内膜症──・卵巣チョコレート嚢胞摘出術
         │   骨盤内環境異常│              ・Douglas窩開放術
         │   (慢性炎症など)┤
         │                └PID──癒着剥離術
         │
         └   排卵障害──PCOS──卵巣表面多孔術
```

かじめ凍結しておいた受精卵を解凍胚移植するパターンも多いが,子宮破裂のリスクがある症例では術後から胚移植までに最低3〜6カ月の待機期間を要する.

▶ 不妊症に対する外科的治療の適応と術式

不妊症に対する外科的治療の適応と術式を図21-1に示す.女性因子における器質的疾患のほとんどが腹腔鏡の対象となるが[2],粘膜下筋腫や子宮内膜ポリープに対しては子宮鏡手術,卵管閉塞の位置や程度によっては卵管鏡手術を考慮する.また子宮筋腫や子宮腺筋症などの子宮疾患においては,腫瘍径の大きさや位置,筋腫核の個数によっては開腹手術を選択する場合もあり,各施設で術式の選択基準を決めておくのが望ましい.

▶ 女性因子の原因疾患における腹腔鏡手術の適応と手術手技

1. PCOS

PCOSは排卵障害の1つであり,不妊治療中に卵巣過剰刺激症候群を発症するリスクがあり,治療法の選択には苦慮する疾患である.挙児希望があるクロミフェン

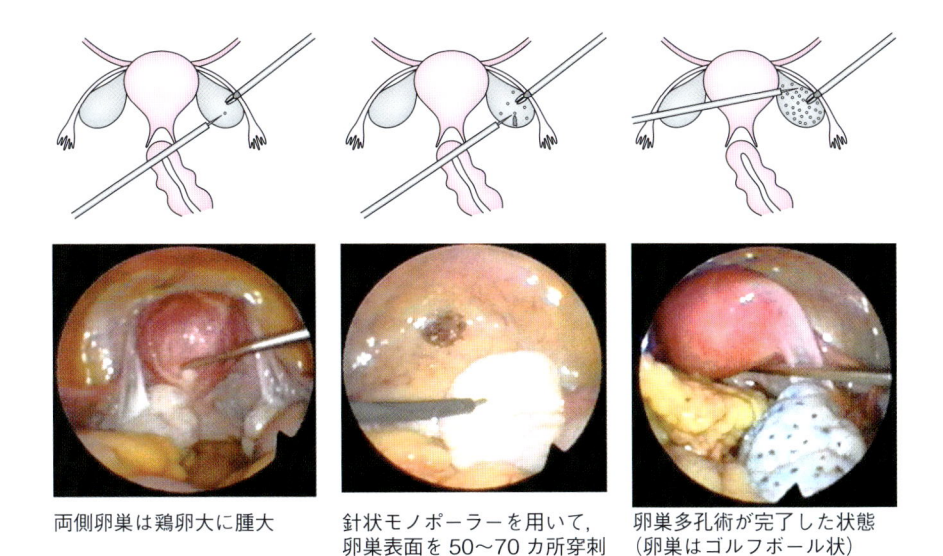

| 両側卵巣は鶏卵大に腫大 | 針状モノポーラーを用いて，卵巣表面を50〜70カ所穿刺する（50W切開モード）． | 卵巣多孔術が完了した状態（卵巣はゴルフボール状） |

図 21-2 腹腔鏡下卵巣多孔術（laparoscopic ovarian drilling: LOD）の手術手技

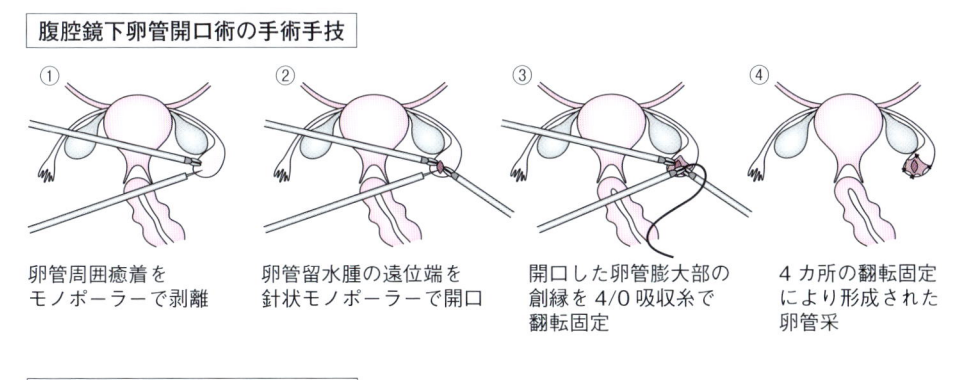

腹腔鏡下卵管開口術の手術手技

| ① 卵管周囲癒着をモノポーラーで剝離 | ② 卵管留水腫の遠位端を針状モノポーラーで開口 | ③ 開口した卵管膨大部の創縁を4/0吸収糸で翻転固定 | ④ 4カ所の翻転固定により形成された卵管采 |

腹腔鏡下卵管摘出術の手術手技

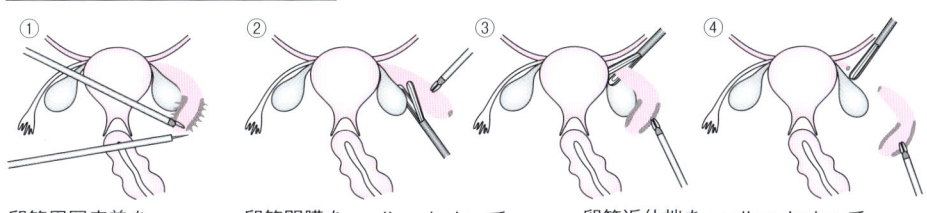

| ① 卵管周囲癒着をモノポーラーで剝離 | ② 卵管間膜をsealing deviceで切開し，卵巣と卵管を分離 | ③ 卵管近位端をsealing deviceで切断し，卵管を摘出 | ④ |

図 21-3 卵管不妊に対する腹腔鏡下卵管開口術と卵管鏡の手術手技

無効の症例は，LOD（laparoscopic ovarian drilling）のよい適応である（図21-2）．

2. 卵管留水腫/間質部閉塞

卵管留水腫や間質部閉塞はクラミジアや淋菌などの上行感染が原因とされており，前者に対しては腹腔鏡下卵管摘出術もしくは卵管開口術を，後者に対しては卵管鏡手術を施行する（図21-3）．最近ART予定の症例では，着床率を上昇させる目的で卵管摘出術が選択される場合が多い．

3. 子宮内膜症

子宮内膜症は疼痛と不妊を主訴とする進行性の疾患であり，骨盤内の病態は，腹膜病変，卵巣チョコレート囊胞，Douglas窩深部病変の3つに分類される．

a. 腹膜病変

子宮内膜症の初期病変であるが偶然に見つかる場合が多く，針状モノポーラーにより病巣の焼灼を行う．

b. 卵巣チョコレート囊胞

5～6cm以上の卵巣チョコレート囊腫を有する症例は囊胞破裂や感染のリスクがあることから，不妊治療より先に手術の適応となり得る．一方，両側性の症例に対しては手術自体がovarian reserveを低下させるという報告もみられ，手術の施行時期に関してはいまだcontroversialな部分もある．腹腔鏡下の操作は愛護的に行うべきであり，stripping（卵巣囊胞壁の剥離）や止血操作，卵巣被膜縫合の際に卵巣組織にダメージを与えないよう細心の注意を払うべきである（図21-4）．

c. Douglas窩深部内膜症

子宮後壁と直腸前壁が内膜症により強固に癒着した状態で，月経困難症や排便痛，性交痛など，様々な痛みを惹起する．手術方法としては直腸を子宮から剥離するDouglas窩開放術を行うが，手術操作は熟練を要するうえに必ずしも妊孕能を向上させるとは限らず，不妊症例に対してはNSAID無効の強い疼痛がある症例を厳選する（図21-4）．

4. 子宮筋腫

不妊の原因となる子宮筋腫のタイプは，受精卵の輸送障害のリスクがある卵管間質部付近にあるものや，着床障害を起こしうる粘膜下もしくは筋層内筋腫であると考えられるが，子宮内腔に変形のない症例でも腹腔鏡下子宮筋腫核出術

卵巣チョコレート嚢胞摘出術

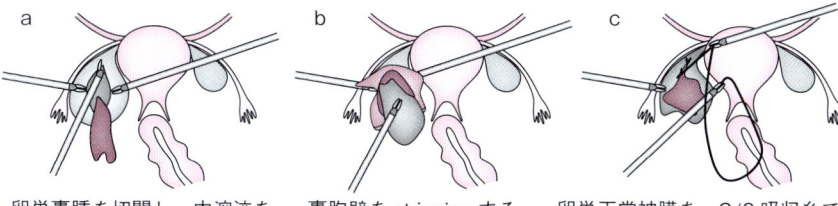

a 卵巣嚢腫を切開し，内溶液を吸引する

b 嚢胞壁を stripping する

c 卵巣正常被膜を，2/0 吸収糸で巾着縫合して，卵巣を形成する

Douglas 窩開放術

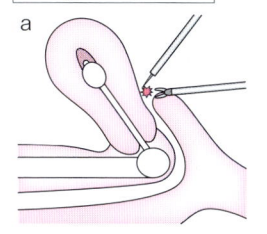

a 子宮を前屈とし，針状モノポーラーで Douglas 窩癒着を慎重に剥離する

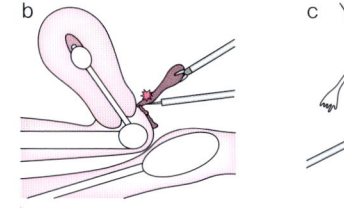

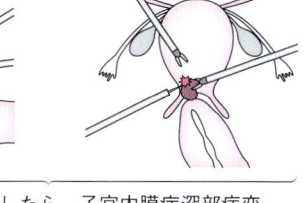

b, c Douglas 窩が開放したら，子宮内膜症深部病変を摘出する

図 21-4 子宮内膜症に対する手術手技

(laparoscopic myomectomy: LM) を行うと高率に妊娠するという報告もある[3]．手術手技は図 21-5 に示すが，術後の妊娠経過中には子宮破裂のリスクがあり，分娩方法も慎重に選択する必要がある．

5．子宮腺筋症

病巣と正常筋層との境界が明瞭でない子宮腺筋症は腫瘤の完全摘出が困難なことが多く，病巣の残存や再発が問題となる．術式は施設により様々であるが，大きさによらず開腹手術を選択する施設も少なくない．当教室では前後壁のどちらかに限局した腫瘤形成型で，腫瘤最大径が 7 cm 以下の症例を腹腔鏡手術の適応としている．手術方法は，病巣が子宮漿膜に接した外側型には楔状切除術を，junctional zone に接した内側型にはダブルフラップ法を適用している[4]（図 21-6）．

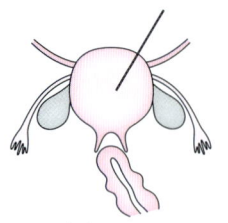

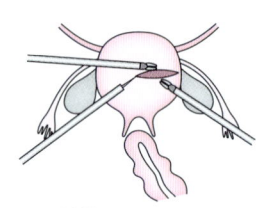

a. バゾプレッシン局注　　b. 針状モノポーラーで筋層横切開　　c. ミオームボーラーで筋腫を牽引

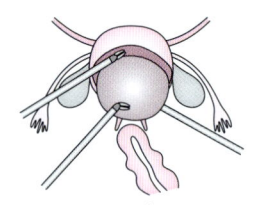

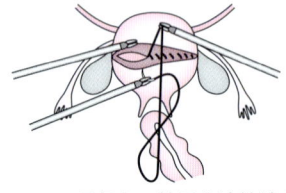

d. 1/0 吸収糸で筋層を連続縫合　　e. 1/0 吸収糸で漿膜をベースボールスーチャーで形成

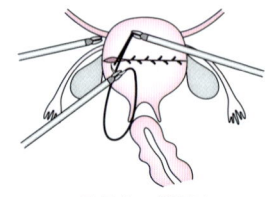

図 21-5　腹腔鏡下筋腫核出術（laparoscopic myomectomy: LM）の手術手技

楔状切除術（wedge resection）

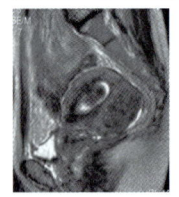

漿膜に接した病巣に有効

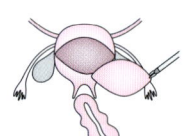

a. 針状モノポーラーで腺筋症を楔状に切除
b. 筋層を寄せるように仮縫いする
c. 仮縫いの間の筋層を縫合する
d. 子宮の漿膜を縫合して形成

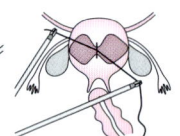

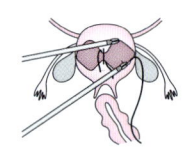

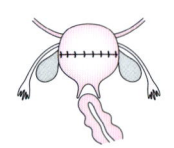

ダブルフラップ法（double flap method）

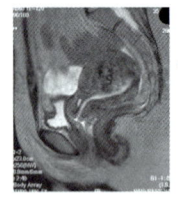

漿膜に接した病巣に有効

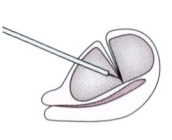

a. 針状モノポーラーで腺筋症を半切する
b. 漿膜とその下の筋層を残して、腺筋症を抉り取る
c. 残った漿膜をフラップとし、上下に重ね合わせるように縫合する

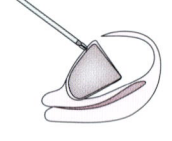

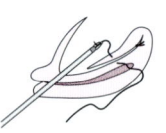

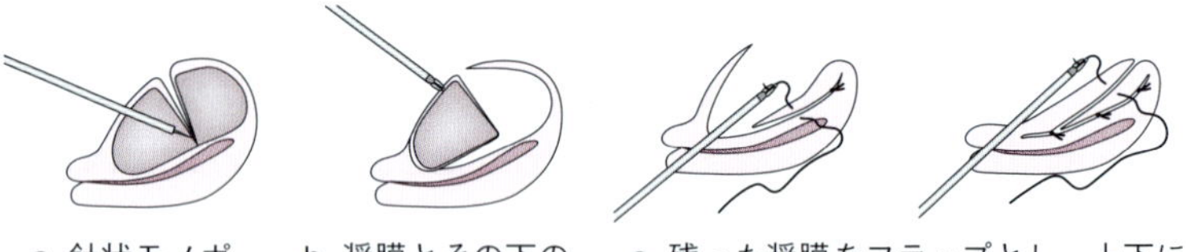

図 21-6　腹腔鏡下子宮腺筋症摘出術における 2 つの手技

まとめ

　不妊スクリーニング検査において基質的な異常が認められた場合，腹腔鏡手術を行うことで妊娠率は明らかに向上する．しかし一方では，手術操作による組織のダメージや術後癒着，術後妊娠中の子宮破裂などのリスクも報告されており，手術適応や施行時期は厳密に検討すべきである．

■文献

1) 武内裕之．不妊外来—スクリーニングで異常がなかった患者の管理と治療．東京：メジカルビュー社；1996. p.71-5.
2) 武内裕之．不妊症に対する腹腔鏡下手術．In：日本生殖医学会，編．生殖医療ガイドライン 2007．東京：金原出版；2007. p.196-203.
3) Hart R, Khalaf Y, Yeong CT, et al. A prospective controlled study of the effect of intramural uterine fibroids on the outcome of assisted conception. Hum Reprod. 2001; 16: 2411-7.
4) Takeuchi H, Kitade M, Kikuchi I, et al. Laparoscopic adenomyomectomy and hysteroplasty: A novel method. J Minimal Invas Gynecol. 2006; 13: 150-4.

〈北出真理〉

C 不妊症

22 人工授精の実際

> **重要ポイント**
> - 適応は、精子・精液の量的・質的異常、射精障害・性交障害、精子頸管粘液不適合、タイミング療法無効の原因不明不妊である。
> - 授精のタイミングは、排卵日を目標とする。基礎体温を参考に排卵予定日の数日前から経腟超音波断層法にて主席卵胞径を計測し排卵日を推定する。同時に頸管粘液検査、尿中 LH 測定を行うことでより確実に排卵日を推定することができる。
> - 症例によりクロミフェン療法やゴナドトロピン療法にて卵巣刺激をする。
> - 最高でも 4～6 周期を目安とし、ステップアップを考慮すべきである。

▶ 概説

人工授精とは、排卵日周辺期に人工授精針あるいはカテーテルを用いて、女性生殖器内に精液または洗浄精子浮遊液を注入する手技の総称である。

人工授精は注入精子の由来から、配偶者間人工授精（AIH: artificial insemination with husband's semen）、非配偶者間人工授精（AID: artificial insemination with donor's semen）に分類される。

また、原精液または洗浄濃縮精子浮遊液を注入する部位により、頸管内人工授精（ICI: intra-cervical insemination）、子宮内人工授精（IUI: intra-uterine insemination）、子宮鏡下卵管内人工授精（HIFI: hysteroscopic intra-fallopian insemination）などに分類される。

▶ 適応

①精子、精液の量的・質的異常：乏精子症・精子無力症・乏精液症、②射精障害、性交障害、勃起障害など、③精子-頸管粘液不適合：抗精子抗体陽性、頸管粘液分泌不全、性交後試験（Hühner 試験）陰性、④タイミング療法無効の原因不明

不妊

▶方法
1. 授精のタイミング
　卵子が受精能をもつ期間は短く排卵後約24時間，精子が受精能をもつ期間は射精後約48〜72時間といわれている．このため，基礎体温，頸管粘液性状，経腟超音波断層装置による卵胞径測定，尿中LH測定などを行い，排卵日を推定し授精を行う．

　基礎体温上，低温相最終日とその前後数日間に排卵が起こることが多い．頸管粘液検査では，頸管粘液量0.3 mL以上，牽糸性10 cm以上，結晶形成3+以上をもって排卵直前と診断する．

　経腟超音波断層装置では，主席卵胞径を計測する．主席卵胞は月経8日目，径10 mmとなる頃から確認される．排卵周辺期では，1日あたり2〜3 mmずつ増大する．個人差や卵巣刺激周期により差があるが，自然周期では平均径18.8±1.9 mm，クロミフェン刺激周期では平均径20.4±1.2 mmで排卵すると考えられている[1]．また同時に子宮内膜も測定する．通常排卵直前では10 mm以上となる．

　LHサージを指標とする場合，サージ開始の約36〜40時間後，ピークの10〜12時間後に排卵が起こる．このため，自然周期やクロミフェン刺激周期では，尿中LH測定が陽性であった翌日が授精のタイミングである．また，hCGにて排卵を惹起した自然および刺激周期では，hCG投与後36〜40時間が授精のタイミングとなる．

　このように，基礎体温を参考に予定排卵日の数日前より経時的に経腟超音波断層装置にて発育卵胞を観察し，同時に頸管粘液検査，尿中LH測定をすることで，より確実に排卵日を予測することができる．

2. 卵巣刺激
a. クロミフェン療法・シクロフェニル療法
　クロミフェンは視床下部のエストロゲン受容体に結合し，エストロゲンによるnegative feedbackを阻害することにより視床下部からのGnRHの分泌を増加させる．それにより，下垂体からの卵胞刺激ホルモン（FSH）および黄体化ホルモン（LH）の分泌を増加させる．投与方法は，月経周期の5日目から50 mg/日を5日間投与する．無効時は100 mg/日へ増量する．副作用として，霧視，嘔気，頭痛，発疹，倦怠感を認めることがある．また，抗エストロゲン作用により，頸管粘液減

少や子宮内膜の菲薄化を認めることがある．

シクロフェニルの投与は月経周期5日目から600 mg/日を5日間投与する．クロミフェンと比較し，排卵誘発作用は弱いが，頸管粘液減少や子宮内膜菲薄などは認めにくいといわれている．

b. ゴナドトロピン療法

卵胞刺激ホルモン（follicle stimulating hormone: FSH）製剤とヒト閉経期（尿性）ゴナドトロピン（human menopausal gonadotropin: hMG）製剤には，遺伝子組換え型ヒトFSH（recombinant FSH: rec-FSH）であるゴナールエフ®，フォリスチム®，尿由来のFSHであるフォリルモン®P，ゴナピュール®，尿由来のhMGであるHMG「F」®，HMGテイゾー®，HMG「コーワ」®，HMGフェリング®などがある．

それぞれLHの含有量が異なり，rec-FSHにはLHをまったく含まず，尿由来のFSHには極少量のLHが含まれ，hMGにはFSHと1 : 1〜3 : 1の割合のLH（またはhCG）が含まれる．

刺激による卵巣の反応性，多嚢胞性卵巣症候群（PCOS）や低ゴナドトロピン性の無排卵など適応の違い，卵巣過剰刺激症候群（OHSS）のリスクなどの状況に応じて製剤を使い分ける．

▶ 手技

人工授精用カテーテルに1 mLディスポーザブルシリンジを接続し，精子浮遊液などを子宮内に注入する．挿入時に子宮頸管や子宮内膜を損傷しないように注意する．施行後は10分程度安静にする．感染予防のため，抗生剤を2日分程度処方する．

▶ 副作用

カテーテル挿入時に生じる出血，子宮痙攣や腹膜刺激による疼痛，まれではあるが骨盤内感染があげられる．

▶ 方針

人工授精による妊娠は最初の3〜4周期で得られることが多い．年齢，治療歴，不妊因子，併用する排卵誘発法にもよるが，通常4〜6周期でARTへステップアップすることを考慮すべきである．しかし，9周期までは妊娠率が低下しないとする報告もある[2]．体外受精へのstep upは患者のovarian reserveを考慮しなが

ら行うべきである.

■**文献**

1) Shalom-Paz E, Marzal A, Wiser A, et al. Does optimal follicular size in IUI cycle vary between clomiphene citrate and gonadotrophins treatments? Gynecol Endocrinol. 2014; 30: 107-10.
2) Custers IM, Steures P, Hompes P, et al. Intrauterine insemination: how many cycles should we perform? Hum Reprod. 2008; 23: 885-8.
3) 古谷純朗. 生殖医療ガイドブック 2010. 東京: 金原出版; 2013. p.218-20.
4) 百枝幹雄. 排卵誘発 update. 産科と婦人科. 2012; 79: 859-63.

〈久慈直昭　戸田里実　吉村泰典〉

C 不妊症

23 体外受精・胚移植の実際

> **重要ポイント！**
> - 生殖補助医療の目的は単なる妊娠ではなく，安全な母子の出産である．
> - 生殖補助医療の実施にあたっては，成績や合併症に関する十分な説明が重要である．
> - 薬剤の使用法は施設によって若干異なるが，いずれが優れているかのエビデンスは十分ではない．
> - 周産期予後に配慮し，凍結受精卵を用いた単一胚移植が増加している．

　生殖補助医療（ART）とは配偶子（卵子と精子）や受精卵（胚）を体外で取り扱う高度不妊治療を指し，大まかには，取り出した卵子と精子を合わせて，体外で受精させる「体外受精（in vitro fertilization: IVF）」と，顕微鏡下で卵細胞内（場合により囲卵腔内）に精子を注入する「顕微授精（intracytoplasmic sperm injection: ICSI）」の2種類がある．一方，こうした技術にたよらない治療法〔薬物療法，手術療法，人工授精（AIH）など〕を一般不妊治療という．

　不妊治療は通常，自然に近い方法からより高次の治療法へと段階的に進む．ARTは一般不妊治療と比べて経済的負担が大きく，また肉体的負担も少なくないことから，そこに進むか否かの決断は，不妊治療を受ける際の大きな節目といえる．

▶ **ARTの適応**

　挙児希望がある夫婦で，これまでの一般的な不妊治療では妊娠が困難あるいは不可能と判断される場合，IVFの適応となる．具体的な不妊原因としては，①卵管性不妊，②男性不妊，③免疫性不妊（抗精子抗体陽性），④原因不明長期不妊，⑤子宮内膜症合併不妊，⑥女性の高齢などがあげられる．

　一方，ICSIは，上記のような夫婦のなかでも，難治性の受精障害があり，ICSI

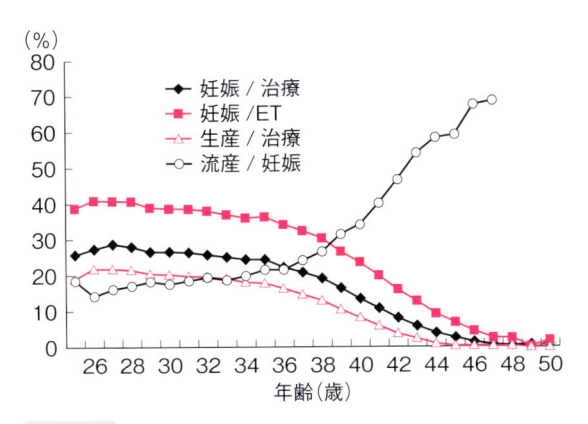

図 23-1　生殖補助医療(ART)の妊娠率,生産率,流産率

(日本産科婦人科学会.ART データブック 2011 年[1] を改変)

以外の治療法では妊娠の見込みがきわめて少ないと判断される場合に行う.具体的には,①高度の乏精子症や精子無力症,②精巣内精子,精巣上体精子を用いる場合,③精子の透明帯/卵細胞膜貫通障害,④IVF を十分行ったが受精卵が得られなかった場合や良好胚が得られなかった場合などがあげられる.

▶ ART の成績

　日本産科婦人科学会では,毎年,日本全国の全登録施設の ART の成績をまとめ・解析し,その結果を報告している.2011 年の各年齢における ART 妊娠率・生産率・流産率を図 23-1 に示す[1].

▶ ART の手順

　ART の実施前に,夫婦に対して治療の内容,成績や危険性などに関する十分な情報提供を行い,書面による同意を得る.なお,ART の目的は単なる妊娠ではなく,安全な母子の出産が達成されることであるため,実施にあたっては母体の健康状態に留意し,高血圧などの生活習慣病を見逃さないことが重要である.合併症を有する場合は,妊娠・出産管理を担当する周産期医療機関に予めコンサルトすることが望ましい.

　通常の ART では卵巣刺激により複数個の成熟卵胞を発育させ,それぞれの卵胞を穿刺して卵子を採取する.卵子に運動精子を媒精後,受精を確認して,さらに培

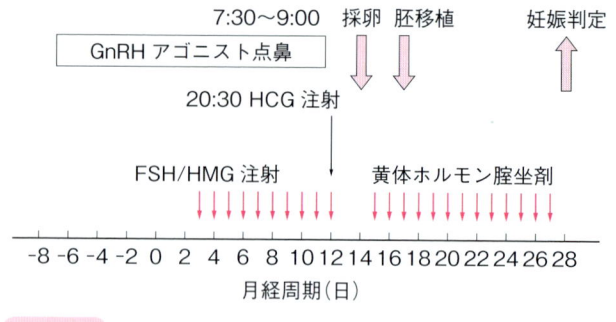

図 23-2 ロングプロトコルの模式図

予定月経の約 1 週間前から GnRH アゴニスト点鼻を開始し，月経 2〜5 日目から排卵誘発剤の連日注射を開始する．十分な卵胞発育が得られた時点で HCG を注射し，その 34〜36 時間後に採卵する．

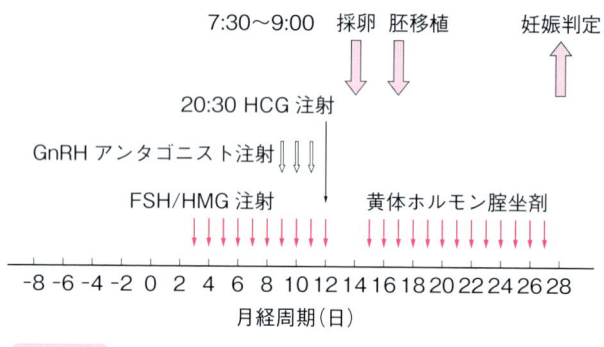

図 23-3 GnRH アンタゴニストプロトコルの模式図

月経 2〜3 日目から排卵誘発剤の連日注射を開始する．卵胞径が 14〜15 mm に達した時点で GnRH アンタゴニスト製剤の連日注射を併用する．十分な卵胞発育が得られた時点で HCG を注射し，その 34〜36 時間後に採卵する．GnRH アンタゴニスト製剤は HCG 注射の前日（夕方が望ましい）まで使用する．

養を続け，分割期胚や胚盤胞を経腟的に子宮内に胚移植（embryo transfer: ET）する．余剰の良好胚は凍結保存し，後の周期に融解胚移植を施行する．

1. 排卵誘発法

GnRH アゴニストを用いたロングプロトコル（図 23-2），GnRH アンタゴニストを用いたアンタゴニストプロトコル（図 23-3），クロミフェンを用いた低卵巣刺激

```
uFSH or recFSH   GnRHa アゴニスト
150IU 隔日投与   1〜2回点鼻
```

クロミフェン 50mg/d　採卵　32〜34h

d3　d8

胚盤胞培養　胚盤胞凍結　融解　胚移植　妊娠判定

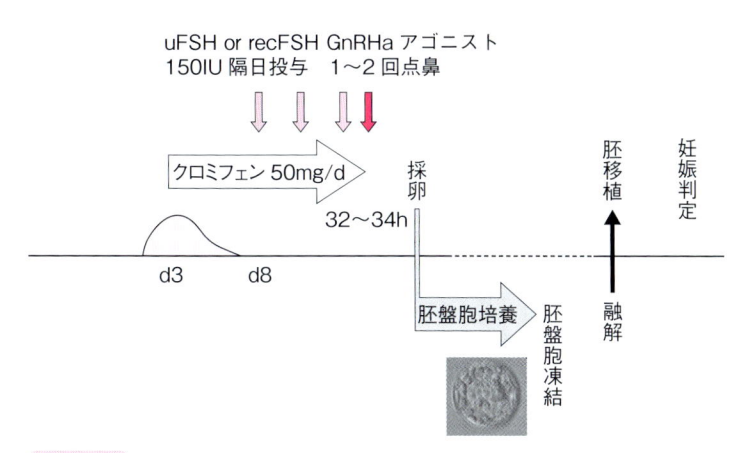

図 23-4　低卵巣刺激法（mild stimulation）の模式図

月経2〜3日目からクロミフェンを1日1錠ずつ開始し，GnRHアゴニストを使用する前の日まで連日内服する．月経6〜8日目から1日おきに排卵誘発剤の注射を開始する．十分な卵胞発育が得られた時点でGnRHアゴニストを点鼻し，その34時間後に採卵する．

表 23-1　各種排卵誘発法の特徴

	アゴニストプロトコル	アンタゴニストプロトコル	低卵巣刺激法
採卵数	多い	多い	少ない
費用（一般的に）	高い	高い	安い
卵巣予備能低下症例*	適さない	適さない	適する
OHSS リスク	高い	やや高い	低い

*施設によって適応は異なる．

法（mild stimulation）（図23-4），GnRHアゴニストを用いたショートプロトコルなどが一般に施行されている．反復不成功例に対しては，レトロゾールを用いた排卵誘発や自然周期採卵を施行する施設もある．いずれの排卵誘発法も利点と欠点があり（表23-1），その適応は施設によって異なる．なお，アンタゴニストプロトコルは，ロングプロトコルに比べて採卵数は少ないが生産率は同等で，OHSSのリスクが低いことが知られている[2]．

　わが国では低卵巣刺激法が普及しているが，低卵巣刺激法と調節卵巣刺激法（GnRHアゴニスト法やGnRHアンタゴニスト法を含むゴナドトロピン製剤を多用

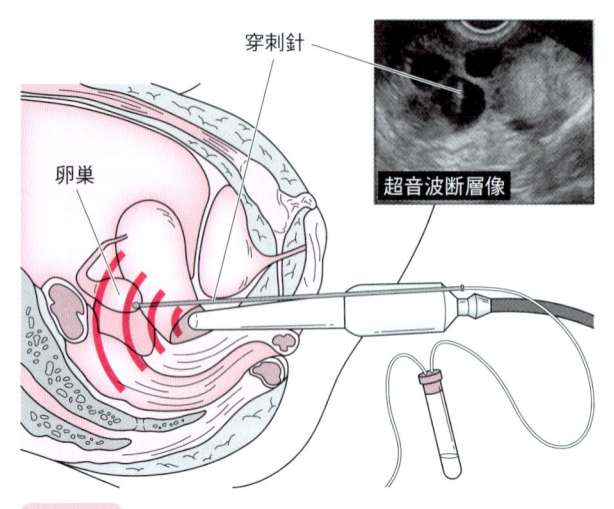

図 23-5 採卵の模式図（横からみた断面図）（文献 10 より改変）

麻酔下に腟より超音波プローブを挿入し，超音波画像を見ながら，穿刺針で腟壁を刺し貫いて卵胞を穿刺し，内容液を吸引する．

する排卵誘発法）を比較した報告では妊娠率はほぼ同等で，凍結胚が得られた周期は調節卵巣刺激法で有意に多かった[3]．

複数の論文で血中 AMH（anti-Müllerian hormone）濃度と調節卵巣刺激法による採卵数が相関することが報告されている．このため，AMH が低い症例に対しては，経済的・身体的負担が大きい調節卵巣刺激法よりも低卵巣刺激法が選択されることが多い．調節卵巣刺激法におけるゴナドトロピン 1 日投与量は 150〜225 IU が標準量だが，上述した AMH や年齢などから推定される卵巣の反応性により調整する．

遺伝子組換え型 FSH 製剤（recFSH 製剤）は，比活性が高くバッチ間較差が小さいなどの優れた特性を有し，自己注射が容易で患者の負担が軽減できる．ただし，従来の尿由来 FSH/hMG 製剤と比べて妊娠率に明らかな差異はないと考えられている[4]．

2．採卵

主席卵胞径が 18〜20 mm に達した時点で，HCG 製剤 5,000〜10,000 IU またはブセレリン 300〜600 μg を投与し，その 32〜36 時間後に経腟超音波ガイド下に採卵

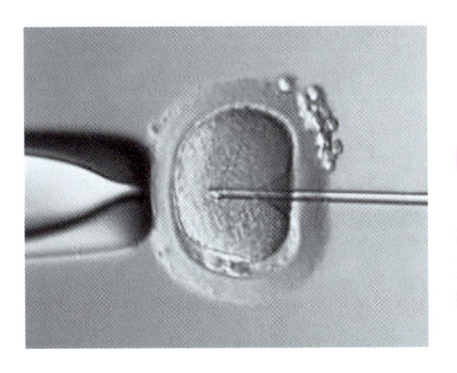

図 23-6　顕微授精（ICSI）を行っているところ

右側の細いガラス管に精子を1個だけ吸引した後，左側の太いガラス管で固定した卵子に，細いガラス管で精子を注入する．

する（図 23-5）．穿刺時の疼痛に対して鎮静薬，腟粘膜局所麻酔，硬膜外麻酔，脊椎麻酔，全身麻酔などが施行されている．

　採卵では骨盤内の解剖ならびに超音波像を熟知し，卵巣周囲の小腸・外腸骨静脈・膀胱などの穿刺は回避しなければならない．膀胱の穿刺は禁忌ではないが，穿刺後に膀胱出血を合併することがある．また，穿刺針として採卵専用の 17～21 G 針を使用するが，近年はより安全な細径のものが選ばれることが多い．穿刺後は卵巣や腟壁からの出血に注意する．

3. 媒精

　採卵した卵子が完全に成熟するまでに 3～6 時間の前培養が必要である．IVF の場合，卵子 1 個あたり数十万個の精子を媒精し，約 6～18 時間後に前核を確認して受精の有無を判断する．調整した精子濃度が低いと受精しない可能性がある一方，高いと培養環境の悪化につながり，多精子受精の率も高くなるため，当日の精液所見や過去データを参考にしてその周期の媒精精子濃度を決定する．

4. ICSI と TESE

　上述した IVF で受精しない症例や，運動精子数が十分でない症例では ICSI（図 23-6）を必要とする．IVF か ICSI かの判断に迷う場合には，まず IVF を施行して 6 時間後の未受精卵に rescue ICSI を施行したり，採卵した卵子の一部を IVF，残りを ICSI に供する split 法を施行することがある．

　無精子症では，精子を外科的に採取する必要がある．精巣内精子抽出術（testicular sperm extraction: TESE）は，陰嚢を 0.5 cm～1.0 cm ほど切開し，精巣内部の「精細管」とよばれる組織を採取し，そこから精子の有無を調べる方法で

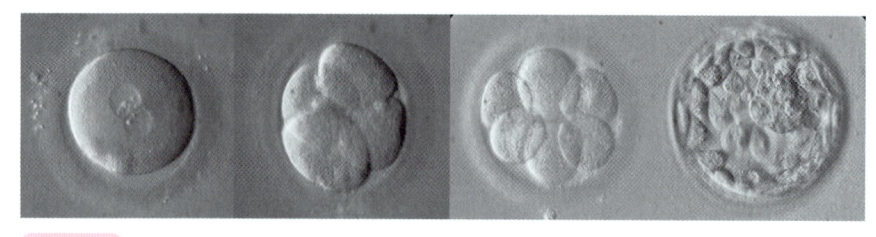

図 23-7　受精卵の発育

左から，前核期胚（採卵翌日），4細胞期胚（採卵2日後），8細胞期胚（採卵3日後），胚盤胞（採卵5日後）．

ある．しかし，従来のTESEではランダムに精細管を採取するため精子が見つかる確率が低く，また術後の後遺症（血腫形成，精巣萎縮，血中テストステロン値の低下など）を伴いやすいことから，現在では多くの施設が顕微鏡を用いて精巣内を観察し，状態の良い精細管を選んで採取する顕微鏡下精巣精子採取法（microdissection TESE: MD-TESE）を採用している．

5. 胚盤胞培養

近年の培養液の改良により胚盤胞までの培養が可能となり，胚盤胞移植が行われるようになった．通常妊娠では胚は桑実胚以後に子宮内に入る．本来卵管に存在する時期の分割期胚（4～8細胞期の胚）を子宮に戻すより，胚盤胞（図23-7）を子宮に戻すほうが生理的である．胚盤胞まで培養を継続することにより，良好胚をより適切に選別することができ，胚移植あたりの妊娠率が向上する．その一方，反復して胚盤胞が得られない症例では分割期胚移植が行われることも少なくない．

胚盤胞の分類には，一般的にGardner分類が用いられる．胞胚腔の大きさと性状によりgrade 1～6に，内細胞塊の状態と栄養外胚葉の状態でA～Cの3段階に評価し，一般に3AA以上が良好胚とされる．

6. 胚移植

日本産科婦人科学会の会告（平成20年4月）では，多胎防止の観点から移植胚数は原則1個となっている．ただし，35歳以上の女性や2回以上続けて妊娠に至らなかった女性には2個の移植をすることもある．新鮮胚移植では，採卵の2～3日後に分割期胚を，または5日後に胚盤胞を胚移植する．

凍結融解胚移植には種々のプロトコルがあるが，いずれが優れているかは結論が

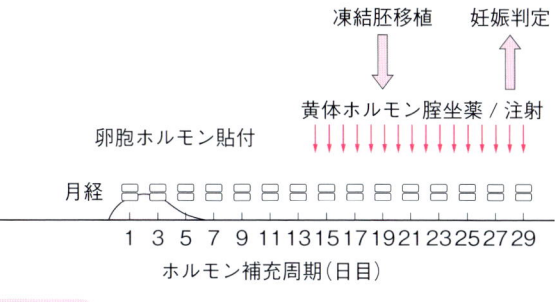

図 23-8 ホルモン補充周期での凍結融解胚盤胞移植プロトコルの一例

妊娠が成立した場合，卵胞ホルモン製剤や黄体ホルモン製剤の投与は妊娠 10 週頃まで継続する必要がある．

得られていないため，当施設でのプロトコルを示す．

　自然周期凍結融解胚移植では，卵胞径が 16～18 mm，血中 LH≧10 mIU/mL に達した時点で HCG 製剤 5,000 IU を投与し，その 6 日後に胚盤胞を移植する．

　一方，多囊胞性卵巣症候群（PCOS）など自然周期凍結融解胚移植が困難な症例に対しては，ホルモン補充周期下に胚移植を行う．月経開始直後よりエストロゲン貼付製剤 2 枚（0.72 mg/枚）の隔日投与を開始し，開始 12～14 日後からプロゲステロン腟坐薬（400 mg/日）の連日投与を開始し，開始 5 日後に単一融解胚盤胞移植を施行する（図 23-8）．

7．黄体機能補充

　黄体から分泌されるエストラジオールとプロゲステロンは子宮内膜への胚の着床を可能にし，妊娠の成立および維持をするために必要である．GnRH アナログを使用した採卵後の新鮮胚移植では黄体機能不全となるので，黄体機能補充（luteal support）を必要とするが，他の採卵プロトコルでも施行されることが多い．プロゲステロン 25～50 mg/日の筋注投与や 400～800 mg/日の腟坐薬投与などが行われるが，どの方法が優れているかの結論は得られておらず，施設によって異なる．HCG 製剤の追加投与時は OHSS のリスクに留意する．

8．胚凍結

　ガラス化法（vitrification）とよばれる方法により，少量の凍結保護剤の中に入れた受精卵をごく短時間で超低温に冷凍し，液体窒素（-196℃）中に凍結保存す

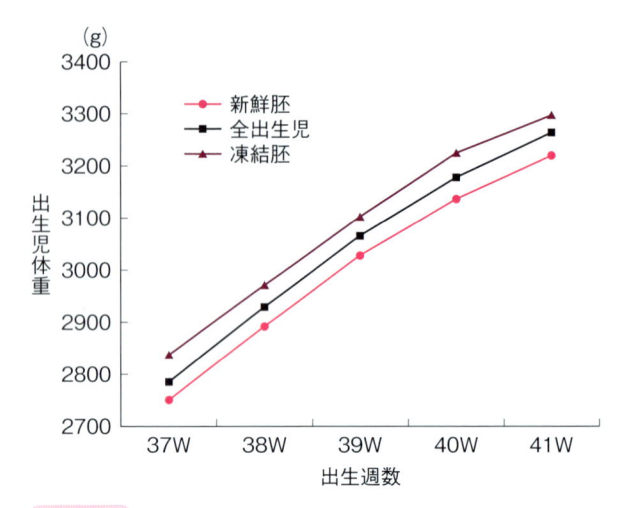

図 23-9 胚凍結が出生児体重に及ぼす影響

(Nakashima A, et al. Fertil Steril. 2013; 99: 450-5[8]) より改変)
妊娠 37〜41 週の満期産児の平均出生体重は，凍結胚由来児，全出生児，新鮮胚由来児で，それぞれ 3,100.7±387.2 g，3,059.6±369.6 g，3,009.8±376.8 g であり，分娩週数による補正後も凍結胚由来児の出生体重は有意に（$p<0.0001$）大きかった．

る．この方法は 1985 年に考案された後，約 15 年をかけて凍結溶液（ガラス化溶液）の開発・改良とともに冷却・凍結デバイスが改良された．その結果，操作性が大幅に改善し，胚のみならず未受精卵子でも凍結融解操作による損耗がほとんどない凍結保存が可能となった[5]．また，液体窒素に胚を直接浸漬する開放型容器が主流だったが，液体窒素を介した病原体の感染の理論的可能性が指摘されているため，近年では閉鎖型容器も使用されている．

従来，ART は低出生体重児や出生児の新生児集中治療室（NICU）入院率を増加させると報告されてきた．多胎妊娠が低出生体重や早産の原因の 1 つと考えられてきたが，単一胚移植などによって多胎率を減少させても，ART による単胎児における低出生体重児の出生率は自然妊娠による単胎児よりも高い[6,7]．一方，凍結胚移植による妊娠では新鮮胚移植による妊娠よりも出生児体重が大きいことが報告され，わが国の ART 登録データを用いた多数例の解析でも，凍結胚による出生児の体重は，厚生労働省統計による全出生児の体重より有意に大きいことが明らかとなった（図 23-9）[8]．また，最近のメタアナリシスでは凍結胚による妊娠率は新鮮

胚よりも高く，胚と子宮内膜の同調性が前者で高いことに起因すると考えられている[9]．さらに，OHSS が懸念される症例では，妊娠が成立した際に病状の悪化につながるため，新鮮胚移植は行わない．このため，最近では新鮮胚移植を行わず，凍結胚移植を行うことが増加してきている．

9. 妊娠判定

新鮮胚移植または，凍結胚移植を施行し，妊娠 4 週 0 日頃に血中 hCG 値を測定し，妊娠成立の有無やその予後を推定する．正常継続妊娠の血中 hCG 値は 100 mIU/mL 以上であることが多く，低値の場合は異所性妊娠にも留意する必要がある．尿中 hCG 値は異所性妊娠を見落とすこともあるため，血中 hCG 値が推奨される．

おわりに

体外受精・胚移植をはじめとする ART の実際について概説したが，詳細は成書や文献を参照されたい．新しい薬物・培養液やデバイスなどが次々に考案され，様々な工夫が報告されているため，最新のエビデンスの収集を怠らず，自らの知識や方法論をアップデートしていくことが重要である．さらに，出生児の福祉の尊重などの倫理的・社会的問題に関する適切な見識も不可欠である．

■文献

1) 日本産科婦人科学会．ART データブック 2011 年．2013: http://plaza.umin.ac.jp/~jsog-art/2011data.pdf.
2) Al-Inany HG, Youssef MA, Aboulghar M, et al. Gonadotrophin-releasing hormone antagonists for assisted reproductive technology. Cochrane Database Syst Rev. 2011; CD001750.
3) Karimzadeh MA, Ahmadi S, Oskouian H, et al. Comparison of mild stimulation and conventional stimulation in ART outcome. Arch Gynecol Obstet. 2010; 281: 741-6.
4) van Wely M, Kwan I, Burt AL, et al. Recombinant versus urinary gonadotrophin for ovarian stimulation in assisted reproductive technology cycles. A Cochrane review. Hum Reprod Update. 2012; 18: 111.
5) 桑山正成．卵子・初期胚の超急速ガラス化保存法．In：日本哺乳動物卵子学会，編．生命の誕生に向けて．第 2 版．生殖補助医療（ART）胚培養の理論と実際．東京：近代出版；2011. p.182-8.
6) Pinborg A, Loft A, Aaris Henningsen AK, et al. Infant outcome of 957 singletons born after frozen embryo replacement: the Danish National Cohort Study 1995-2006. Fertil Steril. 2010; 94: 1320-7.

7) Henningsen AK, Pinborg A, Lidegaard O, et al. Perinatal outcome of singleton siblings born after assisted reproductive technology and spontaneous conception: Danish national sibling-cohort study. Fertil Steril. 2011; 95: 959-63.
8) Nakashima A, Araki R, Tani H, et al. Implications of assisted reproductive technologies on term singleton birth weight: an analysis of 25,777 children in the national assisted reproduction registry of Japan. Fertil Steril. 2013; 99: 450-5.
9) Roque M, Lattes K, Serra S, et al. Fresh embryo transfer versus frozen embryo transfer in in vitro fertilization cycles: a systematic review and meta-analysis. Fertil Steril. 2013; 99: 156-62.
10) Sandton Fertility Clinic: IVF. 2006: http://www.sandtonfertility.com/ivf.html.

〈大原 健　高井 泰〉

C 不妊症

24 卵巣過剰刺激症候群の予防と管理

> **重要ポイント！**
> - OHSSは多数の卵胞により血管新生因子を含む液性因子が過量に産生され生じる疾患である．
> - OHSSの予防にはART症例の適切な治療法選択が重要である．
> - OHSSが発症した場合には血管内脱水の補正が必要である．

▶ 概説

 排卵誘発剤投与により発育した多数の卵胞にhCG刺激が加わると，卵巣は囊胞性に腫大し，同時に著明な血管新生因子の産生が起こり，血管透過性が亢進する．全身の毛細血管透過性が亢進することにより循環血漿のサードスペースへの移行が促進され，結果として循環血液量減少，血液濃縮，胸・腹水貯留が生じる．このような臨床症状を呈する疾患を卵巣過剰刺激症候群（ovarian hyperstimulation syndrome: OHSS）とよぶ．OHSSが重症化すると，血栓症を代表とする生命予後に関わる合併症を併発するため，適切な診断と治療が必要である．

▶ 診断

 卵巣過剰刺激症候群は，自覚症状，胸・腹水の存在，経腟超音波断層法での卵巣腫大の程度，血液学的所見を基に，軽症，中等症，重症に分類される（表24-1)[1]．

▶ 治療

 OHSSは大半が軽症例であり対症療法のみで軽快していくが，重症OHSSでは腎不全，血栓症，ARDSなど生命予後に関わる合併症を併発することがあるため，OHSSの発症予防策はきわめて重要である．発生した場合の治療のフローチャート（図24-1）と輸液管理を行うときのポイント（表24-2）を示す[1]．

表 24-1 OHSS 重症度分類

所見	軽症	中等症	重症
自覚症状	腹部膨満感	腹部膨満感 嘔気・嘔吐	腹部膨満感 嘔気・嘔吐 腹痛, 呼吸困難
胸・腹水	小骨盤腔内の腹水	上腹部に及ぶ腹水	腹部緊満を伴う腹部全体の腹水, あるいは胸水を伴う場合
*卵巣腫大（最大径）	≧6 cm	≧8 cm	≧12 cm
血液所見	血算・生化学検査がすべて正常	血算・生化学検査が増悪傾向	Ht≧45% WBC≧15,000/mm^3 TP＜6.0 g/dL または Alb＜3.5 g/dL

*左右いずれかの卵巣の腫大
**1 つでも該当する所見があれば, より重症な方に分類する
（日産婦誌. 2009; 61: 1138-45)[1]

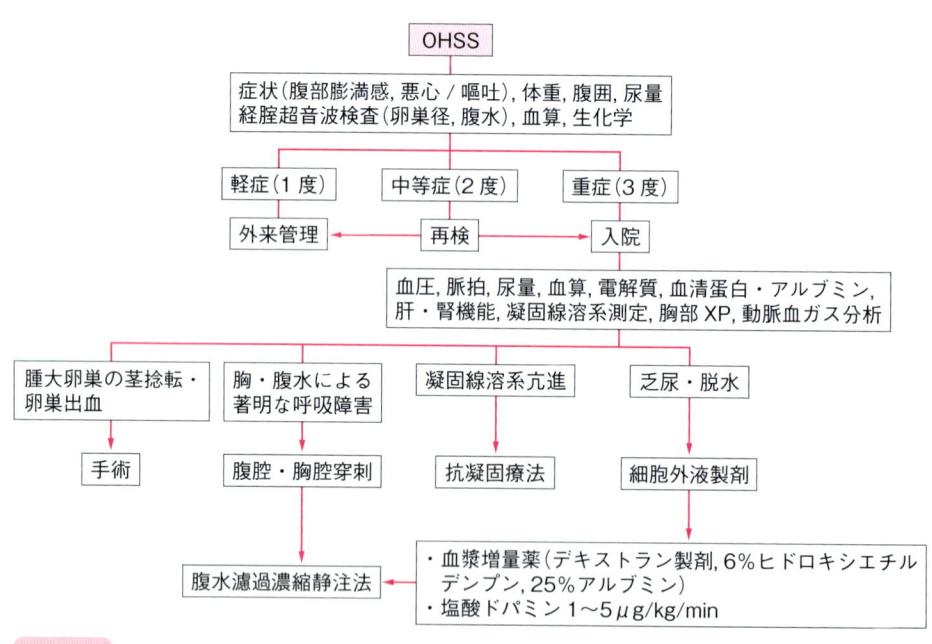

```
                    OHSS
                      │
  症状（腹部膨満感, 悪心／嘔吐）, 体重, 腹囲, 尿量
  経腟超音波検査（卵巣径, 腹水）, 血算, 生化学
                      │
       ┌──────────────┼──────────────┐
   軽症(1度)      中等症(2度)      重症(3度)
       │              │              │
   外来管理 ←────── 再検 ─────────→ 入院
                                     │
              血圧, 脈拍, 尿量, 血算, 電解質, 血清蛋白・アルブミン,
              肝・腎機能, 凝固線溶系測定, 胸部XP, 動脈血ガス分析
                                     │
  ┌──────────┬──────────┬──────────┬──────────┐
 腫大卵巣の茎捻転・ 胸・腹水による  凝固線溶系亢進   乏尿・脱水
 卵巣出血       著明な呼吸障害
   │              │              │              │
  手術         腹腔・胸腔穿刺    抗凝固療法     細胞外液製剤
                   │
              腹水濾過濃縮静注法

・血漿増量薬（デキストラン製剤, 6%ヒドロキシエチルデンプン, 25%アルブミン）
・塩酸ドパミン 1〜5 μg/kg/min
```

図 24-1 OHSS 管理のフローチャート
（日産婦誌. 2009; 61: 1138-45)[1]

C. 不妊症

表 24-2　OHSS に対する輸液管理のポイント

血液濃縮（血管内脱水）の補正
1. 細胞外液補充液を最初の 1 時間で 1,000 mL 点滴静注
2. 改善不良の場合は，血漿膠質浸透圧を上昇させるため血漿増量剤のデキストラン製剤あるいは 6% ヒドロキシエチルデンプン 500 mL を緩徐に点滴静注．腎機能障害の可能性を考慮し，5 日間以内の使用とする．
3. 高張アルブミン製剤（25%）を緩徐に点滴静注
   必要投与量（g）＝期待上昇濃度×体重　通常 2〜3 日で分割投与する．

尿量の確保
1. 尿量 30 mL/h 以上を確保する．
2. 腎血流量を増加させ利尿効果を発揮する塩酸ドパミンをイノパン注シリンジを用い 1〜5 μg/kg/min で静注する．
3. 利尿薬は原則十分な血漿膠質浸透圧が確保されない限り使用しない．

（日産婦誌．2009; 61: 1138-45）[1]

表 24-3　OHSS 発症に関するリスク因子

リスク因子	閾値
患者背景に関連したリスク因子	
AMH 高値	3.36 ng/mL 以上
年齢	33 歳以下
OHSS 既往	中等症〜重症で入院歴あり
超音波断層法での多嚢胞性卵巣所見	両側卵巣で 24 個以上の antral follicle
卵巣反応に依存したリスク因子	
卵胞数多数	11 mm 以上の卵胞が 13 個以上 10 mm 以上の卵胞が 12 個以上
採卵直前 E_2 値高値かつ卵胞数多数	E_2 値 5,000 pg/mL 以上かつ/または発育卵胞 18 以上
採卵された卵子数	12 以上
超音波断層法での多嚢胞性卵巣所見	両側卵巣で 24 個以上の antral follicle

（Fiedler K, et al. Reprod Biol Endorinol. 2012; 10: 32[8] より改変）

▶ 注意と対策

　OHSSリスク（表24-3）を考えるうえで卵巣予備能の評価は必須であり，抗Müller管ホルモン（AMH）およびantral follicle countなどが評価に用いられる[2]．特にAMHは近年PCOSのマーカーとして活用できるという報告が相次いでおり，OHSSリスクを考えるうえでは必須の検査といえる．OHSSリスクが高い症例で排卵誘発剤としてhCGを使用するのは好ましくなく，投与を中止する必要がある．さらにOHSSの予防策としてhCG投与の事前に考慮すべき事項（a～c），投与時（d）に考慮される工夫があり，その一方で，一度OHSSが発生した場合には対症療法（e～g）が行われる．

a. 腹腔鏡下卵巣焼灼・多孔術（laparoscopic ovarian drilling: LOD）の施行

　クロミフェン抵抗性PCOSの場合，hMG療法によりOHSSが生じる可能性が特に高い．LODは，PCOS症例に対する自然排卵誘導効果があるため，クロミフェン抵抗性PCOS症例では試みられてよく，結果としてOHSSの予防にもなる[3]．

b. 適切な排卵誘発製剤の選択

　PCOS症例に対しては，recombinant FSH製剤ないしpure FSH製剤を用いた排卵誘発プロトコールを用いないと，urinary FSH製剤に含まれるLHまたはhCGが，OHSSをさらに重症化させる．

c. 適切なcontrolled ovarian stimulation（COS）プロトコールの選択

　ARTを行うOHSSハイリスク症例群のCOSにおいては，GnRHアゴニスト併用のlongプロトコールではなく，GnRHアンタゴニスト併用のプロトコールが近年推奨されている．GnRHアンタゴニスト周期はGnRHアゴニスト周期と比較して，OHSSリスクを低減させることに関してはOR 0.43（95% CI 0.33-0.57）で有用性が十分あることと，生児獲得率OR 0.86（95% CI 0.69-1.08）で統計的有意差がなかったことが示されている[4]．

d. 排卵誘発時のGnRHアゴニストの使用

　GnRHアンタゴニスト周期ではGnRHアゴニストに対する反応性がいまだ残されていることから，排卵誘導時にhCG製剤の代替として用いることが可能である．OHSSリスクは低減されるが，生児獲得率はOR 0.44（95% CI 0.29-0.68）と相当低下する懸念がある．

e. 全胚凍結

　妊娠が成立しないように全胚凍結をすることには意義があるが，早期発症型OHSSを予防することはできない．また採卵数15個以上の症例に対し，全胚凍結した群と新鮮胚移植をした症例を前方視的に比較しても，OHSS発症頻度や妊娠率

などに有意差がなかった[5]ことから，全胚凍結をするには症例の適切な選択が重要である．

f. 黄体機能維持製剤としての hCG 製剤使用の中止

　体外受精における黄体機能賦活化療法として hCG やプロゲステロンが頻用されているが，OHSS ハイリスク症例に hCG 製剤を用いた場合，プロゲステロン単独投与周期と比較すると，妊娠率に有意差はみられないものの，OHSS 発生率が OR 3.06 となることが報告されているため，OHSS ハイリスク症例の黄体期の管理に hCG を用いることに関しては慎重であるべきであるものと考えられている．よって OHSS の危険性がみられる症例において hCG の使用を避けることは，ほぼ一致した意見である[6]．

g. カベルゴリン製剤の使用

　カベルゴリンはドパミン受容体刺激作用をもつため，VEGF-2 受容体をブロックし血管透過性を減弱させることから OHSS 治療に有用であることが近年多数報告されている．カベルゴリンは中等度以上の OHSS リスクを低減させるようであるが，他の標準的な治療との比較が必要である[7]．

▶ 適応

　PCOS 症例，2 度無月経患者など hMG 製剤の使用量が多量になりやすい症例や，過去に OHSS の既往がある症例などは典型的な OHSS ハイリスク群とみなされる．これら症例の COS を行う際には，以上にあげた治療の選択肢を呈示のうえ，適切な治療を行うことが肝要である．

■文献

1) 平成 20 年度生殖・内分泌委員会報告．卵巣過剰刺激症候群の管理方針と防止のための留意事項．日産婦誌．2009; 61: 1138-45.
2) Broer SL, Dólleman M, Opmeer BC, et al. AMH and AFC as predictors of excessive response in controlled ovarian hyperstimulation: a meta-analysis. Hum Reprod Update. 2011; 17: 46-54.
3) Heylen SM, Puttemans PJ, Brosens IA. Polycystic ovarian disease treated by laparoscopic argon laser capsule drilling: comparison of vaporization versus perforation technique. Hum Reprod. 1994; 9: 1038-42.
4) Al-Inany HG, Youssef MA, Aboulghar M, et al. Gonadotrophin-releasing hormone antagonists for assisted reproductive technology. Cochrane Database Syst Rev. CD001750（2011）．
5) D'Angelo A, Amso N. Embryo freezing for preventing ovarian hyperstimulation

syndrome. Cochrane Database Syst Rev. CD002806（2007）.
6) van der Linden M, Buckingham K, Farquhar C, et al. Luteal phase support for assisted reproduction cycles. Cochrane Database Syst Rev. CD009154（2011）.
7) Tang H, Hunter T, Hu Y, et al. Cabergoline for preventing ovarian hyperstimulation syndrome. Cochrane Database Syst Rev. CD008605（2012）.
8) Fiedler K, Ezcurra D. Predicting and preventing ovarian hyperstimulation syndrome (OHSS): the need for individualized not standardized treatment. Reprod Biol Endocrinol. 2012; 10: 32.

〈平池 修　矢野 哲〉

C 不妊症

25 不育症の診断と治療

> **重要ポイント!**
> - 抗リン脂質抗体はループスアンチコアグラント（リン脂質中和法と希釈ラッセル蛇毒法）と（β_2 glycoprotein I 依存性）抗カルジオリピン抗体を測定する．健常人の 99 パーセンタイルを基準として 12 週間持続していずれかが陽性の場合に抗リン脂質抗体症候群と診断し，低用量アスピリンと未分画ヘパリン併用療法を行う．
> - 染色体均衡型転座による反復流産に対して日本産科婦人科学会の承認後に着床前診断が可能である．着床前診断が自然妊娠より出産率上昇に寄与するという研究成果はない．着床前診断を行わなくても 68〜83％が出産に至る．
> - 双角子宮，中隔子宮に対する手術の有効性は証明されていない．
> - 原因不明に対する確立された治療法はないが，薬剤投与をしなくても一定の出産率が期待できる．胎児染色体異常は次回出産の予知因子である．

▶ 定義

不育症 recurrent pregnancy loss は「妊娠はするけれど流産・死産を繰り返して児を得られない場合」と定義される．習慣流産を含むが，（生）化学妊娠は含まない．

▶ 概説

流産は約 15％に起こる．女性の加齢とともに増加し，40 代では 40％にも上る．習慣流産 0.9％，不育症 4.2％の頻度であり，妊娠したことのある女性の 38％が流産を経験していた．

不育症の原因は抗リン脂質抗体 10.7％，子宮奇形 3.2％，夫婦染色体異常 6％であり，約 70％が原因不明であった（図 25-1 左）[1]．Branch らは臨床家が実施すべき検査として抗リン脂質抗体，子宮奇形，夫婦染色体検査，胎児染色体検査を推奨している（表 25-1, 25-2）．

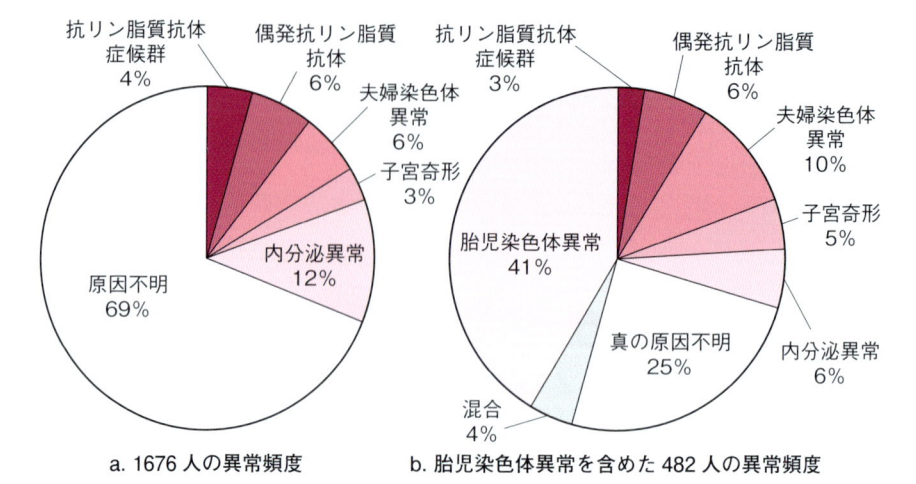

図 25-1 不育症精査を行った 1,676 人の異常頻度と胎児染色体検査を加えた 482 人の異常頻度

a. 1676 人の異常頻度
- 抗リン脂質抗体症候群 4%
- 偶発抗リン脂質抗体 6%
- 夫婦染色体異常 6%
- 子宮奇形 3%
- 内分泌異常 12%
- 原因不明 69%

b. 胎児染色体異常を含めた 482 人の異常頻度
- 抗リン脂質抗体症候群 3%
- 偶発抗リン脂質抗体 6%
- 夫婦染色体異常 10%
- 子宮奇形 5%
- 内分泌異常 6%
- 真の原因不明 25%
- 混合 4%
- 胎児染色体異常 41%

a. Sugiura-Ogasawara M, et al. Fertil Steril. 2010; 93: 1983-8[1]
b. Sugiura-Ogasawara M, et al. Hum Reprod. 2012; 27: 2297-303[3]

最近，胎児染色体検査と系統的検査がすべて行われた不育症 482 組の原因頻度を調べたところ，41% は胎児染色体異常のみがみられ，胎児染色体正常を示す真の原因不明は 25% に留まることが明らかになった（図 25-1 右）[3]．胎児染色体検査が複数回実施されている症例では 70% 以上が胎児異常は異常流産を，胎児正常は正常流産を反復していた．胎児異常流産患者は胎児正常の場合よりもその後の生児獲得率が高い．

日本産科婦人科学会・日本産婦人科医会診療ガイドライン産科編「CQ204 反復流産・習慣流産」における推奨レベルは抗リン脂質抗体 A，子宮奇形 A，夫婦染色体検査 B である（表 25-1）．

一方，厚労省不育症班研究が平成 20～22 年に行われ，プロテイン S と抗ホスファチジルエタノールアミン（PE）抗体測定を推奨したがこれらの意義は国際的には立証されていない．

▶ 各論

1. 抗リン脂質抗体症候群（antiphospholipid antibody syndrome: APS）

診断基準を表 25-2 に示した[4]．診断基準にはないが，反復流産，子宮内胎児発

表 25-1　原因精査のために必要な検査と対策

	基本的検査の実際	予防，対策	日産婦診療ガイドライン推奨レベル	BranchらのN Engl J Med総説
抗リン脂質抗体	抗カルジオリピンβ₂GPI複合体抗体＞1.9（223）[*1] ループスアンチコアグラント（RVVT）＞1.3（290） ループスアンチコアグラント（リン脂質中和法＞1.6（290）[*1] いずれかが12週間持続したら診断する 基準値はSRL社による健常人の99パーセンタイルを示した	アスピリン81 or 100 mg＋ヘパリンカルシウム（5000 IUx2/日）自己注射	A	推奨
夫婦染色体異常	染色体G分染法（3127）[*2]	遺伝カウンセリング 着床前診断 自然妊娠	B	推奨
子宮奇形	子宮卵管造影（518），超音波検査（530）[*3]	手術 非手術	A	推奨
胎児染色体	流産絨毛の染色体G分染法	薬物投与無効	C	推奨
内分泌異常（糖尿病，甲状腺機能低下，多嚢胞性卵巣症候群）	空腹時血糖（11），TSH（112），FT4（114），超音波検査，問診	糖尿病，甲状腺機能コントロール		臨床症状があれば検査する 推奨しない
血栓性疾患				推奨しない

[*1] （　）習慣流産の病名での保険点数．2014年4月
[*2] 習慣流産の病名では保険採用されない．
[*3] 習慣流産，不育症では保険適用されていない．

育遅延，羊水過少症，血小板減少症もAPSを疑うべき症状である．初期流産よりも子宮内胎児死亡が特徴である．

　抗リン脂質抗体はリン脂質と蛋白の複合体に結合する自己抗体の総称であり，主な対応抗原は$β_2$ glycoprotein I（$β_2$GPI）とプロトロンビンである．対応抗原が多様なため測定法も多岐にわたるが，陽性の場合に抗凝固療法によって生児獲得率が

表 25-2　抗リン脂質抗体症候群診断基準

臨床所見
1. 血栓症
2. 妊娠合併症
   a. 妊娠 10 週以降の胎児奇形のない 1 回以上の子宮内胎児死亡
   b. 妊娠高血圧症もしくは胎盤機能不全による 1 回以上の妊娠 34 週以前の早産
   c. 妊娠 10 週未満の 3 回以上連続する原因不明習慣流産

検査基準
1. 国際血栓止血学会のガイドラインにそった測定法のループスアンチコアグラント（12 週間以上はなれた別の機会で 2 回以上陽性）
   a. リン脂質依存性凝固時間（aPTT，カオリン凝固時間，ラッセル蛇毒時間）の延長がみられる．
   b. 正常血漿との混合試験によって凝固時間が補正されない．
   c. 過剰のリン脂質に中和されて凝固時間が補正される．
   d. 他の凝固インヒビターが存在しない．
2. 標準化された ELISA 法による抗カルジオリピン抗体 IgG あるいは IgM 陽性（中高力価）（12 週間以上はなれた別の機会で 2 回以上陽性）
3. 標準化された ELISA 法による β_2GPI 依存性抗 CL 抗体 IgG あるいは IgM 陽性（99 パーセンタイル以上）

臨床症状が 1 項目以上存在し，検査項目が 1 項目以上存在するとき抗リン脂質抗体症候群とする

(Miyakis S, et al. J Thromb Haemost. 2006; 4: 295-306)[4]

改善できることが明確な測定法はかぎられる．

　APS の診断には（β_2GPI 依存性）抗カルジオリピン抗体（β_2GPI・CL 複合体抗体），aPTT 凝固時間を用いたループスアンチコアグラント（リン脂質中和法）および RVVT 凝固時間を用いたループスアンチコアグラント（希釈ラッセル蛇毒法）の 3 者を行う．検査会社の報告書にある基準値ではなく，健常人の 99 パーセンタイルを用いることが推奨されており，いずれかが陽性のとき，12 週間後に再検して陽性が持続するときに APS と診断する[4]．

　低用量アスピリン・未分画ヘパリン療法が標準的治療法であり，生児獲得率は 70〜80％とされている．基礎体温を記録し，妊娠 4 週から低用量アスピリン内服（81 mg もしくは 100 mg/日）と未分画ヘパリン（5,000 IU，2 回/日皮下注射）を自己注射する．妊娠 36 週 0 日でアスピリンを中止，ヘパリンは分娩の 3〜6 時間前まで持続可能である．

　プレドニゾロン・アスピリン併用療法が最初に報告されたが，アスピリン・ヘパ

リン併用療法の方が生児獲得率の点で優れ，早産の頻度が増加するため，プレドニゾロンは使われなくなった．また，抗リン脂質抗体陰性で抗核抗体陽性例に治療の必要はない．

β_2GPI 依存性抗 CL 抗体の健常女性の 99 パーセンタイルは 1.9 である（検査会社の基準値 3.5）．また，CL のみを用いた ELISA 法の抗体価（β_2GPI 非依存性抗 CL 抗体＝感染症タイプ）よりも高いことが陽性の条件であるため，非依存性の測定も同時に実施する必要がある．

抗カルジオリピン抗体 IgG は診断基準に含まれているが，検査会社の基準値は 99 パーセンタイルよりもおおむね低く設定されており，過剰な治療につながる．また，抗カルジオリピン抗体 IgM も測定の必要はない（論文投稿中）．

抗 PE 抗体 IgG, IgM の陽性率はそれぞれ約 10％であり，陽性率が高いために本邦では頻用されているが，標準的測定法による APS 群と乖離しており，単独陽性に関して無治療の出産率が 71.4％もあり，過剰な治療につながっている．

2. 夫婦染色体均衡型転座

均衡型転座（相互転座および Robertson 型転座）と逆位が反復初期流産の原因となる．9 番逆位は正常変異である．

以下の遺伝カウンセリングを行う．

転座保因者は流産以外の臨床症状はなく，一定の出産率が期待できる．診断後初回自然妊娠での生児獲得率は 31.9〜63.0％であり，累積生児獲得率は 68.1〜83％である．反復流産を発端として均衡型相互転座保因者であることがわかった場合，不均衡児を妊娠継続する確率は多いもので 2.9％である[5]．

着床前診断は体外受精によって得られた受精卵の割球を採取して診断し，正常もしくは均衡型の受精卵を胚移植することで流産を予防する．日本産科婦人科学会は第 3 者臨床遺伝専門医が遺伝カウンセリングを実施することを承認の条件としている．現在出産率を明記している論文は 5 つあるが，生児獲得率は 14.3〜58.6％であり，自然妊娠に対する優位性は示されていない．比較ゲノムハイブリダイゼーション法（CGH）による診断が増加しているが，診断精度が上がれば移植胚数が減少するだけであり，流産率は低下するが出産率改善は期待できない．

3. 子宮奇形

スクリーニングとして子宮卵管造影法と超音波検査を行い，MRI，子宮鏡，腹腔鏡を組み合わせて確定診断をする．大奇形（単角子宮，重複子宮，双角子宮，中隔

子宮）は反復流産の3.2〜10.4％にみられ，子宮内胎児死亡，早産とも関与するが，弓状子宮は関与しない．子宮奇形は不妊症とは関与しない．

　子宮奇形に対して手術を行った場合に生児獲得率が改善できるというRCTは行われていない．双角子宮に対する形成手術，中隔子宮に対する内視鏡的中隔切除術後の生児獲得率は35.1〜64.9％と報告されている．当院の1,676例の反復流産患者の検討で，単角子宮，重複子宮，双角子宮，中隔子宮の大奇形は3.2％にみられ，子宮奇形をもつ患者と正常子宮をもつ患者の非手術診断後初回妊娠成功率は59.5％（25/42），71.7％（1,096/1,528，p＝0.084），累積成功率は78％，85.5％であった[1]．

4. 原因不明不育症

　原因不明が70％を占め，胎児染色体異常流産は41％，胎児正常の真の原因不明は25％だった[3]．不分離現象による染色体数的異常は加齢によって増加するため，このような患者が増加していることが推測される．胎児染色体異常がみられたときの次回妊娠の成功率は胎児染色体正常であったときよりも有意に高率であった（62％ vs 38％，オッズ比2.6）．胎児異常がみつかればそれは児の寿命であり，次回出産しやすいことをカウンセリングする．

　続発性もしくは40歳以上の高齢女性では胎児染色体異常が高頻度であり，抗リン脂質抗体症候群，子宮奇形はまれであった[3]．胎児染色体異常が確認された既往流産2〜3回程度の患者には系統的検査をしない，という選択もある．

　欧米では，原因不明習慣流産に対して胚スクリーニングが行われている．Platteauは4.46回流産歴のある習慣流産患者25人に着床前診断を行い，妊娠継続例は25％と報告した．我々の検討では5回流産歴をもつ患者の51％が次回自然妊娠で出産していた．着床前スクリーニングが出産率向上に寄与したという研究成果は得られていない．

　凝固第V因子Leiden変異，プロトロンビン変異など50個以上の遺伝子多型と不育症の関与が報告されている．Annexin A5は絨毛組織に存在する凝固抑制蛋白であり，この遺伝子多型が不育症に関与するという横断研究が3つ報告された．我々はこれを追試し，横断研究では*ANXA5* SNP5の頻度に有意差を認めたが，患者264人の次回妊娠の生児獲得率はrisk alleleの有無によって差がないことを明らかにした．このrisk alleleのオッズ比は2未満であり，危険因子であっても臨床的有用性を意味しないことを示した．胎児染色体正常の真の原因不明不育症はオッズ比の小さいrisk alleleが多数集積して"流産しやすい体質"を形成していると思われる．この不育症易罹患性遺伝子は多数存在するが，臨床的に調べる意義の確認に

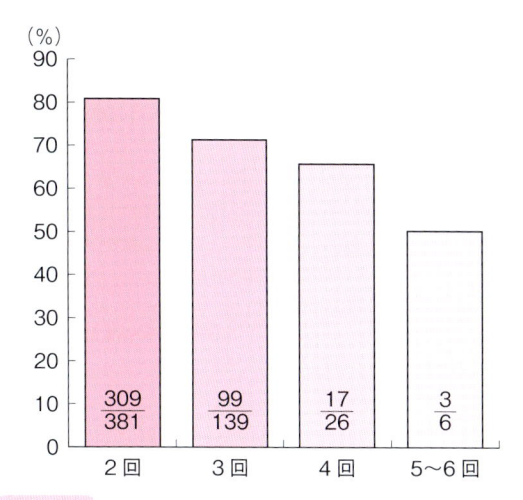

図 25-2 既往流産回数別薬剤投与のない生児獲得率

552 人の妊娠帰結

(Katano K, et al. Fertil Steril. 2013; 6: 1629-34)

は至っていない．

　原因不明に対する確立された治療法はない．原因不明不育症には必ずしも薬剤投与の必要性はなく，一定の確率で成功できる．当院の検討で，薬剤投与なく，既往流産 2 回 81.1％，3 回 71.2％，4 回 65.4％，5～6 回 50％の成功率が得られた（図 25-2）．

　原因不明習慣流産に対し低用量アスピリン，アスピリン・ヘパリン療法，プラセボを無作為割付けし，これらの有効性がないことが証明された．夫リンパ球免疫療法，ステロイド，イムノグロブリン，プロゲステロンなどの有効性も不明である．これらを投与する場合は投与しなくても成功率に差はないことを説明し，倫理委員会の承認と患者の同意を得ることが必要である．

　患者らは流産を繰り返すと生涯子どもに恵まれないのか，と絶望的に思うようだが，我々とオランダの報告から不育症夫婦の約 85％が累積的に出産に至っていることもわかっている[1]．患者のなかには流産のショックのために避妊するものも少なくないが，「女性の加齢は流産の危険因子なので避妊している時間はもったいなく，出産の可能性が十分高い」ことを説明し，励まし続ける精神的支援が原因不明不育症の唯一の治療なのかもしれない．

■文献

1) Sugiura-Ogasawara M, Ozaki Y, Kitaori T, et al. Midline uterine defect size correlated with miscarriage of euploid embryos in recurrent cases. Fertil Steril. 2010; 93: 1983-8.
2) Branch DW, Gibson MG, Silver RM. Recurrent miscarriage. N Engl J Med. 2010; 363: 1740-7.
3) Sugiura-Ogasawara M, Ozaki Y, Katano K, et al. Abnormal embryonic karyotype is the most frequent cause of recurrent miscarriage. Hum Reprod. 2012; 27: 2297-303.
4) Miyakis S, Lockshin MD, Atsumi T, et al. International consensus statement of an update of the classification criteria for definite antiphospholipid syndrome（APS）. J Thromb Haemost. 2006; 4: 295-306.
5) Sugiura-Ogasawara M, Ozaki Y, Sato T, et al. Poor prognosis of recurrent aborters with either maternal or paternal reciprocal translocations. Fertil Steril. 2004; 81: 367-73.

〈杉浦真弓〉

D 異所性妊娠

26 異所性妊娠の診断と治療

> **重要ポイント！**
> - 経腟超音波検査と血中 hCG 検査を併用して診断し，確定診断・治療には腹腔鏡による外科処置が第 1 選択である．
> - メトトレキサートを用いた薬物療法あるいは待機療法が可能な場合もある．
> - 卵管妊娠がほとんどであるが，ART や帝切率の増加から，まれな異所性妊娠についても考慮する必要がある．
> - 出血性ショックきたし救急救命処置が必要な例もあり，女性の急性腹症を診察する場合には常に念頭におくべきである．

▶ 概説

　異所性妊娠は，受精卵が子宮腔以外に着床することにより生じ，全妊娠の約 1～2％の頻度で発生する．「子宮外妊娠」という呼称が広く用いられているが，学術用語としては「異所性妊娠」と統一して用いることが日本産科婦人科学会で決定している．血中 hCG 値の測定が簡便になり，また，経腟超音波断層法の普及により，以前に比較して異所性妊娠の取り扱いは大きく変化した．卵管妊娠の破裂により出血性ショックを呈する例はまれとなり，確定診断を兼ねた治療法として腹腔鏡手術が大きな位置を占めるようになった．外科治療が第 1 選択であることに変わりはないが，診断技術の向上から早期に異所性妊娠が疑われるような例では，薬物療法あるいは待機療法も選択されるようになった．診断は必ずしも容易でなく，経時的な血中 hCG 値あるいは画像所見の評価が重要である．

▶ 定義

　異所性妊娠とは，正常妊娠において受精卵が着床する子宮腔以外の場所に着床することにより生じる疾患である．これまで「子宮外妊娠」の呼称が広く用いられてきたが，子宮に発生する頸管妊娠や帝王切開瘢痕部妊娠などがあるため，呼称が想

定する疾患概念との整合性をもたせるため，現在では「異所性妊娠」という用語を用いている．

▶ 発生部位

卵管（膨大部，峡部，卵管采），卵管間質部，子宮頸管，卵巣，腹膜（腹腔内），帝王切開瘢痕部が異所性妊娠の発生部位であり，卵管妊娠が異所性妊娠の約95％（膨大部55％，峡部25％，卵管采15％）を占める．頸管，卵巣，腹膜などのその他の部位が残りの5％である．ART（生殖補助医療技術）後の異所性妊娠は，自然妊娠の場合よりも卵管以外の部位の頻度が高くなる．また，複数個の受精卵を移植することがあるため，自然妊娠ではまれな内外同時妊娠や複数部位の異所性妊娠が発生することがある．

▶ リスク因子

異所性妊娠のリスク因子としては，異所性妊娠の既往，卵管に対する外科処置の既往，骨盤内感染症の既往，不妊症，生殖補助医療，喫煙，子宮内避妊具の使用，diethylstilbestrol（DES）曝露などがあげられる．クラミジア感染による卵管障害はリスク因子として重要である．

▶ 診断

1. 問診

無月経，性器出血，下腹痛，貧血症状の有無を聴取する．最終月経，月経の周期性，基礎体温表あるいは不妊治療の有無などから妊娠週数を推定する．

2. 一般身体所見

低血圧，頻脈，貧血所見に注意し，尿中hCG定性検査陽性を確認する．

a. 婦人科的診察（内診）

腹部膨満，筋性防御，子宮出血，頸管の可動痛，付属器腫瘤，付属器圧痛の有無を診察する．

3. 画像検査

超音波検査（経腟・経腹）は，経腟断層法が得られる情報量が多く，まず選択すべきであるが，緊急性の高い場合や施設の状況により経腹断層法で診断を行う必要もある．子宮腔内に胎囊像を認めず（図26-1a），付属器領域に胎児心拍や卵黄囊

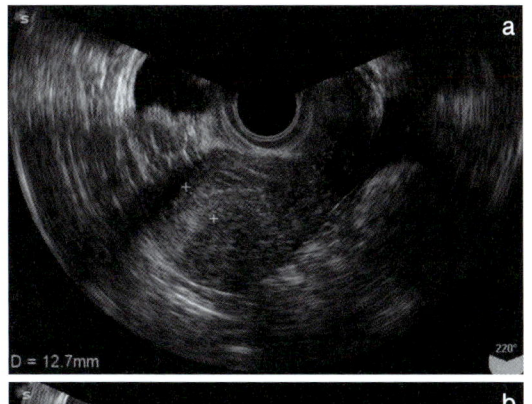

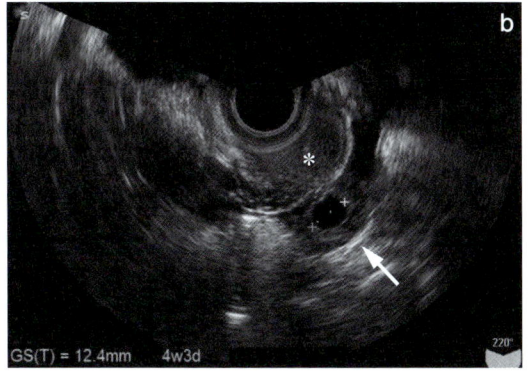

図 26-1 異所性妊娠疑いで施行した経腟超音波断層法像

a: 子宮腔内には胎嚢像を認めない．本例では Douglas 窩に液体貯留像はほとんどない．
b: 左付属器領域に，周囲に高エコー輝度の環状構造を伴う無エコーの嚢胞性病変を認め（矢印），異所性胎嚢像と思われる．少量の液体貯留像を伴っている．＊は子宮頸部である．

を伴う胎嚢像を認めることにより診断される．胎嚢および胎児心拍像が明らかでない場合，付属器領域の不正腫瘤像（blob sign），高エコー輝度のリング像（bagel sign，図 26-1b）は異所性妊娠を疑う所見である．骨盤内の液体貯留像は腹腔内出血を示唆する所見であり，上腹部までの貯留像の広がりはかなりの出血量を留意すべきである．

4. 血清学的検査

血中の hCG（ヒト絨毛性ゴナドトロピン，β サブユニットを測定する）濃度を測定する．最近では，低単位まで迅速に測定が可能であるが，施設によっては検査に時間を要する場合があり，症例の緊急性を考慮する必要がある．異所性妊娠が疑われるが臨床所見が乏しい場合は血中 hCG 値を経時的に測定して参考にすることが多い．正常妊娠の場合，48 時間でおよそ 2 倍になる（doubling time）．超音波検査との併用により，子宮腔内に胎嚢像を認めるべき hCG 濃度の閾値

（discriminatory zone）があり，経腹法で 6,500 mIU/mL，経腟法で 2,000 mIU/mL より血中 hCG が高値で，かつ子宮内に胎囊像がない場合異所性妊娠を疑う．血中 hCG 値は，異所性妊娠に対する治療法の選択の１つの指標となる．卵管妊娠において卵管保存術を選択する１つの目安として 10,000 mIU/mL 未満であることがあげられる．MTX を用いた薬物療法を選択する場合，血中 hCG 値が 5,000 mIU/mL を超える場合は無効例が多くなる．待機療法を選択する場合は，1,000〜2,000 mIU/mL 未満で hCG が下降傾向にあることが条件となる．卵管保存術を選択した場合は術後の経時的な hCG 値の推移をフォローすることが必須である．

血中プロゲステロン値は，正常妊娠と異所性妊娠あるいは流産の鑑別には有用な場合があるが，異所性妊娠の単独での診断検査としては限界があり，hCG 値と超音波検査を併用した診断法に加わるような有用性に乏しい．

5. 子宮内容除去術（D&C）

超音波検査や血中 hCG 値から正常妊娠が否定的で，かつ，異所性妊娠の所見の乏しい場合に施行し，採取された子宮内容物に絨毛組織が確認された場合，あるいは術後に hCG が下降した場合に，子宮内妊娠（流産）と異所性妊娠との鑑別に役立つ．診断的検査としては，その侵襲性と合併症の可能性に留意して症例を選択して行うべきである．

▶ 治療

異所性妊娠の治療には，外科療法，薬物療法，および待機療法がある．外科療法が基本であるが，超音波および血清学的検査の進歩で，より早期の診断が可能となり，症例によっては薬物療法あるいは待機療法が選択される場合もある．施設によって適用可能な治療法は違うため，個々の症例の状況に沿った治療法を選択する．

1. 外科療法

循環動態の安定しないショック症例では開腹術が選択される．ショック症例以外では，最近では腹腔鏡手術が選択されることが多い．腹腔鏡手術は開腹術と比較して低侵襲であり，入院期間・回復期間が短く，コストや整容性の面で有利である．卵管妊娠の場合，卵管摘除術が基本であるが，卵管保存術（線状切開術，図 26-2a）を選択可能な症例があり，その場合，妊娠部位の大きさ（5 cm 未満）や胎児心拍の有無，血中 hCG 値（10,000 mIU/mL 以下）などが適用の条件となる．対側

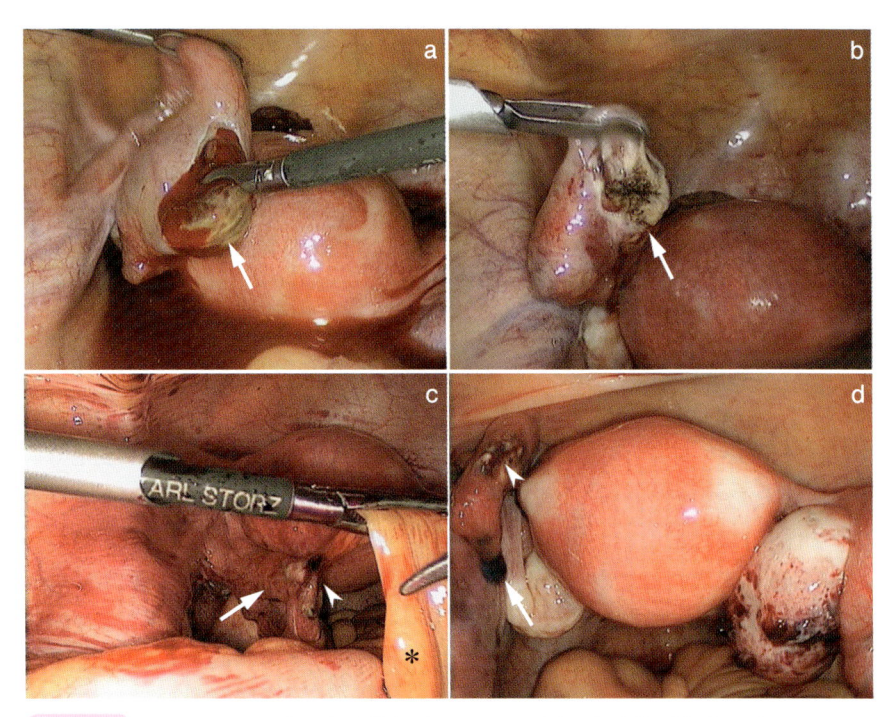

図 26-2　図 26-1 で経腟超音波検査所見を示した例の腹腔鏡手術時の所見

本例は異所性妊娠手術の 3 カ月後に卵巣出血で再手術を行っている.
a: 異所性妊娠手術時の腹腔鏡所見である. 左卵管膨大部妊娠で, 線状切開を加え卵管内の妊娠産物（矢印）を除去している.
b: 左卵管内容を除去し出血点をバイポーラーにより止血した（矢印）. 卵管切開創は縫合せずに開放創として手術を終了した. 術後血中 hCG 値は速やかに下降し異所性妊娠遺残は認められなかった.
c: 異所性妊娠手術 3 カ月後に卵巣出血による急性腹症で腹腔鏡下手術を行った. 左卵管（矢印）の切開部位には腸管膜（＊）の紐状の癒着を認め（矢頭）, これを剝離した.
d: 線状切開部位は治癒・閉鎖しており（矢頭）, 通色素検査で左卵管采からインジゴカルミンの流出を認め（矢印）, 卵管疎通性が保たれていることが確認された.

　卵管に問題がある場合は可能な限り温存術を選択したほうがよい. 線状切開を行った場合, 術後に軽度の癒着が認められる場合もあるが, 卵管疎通性や妊娠率の観点から切開創の縫合操作は必ずしも必要ではない（図 26-2b〜d）. 保存術を適用した場合は術後の経時的な血中 hCG 値のフォローは必須であり, 4〜15％に術後に異所性妊娠遺残（persistent ectopic pregnancy: PEP）が発生するため, 十分な説明が必要である. 腹腔内に血液貯留が予想される例では, 同種保存血輸血を回避するた

め，術中の回収式自己血輸血が有用な場合がある．

2. 薬物療法

　メトトレキサート（methotrexate: MTX）は，葉酸拮抗薬でDNA合成を阻害し細胞増殖を抑制する作用をもち，婦人科領域では絨毛性疾患に対する治療薬として使用されてきた．異所性妊娠にも有効で，1980年代に間質部妊娠に対して使用されたのを嚆矢として，その使用方法が工夫されてきた．いくつかのプロトコールがあり，単回投与か複数回投与かで比較研究がなされている．適応の選択が重要であり，初期hCG値が比較的低値で（3,000～5,000 mIU/mL未満），妊娠部位は未破裂で小さく，胎児心拍の認められない例が良い適応である．抗がん薬であるので，消化器症状，肺炎，肝障害，骨髄抑制などが認められることがあり，まれに脱毛や重度の白血球減少症が生じることもある．副作用が強い場合は拮抗薬としてロイコボリンを併用する．本邦では，MTXは異所性妊娠に対する保険適用がなく，いわゆるoff-label useとなるため，十分な患者への説明と納得を得たうえで使用すべきである．使用後の経時的な血中hCGのフォローは必須である．卵管保存術後の予防的MTX投与はPEPの発症を低下させる可能性があるが，ルーチンでは推奨されない．

3. 待機療法

　低単位hCG検査あるいは超音波検査の普及により，比較的早期に妊娠が診断されるようになり，異所性妊娠が疑われるもののなかには自然にhCGが低下していくような症例があることが認識されるようになった．また，血中hCGが低値で，明らかな異所性妊娠の所見はないが，子宮内妊娠の所見にも乏しい例がある（診察の時点で着床部位不明，pregnancy of unknown location: PUL）．このような症例では待機的な経過観察が可能で外科処置あるいは薬物療法を必要としない．適応としては，子宮腔内に胎嚢像がなく，血中hCGが低く（＜1,000～2,000 mIU/mL）下降傾向にあり，下腹痛などの症状のない例が対象となる．多くは待機的に対応が可能であるが，13～23％に外科的介入が必要となるため慎重な経過観察が必須である．

▶ 予後・再発

　異所性妊娠に対して治療を行った場合，その後の挙児希望のある例では，治療後の妊娠率や再発率が問題となる．報告により異なるが，異所性妊娠の次回妊娠の

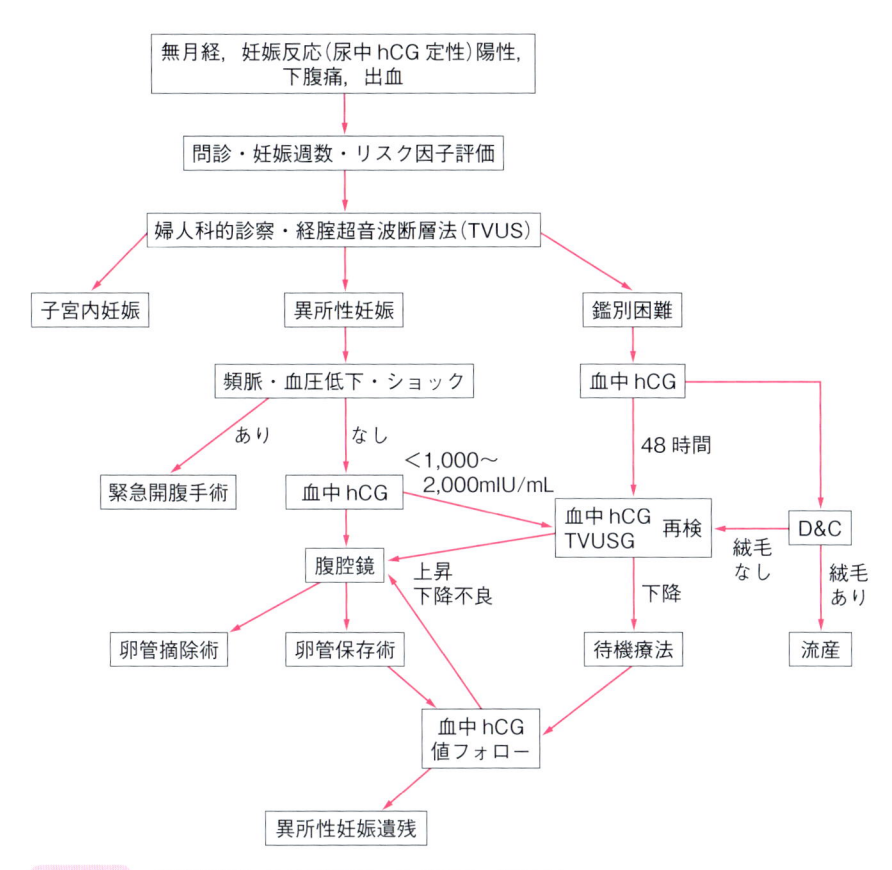

図 26-3 卵管妊娠における診断・治療アルゴリズム

80～88％は子宮内妊娠であり，反復異所性妊娠の確率は4～5％である．保存的外科療法と薬物療法で術後の卵管疎通性や妊娠率には大きな差はないとされる．一方，治療後の妊孕性は，原因となった卵管障害の程度に影響され，体外受精・胚移植が必要になる例もある．

■文献
1) 卵管妊娠．日本産科婦人科内視鏡学会，編．産婦人科内視鏡手術ガイドライン2013年版．東京：金原出版；2013. p.70-7.
2) Farquhar CM. Ectopic pregnancy. Lancet. 2005; 366: 583-91.
3) American college of obstetricians and gynecologists. ACOG Practice Bulletin No. 94:

Medical management of ectopic pregnancy. Obstet Gynecol. 2008; 111: 1479-85.
4) van Mello NM, Mol F, Ankum WM, et al. Ectopic pregnancy: how the diagnostic and therapeutic management has changed. Fertil Steril. 2012; 98: 1066-73.
5) Fujishita A, Masuzaki H, Khan KN, et al. Laparoscopic salpingotomy for tubal pregnancy: comparison of linear salpingotomy with and without suturing. Hum Reprod. 2004; 19: 1195-200.

〈北島道夫　増﨑英明〉

E 感染症

27 クラミジア感染症・淋菌感染症の診断と治療

> **重要ポイント！**
>
> 〈クラミジア感染症〉
> - 女性性器クラミジア感染症の診断は，スワブにより子宮頸管分泌物を採取し核酸増幅法により菌体を検出し行う．
> - オーラルセックスを介して咽頭感染を引き起こすが，無症状であることが多い．
> - 妊婦では，母子感染の予防を目的として妊娠 30 週頃までに上記の方法によりクラミジア検査を行う（公費負担）．
> - 治療は，子宮頸管炎，軽症の子宮付属器炎および PID であればマクロライド系またはキノロン系経口抗菌薬を投与する．腹痛を伴う重症 PID および Fitz-Hugh-Curtis 症候群は，マクロライド系またはテトラサイクリン系抗菌薬を点滴静注する．
> - 治療効果判定は，核酸増幅法を用いて治療から 2〜3 週後に行う．
>
> 〈淋菌感染症〉
> - 女性における性器淋菌感染症は，子宮頸管炎，子宮付属器炎，PID，Fitz-Hugh-Curtis 症候群を引き起こす．
> - 性器感染症の診断は，子宮頸管分泌物を採取し分離培養法，核酸増幅法により菌体を検出する．
> - クラミジアと重複感染することがある．有症状例は，核酸増幅法により同時検査を行う．
> - 治療は，高度耐性菌が存在するため，セフトリアキソン静注，セフォジジム静注，スペクチノマイシン筋注の単回投与を第 1 選択とし，治療後に効果判定を行う．

▶ **概説**

　性器クラミジア感染症は，*Chlamydia trachomatis*（クラミジア）が性行為により，生殖器へ感染し発症する．また，クラミジアは，性器以外に眼科系，泌尿生殖器系疾患など多様な病型を示すことが知られ，血清学的に 15 種類の血清型（A〜

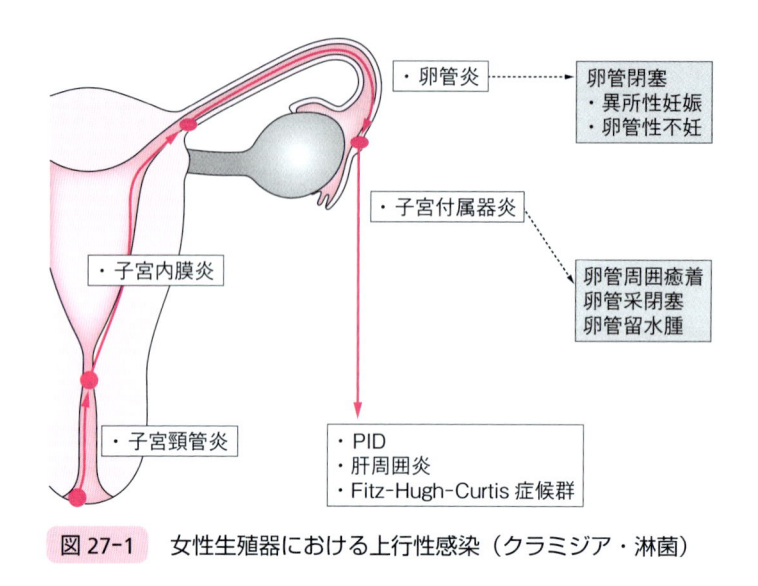

図27-1 女性生殖器における上行性感染（クラミジア・淋菌）

K, L$_{1~3}$）に分類される．A〜Cが眼感染症であるトラコーマ，D〜Kが性感染症，L$_{1~3}$が性病性鼠径リンパ肉芽腫の病原体となる．わが国でヒトより分離される主な血清型は，約70％がD, E, F, G株である．さらに，クラミジアは母子感染の原因菌であり，妊婦の性器クラミジア感染症は，産道感染により新生児にクラミジア結膜炎や新生児クラミジア肺炎を発症する．一方で，淋菌（*Neisseria gonorrhoeae*）はグラム陰性双球菌でありナイセリア属に分類される．これらは，クラミジアと同様に，性行為により性器や咽頭，直腸に感染する．淋菌も産道感染により新生児結膜炎を発症するため，母子感染の原因菌として重要である．

クラミジア，淋菌ともに子宮頸管炎を放置すると，感染が上行性に波及し子宮内膜炎，卵管炎，子宮付属器炎，PID（pelvic inflammatory disease：骨盤内炎症性疾患），肝周囲炎を引き起こす（図27-1）．クラミジア子宮頸管炎を放置すると約10％がPIDを発症する[1]．さらに，これらの卵管炎やPIDおよび肝周囲炎は，卵管性不妊症，異所性妊娠，卵管留水腫の原因となる卵管周囲癒着や卵管狭窄を形成し，また肝周囲癒着により激烈な右上腹部痛を伴うFitz-Hugh-Curtis症候群を発症する．

診断

クラミジアと淋菌の女性性器感染症でみられる共通の自覚症状は，帯下異常，性

表 27-1　主なクラミジア検出方法

	商品名	標的物質	検出法	クラミジア・淋菌同時検査
核酸同定法	DNA probe	RNA	DNA-RNA ハイブリダイゼーション	×
酵素抗体法	IDEIA PCE	特異蛋白	EIA 法	×
核酸増幅法	Cobas 4800 システム CT/NG	DNA	realtime PCR 法	○
	BD Probe Tec ET/CT	DNA	SDA 法	○
	APTIMA Combo 2	RNA	TMA 法	○

交時出血，下腹部痛，右上腹部痛である．このため，性交経験をもつ女性がこれらを自覚した場合は，性器クラミジアだけなく淋菌感染症，または，これらの重複感染を疑う．さらに，男性の淋菌性尿道炎は，膿性の尿道分泌物と激烈な排尿痛が特徴的であるが，淋菌性子宮頸管炎は，罹患者の約 50％ が無症状である．一方で，クラミジア子宮頸管炎は，90％ 以上が無症候性感染と考えられている．このため，アメリカ CDC は，特に自覚症状がなくても 25 歳以下の性活動をもつ女性，25～30 歳でパートナーが変わった人，複数のパートナーをもつ人をクラミジアスクリーニングの対象としている[2]．また，腟鏡診では，クラミジア，淋菌感染症において粘液膿性子宮頸管炎と称される子宮腟部の易出血性びらんと膿性の頸管分泌物を認めることがある．しかし，これらは，トリコモナス腟症でも同様の所見がみられ鑑別を要する．

　診断は，性交経験をもつ女性でこれらの自覚症状や他覚所見を認めたら，クラミジアあるいは淋菌感染症の存在を疑い検査を実施する．

　腹膜炎や PID の診断は，本来であれば腹腔内検体を採取し原因菌を検索すべきであるが，外来診療では子宮頸管検体を採取し，内診所見と併せて臨床診断することが多い．したがって，原因菌の正確な診断を行うためには，できるだけ鋭敏な検出方法を選択することが望ましい．現在，クラミジアの検出には，核酸同定法，酵素抗体法，核酸増幅法を用いるが，核酸増幅法は，他の検出法に比べ検出感度が 10 倍以上鋭敏である．このため，偽陰性の存在が重篤な後遺症をもたらす女性のクラミジア感染症の診断では，核酸増幅法が推奨される（表 27-1）．一方で，クラ

ミジア抗体検査（IgG, IgA）は，高感度な性器クラミジア感染症の血清診断法として用いられてきたが，IgG だけでなく IgA も治療後長期にわたり陽性が続く症例があるため，現行感染の診断や治癒判定には使用しない．しかし，IgA と IgG は，ともに抗体価（cut off index）が高値になると骨盤内癒着の頻度が高くなる傾向があり，不妊症のスクリーニング検査として有用である．

淋菌感染症の診断は，クラミジアと同様に子宮頸管擦過検体を採取し菌体を検出する．検出法は，薬剤感受性試験が可能な培養法で行うことが理想的である．しかし，培養法は，淋菌が乾燥や pH，温度変化に弱いため，検体採取後に培地への摂取が遅れると感受性が著しく低下する．このため，検体を培地に直接接種することが困難なオフィス診療では，淋菌の検出においても核酸増幅法が推奨される（表27-1）．さらに，女性における性器クラミジア感染症の約 10％が，淋菌を重複感染しているとの報告があり，有症状例ではクラミジアと淋菌は同時検査することが望ましい（表 27-1）．現在，クラミジア診断で用いられる核酸増幅法は，淋菌を同時検出することが可能であり，クラミジア・淋菌の同時検査として保険適用も設定されている．

▶治療

クラミジアによる子宮頸管炎，子宮付属器炎は，マクロライド系，キノロン系抗菌薬を経口投与する[3]．一般細菌感染症で使用されるセフェム系，ペニシリン系，アミノグリコシド系抗菌薬は無効である．また，クラミジアは細胞内に寄生し増殖するため，7 日間中断せずに内服を継続する．ただし，マクロライド系抗菌薬であるアジスロマイシンは，1 回の服用で約 1 週間血中濃度が維持されるため，単回投与で十分な効果が得られる．ただし，アジスロマイシンは副作用として下痢を高頻度に認めるため，投与前にこれらの副作用に関する説明が必要である（表 27-2）．

淋菌感染症の治療は，セフェム，テトラサイクリン，キノロン系抗菌薬に対して耐性を有する淋菌が増加しており，セフトリアキソン，セフォジジム 1.0 g 静注，スペクチノマイシン 2.0 g 筋注の単回投与を第 1 選択とする[3]（表 27-3）．セフェム系経口抗菌薬では，セフォキシム 200 mg 2 錠 /2×1・3 日間が淋菌に対して最も強い抗菌作用をもつが，無効例がすでに多数報告さている[4]．また，アジスロマイシン（点滴静注用，2 g ドライシロップ）は，淋菌感染症に適応症を取得したが国内外において耐性菌が報告されており，アレルギーなどにより上記の第 1 選択薬が使用できない症例で選択肢となる．また，治療効果判定は，これまでセフトリアキソンにより治療が行われれば不要とされていたが，2010 年に国内でセフトリアキ

表 27-2　クラミジア感染症に対する主な治療例

	一般名	商品名	含有量	使用方法
経口薬	アジスロマイシン	ジスロマック錠	250 mg/錠	1,000 mg 単回投与
		ジスロマック SR 成人用ドライシロップ	2 g/瓶	2,000 mg 単回投与
	クラリスロマイシン	クラリス錠, クラリシッド錠	200 mg/錠	200 mg×2/day 7 日間
	レボフロキサシン	クラビット錠	500 mg/錠	500 mg×1/day 7 日間
	シタフロキサシン	グレースビット錠	50 mg/錠	50〜100 mg×2/day 7 日間
注射薬	ミノサイクリン	ミノマイシン点滴静注用	100 mg/バイアル	100 mg×2/day 点滴投与　3〜5 日間
	アジスロマイシン水和物点滴静注用	ジスロマック点滴静注用	500 mg/バイアル	500 mg×1/day 点滴投与*　1〜2 日間, その後, 250 mg×1/day 内服投与 5〜6 日間

*注射部位疼痛軽減のため, 500 mL の生食等に希釈し, 2 時間かけて点滴投与する.

表 27-3　淋菌感染症に対する主な治療薬

	一般名	商品名	含有量	使用方法
注射薬	セフトリアキソン	ロセフィン	1.0 g/バイアル	1.0 g 静注・単回投与
	セフォジジム	ケニセフ	1.0 g/バイアル	1.0 g 静注・単回投与
	スペクチノマイシン	トロビシン	2.0 g/バイアル	2.0 g 筋注（臀部）・単回投与

*淋菌咽頭感染は, セフトリアキソン 1.0 g 静注・単回投与により治療を行う. PID, Fitz-Hugh-Curtis 症候群は, セフトリアキソン 1.0 g×1〜2 回/日静注. 重症度に応じて 1〜7 日間投与する.

ソンに対する耐性株が報告されたため, 核酸増幅法を用いて実施することが望ましい[5]. 特に, 経口抗菌薬で治療を行った症例において治療効果判定は必須であり, 治療不応例は培養検査を実施して薬剤感受性を確認する.

　クラミジアと淋菌の重複感染例は, 経口キノロン薬あるいはアジスロマイシンとセフトリアキソンを併用し個別に治療と治癒判定を実施する（図 27-2）.

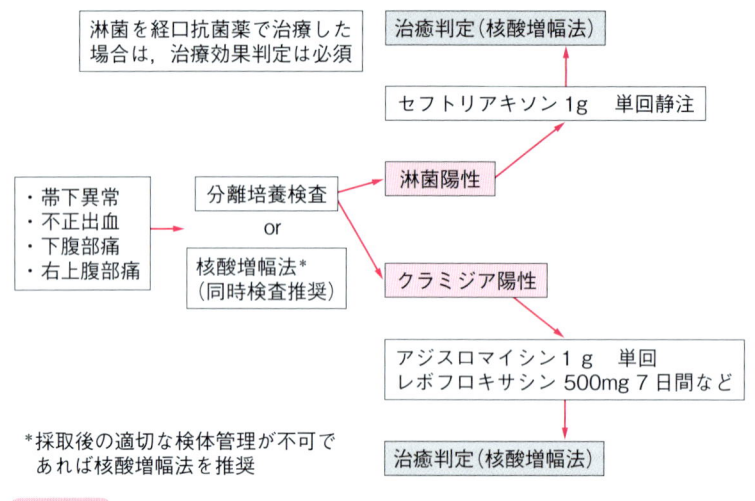

図 27-2　クラミジア・淋菌性重複感染に対する診断・治療の流れ

　激烈な下腹部痛や上腹部痛を伴う PID や Fitz-Hugh-Curtis 症候群は，クラミジアでは，ミノサイクリンやアジスロマイシン，淋菌によるものは，セフトリアキソンを継続投与する．一方で，妊婦におけるクラミジア感染症の治療は，マクロライド系経口抗菌薬を用い，淋菌感染症は，セフトリアキソンとセフォジジム（注射薬）を用いて治療する．

▶ 注意

　クラミジア，淋菌感染症は，オーラルセックスを介して咽頭に感染する．クラミジア咽頭感染の治療は，子宮頸管炎に準じ，また，淋菌による咽頭感染の治療は，セフトリアキソンを用いる．

▶ 予後

　淋菌は，耐性菌の問題はあるものの適切な抗菌療法がなされれば，ほぼ100％治療可能である．また，クラミジアは，現在のところ耐性菌は報告されていない．ただし，パートナーの治療を怠ると再感染することがある．再感染を予防するため，本人だけでなくパートナーに対しても十分なカウンセリングを行う．

■文献

1) Lanjouw E, Ossewaarde JM, Stary A, et al. 2010 European guideline for the management of *Chlamydia trachomatis* infections. Int J STD AIDS. 2010; 21: 729-37.
2) Workowski KA, Berman S, Centers for Disease Control and Prevention (CDC). Sexually transmitted diseases treatment guidelines, 2010, Chlamydial infections. MMWR Recomm Rep. 2010 59 (RR-12).
3) 新村眞人, 川名　尚, 松本哲朗, 他. 性感染症診断・治療ガイドライン 2011. 第2部淋菌感染症. 日本性感染症学会誌. 2011; 22: 52-9.
4) Matsumoto T, Muratani T, Takahashi K, et al. Single dose of cefodizime completely eradicated multidrug-resistant strain of *Neisseria gonorrhoeae* in urethritis and uterine cervicitis. J Infect Chemother. 2006; 12: 97-9.
5) 山元博貴, 雑賀　威, 保科眞二, 他. 淋菌感染症におけるセフトリアキソン (CTRX) 耐性の1例. 日本性感染症学会誌. 2010; 21: 98-102.

〈野口靖之〉

E 感染症

28 性器ヘルペスの診断と治療

> **重要ポイント！**
> - 臨床診断だけでなく，病変部位からのウイルス抗原検査や細胞診，または抗体検査により診断する．
> - 治療は抗ヘルペスウイルス薬の全身投与を行う．
> - 再発例では，前兆が出たらなるべく早く治療を開始する．

▶ 概説

性器ヘルペスは単純ヘルペスウイルス（herpes simplex virus: HSV）1型または2型の感染により，性器に浅い潰瘍性または水疱性病変を形成する．性感染症の1つで，女性ではクラミジア感染症に次いで2番目に多い．HSV-2によることが多かったが，オーラルセックスの一般化により，口唇由来のHSV-1による例が若い女性を中心に増加している．日本では女性の初感染ではHSV-1とHSV-2が同程度かHSV-1が多いが，再発例のほとんどからはHSV-2が検出される．臨床的には初発と再発に分類され，初発は初感染初発と非初感染初発に分かれる．治療は抗HSV薬の全身投与が有効である．

▶ 診断

病歴・臨床症状・局所所見に基づいた臨床診断は重要である．しかし「浅い潰瘍性病変が左右対称に多発する」という典型的な症例は，性器ヘルペス全症例の50％以下といわれている．ピンホール様の微細病変，左右非対称の病変，線状びらんなど多彩な臨床像を呈する．外陰部に潰瘍性または水疱性病変を認めた場合の診療フローチャートを図28-1に示すが，性器ヘルペスを第1に疑う．その後，病変からの検体による病原診断法として，ウイルス抗原の検出（蛍光抗体法）や細胞診を行う．病変からの検体採取が難しい場合は血清抗体価測定法（ELISA法によるIgM・IgG抗体）を行うことにより初発・再発を診断することが可能である[1]．こ

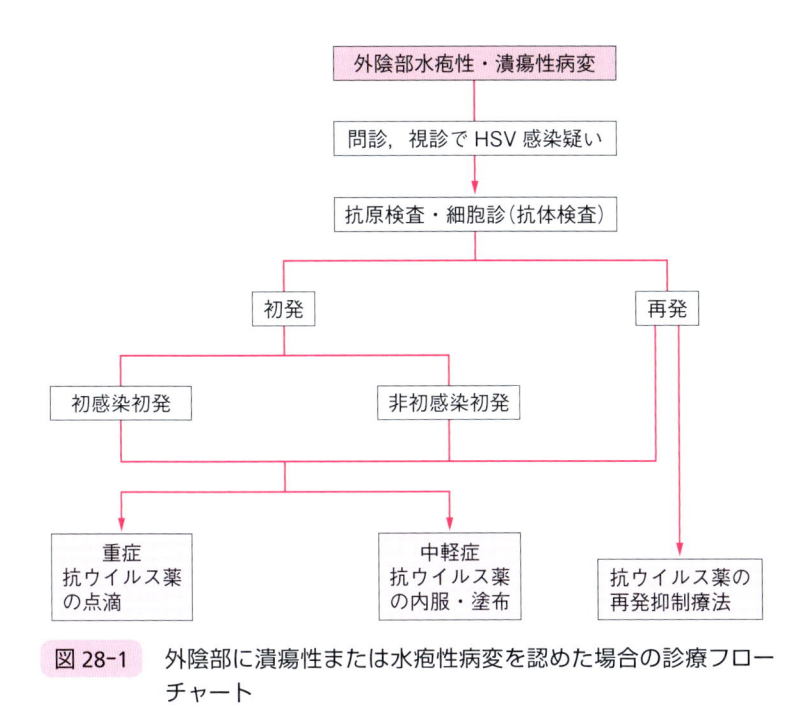

```
                外陰部水疱性・潰瘍性病変
                         │
                問診，視診で HSV 感染疑い
                         │
                抗原検査・細胞診（抗体検査）
                    ┌────┴────┐
                   初発        再発
              ┌─────┴─────┐      │
          初感染初発    非初感染初発  │
              │           │      │
           ┌──┴──┐     ┌──┴──┐  ┌──┴──┐
           │重症  │     │中軽症│  │抗ウイルス薬の│
           │抗ウイルス薬│ │抗ウイルス薬│ │再発抑制療法 │
           │の点滴│     │の内服・塗布│ │        │
           └─────┘     └─────┘  └─────┘
```

図 28-1 外陰部に潰瘍性または水疱性病変を認めた場合の診療フローチャート

（吉村和晃．外陰ヘルペス．今日の臨床サポート．エルゼビア・ジャパン；2013）[1]

の際，高い IgM 抗体値は初発に多いが，低い場合は慎重に判断する．ただし，初感染の場合は IgM 抗体が出現するまでに発症後 1 週間はかかることを念頭においておく．IgG 抗体は幼少期における感染によりわが国では成人の約 50％ が陽性であるので，IgG 抗体の存在だけで当該病変がヘルペス性か否かを決めることは難しい[2]．

▶ 分類

臨床的には初発と再発に分類される．初発は初感染初発と非初感染初発に分かれる．後者は潜伏感染していた HSV の再活性化による．

初感染初発典型例では，性的接触後 2〜10 日間の潜伏期をおいて，突然発症し 38℃ 以上の発熱や倦怠感などの全身症状を伴うことがある．大陰唇・小陰唇から腟前庭部・会陰部にかけて，浅い潰瘍性または水疱性病変が多発する．疼痛が強く，排尿が困難で，ときに歩行困難になり，多くの症例で鼠径リンパ節の腫脹と圧痛がみられる．ときに強い頭痛・項部硬直などの髄膜刺激症状を伴うことがあり，排尿

表 28-1　性器ヘルペスの治療薬

	一般名	商品名	使用法
初発・再発軽中等症	アシクロビル	ゾビラックス®錠（200 mg）	5錠分5，5日間経口
	バラシクロビル塩酸塩	バルトレックス®錠（500 mg）	2錠分2，5日間経口（初発では10日間まで可能）
	ファムシクロビル	ファムビル錠®（250 mg）	3錠分3，5日間経口
重症	アシクロビル	ゾビラックス®点滴静注用 5 mg/kg/回	8時間毎7日間点滴静注
再発抑制	バラシクロビル塩酸塩	バルトレックス®錠（500 mg）	1錠分1，1年間経口

困難や便秘などの末梢神経麻痺を伴うこともある．非初感染初発例では，初感染例に比べて症状は軽いことが多い．再発例の症状は軽く，性器または殿部や大腿部に小さい潰瘍性または水疱性病変を数個形成するだけのことが多い．再発する前に外陰部の違和感や，大腿から下肢にかけて神経痛様の疼痛などの前兆などを訴えることもある[3]．

▶ 治療

　抗HSV薬の種類・用法・用量を表28-1に示す．アシクロビルまたは，経口吸収率を改善したプロドラッグであるバラシクロビル，ファムシクロビルを使用する．1年間に6回以上再発する症例や，再発時の症状が重症な場合は再発抑制療法を行う．抗ヘルペスウイルス薬は腎で排泄されるため，腎機能低下症例（高齢者を含む）に対しては，各薬剤の添付文書にあるクレアチニンクリアランス値に従い減量する必要がある．一方，HIV感染症の成人（CD4リンパ球数100/mm^{3}以上）には再発抑制療法のバルトレックス®錠を2錠分2に増量する．小児に保険適用があるのはゾビラックス®のみで，体重40 kg以上の小児に対しては，20 mg/kg/回を1日4回，5日間経口（max 200 mg）とし，再発抑制療法の場合も，同じ投与量で1年間継続投与する．

　抗HSV薬はウイルスの増殖を抑制し治癒までの期間を短縮するが，体内のウイルスを完全に排除することはできない．したがって一度感染したら，その後の再発を予防するため，常に体調管理を怠らないことが重要で，女性の場合は月経や妊娠

がリスクとなる．また再発例では前駆症状が現れたら，なるべく早く抗 HSV 薬を開始することで発症を予防できる．

■**文献**
1) 吉村和晃．外陰ヘルペス．今日の臨床サポート．エルゼビア・ジャパン 2013（http://clinicalsup.jp/jpoc/）
2) 日本産科婦人科学会・日本産婦人科医会，編．産婦人科診療ガイドライン―婦人科外来編 2014．東京：日本産科婦人科学会；2014．
3) 日本性感染症学会，編．性感染症 診断・治療ガイドライン 2011．東京：日本性感染症学会；2011．

〈吉村和晃　蜂須賀 徹〉

E 感染症

29 尖圭コンジローマの診断と治療

> **重要ポイント！**
> - 診断は病理検査だけに頼らず視診が大切である．
> - 5％イミキモドクリームは適切にしっかり使用すること．
> - 難治例では外科的治療との併用も考慮する．

▶概説

　尖圭コンジローマは，ヒト乳頭腫ウイルス（ヒトパピローマウイルス，human papillomavirus: HPV）感染によってできる良性乳頭腫で，ほとんどが性交によって感染する．女性では3番目に多い性感染症（sexually transmitted disease: STD）である．尖圭コンジローマの90％以上は，ローリスク型のHPV6型かHPV11型である（ほかに42, 43, 44型などがある）．尖圭コンジローマは感染症法の五類感染症で，定点報告を要する疾患である．

▶疫学

　尖圭コンジローマは，本邦では2000年以降，漸増傾向と思われる．本邦における尖圭コンジローマの罹患率は全年齢層では10万人対で約30人である．年齢別の罹患者数をみると，女性で多いのは20歳前後であり，男性では30歳以降であることから，若年女性が罹患しやすい疾患であることが窺われる．20歳前後の推定罹患数では，10万人対で100人以上となる[1]．20歳前後の世代で性器にイボができることは精神的なストレスが大きい．心理的不安として，パートナーにうつす，再発を繰り返す，嫌悪感，などのストレスを3人に1人は受けている[2]．さらに問題なのは，女性の場合にはその後に妊娠を控えていることである．妊娠によって不顕性感染であったHPV6/11型感染が活性化すると，妊娠を契機に尖圭コンジローマを発症する．事実，尖圭コンジローマ合併妊婦の年齢分布は20歳前後に集中している．

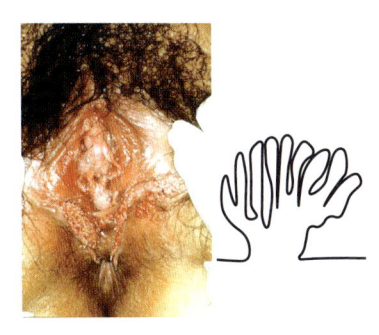

a. 尖圭コンジローマ
病態：HPV6 もしくは 11
疫学：STD
本態：HPV 感染像，VIN1
診断：視診（とさか状）
組織診：がんの否定のため
HPV：HPV6/11 型
治療：ベセルナクリーム

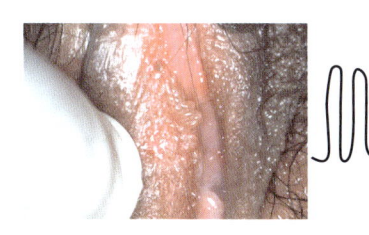

b. 腟前庭部乳頭腫症
病態：ウイルス感染ではない．STD ではない．
疫学：生殖年齢女性
本態：扁平上皮の肥厚
　　　koilocytosis（−）
診断：視診（ニョロニョロ）
組織診：やまびこ診断に注意
HPV：HPV 陰性
治療：不要（ベセルナ効かない）

図 29-1　尖圭コンジローマと腟前庭部乳頭腫症の違い

▶臨床像

　尖圭コンジローマは，扁平上皮分化を維持しながら腫瘍を形成するため，排出されるウイルス量は非常に多く，他の宿主に感染しやすい．HPV は生殖器粘膜上皮にのみ存在し，粘膜下組織への侵入や血中への移行はない．HPV6, 11 型感染の後，3 週～8 カ月（平均 2～3 カ月）で約 75％が尖圭コンジローマを発症する．尖圭コンジローマは，外陰，陰茎，肛門周囲，肛門内，尿道口，腟壁，子宮頸部の外性器のどこにでも発生する．

　尖圭コンジローマは，乳頭状，鶏冠状の疣（いぼ）を形成し，淡紅色ないし褐色のことが多い．ただし，表面が痂皮化すること，色素沈着が強いこともあり，外陰部では黒子と見間違えることもある．一方，子宮頸部の尖圭コンジローマはピンクでしばしば平面的である．酢酸加工によって周辺とのコントラストがはっきりする白色調となる．ときに巨大化する．一般に自覚症状はないが，疣の茎が切れたり表層が下着で擦れたりすることにより疼痛や瘙痒がみられる．

▶ 診断

　臨床像を視診することにより診断する．3%（腟内・子宮頸部）もしくは5%（外陰部）酢酸溶液による加工処理とコルポスコピーによる観察は病変範囲の同定に有用である．視診による診断が不確実な場合には生検して組織診断を行い，コイロサイトーシスなどHPV感染像がみられる場合は，尖圭コンジローマを強く疑う．特に，悪性腫瘍の否定には病理学的検査が必須である．しかし，腟前庭部乳頭腫（図29-1）やCIN1との鑑別は組織診断だけでは難しいことがあるので，組織診断だけで診断をつけるのは危険である．小陰唇内側に発生する腟前庭部乳頭腫との類似した組織像となるため，組織診断だけでは混乱する場合があるので注意する．この鑑別には，図29-1で示したように乳頭状腫瘤の根部がどうなっているかを確認する視診が一番有用である．図とともに視診の際の鑑別方法を示す．

　病原体診断法（HPVテスト）は，保険適用はないものの近年普及してきた．HPVのDNA検出や型判定を行うことで確定診断に至る場合があるが，HPV検査は尖圭コンジローマ診断に対する保険適応はない．血清学的検査は一般には行えない．

▶ 治療

　治療の基本は，免疫調整外用薬である5%イミキモドクリーム（ベセルナクリーム®）の塗布である．5%イミキモドクリームによる治癒までの期間は平均約8週間である．最長16週間使用可能である．難治例と考える前にまずは必要な期間の塗布を行うことが肝要である．治療開始後8週以降に治療効果が現れてくる例もある．

　5%イミキモドクリームによる治癒率は約70%であり，残りは不応の場合がある（痂皮化した病変など）．外用薬が皮下に浸透しにくいためと考えられる．そのような難治例に対しては，外科的治療として，切除，レーザー蒸散，電気焼灼，液体窒素による凍結療法が考慮される．また，外科的治療だけでは再発率が高くなるため，外科的治療後に5%イミキモドクリームを追加する治療法も試みられている．諸外国では，10～25%のポドフィリンアルコール溶液の外用が行われ一般薬として販売されている．

　妊婦の尖圭コンジローマの除去には，レーザー蒸散を行うのが最もよいが，液体窒素による凍結療法や電気焼灼も可能である．5%イミキモドクリーム（ベセルナクリーム®）は，妊婦では慎重投与となっているが，免疫賦活薬であることを考えると有益性にかかわらず，避けるべき薬物であると考えられる．ポドフィリン・

5-FU 軟膏・ブレオマイシン軟膏はいずれも妊婦の使用は禁忌となっている．

▶ 予後

　いずれの薬剤もウイルス自体を排除できる抗ウイルス薬ではなく，無症状の粘膜にHPVが潜伏している可能性がある．治療によって肉眼的な病変を完全に消失させても，3カ月以内に5%イミキモドクリームによる治療では約10%，外科的治療では約30%が再発する．また，パートナーからのピンポン感染もありうるので，パートナーの加療・追跡も重要である．治療によって肉眼的寛解を得ても，必ず3カ月後に再発がないかを確認する必要がある．再発したら，そのつど病変を消失させる治療を繰り返すしかない．しばしば難治性となることがある．

▶ 予防

　尖圭コンジローマの原因ウイルスであるHPV6, 11型を予防できる4価HPVワクチン（ガーダシル®）によって，近年，予防可能となった．4価HPVワクチンが導入された国々では，ワクチンプログラム開始後3年間で，地域全体の尖圭コンジローマ患者が男女ともに明らかに減少している[3]．

■文献

1) 熊本悦明，塚本泰司，杉山　徹，他．日本における性感染症（STD）サーベイランス―2001年度調査報告―．日本性感染症学会誌．2002; 13: 147-67.
2) Maw RD, Reitano M, Roy M. An international survey of patients with genital warts: perceptions regarding treatment and impact on lifestyle. Int J STD AIDS. 1998; 9: 571-8.
3) Donovan B, Franklin N, Guy R, et al. Quadrivalent human papillomavirus vaccination and trends in genital warts in Australia: analysis of national sentinel surveillance data. Lancet Infect Dis. 2010: 11: 39-44.

〈川名　敬〉

E 感染症

30 細菌性腟症の診断と治療

重要ポイント！

- 細菌性腟症の診断は，症状，帯下の性状，鏡検などから行い，有症状の場合を基準として治療を開始する．
- カンジダ腟炎，トリコモナス腟炎，萎縮性腟炎との鑑別が重要である．
- 本邦ではメトロニダゾール（フラジール®）が新しく保険適応治療薬となった．

▶ 概説

　細菌性腟症（bacterial vaginosis: BV）は婦人科診療において，遭遇する頻度が高い疾患の1つである．多くの症例では，帯下増加・外陰の瘙痒感や灼熱感・におい・不快感など様々な症状を訴えるが，不定愁訴の症例もあり，無症候性の場合もある．そのため見逃されがちな疾患ではあるが，女性性器感染症の多くは腟内細菌の上行感染により発症し，骨盤腹膜炎に進展する可能性があるため，臨床的には重要な疾患である．

▶ 定義

　従来 BV はカンジダ，トリコモナスなど特定の起炎菌が検出されない腟炎で，除外診断で診断されていた．*Gardnerella vaginalis* が原因と考えられた時期もあったが，最近では正常腟内細菌叢が乱れ，腟内の乳酸菌が減少し，嫌気性菌を中心とする複数の雑菌が増殖した状態と考えられている．病態としては，性交・月経などにより腟内 pH が上昇し，好気性菌が増殖する．好気性菌が酸素を消費し，嫌気性菌が増殖する．嫌気性菌は腟内粘液を溶解し細菌の付着・進入を促進する．

▶ 診断

　腟炎の診断は帯下の細菌培養検査だけでなく，患者背景・症状を問診し，帯下の

表 30-1　Amsel の診断基準

細菌性腟症は以下の 4 項目のうち少なくとも 3 項目が満たされた場合に診断される．
①腟分泌物の性状は薄く均一である．
②腟分泌物の生食標本で，顆粒状細胞質を有する clue cell が存在する．
③腟分泌物に 10% KOH 液を 1 滴加えたときにアミン臭がする．
④腟分泌物の pH が 4.5 以上である．

表 30-2　Spiegel の診断基準

正常：*Lactobacillus* type（グラム陽性桿菌）が 6～30 個 /1 視野以上
細菌性腟症：*Lactobacillus* type と雑菌との混和状態で
　　　　　　Lactobacillus type が 1～5 個 /1 視野以下

表 30-3　Nugent score

score	*Lactbacillus* type	*Gardnerella* type (菌数/視野)	*Mobilluncus* type
0	>30	0	0
1	5～30	<1	<1 or 1～4
2	1～4	1～4	5～30 or >30
3	<1	5～30	
4	0	>30	

判定：合計スコア　0～3（正常），4～6（中間群），7～10（細菌性腟症）

性状・においなどの理学的所見をとり，帯下生食標本の鏡検で十分観察し，総合的に行うことが重要である．BV の診断には Amsel の臨床的診断基準（表 30-1）[1]，グラム染色を用いた Spiegel の診断基準（表 30-2）[2]，Nugent score（表 30-3）[3] がある．Nugent score を標準とすべきだが，実際の臨床現場で迅速に BV を診断するには，腟内 pH と帯下生食標本の鏡検が有用である．腟内 pH が 5.0 以上で，鏡検により長桿菌である *Lactobacillus* がみられなければ BV と診断する．

▶ 鑑別診断

細菌性腟症と以下の腟炎との鑑別は治療法を選択する意味でも重要である．

1. カンジダ腟炎

　Candida 属の増殖による真菌症である．粥状・酒粕状と表現される白色帯下と外陰部瘙痒感・灼熱感が特徴である．帯下鏡検による菌糸・胞子を検出し，かつ瘙痒感・帯下増量などの症状を認めた場合に本症と診断される．

2. トリコモナス腟炎

　原虫である *Trichomonas vaginalis* が原因である．感染者の年齢層が他の性感染症と異なり幅広く，中高年者にもみられる．また性交経験のない女性や幼児でも感染者がみられることから，下着やタオルによる感染や検診台，便器・浴槽による感染の可能性もある．帯下増加・臭いが症状として多いが，病状が進行すると腟の痛み・瘙痒感・性交困難・性交後出血が出現する．灰白色・緑黄色泡沫状の帯下，子宮頸管からの出血，外陰部・腟・頸部の腫脹や発赤がある．帯下鏡検で原虫を検出すれば本症と診断できる．

3. 萎縮性腟炎

　閉経移行期にみられるエストロゲンの減少または欠落により生じる腟上皮の炎症である．エストロゲンの分泌低下に伴い，腟壁は萎縮・菲薄化する．それにより *Lactobacillus* が減少し腟内 pH が上昇し感染を起こしやすい環境になり，帯下の増加を招く．腟の血流や粘液分泌量の低下とともに腟は乾燥し，瘙痒感・疼痛が出現する．

▶ 治療

　細菌性腟症は上行感染を引き起こし，子宮内膜炎や骨盤腹膜炎に至ることもある．細菌性腟症は有症状の場合を基準として治療を開始する．表 30-4 に細菌性腟症の治療法を示す．治療は局所療法であり，腟洗浄と抗菌薬である[4]．

　わが国と米国では細菌性腟症の治療薬の選択肢が異なる．2010 年 12 月に作成された米国 CDC の性感染症ガイドラインでは，メトロニダゾール 500 mg 1 日 2 回の経口投与を 7 日間，メトロニダゾールゲル（0.75％）を就寝前に腟内に 7 日間塗布，またはクリンダマイシンクリーム（2％）を就寝前に腟内に 7 日間塗布の 3 種類の治療法が推奨されている[5]．また，新しい代替治療として，チニダゾール（2 g）の 2 日間経口投与，またはチニダゾール（1 g）の 5 日間の経口投与も CDC の性感染症ガイドラインに記載されている（表 30-5）[5]．米国の CDC ガイドラインで使用している薬剤には本邦の保険診療上は細菌性腟症に利用できないものがあ

表 30-4　細菌性腟症の治療

クロラムフェニコール腟錠	クロマイ® 腟錠 100 mg 1 回/日	6 日間腟内投与
メトロニダゾール腟錠	フラジール® 腟錠 250 mg 1 回/日	6 日間腟内投与
メトロニダゾール錠	フラジール® 錠 250 mg 2 錠分 2	7 日間経口投与

投与期間は適宜延長

表 30-5　米国 CDC ガイドラインでの細菌性腟症推奨治療

1. メトロニダゾール 500 mg 1 日 2 回経口投与 7 日間
2. メトロニダゾールゲル（0.75%）を就寝前に腟内 7 日間塗布
3. クリンダマイシンクリーム（2%）を就寝前に腟内に 7 日間塗布
4. チニダゾール 1 g の 5 日間経口投与
5. チニダゾール 2 g の 2 日間経口投与

る．使用するのであれば，患者に対し，十分な説明がされるべきである．なお，CDC の性感染症ガイドラインでは，細菌性腟症に関する記載はあるものの細菌性腟症は性感染症として扱っていない．また，パートナーに対する治療も推奨していない．

　クロラムフェニコール腟錠（クロマイ® 腟錠）は乳酸菌まで殺菌されてしまうため，腟内の自浄作用を考えるとメトロニダゾールの方が効果的である．メトロニダゾール（フラジール®）は乳酸桿菌に対しての殺菌効果が弱く，*Bacteroides* 属，*Fusobacterium*，*Prevotella* に対しては強い殺菌効果があるので理想的な薬剤である．2012 年に本邦でも細菌性腟症の保険適応となった．また近年抗菌薬を使用しない ecologic therapy として probiotics による BV の治療が報告されている[6-8]．臨床症状がない細菌性腟症における治療法と考えられており，治療効果の検証が期待されている．

■文献

1) Amsel R, Totten PA, Spiegel CA, et al. Nonspecific vaginitis. Diagnostic criteria and microbial and epidemiologic associations. Am J Med. 1983; 74: 14-22.
2) Spiegel CA, Amsel R, Holmes KK. Diagnosis of bacterial vaginosis by direct Gram stain of vaginal fluid. J Clin Microbiol. 1983; 18: 170-7.
3) Nugent RP, Krohn MA, Hiller SL. Reliability of diagnosing bacterial vaginosis is improved by a standardized method of gram stain interpretation. J Clin Microbiol. 1991; 29: 297-301.

4) 日本産科婦人科学会/日本産婦人科医会, 編. 産婦人科診療ガイドライン―婦人科外来編 2011. 東京: 日本産科婦人科学会; 2011. p.8-9.
5) Workowski KA, Berman S. Centers for Disease Control and Prevention. Sexually transmitted diseases treatment guidelines, 2010. MMWR Recomm Rep. 2010; 59: 1-110.
6) 吉村和晃, 吉村 誠, 小林とも子, 他. 細菌性腟症と乳酸菌腟錠. 産科と婦人科. 2007; 74: 535-9.
7) Falagas ME, Betsi GI, Athanasiou S. Prebiotics for the treatment of women with bacterial vaginosis. Clin Microbiol Infect. 2007; 13: 657-64.
8) Mastoroarino P, Macchia S, Meggiorini L, et al. Effectiveness of *Lactobacillus* containing vaginal tablets in the treatment of symptomatic bacterial vaginosis. Clin Microbiol Infect. 2009; 15: 67-74.

〈武田豊明　大場智洋　大槻克文　関沢明彦〉

F　CIN / 子宮頸がん

31　HPVワクチンの適切な接種方法

重要ポイント！

- 子宮頸がんの包括的予防法として，一次予防のHPVワクチンと二次予防の子宮頸がん検診がある．両者を有効に利用することで，子宮頸がんの大幅な抑制が見込まれる．
- ワクチンの有効性と安全性のベネフィットとリスクを考慮したうえで，WHOやFIGOなど多くの団体および各国政府がHPVワクチンの接種を推奨している．
- 2種類のHPVワクチンが利用できるが，両者ともに6カ月間で，3回の筋肉内接種を行う．対象とするHPVに関しての予防効果はほぼ100％である．
- 思春期女子に対する接種であるため，副反応として失神が起きることがある．注射や痛みに対する恐怖，興奮などの血管迷走神経反射によるものでHPVワクチンに特異的なものではない．また，ワクチンの成分に起因するものではなく，因果関係も特定されない，接種部位以外の痛みが非常にまれに発生することがある．
- 接種を先行してきた英・豪・米国では，HPV感染率の減少ならびに上皮内癌・高度異形成の減少効果が実際に始まっている．

▶ 概説

　WHOでは，子宮頸がんおよびHPV関連疾患を世界的な公衆衛生学的な課題ととらえ，一次予防による子宮頸がんの激減を目指して，HPVワクチン接種を推奨している[1]．子宮頸がんに最も関与の強いHPVが16型と18型で世界中の子宮頸がんの約70％を占める．その他の外陰・腟・陰茎・肛門・上咽頭がんでは，HPV16型がほとんどを占める．生殖器および肛門の疣贅のほとんどはHPV6型または11型感染による．HPV感染はウイルス血症を生じさせず，感染の多くは細胞性免疫によって排除されるが，抗体が産生されるのは約半数であり，抗体価も低い値にとどまる．自然感染では次の感染を防ぐのに十分な抗体は産生されない．

HPVワクチンを思春期女子に接種することで，HPVに曝露される前に免疫を効率的に獲得することができる．この年齢の免疫応答は他の年齢に比べて良いので，HPVに感染する可能性が高い時期を通じてHPVワクチンによる免疫効果は持続する．一部の国では思春期男子への接種も開始されている．ワクチンのターゲットとなるHPV型に関してはほぼ100％の感染予防効果がみられる．公的接種開始から5年以上を経過した先進国では，対象となるHPV感染率の減少，CIN3（上皮内癌および高度異形成）の人口集団あたりの減少という予防効果が出てきた．ワクチンは集団免疫効果によって社会全体の感染率を低下させ，疾病を防ぐものである．接種によって将来の病気や死亡を大きく減少させるベネフィットを踏まえるとともに，リスクへの対応を科学的で正確な情報に基づき冷静に判断・対応することが求められる．

▶ 定義

　HPVワクチンはウイルス表面の殻を構成する蛋白質であるL1カプシドといわれる抗原（VLP: virus-like particle）を遺伝子工学的に作成したもので，殻の中には遺伝子をもたず，病原性はまったくないサブユニットワクチン（不活化ワクチンの一種）である．子宮頸部におけるHPVの自然感染では液性免疫の関与は乏しく，抗体産生が十分に起こらないが，これらのワクチンを筋肉内に接種すると高濃度のIgGを産生し，血中から子宮頸部粘膜に滲出し，中和抗体としてHPVの感染を防御する．また，アジュバントも抗体価の上昇に寄与する．誘導されたIgG抗体は子宮頸部に限らず，全身へ分泌され，生殖器・肛門がんおよび疣贅の予防に有効，あるいは，期待されている．HPVワクチンは，2013年4月1日の予防接種法改正により，Hibおよび肺炎球菌ワクチンとともに定期接種となった．

▶ 各論

1. 2種類のHPVワクチン

　子宮頸がんの原因のほぼ70％を占める16型と18型の感染を予防する2価ワクチン（サーバリックス®）とそれらに尖圭コンジローマのほぼすべての原因となる6型と11型の感染予防効果を加えた4価ワクチン（ガーダシル®）がある（表31-1）．2価ワクチンは，HPV16型に対するワクチンとHPV18型に対するワクチンをそれぞれ作製しこれを混合させたものであり，4価ワクチンも同様に，6，11，16，18型のワクチンをそれぞれ混合させたものである．2006年に米国で最初に4価ワクチン（ガーダシル®：MSD社）が承認され，ついで2007年にEUおよびオース

表 31-1　HPV ワクチンの概要

	サーバリックス®	ガーダシル®
製造会社	GSK	MSD
HPV L1 VLP 型	HPV16/18 型	HPV 6/11/16/18 型
L1 蛋白量	20/20 μg	20/40/40/20 μg
産生システム	バキュロウイルス	酵母
アジュバント	500 μg 水酸化アルミニウム懸濁液（アルミニウムとして） 50 μg 3-脱アシル化-4'-モノホスホリルリピッド A	225 μg アルミニウムヒドロキシフォスフェイト硫酸塩（アルミニウムとして）
接種対象	10 歳以上の女性	9 歳以上の女性
効能・効果	ヒトパピローマウイルス（HPV）16 型および 18 型感染に起因する子宮頸がん（扁平上皮細胞癌，腺癌）およびその前駆病変〔子宮頸部上皮内腫瘍（CIN）2 および 3〕の予防	HPV6, 11, 16 および 18 型感染に起因する子宮頸がん（扁平上皮癌および腺癌）およびその前駆病変（CIN1, 2 および 3 ならびに AIS），外陰上皮内腫瘍（VIN）1, 2 および 3 ならびに腟上皮内腫瘍（VaIN）1, 2 および 3，尖圭コンジローマの予防
接種間隔および部位	0, 1, 6 カ月 筋肉内 （三角筋）	0, 2, 6 カ月 筋肉内 （三角筋または大腿四頭筋）

トラリアで 2 価ワクチン（サーバリックス®：グラクソ・スミスクライン社）が承認され，接種が始まった．日本では，2009 年 10 月 16 日に 2 価 HPV ワクチンが承認（国内承認は 10 歳以上の女性）され，4 価 HPV ワクチンは 2011 年 7 月 1 日に承認（国内承認は 9 歳以上の女性）された．8 月に接種が開始された．両者のワクチンともに 20 年以上抗体価が持続すると推計されている．

2. 2 価ワクチン（サーバリックス®）

サーバリックス®は，HPV16，18 型に起因する子宮頸がん（扁平上皮癌，腺癌）およびその前駆病変（CIN2 および 3）を予防するワクチンである．日本における 20～25 歳女性を対象にした臨床試験では，HPV16 型，18 型に対してワクチン接種後 6 カ月間で 100％の感染予防を示した[2]．また，サーバリックス®接種後 4 年を経過した段階で，HPV に感染例のない思春期女子を想定する集団（TVC naïve）

では，CIN3 以上の病変を HPV16 および 18 型を原因とする場合に 100％予防した．さらに，HPV の型を問わない CIN3 以上の病変も 100％予防（症例数が少ないために有意差は出ていない）し，接種後 4 年を経て高率に CIN3 を予防していることが明らかになった[3]．また，海外の臨床試験においても，HPV 型にかかわらず CIN3 以上の病変に対して，15〜25 歳の TVC naïve 群では 93.2％の有効性を示した．これは，2 価ワクチンといわれるサーバリックス®が，HPV16 および 18 型の感染予防として期待される 70％より，結果的に高い有効性を示したということになり，いわゆるクロスプロテクション（交差防御）に基づくものと説明されている．また，予防効果の持続期間は，臨床試験での経過観察で 9.4 年間は十分な抗体価の持続と病変予防が確認されている．

3. 4 価ワクチン（ガーダシル®）

ガーダシル®は，HPV6, 11, 16 および 18 型の感染に起因する子宮頸がん（扁平上皮癌および腺癌）およびその前駆病変（CIN1, 2 および 3 ならびに AIS），外陰上皮内腫瘍（VIN）1, 2 および 3 ならびに腟上皮内腫瘍（VaIN）1, 2 および 3，尖圭コンジローマを予防する．日本における 18〜26 歳を対象とした臨床試験のワクチン接種後 2.5 年（中央値）の経過観察で HPV16, 18 型関連の持続感染または生殖器疾患を 94.5％，HPV6, 11 型関連の持続感染または尖圭コンジローマを 73.1％予防した[4]．海外の臨床試験（FUTURE I, 16〜26 歳を対象）において，HPV6, 11, 16 および 18 型に関連する CIN1, 2 および 3 ならびに AIS（上皮内腺癌），VIN1, 2 および 3 ならびに VaIN1, 2 および 3 ならびに尖圭コンジローマに対する予防効果は，いずれも 100％であった．また，FUTURE II 試験では，（16〜26 歳を対象）では，CIN1, 2 および 3，AIS に対しては 96.9％，VIN1, 2 ならびに VaIN1, 2 および 3 ならびに尖圭コンジローマにして 98.7％の予防効果であった[5]．

4. HPV ワクチンの接種方法

HPV ワクチンの接種前には以下の事項を接種者本人および保護者に説明する．子宮頸がんのおよそ 70％以上の予防が期待できる．しかしワクチン接種を受けた女性でも 16 型，18 型以外の発がん性 HPV に感染するリスクがある．

1) 子宮頸がんやその前がん病変，既存の HPV 感染に対する治療効果はない．
2) ワクチン接種後も，成人女性は子宮頸がん検診を受ける必要がある．
3) ワクチン接種前に HPV-DNA 検査は原則として行う必要はない（HPV 抗体

の測定は臨床的に行われていない).

　問診票を用いて，被接種者の基本情報，健康状態，既往歴などを確認し，当日，安全に接種ができる対象であることを確認して接種を行う．未成年者に対しては保護者の署名が必要である．

　HPV ワクチンは温度による影響を受けやすいため，遮光し，凍結を避け，2〜8℃で保存する．10 万人に 1 例程度で発生するアナフィラキシーショックなどに備えて以下のものを準備しておく．

①エピネフリン，抗ヒスタミン薬，ステロイド剤，抗けいれん薬
②輸液
③喉頭鏡，気管チューブ，蘇生バッグ
④血圧計
⑤静脈路確保用品

以下の対象は接種を避ける．
1）2 価ワクチンは 10 歳未満の女児，4 価ワクチンは 8 歳未満の女児
2）明らかに発熱している者
3）重篤な急性疾患にかかっている者
4）本剤の成分に対して過敏症を呈したことがある者，その他予防接種を行うことが不適当な状態にある者
5）妊婦または妊娠している可能性のある女性

　2 価 HPV ワクチンも 4 価ワクチンも，使用前に十分に振り混ぜてから接種する．1 回接種量は 0.5 mL で上腕の三角筋部（または 4 価ワクチンでは大腿四頭筋）に筋肉内接種する．針が深くはいりすぎないように注意する．2 価 HPV ワクチンは，0，1，6 カ月の接種スケジュール，4 価ワクチンは，0，2，6 カ月の接種スケジュールで，合計 3 回接種する．

5. HPV ワクチン接種の安全性と副反応

　思春期女子に対する接種であるため，失神が起きることがある．注射や痛みに対する恐怖，興奮などの血管迷走神経反射によるもので HPV ワクチンに特異的なものではない．厚生労働省の調査によれば，2009 年 12 月から 2013 年 9 月末までの約 880 万回の延べ接種あたりの，2 種類のワクチンの接種後の主な副反応（10 万接種当たり）は，失神 0.9，発熱 0.9，過敏症 0.3，アナフィラキシーは 0.2，四肢痛 0.2，筋力低下 0.2 などであった．失神の予防のためには，接種に際しできる限り不安の除去を行い，座って接種する．接種後はすぐに帰宅させず，30 分間は待機さ

せる.

　2013年4月に定期接種化されて以降，ワクチン接種後に接種部以外の疼痛が持続したり，運動障害が現れたりするという副反応が過度にマスコミで取り上げられ，科学的検証がないままに大きな騒動となった．厚生労働省では，6月14日副反応検討会を開催し，これまでに収集された医学情報をもとに分析・評価した結果，ワクチン接種の有効性と比較したうえで，定期接種を中止するほどリスクが高いとは評価されなかった．しかし，接種部位以外の体の広い範囲で持続する疼痛の副反応症例等について十分に情報提供できない状況にあることから，接種希望者の接種機会は確保しつつ，適切な情報提供ができるまでの間は，積極的な接種勧奨を一時的に差し控えるべきと勧告した．

　一方，WHOの諮問委員会であるGACVS（ワクチンの安全性に関する諮問委員会）は，6月13日にHPVワクチンに関する安全性について，「引き続き2つのワクチンの安全性が再確認された」という声明を発表した．日本から報告されている慢性疼痛の症例に関しても，世界各国で使用が増加しており，他からは同様の徴候が認められていないことから，現時点ではHPVワクチンを疑わしいとする懸念はほとんどない，と述べている．また，世界125カ国の産婦人科学会の集まりである国際産婦人科連合（FIGO）は，8月2日，現在入手可能なすべてのデータ（臨床試験，市販後調査，CDC他）を確認したうえで，子宮頸がん予防ワクチンの接種を継続すべきと声明を出している．

　厚生労働省では，その後，あらためて国内の副反応発生状況を調査し，ワクチン接種後に接種部以外の疼痛が持続したり，運動障害が現れたりするという副反応は10万接種にあたり1.5件であると報告した．発生時期は，接種直後から800日後までに及ぶ．海外においても同様の症例が報告されており，ワクチン自体の成分ではなく針を接種する行為との関連性があるかもしれず，ワクチンの安全性への懸念とは捉えられていない．2種のワクチンに副反応発生に有意な差はない．痛みや運動障害発生のメカニズムとしては，局所の疼痛や不安が心身の反応を惹起したことは否定できないとしているが因果関係は特定されていない．半数以上の症例で改善がみられるとしつつも，接種勧奨再開に至っていない（2014年2月28日現在）．

　思春期の女子は，多感な時期にストレスや痛みを抱えて生活しており，ワクチン接種あるいは何らかのきっかけで，慢性な疼痛をもつ可能性がある．そのような症例に遭遇した場合には，痛みや苦しみをきちんと受け止めて，なるべく早い診断治療のためのアプローチを行うことが重要である．ワクチン接種の前には，子宮頸がん予防の意義と副反応発生の際の注意を伝えることが重要である．

一方，保護者，接種者である医師・医療従事者，自治体などの現場で大きな混乱と不安が生じている．それに対応する具体的なアドバイスを以下に示す．
1. これまでに，既定通りワクチン接種を問題なく3回終了された方は，特に心配することはありません．今後，ワクチンの効果が発揮されます．
2. これまでに，1回または2回の接種を済ませ，今後のワクチン接種を継続しようと考える方は引き続き接種を行ってください．その際には，接種医からワクチンの説明をきちんと受けてください．
3. これまでに，1回または2回の接種を済ませたが，今後のワクチン接種をためらっている方は接種医に相談してください．それでも不安な方は，ワクチンの積極的接種勧奨が再開してから，接種を行うことをお奨めします．ワクチンの標準的な接種間隔は「6カ月間に3回」ですが，接種間隔が延びても3回接種することによって，十分な効果があります．1回または2回で中止してしまうと，十分な効果が得られない可能性があります．
4. 現時点で，ワクチン接種を行わないと決められた方は，ワクチンの積極的勧奨が再開してから，あらためて，接種の是非をご検討することをお奨めします．

おわりに

　WHOは，2014年2月14日に再度出した安全性声明において，「不完全な情報によりワクチン接種による有害性を訴えることは，有効なワクチンが使えなくなるという悪影響をきたす可能性がある」と述べている．最近の日本の先天性風疹症候群の多数の発生も，過去のワクチン行政の失敗によるものである．
　日本産婦人科学会，日本産婦人科医会，日本婦人科腫瘍学会，子宮頸がん征圧をめざす専門家会議は共同で，HPVワクチン接種の積極的接種勧奨の再開を国に求めている．わが国での，2009年のワクチン承認以来これまでの接種で，5,000人以上の命を救い，20,000人のがんを防ぐことになると推定されている．HPVワクチンの有効性と安全性については，世界的に認められており，この地球上から子宮頸がんを消滅させることを目的として，ワクチン接種が粛々と進行している．接種がほぼ中止となっているわが国の現状はきわめて例外的である．もし，このまま接種が止まってしまった場合，十数年後には日本だけが子宮頸がん罹患率の高い国となることが懸念されるという声明を発表している．

■文献

1) WHO. Weekly epidemiological record. 2009; 84: No.15, p.117-32.
2) Konno R, Tamura S, Dobbelaere K, et al. Efficacy of human papillomavirus type 16/18 AS04-adjuvanted vaccine in Japanese women aged 20 to 25 years: final analysis of a phase 2 double-blind, randomized, controlled trial. Int J Gynecol Cancer. 2010; 20: 847-55.
3) Konno R, Yoshikawa H, Okutami U, et al. 48-month efficacy of the HPV-16/18 AS04-adjuvanted vaccine in young Japanese women. EUROGIN, 2012, Prague, Czech.
4) Yoshikawa H, Ebihara K, Tanaka Y, et al. Efficacy of quadrivalent human papillomavirus (types 6, 11, 16 and 18) vaccine (GARDASIL) in Japanese women aged 18-26 years. Cancer Sci. 2013; 104: 465-72.
5) FUTURE II study group. Quadrivalent vaccine against human papillomavirus to prevent high-grade cervical lesions. N Engl J Med. 2007; 356: 1915-27.

安全性及び副反応検討会のWHOおよび厚生労働省のサイト
http://www.who.int/vaccine_safety/committee/topics/hpv/130619HPV_VaccineGACVSstatement.pdf#search='GACVS+HPV'
http://www.mhlw.go.jp/stf/shingi/2r98520000034g8f.html　2013年6月14日
http://www.mhlw.go.jp/stf/shingi/0000033881.html　2013年12月25日
http://www.mhlw.go.jp/stf/shingi/0000035220.html　2014年1月20日
http://www.mhlw.go.jp/stf/shingi/0000038488.html　2014年2月26日

〈今野　良〉

F　CIN / 子宮頸がん

32　ASC-US, LSIL, HSIL の対応と管理

重要ポイント

- 子宮頸部細胞診の結果が ASC-US の場合は，原則的にハイリスク HPV 検査を行う．HPV 検査が不可能であれば，半年後に細胞診を再検して ASC-US 以上の異常所見で精密検査，もしくはただちに精密検査を行ってもよい．
- 細胞診結果が LSIL, HSIL の場合に加えて，ASC-US でハイリスク HPV 検査が陽性だった場合は精密検査を行い，組織診による確定診断の後，管理・治療方針を決定する．
- 組織診で確認された CIN1/2 は，その CIN grade（CIN1 or CIN2）と HPV タイピング検査が行われていれば，その HPV 型のリスクにより管理・治療方針を決定する．
- 組織診で確認された CIN3 は原則として治療対象である

▶ 定義

- ASC-US（atypical squamous cells of undetermined significance）：意義不明な異型扁平上皮細胞
- LSIL（low-grade squamous intraepithelial lesion）：軽度扁平上皮内病変
- HSIL（high-grade squamous intraepithelial lesion）：高度扁平上皮内病変

これらは元来，子宮頸部細胞診の報告システムであるベセスダシステムの細胞診判定用語[1]である．我々が子宮頸がんおよび前駆病変を診断するときには，子宮頸部細胞診を行い，上記のような異常細胞診所見の判定を得て，精密検査として，コルポスコピーと狙い組織診で最終的な病理学的な診断を行う．細胞診判定はあくまで，診断への手がかりであるということを忘れてはならない．しかしながら，LSIL, HSIL という用語は最近欧米を中心に子宮頸部上皮内病変の病理学的な分類として用いられることもある（おおむね LSIL は CIN1 に，HSIL は CIN2-3 に対応する）．欧米のガイドラインでは CIN2 は CIN3 と同様に治療適応とされているた

4分割	mild dysplasia	moderate dysplasia	severe dysplasia	CIS	SCC

3分割	CIN 1	CIN 2	CIN 3

2分割	LSIL	HSIL

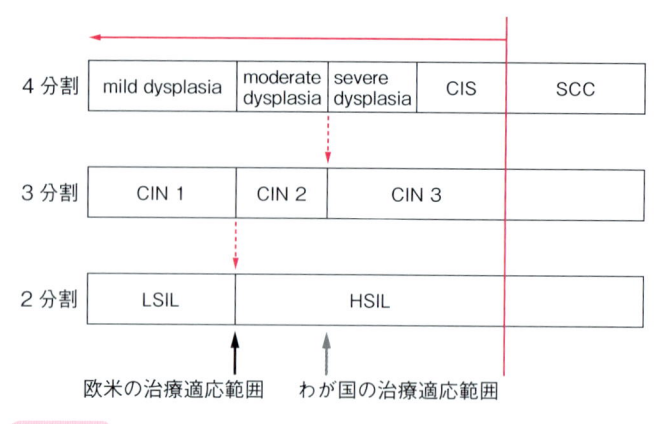

↑ 欧米の治療適応範囲　　↑ わが国の治療適応範囲

図 32-1 子宮頸部前がん病変呼称の変遷

め，HSIL, LSIL の 2 段階区分が臨床的にもわかりやすいのだが（図32-1），CIN2 を原則治療としないわが国の実情とはそぐわないため，本稿ではこれらをベセスダシステム用語として使用し，子宮頸部上皮内病変の分類としては，子宮頸癌取扱い規約第3版[2]で用いられている，CIN（cervical intraepithelial neoplasia）を用いる．

a. ハイリスク HPV 検査

HPV（human papillomavirus）は100を超える型が知られており，そのなかで子宮頸がんで検出される代表的な13〜14種のHPVについて，そのどれかが1つでも検出されれば陽性，1つも検出されなければ陰性として結果を出す検査法である．タイピング検査よりも安価でハイリスクHPVの有無を調べることができるため，スクリーニング検査に用いられる．最近では，このなかで特にリスクの高いHPV16/18だけは個別に判定できる検査も開発されている．

b. HPV タイピング検査

ハイリスク HPV を型別に有無を判定できる．ハイリスク HPV のなかでもそのリスク程度が異なるため，CIN1/2 が確定している場合に，個々に管理方針決定に用いられる場合がある．高価であることが難点．

▶ 概説

子宮頸がんはそのほとんどがHPVの子宮頸部への持続感染からCINを経て進展する，いわばウイルス発がんであることが判明している．このことから，近年

HPVに着目した本疾患の予防，診断，治療への応用が試みられている．

　わが国の大多数の地域で行われている子宮頸がん検診は子宮頸部細胞診で行われる．その結果はベセスダシステムの分類で判定される．ASC-USでは細胞異型は見られるものの，頸がんやその前がん病変であるCINとは無関係な病変も多く含まれる程度の軽度の変化である．ASC-USから子宮頸がん関連疾患を抽出するために，ハイリスクHPV検査を行い陽性者に生検を行うことで，要精検者の二次スクリーニングが行われる．細胞診でLSIL, HSILと判定された場合は，子宮頸がんもしくは前がん病変の存在が強く疑われるので，コルポスコピーと狙い組織診による精密検査が行われる．この際，コルポスコピーで移行帯が確認されないUCF症例においては子宮頸管内の精査が必要である．

　精密検査で確定されたCINについては，CIN3は治療を行うことが一般的で，症例の年齢や挙児希望の有無により，円錐切除術や子宮摘出が行われることが多い．挙児希望例ではLEEP（loop electrosurgical excision procedure）やレーザー焼灼など妊娠時に流産・早産のリスクの低減を考慮した治療が考慮される．一方，CIN1, 2は原則経過観察とすることが多いが，CIN2はCIN1に比べ子宮頸がんへの進展リスクが高いので，注意深く経過観察することが望まれる．また，わが国でのCIN1-2症例のコホート研究により，ハイリスクHPV陽性者のなかでも，特に高度病変への進展リスクが高いHPV型が特定されるに至り[3,4]，産婦人科診療ガイドラインではCIN1-2症例でHPV検査を取り入れた管理方針案も提唱されている[5]．この場合ハイリスクHPV検査ではなく，HPVタイピング検査が行われる．これは，ハイリスクHPVの存在の有無をチェックするだけでなく，HPVの型判定を行い，特に進展リスクが高いHPV 16/18/31/33/35/45/52/58型[3]が陽性であれば陰性者よりも厳重な管理を行うというものである．

▶ 初診時の対応

a. ASC-US（図32-2）

　できるだけハイリスクHPV検査を行う．この結果で陽性の場合は，コルポスコピー，狙い組織診（パンチバイオプシー）による精密検査を行う．精密検査結果がCIHであれば後述の管理方針に従い，陰性の場合は1年後に細胞診再検とする．

　ハイリスクHPV検査が施行できない場合は，半年後の再細胞診結果でASC-US以上の異常所見が再出現した場合に精密検査を行うか，初診の時点ですぐに精密検査を行うことも容認されてはいるが，ほとんどの子宮頸がんがHPVの持続感染を発がん母地としていることが判明しているので，不必要な精密検査を避けるために

図 32-2　ASC-US の取扱い例

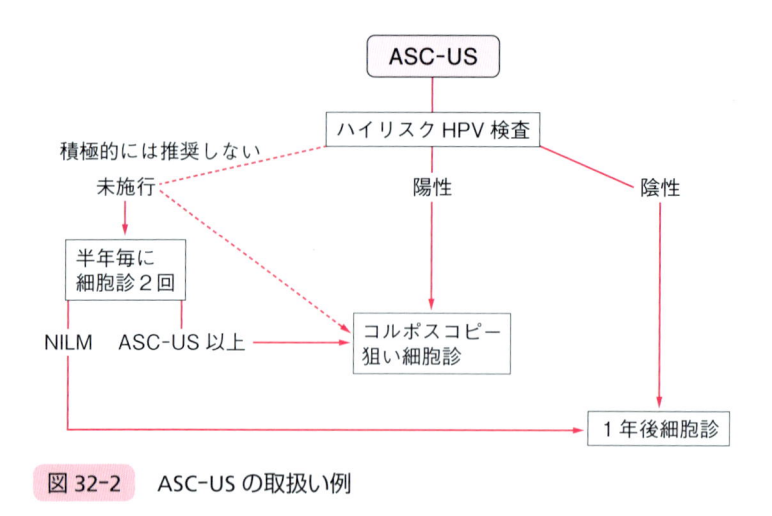

は可能な限り HPV 検査を行うほうがよい．

b. LSIL

細胞異型が CIN による可能性が高いため，直ちに精密検査を施行する．

c. HSIL

細胞異型は比較的高度な CIN 病変やがんの存在が推定される．そのため直ちに精密検査を行う（コルポスコピーについては F-34 参照のこと）．

▶ 診断確定後の管理

治療を要しない CIN1/2 症例に対する管理法としては，3～4 カ月間隔で細胞診・コルポスコピー（要すれば狙い組織診）が最も緻密な方法である．他方，子宮頸がんスクリーニングを 1～2 年毎に行うことを考えると，最も粗放な管理は半年毎の細胞診検査である．そのため，CIN1/2 の管理法はこの範囲の中で個々の子宮がんへの進展リスクを勘案して設定すればよい．

進展リスクとして考慮するべき点は以下の点があげられる（表 32-1）．

① CIN grade: CIN2 は CIN1 より CIN3 以上の病変に進展しやすい．
② HPV type: ハイリスク HPV のなかで特に進展リスクの高いとされる HPV16/18/31/33/35/45/52/58 型が陽性の場合，これらが検出されない場合よりも CIN 病変が消失しにくく，進展しやすい．
③ ASC-US, LSIL の精査で診断された CIN1 より，ASC-H, HSIL から診断された CIN1 の方が進展しやすい．

表 32-1	CIN1/2 の管理に関わる因子

1. CIN grade
2. HPV type
3. 細胞診/組織診結果不一致
4. 細胞診異常の持続
5. 年齢
6. 妊娠の有無

④細胞診異常が持続する症例の方が進展しやすい．
⑤10歳から20歳代前半（いわゆる若年者）のCIN病変は消失しやすい．

　個々の管理については症例ごとのCINの因子と医師の裁量に委ねられるが，CIN1かCIN2かを診断した後は当初HPVタイピング検査施行の有無が分岐点になる．この検査は高価な検査であり，健康保険上は原則1回の適用であるので，管理上必須ではない．HPVタイピング検査の結果でリスクの高いHPV型が検出された場合は，子宮頸がんへの進展リスクが高いと判断して，より綿密な管理が求められ，反対にリスクの高いHPVが検出されなければ，患者にとって精神的な安堵感だけでなく，より受診間隔を延長できるメリットを享受できるという，検査上のメリットを納得できた症例に行う意味がある．HPV16/18/31/33/35/45/52/58陽性であることはCIN gradeよりも進展リスクとして強力な因子であるとの報告がある[3]．

　HPVタイピング検査の有無別の管理方針例を呈示する．なお，CIN2では治療することも容認されるが，妊娠中や若年者では原則治療を行わない．

1. CIN1：原則的には半年毎の細胞診管理（図32-3）

　2回連続で細胞診が陰性であれば，間隔を延長して通常検診スケジュールへ移行していく．HSILやLSIL持続時は，コルポスコピーも考慮する．一方で，2回連続での陰性化が起こらない，持続症例ではHPVタイピング検査を行うことも考慮される（タイピング検査は通算1回が原則である）．細胞診がASC-HやHSILだったにもかかわらず，生検結果がCIN1だった細胞診-生検不一致の場合，生検結果が過少診断だった可能性があるので，最初は注意深く管理したほうがよいとされる．

　初期からHPVタイピング検査を併用する場合は，HPV16/18/31/33/35/45/52/58型が検出された場合，検診間隔の短縮やコルポスコピーの併用を考慮して管

```
                    CIN 1  ─────────────────→  HPV タイピング検査
       HPV タイピング                              │
         検査なし                     陰性          │          陽性
            │                          │      HPV 16/18/31/       │
       半年毎の細胞診  - - 長期持続時 - ┤      33/35/45/52/58      │
            │                          │                          │
            │                     1年毎細胞診              4～6カ月毎の細胞診
            │                          │                          │
            │                          ↓                          │
            │                   2回連続で NILM ←─────────┤    HSIL 以上，LSIL 持続など
            │                          │                          │
            │                          ↓                          │
            │                 通常がん検診スケジュール              │
            ↓                                                      ↓
       HSIL 以上，LSIL 持続など ──────────────────────────→ コルポスコピー
```

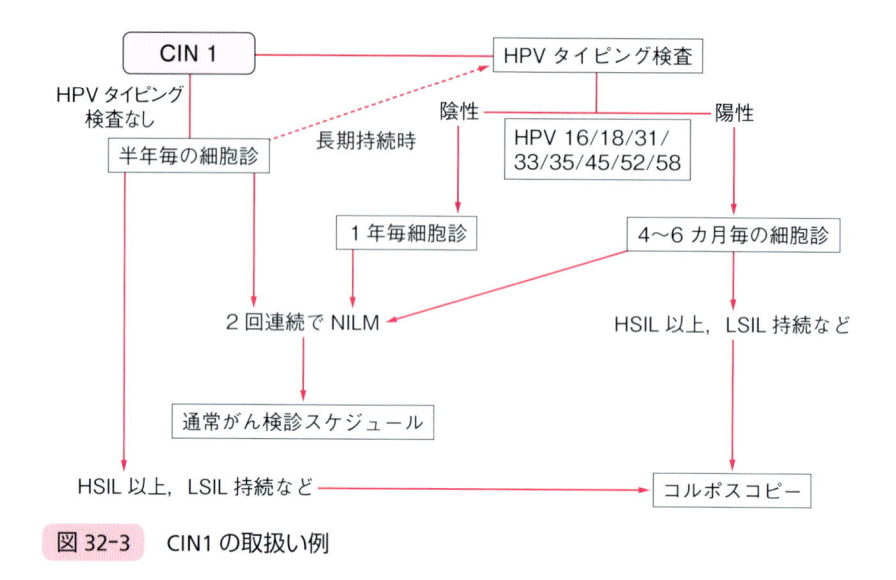

図 32-3 CIN1 の取扱い例

理する．この場合も2回連続で細胞診陰性であれば，間隔を延長する．

2. CIN2：原則的に3～6カ月毎に細胞診とコルポスコピーを併用して管理（図 32-4）

　CIN1 よりも進展リスクが高いことを念頭において注意深く管理する．CIN2 は欧米では治療対象であることも鑑み，細胞診異常が持続する場合や本人の治療希望が強い場合，定期的な外来通院が不可能の場合などは妊娠女性や若年者を除いてレーザー蒸散，LEEP や円錐切除術などによる治療も可能である．NILM が連続すれば検診間隔を徐々に延長して，最終的には通常検診スケジュールへ移行していくことを目標とする．

　CIN2 で HPV タイピング検査を行う場合は，上記高リスク型が検出された場合は，3～4カ月毎間隔で細胞診・コルポスコピー管理を行う．ただちに治療を選択することも容認される．反対に陰性であれば CIN2 であっても，進展リスクは低いので半年毎の細胞診管理を行う．

3. CIN3：原則的に治療

　CIN3 は子宮頸部高度異形成と上皮内癌の総称である．HSIL では CIN2 から場合により浸潤がんの組織診断が推定されているので，HSIL の精査で結果的に CIN3

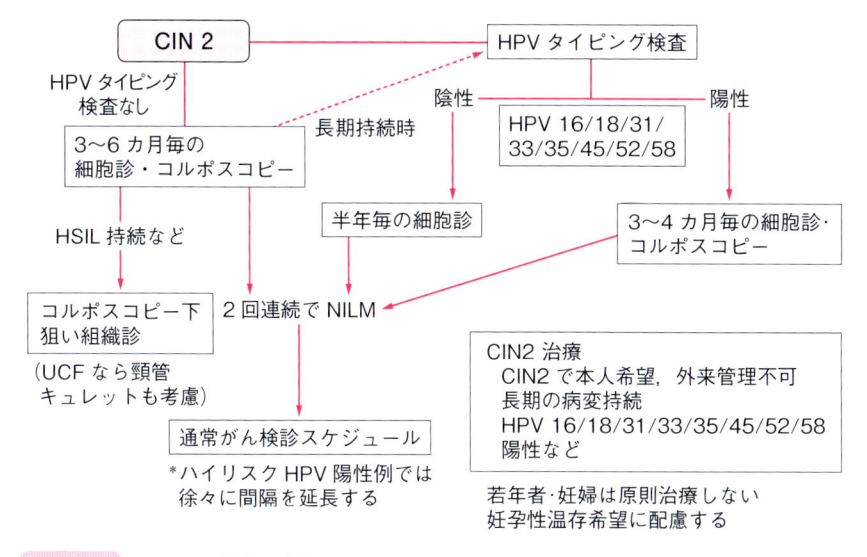

図 32-4　CIN2 の取扱い例

と診断されても不思議はない．この場合治療を行うが，LEEP やレーザー焼灼などの低侵襲治療に加えて，円錐切除術を行うことが多い（円錐切除術にについては F-36 参照のこと）．挙児希望がない場合や子宮筋腫などの病変が存在する場合，また，閉経後女性では円錐切除後に子宮頸管の閉鎖をきたし，その後のフォローに支障をきたす場合があるため，希望者には単純子宮全摘術を行うことも考慮される．

おわりに

　子宮頸がんと HPV の関連が明らかとなり，HPV 検査が子宮頸がんスクリーニングに重要な地位を占めるようになってきた．とはいえ，ベセスダシステムによる子宮頸部細胞診はいまだにスクリーニングの主流であり，細胞診結果から正しい対応を行うことが重要である．精査により診断する CIN の管理も常に変化しており，欧米では CIN1 ですら長期持続症例では治療を許容する動きがある[6]．わが国の管理法についても，「産婦人科診療ガイドライン―婦人科外来編」が 3 年を経て改訂された．常に新しいエビデンスに注目しつつ，EBM（evidence-based medicine）を実践していきたいものである．

■文献

1) 第1章；検体の適否．In: Solomon D, Nayar R, 編．平井康夫，監訳．ベセスダシステム2001 アトラス．東京：シュプリンガージャパン；2007．p.1-20.
2) 第3部病理学的取扱い．In: 日本産科婦人科学会・日本病理学会・日本医学放射線学会・日本放射線腫瘍学会，編．子宮頸癌取扱い規約．第3版．東京：金原出版；2012．p.52-63.
3) Matsumoto K, Oki A, Furuta R, et al. Predicting the progression of cervical precursor lesions by human papillomavirus genotyping: a prospective cohort study. Int J Cancer. 2011; 128: 2898-910.
4) Hosaka M, Fujita H, Hanley SJ, et al. Incidence risk of cervical intraepithelial neoplasia 3 or more severe lesions is a function of human papillomavirus genotypes and severity of cytological and histological abnormalities in adult Japanese women. Int J Cancer. 2013; 132: 327-34.
5) CQ202．In: 日本産科婦人科学会／日本産科婦人科医会，編．産婦人科診療ガイドライン―婦人科外来編 2011．東京：日本産科婦人科学会；2011．
6) Massad LS, Einstein MH, Huh WK, et al. 2012 Updated consensus guidelines for the management of abnormal cervical cancer screening test and cancer precursors. Obstet Gynecol. 2013; 121: 829-46.

〈沖　明典〉

F　CIN / 子宮頸がん

33　HPV 検査法の適応と実際

重要ポイント

- ヒトパピローマウイルス（human papillomavirus: HPV）の検査法には，ハイリスク型 HPV の感染の有無を判定するハイリスク HPV 検査と，感染している HPV のジェノタイプ（型）を判定するタイピング検査がある．
- 現在本邦で保険適応となっているのは，ベセスダシステムによる子宮頸部細胞診判定で atypical squamous cells of undetermined significance（ASC-US）と判定された場合にコルポスコープ検査と組織診の必要性を判定するためのハイリスク HPV 検査と，組織学的に cervical intraepithelial neoplasia（CIN）1, CIN2 と診断された場合に補助診断として利用できるタイピング検査である．
- ハイリスク型 HPV のうち 16, 18, 31, 33, 35, 45, 52, 58 の 8 つの型に陽性である場合は，それら以外に陽性である場合と比較して CIN1, CIN2 から CIN3 への進展のリスクが高いとされる．

▶ 概説

　子宮頸がんは HPV の持続感染が原因で生じる異形成（前がん病変）を経てがん化することで生じるとされる．HPV は約 150 種類を超える型に分類されるが，そのうち異形成および子宮頸がん発生に関連する HPV は 13 種類（16, 18, 31, 33, 35, 39, 45, 51, 52, 56, 58, 59, 68）のハイリスク型とよばれ，特に 16 型と 18 型が子宮頸がんの約 70％の発症にかかわるとされる．HPV 感染を判定する方法として，ハイリスク型 HPV 感染の有無を判定するハイリスク HPV 検査と，感染している HPV の型を判定するタイピング検査の 2 種類が存在する．

　これらの HPV 検査法において現在，わが国で保険適応となっているのは，以下の場合である．1 つはベセスダシステムによる細胞診判定で atypical squamous cells of undetermined significance（ASC-US: 意義不明な異型扁平上皮細胞）と判定された場合のハイリスク HPV 検査と，もう 1 つは，組織学的に CIN1, CIN2

と診断された場合のタイピング検査であり，これら以外の場合は自費検査となる．これまで行われてきた子宮頸部細胞診に加えて，HPV 検査を併用することで ASC-US 症例では病変検出の精度が向上し，また CIN1, CIN2 症例では感染している HPV の型に基づく上位病変への進展リスクが評価可能と考えられている．

　HPV 検査の検体採取の方法は，通常の子宮頸部擦過細胞診と同様にブラシなどを用いて子宮頸部より細胞を採取し，細胞回収用の専用チューブや細胞固定液に回収する．従来法による塗抹標本を作製した後に専用チューブや細胞固定液に細胞を回収し，検査を行うことも可能である．また，液状化検体細胞診を行う場合は，細胞診標本を作製した後の残検体で検査を行うことも可能である．以下，それぞれの検査について概説する．

▶各論

1. ハイリスク HPV 検査

　本検査は子宮頸がんの発生に関連する上記 13 種類，もしくは 66 型を加えた 14 種類の HPV 感染の有無を判定する方法であり，2013 年 5 月現在，表 33-1 にあげた 5 種類の検査が保険適応（保険点数は 360 点）となっている．本検査ではいずれかの HPV に感染していれば陽性判定はつくものの，型の同定はできない．比較的安価で CIN2 以上の病変をほぼ見逃しなく検出することができるが，陽性であっても CIN2 が検出されないことも多い．5 種類の検査のうち，hybrid capture II (HCII) 法は DNA の増幅を行わないため，コンタミネーションが少なく，米国を中心に世界的に用いられている方法である．これまでの報告ではハイリスク HPV 検査において CIN2 以上の病変の検出感度（85〜100％，平均値 90.8％）は細胞診（34〜94％，平均値 69.7％）と比較して高いものの，CIN2 以上の病変をもたない場合を陰性と判定する特異度は細胞診（78〜99％，平均値 96.0％）と比べて低い（82〜97％，平均値 93.1％）[1]．

　本邦では，子宮頸部細胞診にて ASC-US と判定された場合に，コルポスコープ検査と組織診の必要性を判定（トリアージ）するために用いられる．過去の報告によると，ASC-US 症例ではハイリスク型 HPV が 49％に検出され，そのうち約 10〜20％は組織診で CIN2 もしくは CIN3 と最終診断される[1]．米国の ASCCP (American Society of Colposcopy and Cervical Pathology) consensus guideline によれば，ASC-US と細胞診判定がなされた場合，ハイリスク HPV 検査を行い，陽性であればただちにコルポスコープ検査を行い，陰性であれば 12 カ月後の細胞診でよいとされており，本邦の診療ガイドラインにも取り入れられている[2,3]．

表 33-1　HPV 検査法

1. HPV グループ検査法（ハイリスク HPV 検査）					
種類	キアゲン HCⅡ	アンプリコア HPV	インベーダー Cervista HPV HR	コバス 4800HPV	アキュジーン m-HPV
製造販売元	キアゲン	ロシュ・ダイアグノスティックス	ホロジックジャパン	ロシュ・ダイアグノスティックス	アボットジャパン
測定方法	HC2 法	PCR 法	インベーダー法	リアルタイム PCR 法	リアルタイム PCR 法
検出対象 HPV 型	16, 18, 31, 33, 35, 39, 45, 51, 52, 56, 58, 59, 68 の 13 種類		左記の 13 種類＋66		
2. HPV 型判定法（タイピング検査）					
種類	クリニチップ DNA			MEBGEN HPV	
製造販売元	積水メディカル			MBL	
検査方法	LAMP（loop-mediated isothermal amplification）法と reverse hybridization			Luminex 法	
検出対象 HPV 型	16, 18, 31, 33, 35, 39, 45, 51, 52, 56, 58, 59, 68 の 13 種類				

2. タイピング検査

　本検査は 13 種類のハイリスク型 HPV のうちのどの型に感染しているかを検出する方法である．表 33-1 にあげた 2 種類の検査が保険適応（保険点数は 2,000 点と微生物検査判断料 150 点が追加）となっている．

　適応としては，組織診で確認された CIN1, CIN2 となっており，感染している HPV の型により病変の進展リスクが異なるため，本検査を行うことで上位病変への進展リスクの評価や病変の管理に有効とされるが，タイピング検査に基づく CIN の管理に関する世界的なコンセンサスは得られていない．

　本邦で行われた CIN の自然史に関するコホート研究によると，CIN1, CIN2 症例においてハイリスク型 HPV のうち 16, 18, 31, 33, 35, 45, 52 および 58 型の 8 種類に感染している場合は，それら以外のハイリスク型 HPV に感染している場合と比較して CIN1, CIN2 は進展しやすく，また消退しにくいことが判明している[5]．そのため，今後は CIN1, CIN2 においてこれらの 8 種類に陽性である場合は，これら以外のハイリスク型 HPV に感染している場合と分けて管理を行うなどの対策が考え

られる．しかしながら，ハイリスク HPV 検査と HPV タイピング検査ではコスト面で大きな違いがあり，そもそもタイピング検査をハイリスク HPV 検査で代用できないかといった点での検討は必要と考えられる．

3. 子宮頸がん検診としての HPV 検査

これまでの標準的な検診手法である細胞診よりも，さらに有効性の高い検診手法として HPV 検査が利用できないか検討されている．米国では，わが国とは検診提供体制が異なるため，一概には参考すべきではないが，細胞診と HPV 検査併用の子宮頸がん検診が ASCCP consensus guideline や U.S. Preventive Services Task Force（USPSTF）の recommendation statement などで評価され，30 歳以上がスクリーニングの対象となっている．一方，オランダ，イタリアではそれぞれ自国で行われた RCT の結果を勘案した結果，オランダエビデンスレポートやイタリア HTA レポートの中で HPV 検査単独の検診を推奨している．

わが国で子宮頸がん検診に HPV 検査を導入するにあたっては今後，独自の検討が必要であり，2013 年 6 月より公益社団法人日本臨床細胞学会が実施する「一般住民を対象とした子宮頸がん検診における液状化検体細胞診と HPV DNA 検査との併用法の有用性を評価する前向き無作為化比較研究」が開始された．また，厚生労働省の科学研究費補助金によるコホート研究も開始されており，これらの研究の結果が待たれる．

■文献

1) Wright TC Jr, Schiffman M, Solomon D, et al. Interim guidance for the use of human papillomavirus DNA testing as an adjunct to cervical cytology for screening. Obstet Gynecol. 2004; 103: 304-9.
2) Wright TC Jr, Massad LS, Dunton CJ, et al. 2006 American Society of Colposcopy and Cervical Pathology-sponsored Consensus Conference. 2006 consensus guideline for the management of women with abnormal cervical cancer screening tests. Am J Obstet Gynecol. 2007; 197: 346-55.
3) ASCUS-LSIL Traige Study（ALTS）Group. Results of a randomized trial on the management of cytology interpretations of atypical squamous cells of undetermined significance. Am J Obstet Gynecol. 2003; 188: 1383-92.
4) 日本産科婦人科学会 / 日本産婦人科医会，編．産婦人科診療ガイドライン―婦人科外来編 2014．東京：日本産科婦人科学会；2014．
5) Matsumoto K, Oki A, Maeda H, et al. Predicting the progression of cervical precursor lesions by human papillomavirus genotying: a prospective cohort study. Int J Cancer. 2011; 128: 2898-910.

〈西尾 浩　岩田 卓　青木大輔〉

F　CIN / 子宮頸がん

34　コルポスコピー診断の基礎

> **重要ポイント！**
> - 子宮頸部細胞診異常例に対する二次検診には子宮腟部拡大鏡診（コルポスコピー）が不可欠の手段となっている．
> - コルポスコピーの実施法，略図の書き方，異常所見の見方ならびに生検の実際について正しく理解する必要がある．
> - 第14回国際子宮頸部病理・コルポスコピー学会（International Federation of Cervical Pathology and Colposcopy: IFCPC）で採択された新国際分類（リオデジャネイロ分類）に準じて作成されたわが国の改訂コルポスコピー分類を理解する必要がある．

▶ 概説

近年の初交年齢の低下や性行為の多様化により，human papilloma virus（HPV）感染が蔓延化し，子宮頸部病変の若年化傾向がみられる．一方，子宮頸がん検診の普及や予防活動の高まりに伴って進行子宮頸癌が減少した反面，頸部異形成や初期癌が増加し，その管理や子宮を温存する保存的治療の重要性が高まりつつある．これらの頸部病変を見逃さないためには検診が最も重要で，一次検診では細胞診，二次検診では子宮腟部拡大鏡診（コルポスコピー）が不可欠の手段となっている．現在定着しつつあるベセスダシステムでは，high-risk HPV陽性ASC-US例ならびにLSIL以上のすべての細胞診異常例に対してコルポ下生検が推奨されており，その臨床検査法としての重要性が一層高まってきた．また，CIN1，CIN2症例はHPV genotypingに基づいて検診間隔や治療の要否を勘案するが，その臨床的取扱いにはコルポ診が不可欠である（図34-1）[1]．

コルポスコピーの臨床応用範囲としては，①頸部初期病変の局在と拡がりの把握，②狙い生検部位の設定，病変推定診断，追跡観察，③浸潤癌での組織型や浸潤度の推定と腟壁への浸潤診断，④外陰や腟腫瘍の観察等があげられる．コルポスコピーの最も重要な役割は，頸部前癌および初期癌の最強病変部位，すなわち生検部

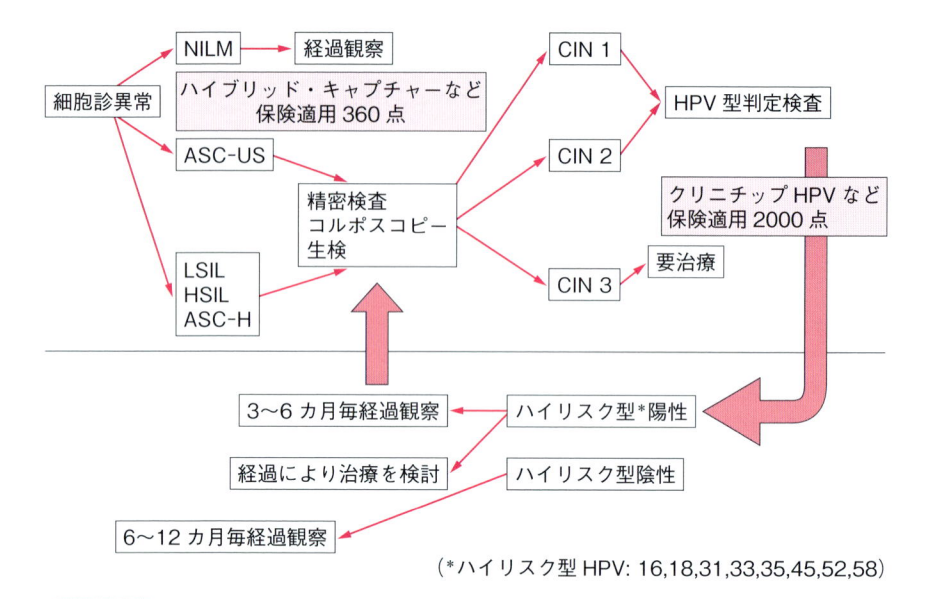

図 34-1 CIN 管理指針と HPV-DNA 検査

組織診断で CIN1・2 と判定された患者において，HPV ハイリスク型といわれている HPV16，18，31，33，35，45，52，58 の 8 種類が検出される場合には，厳重な経過観察が推奨される．（産婦人科診療ガイドライン 2011）

位を設定することにある．受診者に疼痛や苦痛がなく，経済的負担も少ないことから頸部上皮異常の追跡検査法としての価値も高い[2]．一方，2011 年にリオデジャネイロで開催された第 14 回国際子宮頸部病理・コルポスコピー学会（IFCPC）で，2002 年のバルセロナ学会時に採択されたコルポスコピー国際所見分類（バルセロナ分類）を改訂した新しい国際所見分類（リオデジャネイロ分類）が採択された．日本婦人科腫瘍学会でもそれに対応して改訂用語が定められ，「改訂コルポスコピースタンダードアトラス：日本婦人科腫瘍学会 2014」が 2014 年 4 月に刊行された．本所見分類は今後わが国の標準コルポスコピー所見分類となり，十分に習熟する必要がある[3]．

▶ 実施法

図 34-2 にコルポスコピー実施手順を示す．まず，腟鏡（クスコ，桜井氏）を子宮腟部に触れないように先端が腟円蓋部に達するまで正確に挿入し，外子宮口を広く開くように装着する．表面に粘液が付着している場合には，乾燥した小綿球で

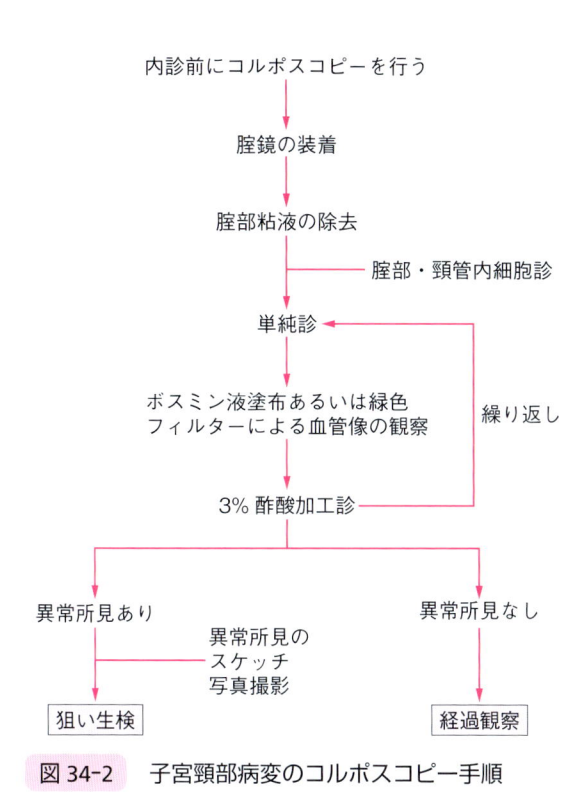

```
内診前にコルポスコピーを行う
         ↓
      腟鏡の装着
         ↓
     腟部粘液の除去
         ↓         ← 腟部・頸管内細胞診
       単純診 ←─────────┐
         ↓              │
  ボスミン液塗布あるいは緑色    │ 繰り返し
  フィルターによる血管像の観察    │
         ↓              │
     3%酢酸加工診 ──────────┘
      ↓      ↓
  異常所見あり   異常所見なし
      ↓   異常所見の    ↓
   ┌─────┐ スケッチ   ┌─────┐
   │狙い生検│ 写真撮影   │経過観察│
   └─────┘          └─────┘
```

図 34-2 子宮頸部病変のコルポスコピー手順

（こすりつけないようにして）丁寧に除去する．それでも取れない頸管粘液は20 mL 注射器（針を付けない）で吸引する．小出血を起こした場合は，1 分間位綿球で圧迫して待つとよい．

通常 8〜10 倍の倍率で，びらん周囲から外子宮口にむかって詳細に観察する．また腟鏡の操作や頸管開大摂子で頸管部もできるだけ観察する．この際安易に酢酸加工診に走ることなく，びらん面のもつそのままの表面，色調，光沢，辺縁，腺開口形態，血管像などを十分に把握することが大切で，特に腺癌を捉えるには単純診が重要である．異常所見がある場合は，16〜20 倍に拡大して詳細に観察する．血管像はボスミン液を塗布あるいは緑色フィルターを用いて観察してもよい．

次に，3%酢酸溶液をたっぷり浸した大型の綿球でびらん面を軽く押すようにして塗布する．異常所見が頸管内に上昇する例では細胞採取用の綿棒に酢酸を浸し，それで頸管内加工を兼ねながら子宮口を開大するのがよい．酢酸加工により細胞内の蛋白質が可逆性の変化を起こして，上皮の種類により白色調に差が生じ，毛細血

管は消褪する．加工後の所見は約 30 秒から 1 分位で明瞭化する．悪性化するほどその所見は長く持続（3 分以上）する．これらの操作を必要に応じて繰り返し，最強病変部位を設定できたら狙い生検を行う．観察した所見と生検部位は必ずカルテに簡単にスケッチしておく[4]．

▶ 国際分類の概略

日本婦人科腫瘍学会は，第 14 回国際子宮頸部病理・コルポスコピー学会（2011 年，リオデジャネイロ）でのコルポスコピー所見分類の改訂に対応して，コルポスコピー国際分類改訂小委員会（委員長：植田政嗣）を立ち上げ，新しい用語の採用を決定した．これは所見対応略図記載法や図譜とともに「改訂コルポスコピースタンダードアトラス：日本婦人科腫瘍学会 2014」として 2014 年 4 月に刊行された．表 34-1 にわが国の改訂所見分類を示す．

改訂にあたっては，今後の国際的対応も考慮しリオデジャネイロ分類を基盤として大幅に変更を加えたが，可能な限り簡潔で現行の日本版コルポスコピー所見分類に慣れている医師にとって混乱なく受け入れ可能なコルポスコピー所見分類として提示することとした．リオデジャネイロ分類は，①子宮頸部の観察の可否，扁平円柱境界や移行帯の性状を総合評価すること，②異常所見の概観を把握したうえで，軽度・高度所見に分類し，さらにその詳細を整理するというコンセプトであること，③異常腺開口を高度所見に取り入れたこと，④白斑とびらんをその他の非癌所見から異常所見のなかの非特異的所見に移動したこと，⑤異型血管を浸潤癌疑いに含めていること，⑥リープ切除方式に言及していること，⑦腟病変にもコルポ所見分類を適用すること，などが従来と異なっている[5]．

改訂日本版では，所見分類の基本的構築，総合所見や異常所見の概観把握はおおむね原文通りとしたが，わが国であまり用いられないヨード反応所見と deciduosis は省略し，リープ切除方式や腟所見分類は原文の付記にとどめた．一方，従来の白色上皮腺口型は異常腺開口所見として高度所見に分類し，辺縁所見と非特異的所見の白斑とびらんは原文通り取り入れた．わが国特有の概念である「異型血管域」の取扱いには議論が分かれたが，微細な異常血管集簇像は腫瘍性変化のみならず様々な良性変化にもみられ，その病的意義を明確に定義し難いことから，改訂日本版では癌浸潤を強く疑う血管像を「異型血管」と解釈し，原文通り浸潤癌所見に組み入れた．また，「その他の非癌所見」についてはびらんを異常所見のなかの非特異的所見に移動したこと以外は，現行の所見分類を踏襲した．所見記載の利便性を考慮して，2005 年に採択した所見の略図記載法をもとに改編した改訂コルポスコピー

表 34-1　改訂コルポスコピー所見分類：日本婦人科腫瘍学会 2014

A) 総合評価 General assessment	GA
1. 観察可　観察不可（理由：炎症，出血，瘢痕など）	
Adequate or inadequate for the reason (inflammation, bleeding, scar, etc)	ADE or INA
2. 扁平円柱境界 Squamocolumnar junction	SCJ
可視 Completely visible	V1
部分的可視 Partially visible	V2
不可視 Not visible	V3
3. 移行帯 Transformation zone	TZ
1 型 Type 1	TZ1
2 型 Type 2	TZ2
3 型 Type 3	TZ3
B) 正常所見 Normal colposcopic findings	NCF
1. 扁平上皮 Original squamous epithelium	S
2. 円柱上皮 Columnar epithelium	C
3. 化生上皮 Metaplastic squamous epithelium	T
ナボット卵 Nabothian cysts	N
腺開口 Gland openings	Go
C) 異常所見 Abnormal colposcopic findings	ACF
1. 概観 General principles	
病変の部位：移行帯（内，外）（　時方向）	
Location of the lesion: inside or outside the transformation zone (clock position)	
病変の大きさ：子宮腟部占拠率（　％）	
Size of the lesion: percentage of cervix the lesion covers	
2. 軽度所見 Grade 1 (minor)	
白色上皮（軽度）Thin acetowhite epithelium	W1
モザイク（軽度）Fine mosaic	M1
赤点斑（軽度）Fine punctation	P1
不規則・地図状辺縁 Irregular, Geographic border	B1
3. 高度所見 Grade 2 (major)	
白色上皮（高度）Dense acetowhite epithelium	W2
モザイク（高度）Coarse mosaic	M2
赤点斑（高度）Coarse punctation	P2
異常腺開口 Abnormal gland openings	aGo
鋭角辺縁，内部境界，尾根状隆起 Sharp border, Inner border, Ridge sign	B2
4. 非特異的所見 Nonspecific findings	
白斑（角化，過角化）Leukoplakia (keratosis, hyperkeratosis)	L
びらん Erosion	Er

表 34-1 つづき

D）浸潤癌所見 Suspicious for invasion	IC
異型血管 Atypical vessels	aV
付随所見 Additional signs: fragile vessels, irregular surface, exophytic lesion, necrosis, ulceration (necrotic), tumor or gross neoplasm	
E）その他の非癌所見 Miscellaneous findings	MF
1. コンジローマ Condyloma	Con
2. 炎症 Inflammation	Inf
3. 萎縮 Atrophy	Atr
4. ポリープ（頸管外，頸管内）Polyp (ectocervical or endocervical)	Po
5. 潰瘍 Ulcer	Ul
6. その他 Others	etc

所見分類：日本婦人科腫瘍学会 2014 所見対応略図記載法を図 34-3 に示す．このような記載法の統一により，誰もが全国の施設の所見を共通して理解し得ることが期待される．

▶ 各所見解説

1. 総合評価（general assessment: GA）

a. 観察可，観察不可（理由：炎症，出血，瘢痕など）（ADE or INA　adequate or inadequate for the reason）（inflammation, bleeding, scar, etc）

コルポスコピーを行うにあたり，子宮頸部が観察できるか否かをまず評価する．観察できないのであれば，その理由を付記する．このなかには，クスコ診が可能であるが子宮頸部が観察し得ない症例に加えて，クスコ診そのものができないため観察不可である症例も含まれる（図 34-4）．

b. 扁平円柱境界（squamocolumnar junction: SCJ）

外頸部に SCJ が明瞭に確認できるものを可視，開口鑷子で外子宮口を開大して頸管内の観察を行うと SCJ のすべてもしくは少なくとも一部が確認できるものを部分的可視，確認できないもの不可視とする（図 34-5）．

c. 移行帯（transformation zone: TZ）

移行帯（transformation zone: TZ）が完全に外頸部にありすべて観察できるものを 1 型（TZ1），移行帯が一部内頸部に拡がるがすべて観察できるものを 2 型（TZ2），移行帯が内頸部に拡がり上限を観察できないものを 3 型（TZ3）とする（図 34-6）．

● 略図の書き方

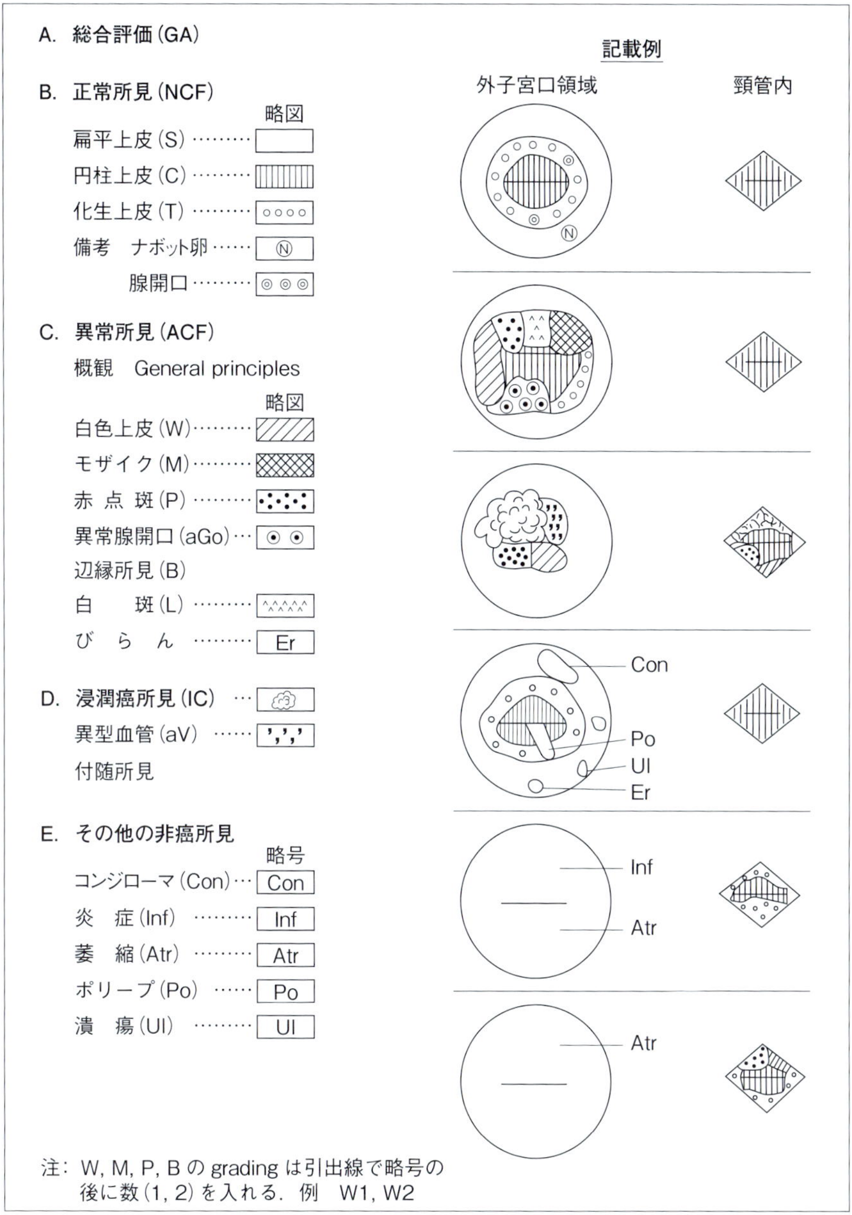

A. 総合評価（GA）

B. 正常所見（NCF）

	略図
扁平上皮（S）	□
円柱上皮（C）	|||||||
化生上皮（T）	○○○○
備考　ナボット卵	Ⓝ
腺開口	◎ ◎ ◎

C. 異常所見（ACF）

概観　General principles

	略図
白色上皮（W）	▨
モザイク（M）	▩
赤点斑（P）	∴∴
異常腺開口（aGo）	⊙ ⊙
辺縁所見（B）	
白斑（L）	∧∧∧∧
びらん	Er

D. 浸潤癌所見（IC）

異型血管（aV）　',','

付随所見

E. その他の非癌所見

	略号
コンジローマ（Con）	Con
炎症（Inf）	Inf
萎縮（Atr）	Atr
ポリープ（Po）	Po
潰瘍（Ul）	Ul

記載例

外子宮口領域　　頸管内

注: W, M, P, B の grading は引出線で略号の後に数（1, 2）を入れる．例　W1, W2

図 34-3　改訂コルポスコピー所見分類: 日本婦人科腫瘍学会 2014 所見対応略図記載法

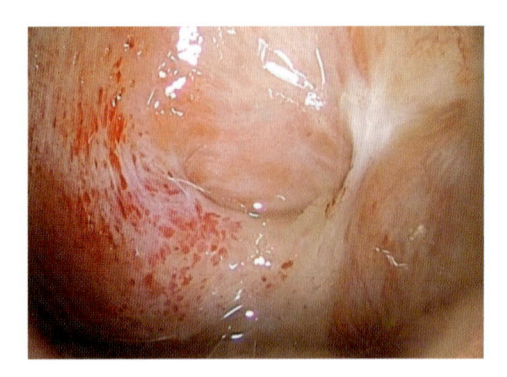

図 34-4

3時および9時方向の前後腟壁が癒着し子宮腟部が埋没している．分娩時の何らかの創傷治癒過程で強固な癒着が生じたと考えられる観察不可症例．63歳（中拡大・未加工）

2. 正常所見（normal colposcopic findings: NSF）

a. 扁平上皮（original squamous epithelium: S）

　腟壁や子宮腟部の表面を本来覆っている平滑でピンク色を呈する無構造な上皮である．粘液を分泌する上皮・腺開口・ナボット卵などの円柱上皮の遺残はない．

b. 円柱上皮（columnar epithelium: C）

　粘液を分泌する背の高い1層の上皮で，頭側の子宮体内膜，尾側の扁平上皮あるいは扁平上皮化生とのあいだに存在する．円柱上皮域は突出した間質乳頭とそのあいだの陥没のため凹凸のある表面を呈する．酢酸加工により定型的なぶどう房状所見を示す（図 34-7）．

c. 化生上皮（metaplastic squamous epithelium: T）

　扁平上皮と円柱上皮の間にあり，種々の成熟段階にある扁平上皮化生の領域である．このなかには，扁平上皮化生に囲まれた円柱上皮・腺開口・ナボット卵などを含む．正常の移行帯では cervical neoplasia を疑わせるコルポスコピー所見はない．新分類ではナボット卵と（正常）腺開口所見を付記する（図 34-8, 9）．

3. 異常所見（abnormal colposcopic findings: ACF）

a. 概観（general principles）

　新分類では，異常所見が移行帯の内側あるいは外側のどの方向（時計回り）に存在するのかを明示する．また子宮腟部占拠率は，病巣の面積ではなく子宮腟部全周に占める割合を百分率として算出する（図 34-10）．

b. 軽度所見（grade 1）（minor）

　1) 白色上皮（軽度）（thin acetowhite epithelium: W1）

　白色上皮は酢酸加工後にみられる限局性の異常病変で，核密度の上昇した領域に

可視(completely visible:V1)

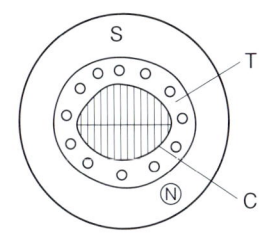

外頸部に SCJ が明瞭に確認できるもの

部分的可視(partially visible:V2)

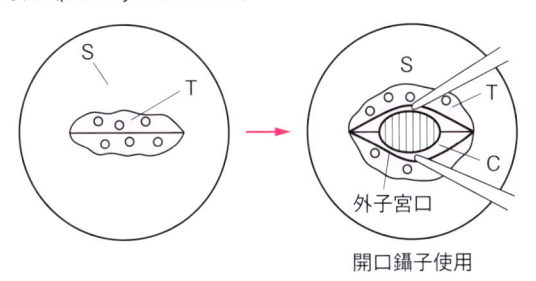

開口鑷子使用

開口鑷子を用い外子宮口を開大して頸管内の観察を行うと SCJ のすべてもしくは少なくとも一部が確認できるもの

不可視(not visible:V3)

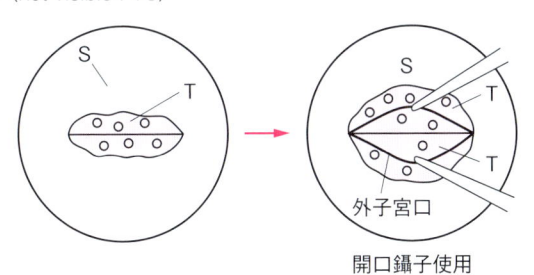

開口鑷子使用

開口鑷子を用い外子宮口を開大して頸管内の観察を行っても SCJ が確認できないもの

図 34-5　扁平円柱境界の観察

みられる一過性の現象である．核密度の高さで，白色調がより強調される．軽度所見では，厚みはなく比較的白色調に透見性がある．酢酸加工後に所見が速やかに出現し，所見の消失も早い．

1型（transformation zone type 1 : TZ1）

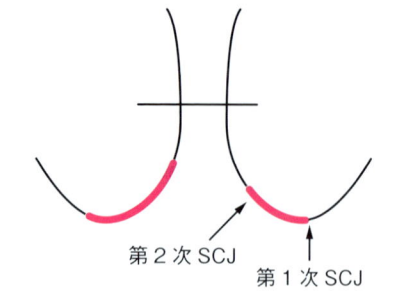

移行帯が完全に外頸部にあり
すべて観察できる

第2次 SCJ
第1次 SCJ

2型（transformation zone type 2 : TZ2）

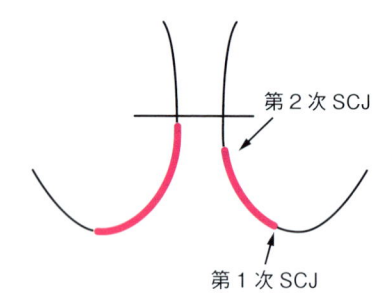

第2次 SCJ

移行帯が一部内頸部に
拡がるがすべて観察できる

第1次 SCJ

3型（transformation zone type 3 : TZ3）

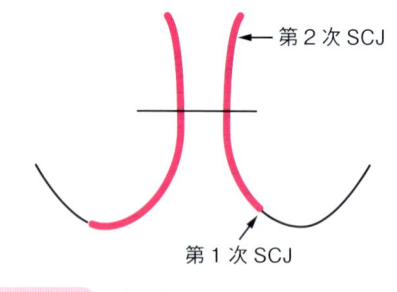

第2次 SCJ

移行帯が内頸部に拡がり
上限を観察できない

第1次 SCJ

図 34-6　移行帯の観察

2）モザイク（軽度）（fine mosaic: M1）
　モザイク模様を示す限局性の異常病変で，その領域は赤い境界で区画されている．モザイクの軽度所見は，やや丸味を感じさせる小型の網目であり，モザイク模様として未完成である．網目の大小不同性は少ない．モザイクは，原則として血管

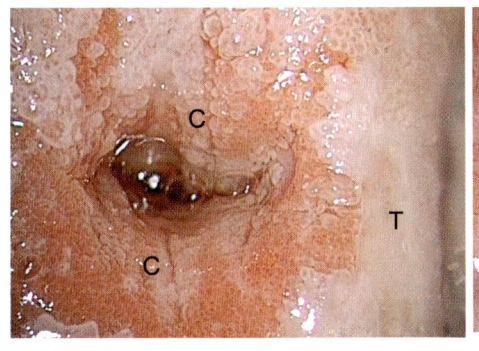

図 34-7
円柱上皮の一部が酢酸加工により定型的なぶどう房状所見を示す．周囲には化生上皮が観察される．36 歳（中拡大・加工後）

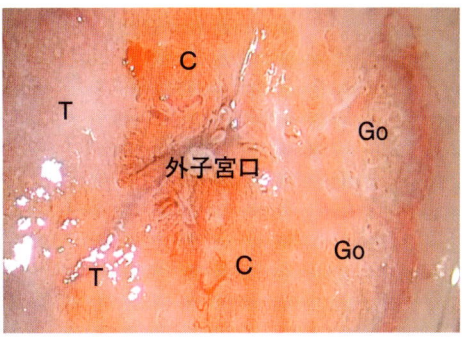

図 34-8
化生上皮の一部に輪状の腺開口所見が集簇してみられる．主に中期の扁平上皮化生の像である．38 歳（弱拡大・加工後）

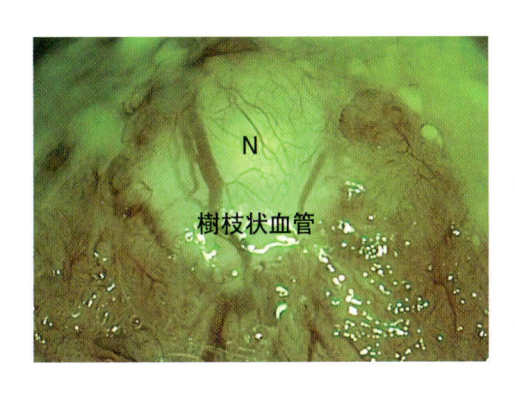

図 34-9
樹枝状に分岐した血管が化生上皮中にみられる．晩期の扁平上皮化生の像である．42 歳（グリーンフィルター，強拡大・未加工）

構築で軽度所見・高度所見を判定するが，その背景である白色上皮の軽度所見・高度所見とほぼ一致している．

3）赤点斑（軽度）（fine punctation: P1）

毛細血管が点状にみえる限局性の異常病変である．軽度所見は，大きさの揃った明らかな赤点を認め，各赤点間距離は比較的規則正しい．背景の白色上皮については，モザイク同様に赤点斑の grading とほぼ一致する．

4）不規則・地図状辺縁（irregular, geographic border: B1）

比較的透過性のある薄い白色上皮（軽度所見）が広範囲にみられ，その辺縁が不規則，地図状であるものをいう．軽度扁平上皮内病変を示唆する所見である（図34-11）．

第 1 次 SCJ

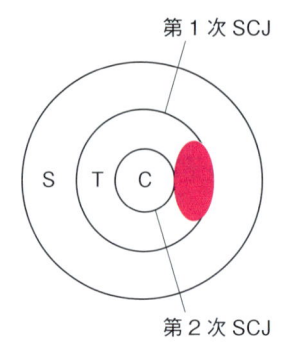

移行帯内（2～4 時方向）
子宮腟部占拠率 17%
inside the transformation zone（2～4 clock）
17% of cervix the lesion covers

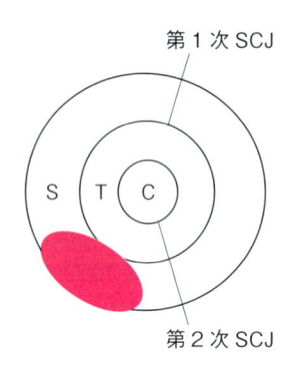

第 2 次 SCJ

第 1 次 SCJ

移行帯外（6～8 時方向）
子宮腟部占拠率 17%
outside the transformation zone（6～8 clock）
17% of cervix the lesion covers

第 2 次 SCJ

注）子宮腟部占拠率は，病巣の面積ではなく子宮腟部全周に占める割合を百分率として算出する．上記の例では，2/12×100＝16.7≒17

図 34-10 概観の観察

c. 高度所見（grade 2）（major）

1) 白色上皮（高度）（dense acetowhite epithelium: W2）

　白色上皮は，高度所見になると厚みを感じさせ不透明白色調を呈する．腺開口が残存することは少ない．ときには白色調がやや黄色調を帯びることもある．周辺の正常所見への移行が明瞭なのも高度所見の特徴である．高度所見は酢酸加工後に所見が浮かび出るまでに時間を要し，所見が消失するにも時間を要する．

2) モザイク（高度）（coarse mosaic: M2）

　モザイクの高度所見では，多稜形を示す完成度の高いモザイク網目を認め，病変が進行すれば，網目の乱れや著明な大小不同性を認める．背景の白色上皮も高度所見を呈する．モザイク網目の中心部に血管（中心血管）や中心部に向かって走行する血管像（横送血管）を認めることがあり，より高度病変の可能性を示唆する所見

234　F．CIN / 子宮頸がん

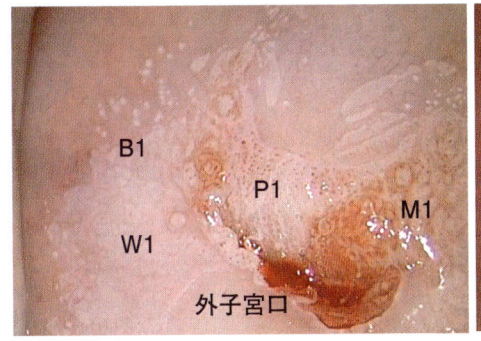

図 34-11
比較的透過性のある薄い白色上皮が広範囲にみられ，その辺縁は不規則，地図状である．赤点斑（軽度所見），モザイク（軽度所見）も同時に観察される．45 歳，軽度異形成（中拡大・加工後）

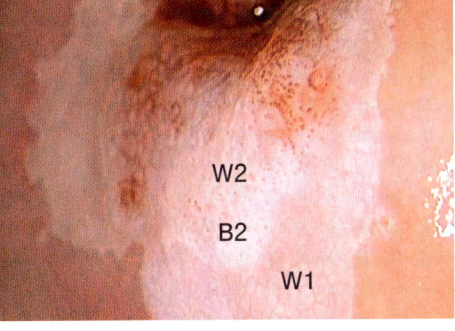

図 34-12
比較的菲薄でモザイクを伴う白色上皮の内側にさらに厚みのある白色上皮がみられ，明瞭な境界が観察される．酢酸加工の影響は長く持続する．37 歳，高度異形成（中拡大・加工後）

である．

3）赤点斑（高度）（coarse punctation: P2）

赤点斑の高度所見は，大小不同性を示す赤点で，隆起してみえる場合もある．各赤点間距離にばらつきを認めるようになる．背景の白色上皮も高度所見を呈する．

4）異常腺開口（abnormal gland openings: aGo）

腺開口を白色上皮の輪が取り囲むような，あるいは埋め尽くしているような所見で，腺開口が集束して認められる領域をいう．しばしば周辺所見よりも腺口所見が際立っており，腺開口を埋め尽くした白色上皮が盛りあがって観察される．

5）鋭角辺縁，内部境界，尾根状隆起（sharp border, inner border sign, ridge sign: B2）

不透明で厚みのある白色上皮（高度所見）と正常所見との境界が明瞭でシャープであるものを鋭角辺縁という．また，比較的菲薄な白色上皮（軽度所見）の内側にさらに厚みのある白色上皮（高度所見）がみられ，両者間に明瞭な境界が観察される場合を内部境界という（図 34-12）．さらに，白色上皮（高度所見）の第 2 次 SCJ が正常円柱上皮と接する部分が盛り上がって尾根状に観察されるものを尾根状隆起という（図 34-13）．いずれも高度扁平上皮内病変を示唆する所見である．

d．非特異的所見（nonspecific findings）

1）白斑（角化，過角化）〔leukoplakia: L（keratosis, hyperkeratosis）〕

隆起した白色の限局性病変で，いわゆる snow white といわれるきわめて特徴あ

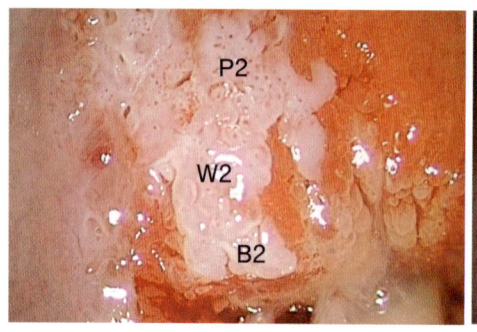

図 34-13
厚みのある白色上皮の第 2 次 SCJ が正常円柱上皮と接する部分が盛り上がって尾根状に観察される．大小不同の赤点斑（高度所見）も同時に観察される．28 歳．中等度異形成（中拡大・加工後）

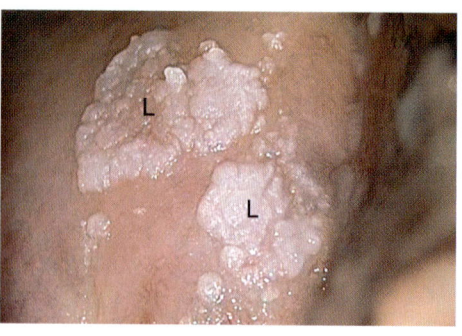

図 34-14
やや厚みのある白斑が加工なしでみられ，綿球や鑷子による擦過で容易に剥脱する．酢酸加工によりあまり変化しない．52 歳．角化上皮（強拡大・未加工）

る白色調を呈する（図 34-14）．組織学的には hyperkeratosis や parakeratosis に相当する．白斑は酢酸加工前から認められるのが特徴である．白斑には，上皮の表面に乗っているようなものと深部の上皮と関連をもつものがある．前者は単純な keratosis で容易に剥脱し，下面に neoplastic change を思わせるような所見が存在しない．後者は neoplastic change の存在を示唆し，白斑を完全に除去することが困難である．

2）びらん（erosion: Er）

上皮の剥脱した領域をいい，外傷によるものが多い．バルセロナ分類では，その他の非がん所見に含まれていたが，リオデジャネイロ分類では異常所見のなかの非特異的所見に移動した．異常所見や浸潤癌所見に伴う上皮の欠損もこの項目に含まれる．

4. 浸潤癌所見（suspicious for invasion: IC）

a. 異型血管（atypical vessels: aV）

リオデジャネイロ分類では，異型血管を浸潤癌を強く疑う所見として定義している．これは，コンマ状・コルク栓抜状・スパゲッティ状にみえる不整拡張や不規則走行を示す不正血管で，ときには樹根状など大型の異型血管を認めるものをいう（図 34-15）．通常のモザイクや赤点斑でみられる網目や赤点を示す血管像が崩れたものではない．改訂日本版でも癌浸潤を強く疑う血管像を「異型血管」と解釈し，

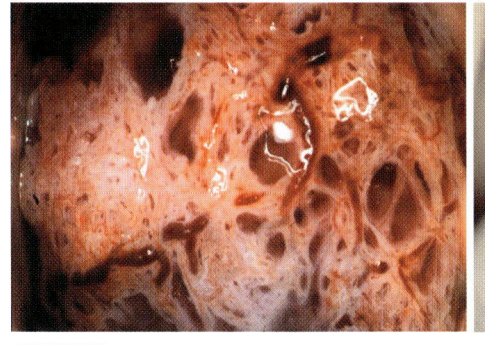

図 34-15
樹根状の非常に太い走行不規則な異型血管がみられ，大小不同の腺開口が観察される．表面は大量の粘液に覆われている．48歳，粘液性腺癌内頸部型（中拡大・加工後）

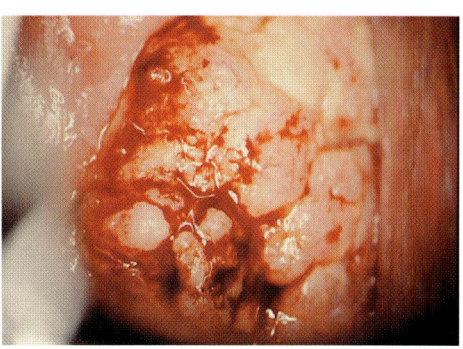

図 34-16
カリフラワー状に発育する肉眼的浸潤癌である．表面は脆弱，不整で凹凸を認め，易出血性である．58歳，非角化型扁平上皮癌（中拡大・加工後）

原文通り浸潤癌所見に組み入れている．

b. 付随所見〔additional signs: fragile vessels, irregular surface, exophytic lesion, necrosis, ulceration（necrotic），tumor or gross neoplasm〕
　進行するに伴い脆弱，不整で凹凸を認める表面構造に加えて，壊死や潰瘍形成がみられるようになり，肉眼的に明らかな浸潤癌と認識できるようになる．これらを付随所見と定義している（図34-16）．

5. その他の非癌所見（miscellaneous findings: MF）

a. コンジローマ（condyloma: Con）
　HPV感染による所見で，主として外向発育型病変で乳頭状を呈する．乳頭内にループ状の血管を認めることが多い（図34-17）．

b. 炎症（inflammation: Inf）
　びまん性の点状血管を認める広汎な充血像である．血管像は赤点斑に類似するが，背景に異常所見を認めない．

c. 萎縮（atrophy: Atr）
　エストロゲンの低下した状態における扁平上皮をいう．上皮は薄くなり溢血を認めることが多い．

d. ポリープ（頸管外，頸管内）〔polyp: Po（ectocervical or endocervical）〕
　ポリープ表面は円柱上皮あるいは移行帯所見を呈する（図34-18）．

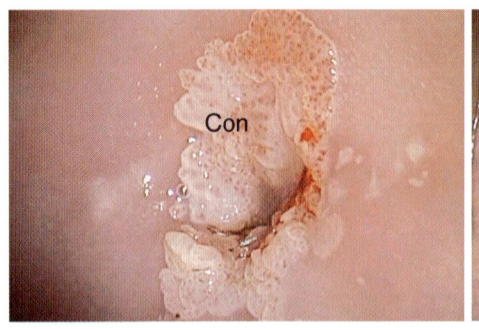

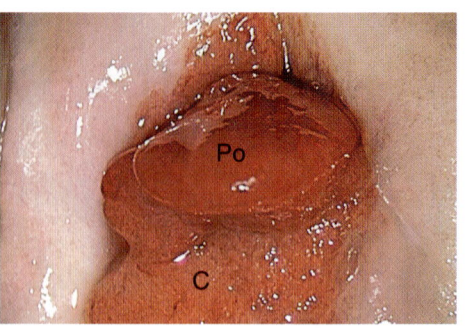

図 34-17
外子宮口周囲に酢酸加工により乳白色を呈する乳頭状の腫瘤がみられ，その内部に比較的均一な血管像を認める．28歳，乳頭腫（弱拡大，加工後）

図 34-18
表面平滑な分葉状の頸管ポリープ．46歳（強拡大・未加工）

e. 潰瘍（ulcer: Ul）
　異常所見や浸潤がん所見を随伴しない潰瘍形成をいう．

f. その他 etc（others）
　主として子宮頸部に認められる良性病変をいうが，子宮腟部の特殊な腫瘍や腟部および外陰部に認める良性病変および悪性病変もこの項目で扱う．

▶ 生検の実際

　生検（組織診）は細胞診とコルポスコピーの協力下に行われる．まず細胞採取をし，次にコルポスコピーを行い，その最強病変部位から狙い組織診を行う．生検部位に迷う場合は，酢酸加工の影響が低下した時に異常所見として残っている部分から採取するのも一方法である．採取器具は先端に刃のついたいわゆるパンチを用いる．先端の刃の部分が丸く浅いもの，三角形で深いものなど多種ある．組織採取にあたっては，子宮腟部に先端が開いた状態でパンチを押し当て，それから先端を閉じて組織片を切り取る（図 34-19）．生検後の止血は，通常はタンポンによる圧迫のみで十分であるが，出血が強度な場合は適宜縫合，焼灼，止血剤（アルギン酸ナトリウムなど）散布を行う[4]．なお，コルポスコピーで病変が確認できないが，細胞診で頸管内病変の存在が疑われる症例では頸管内掻爬が必要となる．これは盲目的操作となるが，4方向からの掻爬でほぼ全面から組織採取が可能である．

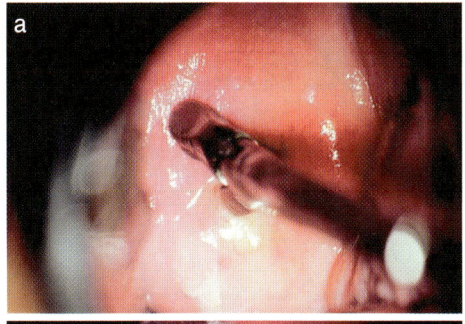

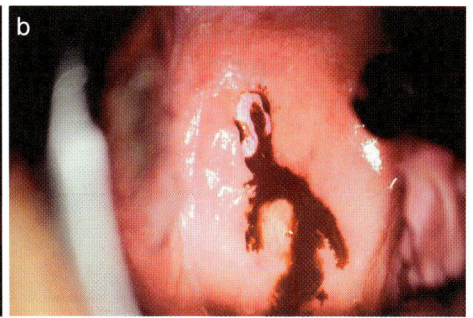

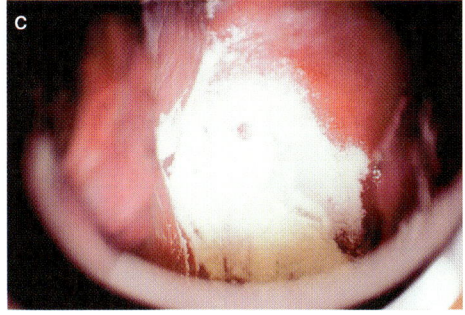

図 34-19
狙い組織診
a. パンチ生検
b. 生検直後
c. 止血剤散布

■文献

1) 婦人科外来診療ガイドライン．CQ202 CIN1/2（軽度・中等度異形成）の管理・治療は？　CQ203 子宮頸部細胞診後に精密検査としてのコルポスコピー・生検を行う場合は？　In：日本産科婦人科学会／日本産婦人科医会，編．産婦人科診療ガイドライン—婦人科外来編 2011．東京：日本産科婦人科学会；2011．p.31-6．
2) 植田政嗣，田路英作，國藤憲子，他．子宮頸部病変のコルポスコピー．日本婦人科腫瘍学会誌．2011; 29: 257-64.
3) 植田政嗣，田路英作，布引　治，他．婦人科癌—最新の研究動向—コルポスコピー．日本臨牀．2012; 70: 154-60.
4) 植田政嗣．よくわかるコルポスコープ検査．日本産科婦人科学会誌．2012; 64: N140-5.
5) Bornstein J, Bentley J, Bösze P, et al. 2011 Colposcopic Terminology of the International Federation for Cervical Pathology and Colposcopy. Obstet Gynecol. 2012; 120: 116-72.

〈植田政嗣　野田 定〉

F CIN / 子宮頸がん

35 MDA, LEGH の診断と管理

> **重要ポイント！**
> - 細胞診，胃型粘液，MRI 画像などの診断的意義を理解することが必要である．
> - LEGH の疑いでフォローアップをする際には病変部位のサイズや MRI 画像上の所見の変化，細胞診所見の変化に留意する．

▶ 概論

　最小偏倚型腺癌（minimal deviation adenocarcinoma: MDA）あるいは悪性腺腫（adenoma malignum）は頸部腺癌の約 1％を占める高分化型の粘液性腺癌である．腫瘍細胞は正常頸管腺上皮細胞に類似するが，軽度の核異型を伴い不整な腺腔を形成して間質に浸潤する．臨床的には多量の水様帯下や子宮頸部の腫大などの症状を呈するが，腫瘍細胞の核異型が軽度のため細胞診や組織診では診断が困難なことが多い．一方，分葉状頸管腺過形成（lobular endocervical glandular hyperplasia: LEGH）は，正常頸管腺細胞によく類似した異型のない細胞を有する腺の分葉状の増殖を特徴とするが，間質の破壊性の浸潤は呈さない[1]．臨床的には子宮頸部の腫大および囊胞性病変が特徴である．LEGH はしばしば MDA や通常の粘液性腺癌と合併する．また興味深いことに MDA も LEGH も高頻度に胃の幽門腺型粘液を産生する．

　このように MDA，LEGH は類似しているが，前者は悪性疾患，後者は原則として良性疾患であるため，適切な診断と対応が重要である．我々は MDA/LEGH 関連疾患の全国共同研究を通してこれらの疾患に対する対応を提案したので本稿はそれに沿って記載する[2]．

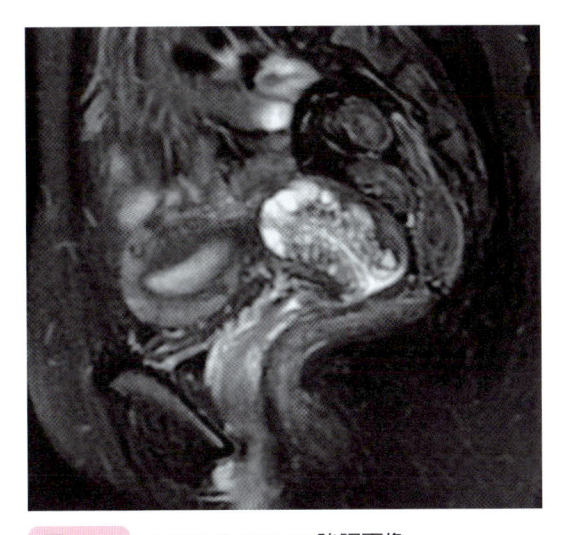

図 35-1 LEGH の MRI T2 強調画像
病変の中心部の小型嚢胞や充実部が，周辺部に大型の嚢胞が配列する（コスモスサイン）．

▶ 臨床診断のポイント

1. 各検査の意義

a. 頸部細胞診

　典型的な LEGH の場合には NILM から AGC が多い．LEGH でも AIS などを合併している症例は AIS や adenocarcinoma を呈することがある．ADM では NILM から adenocarcinoma まで呈することが特徴であった．

b. 頸管粘液中の胃型粘液

　頸管粘液中の胃型粘液は通常のパパニコロウ染色による細胞診上での黄色細胞として[3]，および当教室で開発したラテックス凝集反応キット[4]で検出できる．胃型粘液陽性の場合には LEGH や MDA の可能性が高くなるが両者の鑑別は困難である．

c. MRI（T2 画像）

　典型的な LEGH 病変は子宮頸部の高位に位置し，内部には小型の囊胞と充実成分が存在し，周辺に大型の囊胞が存在する（コスモスサインと仮称）（図 35-1）．一方，ADM 症例の多くは粘液性腺癌と類似した境界不明瞭な充実性の高信号を呈する．LEGH の一部に ADM や腺癌が存在するような症例は画像では術前診断困難であり，このような症例がコスモスサインを呈する症例の約 1 割に存在する可能

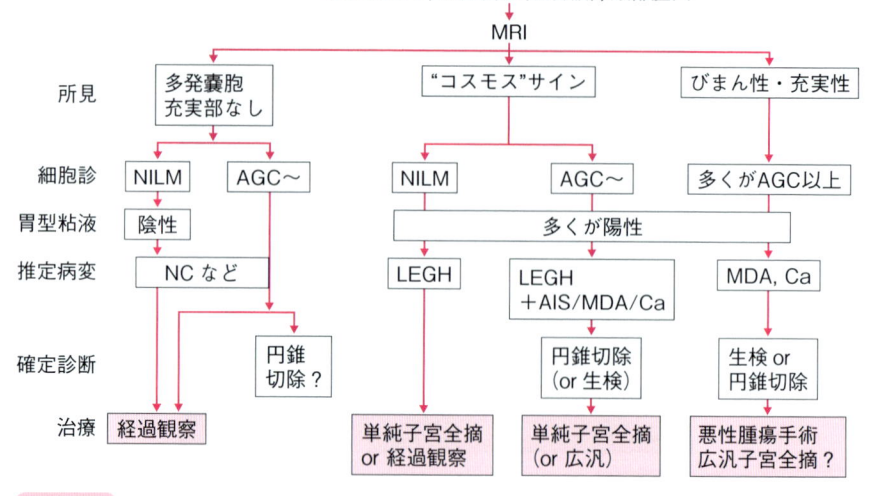

図35-2 頸部嚢胞性病変に対する対応のフローチャート（試案）

性がある．

d. 円錐切除術

摘出子宮と円錐切除術標本の両方を検討できた症例が13例あり，そのうち12例で両者の診断が一致した．円錐切除術は診断予測としては有用である可能性が示唆された．

▶ 対応の実際

これらの特徴をふまえ，対応の実際を図35-2にまとめた．水様性帯下や頸部嚢胞を認めた場合にはMRIを行う．MRI上嚢胞部分のみで充実成分を欠き，胃型粘液陰性，細胞診異常なしの場合にはナボット嚢胞などの可能性が高い．MRI上コスモスサインを認め，胃型粘液陽性，細胞診がAGCまでの場合はLEGHの可能性が高いが，LEGHは悪性病変を合併することもあるため，定期的な経過観察を要する．手術希望の場合には単純子宮全摘術でよい．細胞診に異常（AIS以上）がみられた場合はAIS，腺癌などの病変が共存している可能性があるので円錐切除術が必要と考える．MRIで充実性高信号領域を認める場合には悪性の可能性が高いため，組織診，円錐切除術による確定診断を行い，子宮頸がんに準じた治療を行う．

このなかで最も対応に苦慮するのがLEGH疑いとされた症例である．というの

もLEGHは良性疾患とされてはいるがMDAや腺癌を合併することから，これらの前駆病変ではないかとされているためである．これを検討するために，我々はLEGH/MDA症例のクロナリティー解析とMDAでしばしば変異が報告されている*STK*遺伝子変異を検討したところLEGHの一部はMDAの前駆病変で，悪性化にはSTKの変異が関与している可能性が示された[5]．この結果はLEGH疑い症例に対する予防的な子宮摘出の妥当性を示唆する．しかし，近年若年症例の増加とともにフォローアップ症例が増加してきた．LEGHの悪性化の指標は確立されていないが，近年初診から2年後に病変部の増大と細胞診悪化（NILM→AIS）を呈し，円錐切除したところMDAであった症例がみられた．このことから病変部の増大と細胞診の悪化がLEGHの悪性転化の重要なポイントであることが示唆される．

■文献

1) Nucci MR, Clement PB, Yong RH. Lobular endocervical glandular hyperplasia. Not otherwise specified: a clinicopathologic analysis of thirteen cases of a distinctive pseudoneoplastic lesion and comparison with fourteen cases of adenoma malignum. Am J Surg Pathol. 1999; 23: 886-91.
2) Takatsu A, Shiozawa T, Miyamoto T, et al. Preoperative differential diagnosis of minimal deviation adenocarcinoma and lobular endocervical glandular hyperplasia of the uterine cervix: a multicenter study of clinicopathology and magnetic resonance imaging findings. Int J Gynecol Cancer. 2011; 21: 1287-96.
3) Ishii K, Katsuyama T, Ota H, et al. Cytologic and cytochemical features of adenoma malignum of the uterine cervix. Cancer. 1999; 87: 245-53.
4) Ishii K, Kumagai T, Tozuka M. et al. A new diagnostic method for adenoma malignum and related lesions: latex agglutination test with a new monoclonal antibody, HIK1083. Clin Chim Acta. 2001; 312: 231-3.
5) Takatsu A, Miyamoto T, Fuseya C, et al. Clonality analysis suggests that STK11 gene mutations are involved in progression of lobular endocervical glandular hyperplasia (LEGH) to minimal deviation adenocarcinoma (MDA). Virchows Arch. 2013; 462: 645-51.

〈宮本　強　塩沢丹里〉

F　CIN / 子宮頸がん

36　円錐切除術の適応と実際

> **重要ポイント！**
> - 子宮頸部病変の若年例の増加に伴い，子宮温存術式として子宮頸部円錐切除術が選択されることが多くなっている．
> - 症例の病変の広がりや挙児希望を考慮して円錐切除術の具体的な方法を選択する．
> - 術後は早産のリスクが高くなることが報告されているので，妊孕性温存希望者に行う場合には，十分なインフォームドコンセントを得る必要がある．
> - 術後出血や頸管狭窄といった合併症に注意が必要である．

▶ 概説

円錐切除術とは，子宮頸部を円錐状に切除する術式であり，主として，診断の確認のために行われるが，CIN3 などの場合は治療法にもなり得る[1]．近年は，子宮頸部病変（CIN3 や AIS，初期の浸潤がん）の若年例が増加したことに伴い，子宮温存術式である円錐切除術が選択されることが多くなっている．

▶ 適応

診断目的の円錐切除術は，浸潤がんなどが疑われるとき，細胞診で異型細胞がみられているにもかかわらず狙い組織診や頸管内掻爬で病変が確認できないとき，また CIN3 がありコルポスコピーで異常所見の上限がみえないときなどに行う．また，IA1 期，IA2 期の診断のためにも行われる[2]．

治療目的の円錐切除術は，CIN3 に対して行われるほか，子宮温存希望の強い場合には AIS や扁平上皮癌 IA1 期に対しても行われる場合がある．

▶ 方法

コールドメス，電気メス，レーザーメス，超音波メス，LEEP（loop electrosur-

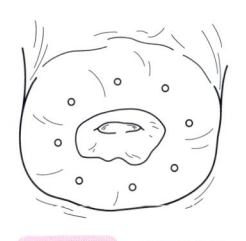

図 36-1 切開線のマーキング

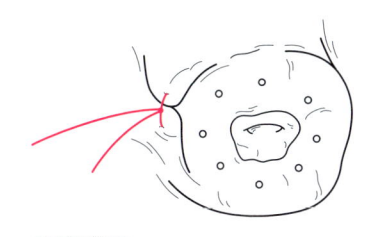

図 36-2 子宮動脈頸管下行枝の結紮

gical excision procedure）などを用いる方法があるが，ここでは，電気メスやレーザーメスを用いる一般的な方法を解説する．

a. 準備

　麻酔をかけ，截石位をとり，消毒後，腟鏡をかけ，子宮腟部を十分に露出する．

　術前にコルポスコープを用いて病変の占拠部位を確認しておく．酢酸加工やルゴール染色を行い，病変の辺縁を確認する．その 5 mm 外側を切開線とし，印をつけておく（図 36-1）．

b. 子宮動脈頸管下行枝の結紮

　子宮腟部には左右の子宮動脈の枝である頸管下行枝が側方から分布している．そこで，切開予定線の 1〜2 cm 外側（頭側）の 3 時方向と 9 時方向に #0 バイクリルなどの吸収糸をかけて結紮することで，円錐切除時の出血を抑えられる（図 36-2）．

c. 子宮腟部の牽引

　摘出する部分に 4〜8 本の牽引用の糸をかける．糸をかける部位は病変および SCJ（扁平上皮円柱上皮移行部）よりも腟側で，切開線よりも頸管側とする（図 36-3）．

d. 円錐切除

　牽引糸を牽引しながら，切除線の印に沿って，子宮腟部を切開する．全周性に上皮が切開できたら，頸管の方向へ円錐型に間質の切開を進めていく（図 36-4）．頸管を切除する高さは，あらかじめコルポスコピーで観察した病変の範囲をもとに決定する．子宮腟部にのみ病変が存在し，正常円柱上皮が観察可能であった症例では，切除する頸管の長さは短くする．

e. 頸管内搔爬

　頸管側の病変の遺残の有無を確認する目的で，鋭匙によって頸管内搔爬を行う（図 36-5）．搔爬組織に病理学的検査で病変が証明されれば，体部側断端陽性と同

図 36-3　子宮腟部の牽引

図 36-4　円錐切除

図 36-5　頸管内掻爬　鋭匙

図 36-6　止血　ボール電極

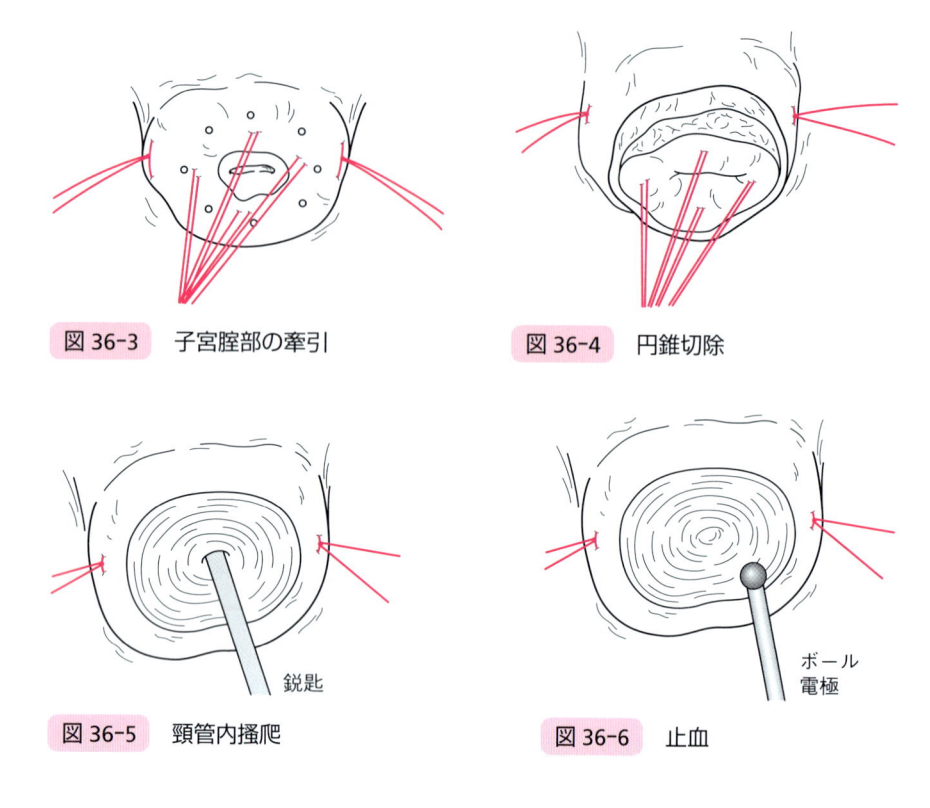

様に取り扱う．ただし，妊娠中の場合，頸管内掻爬は禁忌である．

f. 止血

出血点があれば，凝固止血する（図 36-6）．止血困難であれば，#3-0 バイクリルなどの吸収糸で縫合し止血する．

g. 標本の整理

インクなどで腟側断端と体部側断端を染色しておく．前壁正中（12 時）の方向で縦軸方向に切開し，粘膜面を上にして進展し，粘膜面を避けて針でゴム板などにとめ，十分量の固定液に浸す．

h. 術後管理

術後 1 日目に創面の診察を行い，出血がなければ退院させている．1 カ月後の外来受診まで，入浴と性交を禁じる．術後 1 カ月前後で創部は完全に上皮に覆われて治癒する．それまで特に診察は行っていないが，月経よりも多い性器出血を自覚すれば外来受診させる．

▶ 合併症

a. 術後出血

術後から約1カ月間に，創部からの出血がみられる．強出血は術後1〜2週間後に起こることが多い．月経より多い出血を自覚した場合は受診させ，外来で塩化鉄による止血やガーゼによる圧迫止血を行う．動脈性出血の場合は吸収糸により縫合止血を行う．

b. 頸管狭窄

術後，まれに頸管狭窄による月経血の流出困難に伴う月経困難症や，無月経，子宮留血腫や卵管留血腫を生じることがある．頸管内に病変があり，深く円錐切除を施行した場合や，産後授乳中に萎縮した子宮に円錐切除を行った場合に起こりやすい．高度の狭窄の場合は，麻酔下に頸管拡張術を行うこともある．

c. 早産

円錐切除後，早産のリスクが上昇すると報告されている．コールドナイフ円錐切除後の妊娠では早産が2.59倍，レーザー円錐切除後でも早産が1.71倍になる[3]．術前に十分に説明しインフォームドコンセントを得る．また，円錐切除後の妊娠はハイリスク妊娠として管理する．

▶ 再発・予後・予防

CINの円錐切除の切除断端陽性例の再発率は18%，断端陰性例でも3%と報告されている[4]ことから，子宮温存例の術後の定期的な細胞診によるフォローアップは重要である．

挙児希望のある場合にAISでも円錐切除を最終治療とすることがあるが，AISでは切除断端陰性でも17%に残存病巣が発見されたとの報告[5]があり，より厳重な管理を要する．

■ 文献

1) 日本婦人科腫瘍学会，編．子宮頸癌治療ガイドライン2011年版．東京：金原出版；2011. p.19.
2) 日本産科婦人科学会・日本病理学会・日本医学放射線学会・日本放射線腫瘍学会，編．子宮頸癌取扱い規約．第3版．東京：金原出版；2012. p.16, p.46.
3) Kyrgiou M, Koliopoulos G, Martin-Hirsch P, et al. Obstetric outcomes after conservative treatment for intraepithelial or early invasive cervical lesions: systematic review and meta-analysis. Lancet. 2006; 367: 489-98.
4) Ghaem-Maghami S, Sagi S, Majeed G, et al. Incomplete excision of cervical

intraepithelial neoplasia and risk of treatment failure: a meta-analysis. Lancet Onclol. 2007; 8: 985-93.
5) Kim JH, Park JY, Kim DY, et al. The role of loop electrosurgical excisional procedure in the management of adenocarcinoma in situ of the uterine cervix. Eur J Obstet Gynecol Reprod Biol. 2009; 145: 100-3.

〈安彦 郁　松村謙臣〉

F CIN／子宮頸がん

37　Ⅰ期がんの治療法

重要ポイント

- 妊孕性温存希望の有無および臨床進行期に応じて，症例毎に術式を決定する．
- 脈管侵襲の有無により，骨盤リンパ節郭清の必要性や子宮傍結合織の切除範囲を決定する．
- 症例毎に両側付属器摘出や傍大動脈リンパ節郭清の必要性を検討する．
- Ⅰ期症例では，排尿関連神経温存術やセンチネルリンパ節生検などの縮小手術が試みられている．
- 手術侵襲が危険を伴うか，患者が放射線治療を希望するⅠB期症例では，(同時化学)放射線療法を選択する．

▶ 概説

　近年の初交年齢の低下や性行動の活発化から子宮頸がん患者の若年化が進む一方，晩婚・晩産化により妊孕性温存治療の必要性が高まっている．子宮頸がんの罹患者は年間約9,000人だが，そのうち進行期Ⅰ期症例は56.7％（ⅠA1期：14.1％，ⅠA2期：1.8％，ⅠB1期：29.5％，ⅠB2期：8.2％）を占める[1]．一方，妊孕性温存治療の対象となるⅠA1〜ⅠB1期症例の35.2％が39歳以下であるため，将来の妊娠を希望する患者は相当数にのぼると考えられる．またⅠ期症例に対しては妊孕性温存治療以外でも種々の縮小手術が適用できるため，症例毎に個別に治療方針を検討することが肝要である．よって本稿では，Ⅰ期頸がんの治療に関して，標準治療に加えて妊孕性温存手術や縮小手術にも焦点をあてて解説する．なお，「腺癌」に関しては別稿で詳しく述べられるので，Ⅰ期扁平上皮癌を中心に記述し，「頸部摘出術」「術後療法」も別稿で解説されているので詳細は省いている．

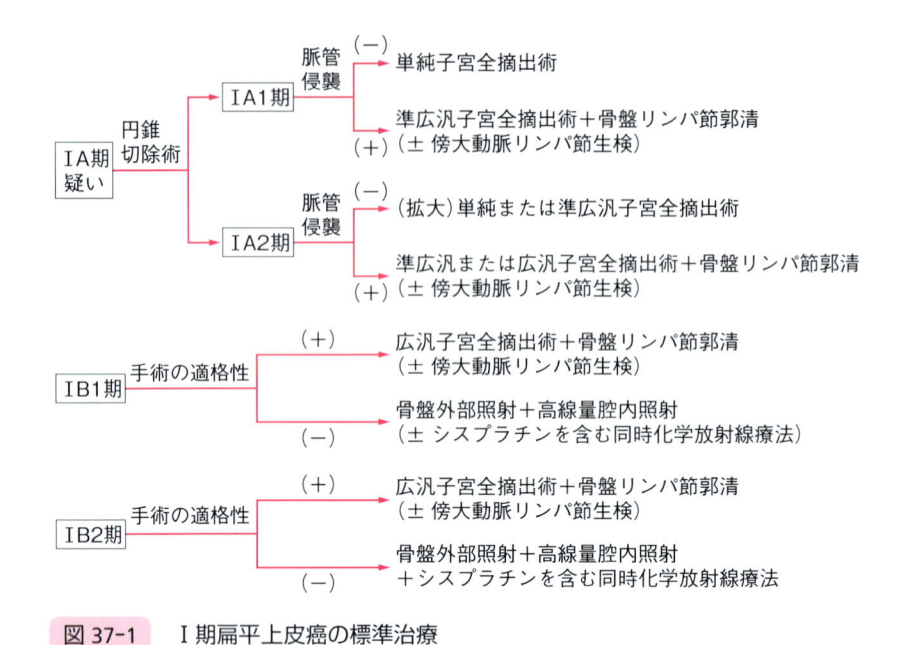

```
                              脈管
                              侵襲    （−）→ 単純子宮全摘出術
                    ┌ IA1期 ┤
                    │         （＋）→ 準広汎子宮全摘出術＋骨盤リンパ節郭清
           円錐      │                 （± 傍大動脈リンパ節生検）
 IA期   ─ 切除術 ─┤
 疑い                │         脈管
                    │         侵襲    （−）→（拡大）単純または準広汎子宮全摘出術
                    └ IA2期 ┤
                              （＋）→ 準広汎または広汎子宮全摘出術＋骨盤リンパ節郭清
                                      （± 傍大動脈リンパ節生検）

                    （＋）→ 広汎子宮全摘出術＋骨盤リンパ節郭清
           手術の      （± 傍大動脈リンパ節生検）
 IB1期 ─ 適格性 ┤
                    （−）→ 骨盤外部照射＋高線量腔内照射
                            （± シスプラチンを含む同時化学放射線療法）

                    （＋）→ 広汎子宮全摘出術＋骨盤リンパ節郭清
           手術の      （± 傍大動脈リンパ節生検）
 IB2期 ─ 適格性 ┤
                    （−）→ 骨盤外部照射＋高線量腔内照射
                            ＋シスプラチンを含む同時化学放射線療法
```

図 37-1 Ⅰ期扁平上皮癌の標準治療

▶ ⅠA1 期の治療

1. 標準治療

「子宮頸癌治療ガイドライン 2011 年版」（以下ガイドラインと略）では，脈管侵襲がない場合は骨盤リンパ節郭清を省略した単純子宮全摘出術を推奨している（グレード B）[2]．一方，脈管侵襲を認める場合は準広汎子宮全摘出術＋骨盤リンパ節郭清（±傍大動脈リンパ節生検）も考慮される（グレード C1）としている．ⅠA1 期の骨盤リンパ節転移の頻度は 0～1％と低いが，脈管侵襲がある場合はその転移率が高くなるためである．

2. 妊孕性温存治療

ガイドラインでは，妊孕性温存を強く希望する場合，脈管侵襲がなく切除断端が陰性で，かつ頸管内搔爬組織診が陰性であれば円錐切除術のみで経過観察が可能（グレード B）としている．円錐切除術で断端陽性の場合の記載はないが，「NCCN ガイドライン日本語版子宮頸がん．2013 年第 2 版」（以下 NCCN ガイドラインと略）では，再度の円錐切除術や広汎子宮頸部摘出術を選択肢としてあげている[3]．我々はこの場合の頸部の摘出方法として，単純子宮頸部摘出術も許容されると考え

```
                                    切除     (−)
                                    断端  ┌─→ 経過観察
                              (−)    ┌───┤
                          ┌─ 脈管 ──┤    │   再度の円錐切除術
                          │  侵襲    │    │         あるいは
                   ┌─ ⅠA1期 ┤         └─→ (+) 単純子宮頸部摘出術
                   │      │
                   │      └─(+) → 準広汎子宮頸部摘出術＋骨盤リンパ節郭清
  ⅠA期   円錐 ─┤                  （± 傍大動脈リンパ節生検）
  疑い   切除術  │
                   │             (−)   準広汎子宮頸部摘出術 ± 骨盤リンパ節郭清
                   │         ┌───→ （± 傍大動脈リンパ節生検）
                   └─ ⅠA2期 ─ 脈管 ┤
                              侵襲  │     準広汎または広汎子宮頸部摘出術
                                    └───→ ＋骨盤リンパ節郭清（± 傍大動脈リンパ節生検）
                                    (+)


   ⅠB1期 ───────────────→ 広汎子宮頸部摘出術＋骨盤リンパ節郭清
                                           （± 傍大動脈リンパ節生検）
```

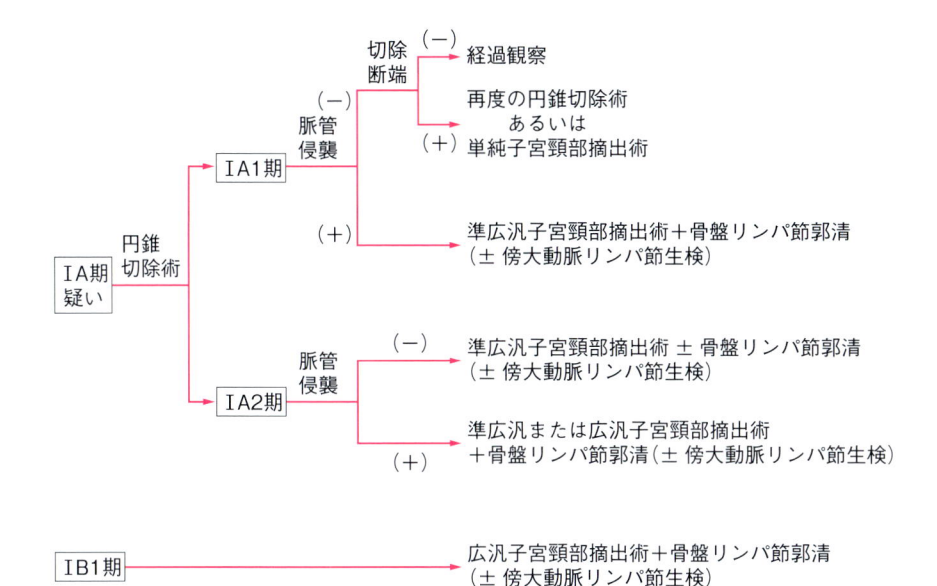

図 37-2 Ⅰ期扁平上皮癌の妊孕性温存治療

ている[4]．また NCCN ガイドラインでは脈管侵襲のある場合に広汎子宮頸部摘出術＋骨盤リンパ節郭清（±傍大動脈リンパ節生検）を推奨している[3]が，我々はこの場合でも単純または準広汎子宮頸部摘出術で対応可能と考えている[4]．

▶ ⅠA2 期の治療

1. 標準治療

　ガイドラインでは，骨盤リンパ節郭清（±傍大動脈リンパ節生検）を含む準広汎子宮全摘出術以上の手術を推奨している（グレード C1）[2]．ただし，骨盤リンパ節転移の頻度は脈管侵襲がある場合は 12％であるが，ない場合は 1％に留まるため，後者では骨盤リンパ節郭清の省略を考慮できる（グレード C1）．脈管侵襲がない場合は子宮傍結合織への浸潤も非常にまれであることから，子宮の摘出方法として（拡大）単純子宮全摘出術も考慮されるとしている[2]．

2. 妊孕性温存治療

　NCCN ガイドラインでは，広汎子宮頸部摘出術＋骨盤リンパ節郭清（±傍大動脈リンパ節生検）を推奨している[3]．標準治療でないため本邦のガイドラインでは

推奨の記載はないが，我々は脈管侵襲の有無に応じて準広汎子宮頸部摘出術が許容されると考えている[4]．脈管侵襲がない場合はリンパ節郭清の省略も可能かもしれない．円錐切除術で断端陰性，脈管侵襲陰性かつ頸管内搔爬組織診陰性のすべてを満たす場合は，慎重な経過観察も考慮される[2]．

▶ IB1期の治療

1. 標準治療

　ガイドラインでは広汎子宮全摘出術あるいは根治的放射線治療を推奨している（グレードB）[2]．年齢，performance status，合併症の有無などに応じて治療方針を決定する．

　広汎子宮全摘出術を行う場合，骨盤リンパ節郭清も行う．卵巣転移は扁平上皮癌のIB期で0〜0.5％，IIB期で0.6〜2.2％，腺癌のIB期で1.7〜3.8％，IIB期で9.9〜16.2％とされ，少なくとも扁平上皮癌のIB期に関しては両側付属器摘出術が省略可能と考えられる．また排尿関連神経の温存は，適切に行われれば従来の非温存時の靱帯切除と比較して根治性や予後に影響を与えないとされる．

　手術侵襲が危険な症例や放射線療法を希望する症例には，放射線治療が選択される．IBおよびIIA期に対する手術療法と根治的放射線療法を比較した前方視的研究のサブグループ解析で，腫瘍径≦4cmの場合（IB1+IIA1期）の5年生存率/無病生存率は手術療法群で87％/80％，放射線療法群で90％/82％と両群間に有意差はなく，同等の治療効果と考えられる[2]．放射線の照射方法としては，まず外部照射（1.8〜2.0 Gy/回，5回/週）を全骨盤領域に20 Gy行う．その後に中央遮蔽を設置した外部照射を30 Gy行いつつ，高線量率腔内照射（5〜6 Gy/回，1〜2回/週）をA点線量で24 Gy行う．画像で骨盤リンパ節転移が疑われる場合は，外部照射の追加（6〜10 Gy）を検討する．傍大動脈リンパ節領域への予防照射の意義は明確ではない．

2. 妊孕性温存治療

　広汎子宮頸部摘出術＋骨盤リンパ節郭清（±傍大動脈リンパ節生検）が考慮される．従来の広汎子宮全摘出術と治療効果を比較する前方視的研究はなく，ガイドラインでも推奨には至っていないが，多くの報告で同等の再発率・死亡率とされている．2 cm以上で有意に再発率が高いとする報告があり，一般的には腫瘍径が2 cm以下の場合が適格基準とされるが，腹式術式は腟式術式より周囲靱帯を幅広く切除可能であることから，我々はそれ以上のサイズの扁平上皮癌病変や腺癌にも適応拡

大可能と考えている[4]．

▶ ⅠB2期の標準治療

　一般的に妊孕性温存の対象外であり，ガイドラインでは広汎子宮全摘出術（＋補助療法）あるいは同時化学放射線療法（CCRT）を推奨している（グレードB）[2]．ⅠB およびⅡA 期に対する手術療法と根治的放射線療法を比較した前方視的研究のサブグループ解析で，腫瘍径＞4 cm の場合（ⅠB2＋ⅡA2 期）の5年生存率／無病生存率は手術療法群で 70%／63%，放射線療法群で 72%／57% と両群間に有意差はなかったが，腫瘍径≦4 cm の場合と比較して予後不良で，主治療がいずれであっても何らかの補助療法を検討する必要性が考えられた．術後の補助療法として放射線治療を行った場合，2～3度の晩期合併症は 29% と，放射線療法単独の 16% と比較して高率である[2]．

　ⅠB2 期またはⅡA2 期で根治的放射線療法を行う場合，シスプラチンを含むCCRT が生存率を有意に改善させることが示されており，推奨される[2]．CCRT の併用化学療法はシスプラチン $40\,mg/m^2$ を週に1回，5～6サイクル行う方法が標準的である．放射線の照射方法は，外部照射（1.8～2.0 Gy／回，5回／週）を全骨盤領域に 30～40 Gy，中央遮蔽後に 10～20 Gy を行い，高線量率腔内照射（5～6 Gy／回，1～2回／週）をA点線量で 18～24 Gy／3～4回行う．（同時化学）放射線療法に続く追加治療としての子宮全摘出術については，骨盤内制御率を改善することが示されるものの，全生存率の改善は示されておらず，術後合併症発生率の増加が懸念される．

▶ 注意

1. センチネルリンパ節生検について

　早期子宮頸がんにおける骨盤リンパ節郭清の回避に，センチネルリンパ節（SN）生検が有用となる可能性が示唆されている．骨盤リンパ節郭清の回避により下肢リンパ浮腫の発症率が減少するばかりでなく，SN に集中したより詳細な病理診によりリンパ節転移診断の精度が増すことが期待できる[5]．しかし，その有用性の検証はまだ不十分と考えられ，本邦および NCCN のいずれのガイドラインにおいても推奨までには至っていない．

2. 傍大動脈リンパ節郭清について

　子宮頸がんの遠隔転移の様式である傍大動脈リンパ節転移は，重要な予後因子で

ある．しかし，手術の際に傍大動脈リンパ節郭清を追加することの治療的有用性を証明した前方視的研究はない．傍大動脈リンパ節転移はⅠB期症例の約2%に認められるが，理論的にも実地臨床でも骨盤リンパ節転移がある場合に生じうる．したがって傍大動脈リンパ節郭清は，術前の画像診断や術中の視診・触診で骨盤リンパ節転移が疑われる場合には積極的に試みるべきである．

■文献

1) 日本産科婦人科学会．婦人科腫瘍委員会報告2011年度患者年報．日産婦誌．2012; 64: 2340-88．
2) 日本婦人科腫瘍学会．子宮頸癌治療ガイドライン2011年版．東京：金原出版；2011．
3) National Comprehensive Cancer Network (NCCN). NCCN ガイドライン日本語版子宮頸がん．2013年第2版．http://www.tri-kobe.org/nccn/guideline/gynecological/japanese/cervical.pdf
4) 小林裕明．早期子宮頸癌に対する妊孕性温存療法―妊娠合併子宮頸癌の取扱いを含めて．産科と婦人科．2013; 80: 1317-24．
5) 小川伸二，小林裕明．子宮頸癌に対するセンチネルリンパ節生検手技と臨床応用．手術．2011; 65: 463-7．

〈大神達寛　小林裕明〉

F　CIN / 子宮頸がん

38　Ⅱ期がんの治療法

> **重要ポイント！**
> - 本邦におけるⅡ期の治療オプションは，①広汎子宮全摘出術＋骨盤内リンパ節郭清あるいは，②シスプラチンを含む同時併用化学放射線療法（CCRT）である．

▶ 概説

Ⅱ期は，「ⅡA期：腟壁浸潤が認められるが，子宮傍組織浸潤は認められないもの」と「ⅡB期：子宮傍組織浸潤は認められるが，骨盤壁には達していないもの」とに分類され，さらにⅡA期は「ⅡA1期：病巣が4cm以下のもの」と「ⅡA2期：病巣が4cmを超えるもの」とに細分類される．治療オプションは，①広汎子宮全摘出術＋骨盤内リンパ節郭清あるいは，②シスプラチン（40 mg/m^2）を含む同時併用化学放射線療法（CCRT）であり，メリットとデメリットを十分に患者に説明し決定する．

▶ 診断

進行期は基本的には診察にて治療開始前に決定されるが，改訂「子宮頸癌取扱い規約（第3版）」により，「CTやMRIなどによる画像診断を，腫瘍の進展度合い（子宮傍組織浸潤，骨盤リンパ節転移）や腫瘍サイズの評価に用いても構わない」こととなった．MRI画像より最大腫瘍径を計測する．次に，子宮傍組織浸潤については，腫瘍が頸部間質を示す低信号の環状構造に取り囲まれて，欠損があっても突出しないものはⅠB期（図38-1a），低信号の環状構造に欠損がみられ，子宮傍組織に不正な腫瘤が突出するものはⅡB期（図38-1b），腫瘍が骨盤壁と考えられる内外腸骨血管の内側のラインに達するものはⅢB期と診断される．リンパ節転移は短径10 mm以上をもって腫大とするが，反応性か転移性かの鑑別はきわめて困難である．

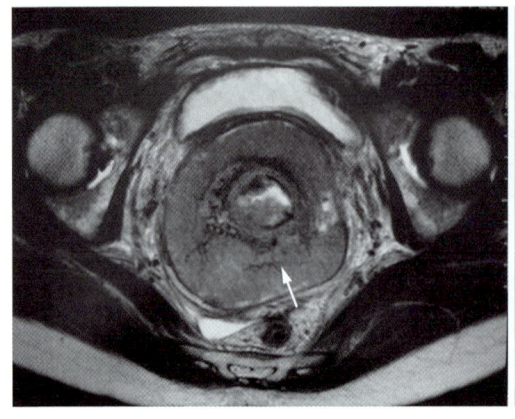

| 図 38-1a | MRI．T2強調画像における子宮傍結合織浸潤陰性 | 図 38-1b | MRI．T2強調画像における子宮傍結合織浸潤陽性 |

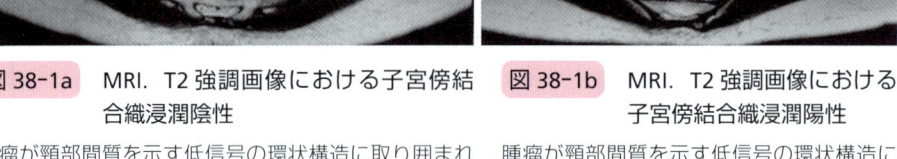

図 38-1a 腫瘍が頸部間質を示す低信号の環状構造に取り囲まれて，欠損があっても突出しないもの：ⅠB期

図 38-1b 腫瘍が頸部間質を示す低信号の環状構造に欠損がみられ，子宮傍組織に不正な腫瘍が突出するもの：ⅡB期

▶ 治療

　米国「NCCN診療ガイドライン2013」では，ⅡA期に対しては広汎子宮全摘出術＋骨盤内リンパ節郭清±傍大動脈リンパ節サンプリングまたは放射線治療あるいはCCRTが，ⅡB期に対してはCCRTが推奨されている．これに対して，本邦のガイドラインではⅡB期に対して手術療法がCCRTと並列した治療選択肢として推奨されている．これは，本邦では広汎子宮全摘出術が多くの先人たちにより根治性の高い術式として確立，改良されてきたという歴史的背景による．手術療法のメリットは，①病理組織学的所見に基づいた正確な術後進行期の決定ができ，治療の個別化が可能であること，②放射線抵抗性のがんでも治療可能であること，③若年者では卵巣機能の温存が可能であることなどである．放射線治療のメリットは，①侵襲が少なく高齢者や合併症をもつ症例においても比較的安全に施行し得ること，②排尿障害を避け得ることなどである．現時点では，術後補助療法の必要性と影響も考慮しつつ決定されるべきである．

　術後補助療法としては，術後再発リスクを低・中・高リスク群に分類し，高リスク群に対してはCCRTが，中リスク群に対しては，全骨盤照射またはCCRTが検討される（図38-2，表38-1）．また，わが国では術後化学療法を行う試みもなされている．術後化学療法を行うメリットは，①遠隔転移の抑制が放射線治療（あるい

IB 期・II 期の術後補助療法（扁平上皮癌と腺癌を含む）

```
                        ┌─ 低リスク群 ──────→ 経過観察
                        │
                        │                     術後補助療法
術後再発リスクの評価 ───┼─ 中リスク群 ──────→（放射線治療あるいは
    （表 38-1）         │                     同時化学放射線療法）
                        │
                        │                     術後補助療法
                        └─ 高リスク群 ──────→（同時化学放射線療法）
```

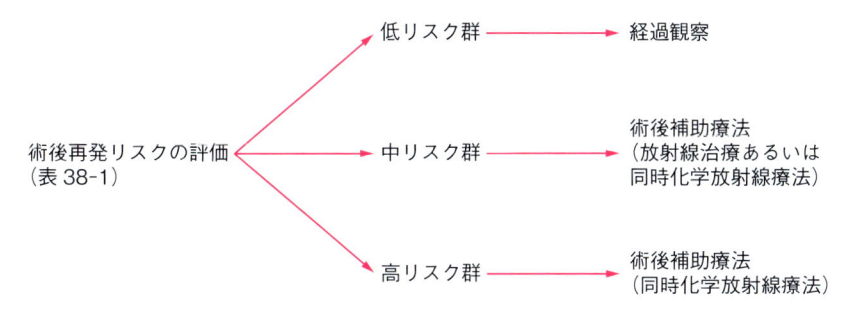

図 38-2　子宮頸がん治療アルゴリズム（扁平上皮癌と腺癌を含む）

術後再発リスク評価の基準に関して様々な報告や議論があり，個々の例に関しての十分な検討が必要である．
（子宮頸癌治療ガイドライン 2011 より抜粋）

表 38-1　子宮頸がんの術後再発リスク分類

低リスク群：	以下のすべての項目を満たすもの ①小さな頸部腫瘍 ②骨盤リンパ節転移陰性 ③子宮傍結合織浸潤陰性 ④浅い頸部間質浸潤 ⑤脈管侵襲陰性
中リスク群：	骨盤リンパ節転移陰性および子宮傍結合織浸潤陰性で，以下のいずれかの項目を満たすもの ①大きな頸部腫瘍 ②深い頸部間質浸潤 ③脈管侵襲陽性
高リスク群：	以下のいずれかの項目を満たすもの ①骨盤リンパ節転移陽性 ②子宮傍結合識浸潤陽性

注）頸部腫瘍の大きさ，頸部間質浸潤の深さ，骨盤リンパ節転移陽性時の転移リンパ節の個数・部位，さらに再発リスク因子の個数については様々なリスク分類の基準・報告があり，頸部腫瘍の大きさ，具体的な浸潤の深さを規定してリスク分類を行うことは適切でないと判断し，「浅い・深い」「大きい・小さい」のような表現にとどめた．頸部腫瘍の大きさに関しては臨床進行期分類も 4 cm を採用していることから，これを 1 つの目安にしている報告が多い．脈管侵襲に関しては議論が分かれている．

はCCRT）に優ること，②術後放射線治療による有害事象（腸閉塞，下肢リンパ浮腫など）を減少させること，③局所再発した場合に放射線治療という選択肢が残されることなどがあげられる．

▶ 予後

Ⅰ・ⅡA期に対する手術（＋術後照射）療法と根治的放射線療法は同等の治療成績である[1]．しかし，ⅡB期に関しては手術療法と放射線療法あるいはCCRTを比較した臨床試験はない．JSOG（2005治療開始例）によるⅡ期全体での5年生存率は73.9％である．

▶ 注意

日本では若年患者には手術例が多いため，CCRT対象患者は，欧米（中央値40歳代）より高齢（平均57歳）で，Ⅰ・Ⅱ期の割合は，日本（21％）で外国（70％）よりかなり低い[2]．放射線照射法についても，総治療期間〔日本：6〜7週（47日），欧米：8〜10週（57日）〕，中央遮蔽（日本：あり，欧米：なし），腔内照射線量率（日本：高線量率，欧米：低線量率）などの点で大きな違いがある[3]．

■文献

1) Landoni F, Maneo A, Colombo A, et al. Randomized study of radical surgery versus radiotherapy for stage ⅠB-Ⅱa cervical cancer. Lancet. 1997; 350: 535-40.
2) 兼安祐子，和田崎晃一，永田　靖，他．同時化学放射線療法のレジメンとその有効性．臨婦産．2008; 62: 677-87.
3) 藤原久也．婦人科がんと放射線療法．日産婦誌．2012; 64: 1818-21.

〈池田仁惠　三上幹男〉

F　CIN / 子宮頸がん

39　Ⅲ期がんの治療法

> **重要ポイント**
> - 治療開始前に正確に臨床進行期分類を決定する．
> - 標準治療は，同時化学放射線療法である．
> - 放射線療法による合併症を熟知しておく．

▶ 概説

　子宮頸がんの治療は手術療法と放射線療法が双璧をなす．Ⅲ期以上の進行がんに対しては，一般的に手術療法の適応はなく，放射線療法が選択される．最近では，放射線治療成績改善のため放射線治療に化学療法を組み合わせた方法，すなわち同時化学放射線療法（concurrent chemoradiation therapy: CCRT）が推奨されている[1]．

▶ 臨床進行期分類

　日産婦 2011，FIGO2008 による分類を用いる（表 39-1）．
　注意点：
- 進行期分類は治療開始前に決定し，治療後はこれを変更しない．
- 内診を用いて進行期分類を決定する．CT/MRI による画像診断を腫瘍の進展度合いや腫瘍サイズの評価に用いても構わない．
- 進行期分類に際して，リンパ節転移や体部浸潤の有無は考慮しない．

▶ 治療

　CCRT が標準治療となる．CCRT を構成する放射線治療と化学療法について概説する．

表 39-1　子宮頸がん臨床進行期分類（日産婦 2011，FIGO 2008）

Ⅰ期： がんが子宮頸部に限局するもの（体部浸潤の有無は考慮しない）
 ⅠA期： 組織学的にのみ診断できる浸潤がん
   肉眼的に明らかな病巣は，たとえ表層浸潤であってもⅠB期とする．浸潤は，計画による間質浸潤の深さが 5 mm 以上で，縦軸方向の広がりが 7 mm を超えないものとする．浸潤の深さは，浸潤がみられる表層上皮の基底膜より計測して 5 mm を超えないものとする．脈管（静脈またはリンパ節）侵襲があっても進行期は変更しない．
  ⅠA1期： 間質浸潤の深さが 3 mm 以内で，広がりが 7 mm を超えないもの
  ⅠA2期： 間質浸潤の深さが 3 mm を超えるが 5 mm 以内で，広がりが 7 mm を超えないもの
 ⅠB期： 臨床的に明らかな病巣が子宮頸部に限局するもの．または臨床的に明らかではないがⅠA期を超えるもの
  ⅠB1期： 病巣が 4 cm 以下のもの
  ⅠB2期： 病巣が 4 cm を超えるもの

Ⅱ期： がんが子宮頸部を超えて広がっているが，骨盤壁または膣壁下 1/3 に達していないもの
 ⅡA期： 腟壁浸潤が認められるが，子宮傍組織浸潤は認められないもの
  ⅡA1期： 病巣が 4 cm 以下のもの
  ⅡA2期： 病巣が 4 cm を超えるもの
 ⅡB期： 子宮傍組織浸潤の認められるもの

Ⅲ期： がん浸潤が骨盤壁にまで達するもので，腫瘍塊と骨盤壁との間に cancer free space を残さない．または腟壁浸潤が下 1/3 に達するもの
 ⅢA期： 腟壁浸潤は下 1/3 に達するが，子宮傍組織浸潤は骨盤壁にまでは達していないもの
 ⅢB期： 子宮傍組織浸潤が骨盤壁にまで達しているもの．または明らかな水腎症や無機能腎を認めるもの

Ⅳ期： がんが小骨盤腔を超えて広がるか，膀胱，直腸粘膜を侵すもの
 ⅣA期： 膀胱，直腸粘膜への浸潤があるもの
 ⅣB期： 小骨盤腔を超えて広がるもの

1. 放射線治療

体外からの照射（外部照射）と子宮腔内からの照射（腔内照射）の併用にて行う[2]．

a. 外部照射

骨盤内リンパ節など，広い範囲を照射することができる．腔内照射併用に備えて，直腸や膀胱への過照射を防ぐために中央部を遮蔽することがある（中央遮蔽）．

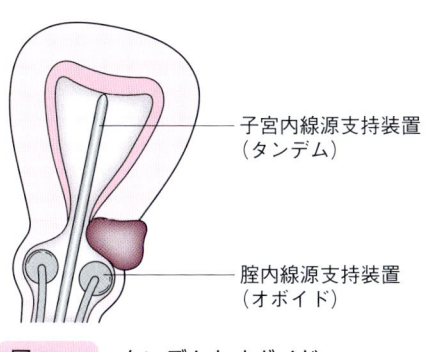

図 39-1　タンデムとオボイド

表 39-2　CCRT のスケジュールの 1 例

週数	1	2	3	4	5	6
外部照射（約 10 Gy/ 週，1.8〜2.0 Gy/ 回）	○	○	○	○	○	―
中央遮蔽	×	×	×	○	○	―
腔内照射（約 4.6〜6 Gy/ 回）	―	―	―	○	○	○
化学療法（シスプラチン 40 mg/m²/ 週）	↑	↑	↑	↑	↑	↑

　近年，外部照射の方法として強度変調放射線治療（intensity modulated radiation therapy: IMRT）が普及しつつある．これは，多方向からの放射線ビームをコンピューターを用いて様々な形に変化させ，結果として病巣への線量の集中性を向上させ，消化管などの隣接臓器への線量を減らす技術である．これにより，腫瘍制御率の向上と同時に合併症の軽減が期待される．

b．腔内照射

　子宮内線源支持装置（タンデム）および腔内線源支持装置（オボイド）を挿入し，病巣を直接照射する．病巣への照射線量が大きい（図 39-1）．

2．化学療法

　抗がん薬併用によって腫瘍の放射線感受性が増幅する[3]．

　プラチナ製剤を併用する．シスプラチン（ランダ®）が主に推奨されているが，毒性を考慮してカルボプラチン（パラプラチン®）やネダプラチン（アクプラ®）を使用する場合もある[1]．

　代表的な CCRT のスケジュールは表 39-2 に示すとおりである．

▶ 放射線治療による合併症

　放射線治療による合併症には，照射中に出現する急性反応と，照射終了後に出現する晩期合併症がある．急性反応としては，放射線宿酔，小腸炎・直腸炎，膀胱炎，皮膚障害，骨髄抑制がある．晩期合併症としては，直腸炎（下血），腸閉塞，腸穿孔，腟狭窄，直腸腟瘻，膀胱腟瘻，尿管腟瘻がある[4]．それぞれに対して適切な支持療法を行う．

▶ 予後

　5年生存率は，FIGO stage ⅢAで39.7％，FIGO stage ⅢBで41.5％である[5]．

■文献

1) 日本婦人科腫瘍学会．子宮頸癌治療ガイドライン2011年版．東京：金原出版；2011. p.108-9.
2) 日本放射線科専門医会，日本放射線腫瘍学会，日本医学放射線学会，編．婦人科，I. 子宮頸癌．放射線治療計画ガイドライン2008.
3) Tewari KS, Monk BJ. Invasive cervical cancer. In: Di Saia PJ. editor. Clinical gynecologic oncology. 8th ed. Elsevier Saunders; 2012. p. 95-9.
4) 日本産科婦人科学会．産婦人科研修の必修知識2011． p. 564.
5) Quinn MA, Benedet JL, Odicino F, et al. Carcinoma of the cervix uteri. FIGO 26th Annual Report on the Results of Treatment in Gynecological Cancer. Int J Gynaecol Obstet. 2006; 95（Suppl 1）: S43.

〈久保田 哲　上田 豊　木村 正〉

F CIN / 子宮頸がん

40 Ⅳ期がんの治療法

重要ポイント

- ⅣA 期は局所進行がん，ⅣB 期は全身疾患としてとらえる．
- ⅣA 期は放射線単独治療で 10〜20％の 5 年生存率が得られる．シスプラチン（CDDP）を含むレジメンでの同時化学放射線療法（CCRT）が有用である．
- ⅣB 期の 5 年生存率は 10％に満たない．症状緩和治療としての全身化学療法，放射線療法などを中心に治療を計画するが，症例によっては根治をめざした放射線療法や外科的切除が行われることもある．
- Ⅳ期に対する主治療前の化学療法（neoadjuvant chemotherapy）の有用性は現時点では証明されていない．

▶ 概説

　子宮頸がんは進行しても局所にとどまる傾向が強い腫瘍とされており，治療は局所治療が中心である．進行がんであるⅢ〜ⅣA 期に対しても，扁平上皮癌であれば放射線感受性が高いことから根治的放射線療法が行われ，通常，1.8〜2.0 Gy/日に分割して計 50.4 Gy の全骨盤照射と 1〜3 回の腔内照射で治療される．1999 年に米国 NCI より CCRT の推奨がアナウンスされて以降，遠隔転移を有さないⅢ〜ⅣA 期は CCRT が標準的治療になりつつある．一方，遠隔転移を有するⅣB 期に対しては，切除可能な肺転移や腹部傍大動脈リンパ節，鼠径リンパ節などに病変が限局している場合にはそれ以外の転移を有する場合に比して予後がよいことが知られており，根治をめざした放射線療法や外科的切除が行われることがあるが，多くの場合は，症状緩和を目的とした治療（best supportive care: BSC）が行われる．全身化学療法は BSC の 1 つと位置づけられる．

　進行がんであるⅢ〜Ⅳ期の子宮頸がんの場合，腫瘍関連合併症にも注意を払う必要がある．しばしば巨大な骨盤内腫瘤や骨盤内リンパ節転移などで尿管が圧迫され水腎症・水尿管症が認められる．片側腎が健常であり，腎機能が安定していれば臨

床症状はないこともあるが，薬剤の排泄機能低下をきたすことがある．また，両側の水腎症をきたしてきている場合には腎後性腎不全が生命を脅かす可能性もあるので，化学療法の際に注意が必要である．他臓器転移では，骨転移の場合の疼痛・骨折，肺転移の場合の咳・呼吸困難，その他，下肢・体幹の浮腫，腹痛，背部痛などがみられる．治療に先立ちこれらの症状評価，コントロールが必要である．

▶ ⅣA 期の治療

現時点では CDDP を含むレジメンを併用した CCRT が標準治療として強く推奨される．ただし CCRT は放射線単独に比べ毒性が強いため治療完遂率は低い．また晩期毒性についてのデータもいまだ十分ではなく，この点を十分考慮したうえで注意して治療を行うことが重要である．

骨盤除臓術で予後改善したとの報告も散見されるが，症例の選択が容易ではなく，かつ手術侵襲が大きいため，現時点では一般臨床レベルで行われる治療法とは言い難い．

▶ ⅣB 期の治療

1. 転移巣が切除可能な ⅣB 期

診断時に孤立性の肺転移，鎖骨上リンパ節や鼠径リンパ節への孤立性リンパ節転移のみのⅣB 期症例は，手術による切除，放射線，化学療法の併用療法で長期生存が期待できる．

2. 全身状態のよい ⅣB 期

従前より根治的な局所治療の対象とならないⅣB 期に対しては積極的な治療は行われず，主として BSC が行われてきた．1990 年頃から全身状態や臓器機能が十分に保たれている場合には，BSC の一環として抗がん薬が用いられ始めた．

a. 単剤化学療法

単剤では CDDP についての報告が最も多く，奏効割合が最も高いことから 20 年以上にわたり key drug として用いられている（表 40-1）．しかし，CDDP 単剤の奏効期間は 6 カ月と短いため，他の薬剤を併用した多剤併用療法が検討され始めた．

b. 多剤併用療法

1990 年代に 2〜4 剤併用の CDDP を含むレジメンの第Ⅱ相試験が多く行われた．併用薬剤としては CDDP に次いで奏効割合が高いイホスファミド（IFO），毒性が

表 40-1　薬剤奏効率

薬剤	奏効率	
シスプラチン（CDDP）	20〜30%	Thigpen T. 2003
イホスファミド（IFO）	14〜40%	Thigpen T. 2003
パクリタキセル（PTX）	17%	McGuire WP, et al. 1996
ビノレルビン（VNR）	15%	Lhommé C, et al. 2000
トポテカン（TPT）	19%	Muderspach LI, et al. 2001
イリノテカン（CPT-11）	24%	Takeuchi S, et al. 1992

（子宮頸癌治療ガイドライン 2011 年版[1]．一部改編）

表 40-2　進行・再発子宮頸がんに対する臨床試験

臨床試験	レジメン	PFS	OS	
GOG 110	CDDP	3.2*	8.0	TTP で有意差あり（p=0.003）
	CDDP+IFO	4.6*	8.3	IFM 追加で明らかに毒性が増強
GOG 169	CDDP	2.8*	8.8	TTP で有意差あり（p<0.001）
	CDDP+PTX	4.8*	9.7	TP 療法がリスク/ベネフィットで優る
GOG 204	CDDP+PTX	5.82	12.87	TP 療法が標準
	CDDP+TPT	4.57	10.25	
	CDDP+GEM	4.70	10.28	
	CDDP+VNR	3.98	9.99	
JCOG 0505	CDDP+PTX	6.2	17.5	TC 療法の非劣性が証明された
	CBDCA+PTX	6.9	18.3	

*TTP：time to progression

少なく他がん腫でもよく用いられていたブレオマイシン（BLM）などが選択され，IP（IFO+CDDP）療法[2]，BOMP（BLM+ビンクリスチン+マイトマイシンC+CDDP）療法，BIP（BLM+IFO+CDDP）療法などが有望なレジメンとして検討された．奏効割合は60％以上の高いものもあったが，非進行期や局所進行期で用いられるこれらのレジメンは毒性が強く，むしろ生存期間を短縮する可能性もあった．ⅣB 期および再発子宮頸がんに対して行われた主な大規模ランダム化比較試験を表 40-2 に示す．

　BSC に比して化学療法が生存期間において優ることを示したランダム化比較試験のエビデンスはないが，GOG169[3]，GOG204[4] の結果をもって TP 療法が進行・再発子宮頸がんに対しての標準治療となった．本邦でも進行・再発子宮頸がんを対

象にTP療法 vs TC療法の第Ⅲ相非劣性試験（JCOG0505）が実施された．結果，TC療法の非劣性が証明され，特に，前治療でCDDPが使用された症例では有用であると結論された[5]．

c．緩和的放射線治療

全身化学療法の対象となる患者であっても，性器出血，激しい疼痛，骨転移に伴う疼痛，脳転移の随伴症状を有する場合には，症状緩和目的で，小線源治療を含む緩和的放射線治療が化学療法に先行して行われることがある．骨転移に伴う疼痛，脳転移の随伴症状には比較的大きな1回線量を数回照射する緩和的放射線治療が行われることがある．

■文献

1) 日本婦人科腫瘍学会．子宮頸癌治療ガイドライン2011年版．東京：金原出版；2011．
2) Omura GA, Blessing JA, Vaccarello L, et al. Randomized trial of cisplatin versus cisplatin plus mitolactol versus cisplatin plus ifosfamide in advanced squamous carcinoma of the cervix: a Gynecologic Oncology Group study. J Clin Oncol. 1997; 15: 165-71.
3) Moore DH, Blessing JA, McQuellon RP, et al. Phase III study of cisplatin with or without paclitaxel in stage IVB, recurrent, or persistent squamous cell carcinoma of the cervix: a gynecologic oncology group study. J Clin Oncol. 2004; 22: 3113-9.
4) Monk BJ, Sill MW, McMeekin DS, et al. Phase III trial of four cisplatin-containing doublet combinations in stage IVB, recurrent, or persistent cervical carcinoma: a Gynecologic Oncology Group study. J Clin Oncol. 2009; 27: 4649-55.
5) Kitagawa R, Katsumata N, Shibata T, et al. A randomized, phase III trial of paclitaxel plus carboplatin (TC) versus paclitaxel plus cisplatin (TP) in stage IVB, persistent or recurrent cervical cancer: Japan Clinical Oncology Group study (JCOG0505). J Clin Oncol (Meeting Abstracts). 2012; 30 (suppl): 5006.

〈竹原和宏　野河孝充〉

F CIN / 子宮頸がん

41 NAC の適応と実際

重要ポイント

- NAC の目的は，腫瘍サイズを縮小させ手術の根治性，安全性を高めることである．
- 患者には，ガイドラインでは NAC が必ずしも推奨されているわけではないこと，NAC のメリット・デメリットを十分説明したうえで行う．
- NAC 前の正確な臨床進行期の決定が重要である．
- NAC を 2〜3 コース行い，広汎子宮全摘術を行うのが妥当である．
- NAC は臨床試験またはそれに準じて行う．

概説

NCCN のガイドラインによると，IB2，IIA 期（腫瘍径>4 cm）症例にはシスプラチンを含む化学療法併用放射線治療（CCRT）が推奨され，広汎子宮全摘術は選択肢とされている．さらに IIB 期にも CCRT が推奨され，手術療法の選択肢は示されていない．しかし本邦では，広汎子宮全摘術を主治療としてきた歴史的背景や欧米との放射線治療方法の違いなどから，このガイドラインをそのまま推奨できない．一方，本邦での子宮頸癌治療ガイドライン 2011 年版では，「腫瘍の拡がりや大きさによっては NAC（neoadjuvant chemotherapy）による治療が考慮される」と記載され，推奨グレードは C1 であり，必ずしも推奨はされていない[1]．

NAC の臨床的意義として以下の 2 点があげられる．①腫瘍サイズを縮小することにより，手術の根治性や安全性を向上し，手術適応症例の拡大が期待できる．②潜在性・微小リンパ節転移巣などの全身的効果により，遠隔転移の抑制が期待できる．

このような状況のなか，bulky tumor を有する IB〜IIB 期症例に対する，NAC の検討と，CCRT との比較検討は今後の重要な課題である．

表 41-1 NAC のレジメン

1. イリノテカン（CPT-11）/ シスプラチン（CDDP）療法			
CPT-11	70 mg/m^2	day1, 8	
CDDP	70 mg/m^2	day1	q21days
2. イリノテカン（CPT-11）/ ネダプラチン（NDP）療法			
CPT-11	60 mg/m^2	day1, 8	
NDP	80 mg/m^2	day1	q21days
3. ドセタキセル（DTX）/ カルボプラチン（CBDCA）療法			
DTX	60〜70 mg/m^2	day1	
CBDCA	AUC6	day1	q21days
4. パクリタキセル（PTX）/ カルボプラチン（CBDCA）療法			
PTX	175 mg/m^2	day1	
CBDCA	AUC6	day1	q21days

CPT-11: irinotecan, NDP: nedaplatin, CDDP: cisplatin, DTX: docetaxel, CBDCA: carboplatin, PTX: paclitaxel

▶ 診断および適応

正確な治療前診断は必須かつ重要である．子宮頸がんに対する NAC の適応は局所浸潤がん，つまり IB〜IIB 期までと考えられる．診断は内診，胸部 X 線，DIP，CT，MRI などにより III 期以上であることを否定しておく必要がある．

▶ 治療および成績

子宮頸がんに対する NAC は，2〜3 コース行い，広汎子宮全摘術後に追加治療を行う場合が多い．NAC のレジメンはこれまで様々な報告がされているが，いまだ確立されたものはない．最近，国内では組織型を扁平上皮癌と腺癌に分け，レジメンを選択して臨床試験が試みられている．ここでは国内で行われた臨床第 II 相試験について概説する（表 41-1）．

a. イリノテカン（CPT-11）/ シスプラチン（CDDP）療法

当院では bulky mass を有する IB2〜II 期の扁平上皮癌に対してはこのレジメンを用いて NAC を施行している．治療成績は奏効率 84.8%，無増悪生存期間中央値は 26 カ月（range 3〜112），全生存期間中央値 34 カ月（range 3〜112）であった．grade 3 以上の有害事象として，好中球減少 57.6%，貧血 9.1%，血小板減少 3.0%，発熱性好中球減少症 3.0%，嘔吐 9.1% などを認めた[2]．当院で経験した奏効例を図 41-1 に提示する．

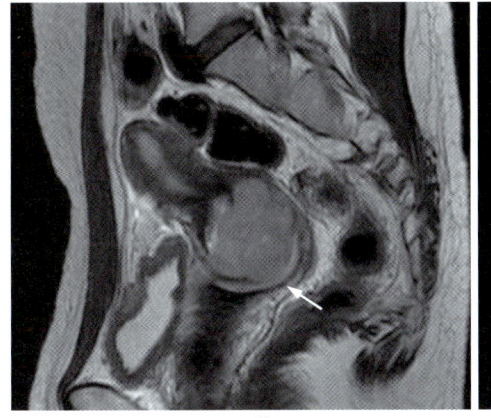

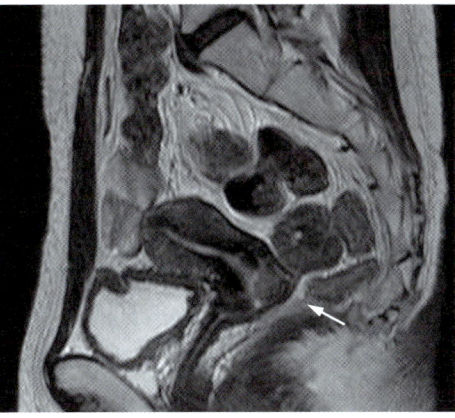

| NAC 前 | NAC2 コース後 |

図 41-1 NAC の奏効例（MRI T2 強調画像）

41 歳，子宮頸がん IB2 期，CPT-11/CDDP 療法 2 コース施行し，抗腫瘍効果は PR であった．広汎子宮全摘術を施行し，術後補助化学療法として同じレジメンを 4 コース追加した．初回治療から 12 カ月経過しているが再発は認めない．

b. イリノテカン（CPT-11）/ネダプラチン（NDP）療法

　この治療は JGOG1065 で用いられたレジメンであり，奏効率 75.8%，2 年無再発率 73.8% であった．grade 3 以上の有害事象として，好中球減少 71.2%，貧血 13.6%，血小板減少 7.6%，発熱性好中球減少症 1.5%，下痢 6.1% などが認められている[3]．

c. ドセタキセル（DTX）/カルボプラチン（CBDCA）療法またはパクリタキセル（PTX）/CBDCA 療法

　当院では bulky mass を有する IB2～II 期の腺癌に対しタキサン製剤とプラチナ製剤を併用したレジメンを用いている．23 例に対し奏効率 78.3%，無増悪生存期間中央値は 26 カ月（range 9～90），全生存期間中央値 35 カ月（range 9～90）であった．grade 3 以上の有害事象として，好中球減少 91.3%，発熱性好中球減少症 8.7% を認めた[4]．また Nagao らは国内の intergroup study として IB2～II 期の非扁平上皮癌 53 例に対し DC 療法の有効性と安全性を報告している．それによると奏効率は 70.0%，手術完遂率は 96% であり，2 年無再発率および 2 年生存率はそれぞれ 63.2%，78.6% であった．また grade 3 以上の好中球減少 98%，血小板減少 4%，貧血 9% を認めていた．3 名に発熱性好中球減少症を認めた[5]．

▶ 注意

　NACの不利益として，①奏効しなかった場合には主治療開始前に腫瘍が進展する可能性がある，②手術療法が困難となった場合は放射線療法を行う場合が多いが，放射線療法前に行われたNACが局所制御や生存に関して不利に働く可能性がある，③NACの副作用による貧血のため自己血貯血ができなくなり，術中・術後に輸血が必要となる可能性がある，④治療が長期化しやすく，医療費も高額になりやすいなど，その他にも予期せぬ事象に遭遇する可能性がある．これらを患者に十分説明したうえで治療を行わなければならない．

▶ 予後

　Sardiらによる4群（NAC＋手術＋放射線療法，手術＋放射線療法，放射線単独，NAC＋放射線療法）では，NAC＋手術＋放射線療法群（7年生存率：65％）において手術＋放射線療法群（7年生存率：41％）に比べ有意な生存率の改善が報告された[6]．Benedettiらの報告では，シスプラチンを含む化学療法〔シスプラチン＋ブレオマイシン，PVB（シスプラチン＋ビンクリスチン＋ブレオマイシン）療法，シスプラチン＋イホスファミド，シスプラチン単剤療法を含む〕によるNAC後の手術療法と放射線療法の比較を行い，5年無病生存率（55.4％ vs 41.3％：p＝0.02）および5年生存率（58.9％ vs 44.5％：p＝0.005）のいずれもNAC群が優っていた．特にIB2からⅡB期のbulky症例に限定したサブグループ解析で5年生存率および5年無病生存率の改善を報告している[7]．また，CaiらのIB期を対象にしたRCT〔NAC＋手術（＋放射線療法），手術（＋放射線療法）〕では，サブグループ解析においてIB2期の5年生存率と生存期間で，NACによる有意な改善が認められた（5年生存率：85％ vs 76％，生存期間：83カ月 vs 55カ月）[8]．また，TierneyらはⅠ，Ⅱ期（一部Ⅲ期）を対象としたNAC＋手術 vs 放射線療法単独を比較したRCTのメタアナリシスを報告している．それによると症例数が872例と少ないものの，5年無病生存率および5年生存率でハザード比0.68, 0.65とNAC＋手術の群で有意な予後改善効果が示されている[9]．

　一方，SerurらはIB期における後方視的検討で，NAC＋手術群は手術単独群に比べ5年生存率の改善を認めたが有意差は認めなかったと報告している[10]．さらにEddyらのIB2期を対象にしたRCT〔NAC＋手術（＋放射線療法），手術（＋放射線療法）〕，ChenらのbulkyIB2〜ⅡBを対象にしたRCT〔NAC＋手術（＋放射線療法），手術（＋放射線療法）〕では予後改善効果は認めなかったと報告している[11, 12]．

NACとCCRTとの比較では，GonzalezらはシスプラチンおよびゲムシタビンによるNAC＋手術とシスプラチンを用いたCCRTを比較し同等の生存率であったと報告している[13]．KGOG1005ではIB2期を対象とし，手術先行群，NAC群，CCRT群を後方視的に比較し，予後は手術先行群が最も良好であったと報告している[14]．

　以上のように，NAC＋手術（＋放射線療法）が手術（＋放射線療法）に比べ予後改善効果があったという報告や，予後改善効果は認められなかったとする報告など一定の見解は得られていない．よって現時点では，NACの一次目標（surrogate endpoint）は腫瘍縮小効果により手術の根治性・安全性を高めることと考えてよい．

■文献

1) 日本婦人科腫瘍学会，編．子宮頸癌治療ガイドライン2011年度版．東京：金原出版；2011.
2) Takatori E, Shoji T, Omi H, et al. Lymph node metastasis in pre-neoadjuvant chemotherapy by CT imaging is prognosis factor for bulky stage Ib2-IIb squamous cell carcinoma of the uterine cervix. 99th Annual Congress of KSOG 2013 & the 18 th Seoul International Symposium.
3) Yamaguchi S, Nishimura R, Yaegashi N, et al. Phase II study of neoadjuvant chemotherapy with irinotecan hydrochloride and nedaplatin followed by radical hysterectomy for bulky stage Ib2 to IIb, cervical squamous cell carcinoma: Japanese Gynecologic Oncology Group study (JGOG 1065). Oncol Rep. 2012; 28: 487-93.
4) Shoji T, Takatori E, Saito T, et al. Neoadjuvant chemotherapy using platinum-and taxane-based regimens for bulky stage Ib2 to IIb non-squamous cell carcinoma of the uterine cervix. Cancer Chemother Pharmacol. 2013; 71: 657-62.
5) Nagao S, Shimada M, Fujiwara K, et al. Neoadjuvant chemotherapy of docetaxel and carboplatin in patients with stage Ib2 to IIb non-squamous cervix cancer of the uterus. J Clin Oncol. 2012; 30, ASCO Annual Meeting suppl # 5103.
6) Sardi JE, Giaroli A, Sananes C, et al. Long-term follow-up of the first randomized trial using neoadjuvant chemotherapy in stage Ib squamous carcinoma of the cervix: The final results. Gynecol Oncol. 1997; 67: 61-9.
7) Benedetti-Panici P, Greggi S, Colombo A, et al. Neoadjuvant chemotherapy and radical surgery versus exclusive radiotherapy in locally advanced squamous cell cervical cancer: results from the Italian multicenter randomized study. J Clin Oncol. 2002; 20: 179-88.
8) Cai HB, Chen HZ, Yin HH. Randomized study of preoperative chemotherapy versus primary surgery for stage IB cervical cancer. J Clin Oncol. 2006; 32: 315-23.
9) Tierney J. Neoadjuvant chemotherapy for locally advanced cervical cancer: a

systematic review and meta-analysis of individual patients data from 21 randomised trials. Eur J Cancer. 2003; 39: 2470-86.
10) Serur E, Mathews RP, Gates J, et al. Neoadjuvant chemotherapy in stage IB2 squamous cell carcinoma of the cervix. Gynecol Oncol. 1997; 65: 348-56.
11) Eddy GL, Bundy BN, Creasman WT, et al. Treatment of ("bulky") stage IB cervical cancer with or without neoadjuvant vincristine and cisplatin prior to radical hysterectomy and pelvic/para-aortic lymphadenectomy: a phase III trial of the gynecologic oncology group. Gynecol Oncol. 2007; 106: 362-9.
12) Chen H, Liang C, Zhang L, et al. Clinical efficacy of modified preoperative neoadjuvant chemotherapy in the treatment of locally advanced (stage IB2-IIB) cervical cancer: randomized study. Gynecol Oncol. 2008; 110: 308-15.
13) Dueñas-Gonzalez A, López-Graniel C, González-Enciso A, et al. Concomitant chemoradiation versus neoadjuvant chemotherapy in locally advanced cervical carcinoma: results from two consecutive phase II studies. Ann Oncol. 2002; 13: 1212-9.
14) Ryu HS, Kang SB, Kim KT, et al. Efficacy of different types of treatment in FIGO stage IB2 cervical cancer in Korea: results of a multicenter retrospective Korean study (KGOG-1005). Int J Gynecol Cancer. 2007; 17: 132-6.

〈庄子忠宏　髙取恵里子　杉山　徹〉

F　CIN／子宮頸がん

42　広汎性子宮頸部摘出術の適応と実際

> **重要ポイント！**
> - 標準治療でなく，妊孕能温存手術を希望した患者に対する1つのオプションである．
> - 手術適応の術前評価には限界があり，摘出組織の病理組織診断の結果に基づき追加治療が必要なことを十分に説明し，患者から同意を得る必要がある
> - 本手術には頸管狭窄などの合併症のリスクがあることを説明する必要がある．
> - 妊娠するためには生殖補助医療が必要な場合があること，妊娠しても流・早産のリスクがあり，生まれてくる児のリスクについても説明をしておく必要がある．

▶ 概説

　この手術は手術適応を順守することで標準治療と同等の成績が示されているが，実際にはこの適応を順守することが難しい現状がある．患者には標準治療ではないこと，特に術後の様々なリスクを十分説明して同意を得ることが重要である．

▶ 適応

1) 妊孕能温存の希望があること．
2) 臨床進行期別分類でIA1脈管侵襲陽性，IA2, IB1のいずれかで扁平上皮癌もしくは高分化腺癌である．
3) 腫瘍径は20 mm以下が望ましい．頸部摘出後の残存頸部が5〜10 mm担保できることが重要で，外向性の発育では30 mm程度までが目安．
4) リスクのある手術であることを患者および家族が十分理解し，術後の病理組織検査の結果によっては追加治療を受けることに同意していること．

▶ 運用の実際

1) この手術をうけた患者の年齢中央値は 33 歳であり[1]，40 歳以上は非常に少ない．40 歳以上の患者も子宮温存を希望して紹介受診されることはめずらしくないが，結果として担当医の説明により標準治療を受けている場合が多い．一般論として 30 歳台後半より卵巣機能低下が生じ，生殖能が低下することについても説明する必要がある．

2) 臨床進行期 IA1, IA2，腫瘍径 20 mm 未満の IB1 において広汎子宮全摘出術が必要であるのかという議論がある．日本で行われている「広汎」という手術と欧米の文献にある「radical」の意味合いについても今後は議論が深まるであろう．わが国の施設によっても広汎子宮全摘出術にはかなりのバリエーションが存在しているので，病期に応じた適切な切除範囲が望ましい．欧米では広汎性子宮頸部摘出術は腟式に施行されていることが多く，日本では腹式に施行されていることが多い．したがって，世界で報告されている術式は圧倒的に腟式手術によるものが多い．したがって，妊娠・出産数は腟式のほうから多く報告されている[2,3]．腟式と腹式では切除ラインが同一でないこともあり，今後術式についての議論も必要である．

3) 手術前の腫瘍径をどのように計測・評価するのかについての議論も存在する．目視，円錐切除術標本，MR などが候補にあげられる．いずれの計測方法においても完全なものではなく，これらのデータをもとに総合的に判断されている．「頸部摘出後の残存頸部が 5～10 mm 担保される」という手術適応は実は結果論であり，手術の現場では切開ライン決定に迷うところである．実際には正常子宮腔長が 70 mm とすると，子宮体部は 45 mm と計算される．残存頸部が 5～10 mm 担保されるためには，残存子宮腔長 50～55 mm が 1 つの目安となる．ただし，ここまで残せば十分ということでなく，残すことができればなるべく残すことが重要である．一方で腫瘍の残存はあってはならないことで，そのバランスが難しい．腫瘍径が 20 mm でも完全に内向発育の場合，腫瘍から 5 mm のマージンを確保すると，残存子宮体部は 45 mm となる．結果として，残存頸部はなしということになり，厳密に言えば適応外となる．一方，外向発育の 30 mm 程度の腫瘍があったとしても浸潤が浅く，残存頸部を 5～10 mm 担保できる症例も存在する．腫瘍径とともに浸潤の深さ 10 mm を超えると転移のリスクも生じることがわかっており[4]，腫瘍径とともに浸潤の深さについてもよく吟味する必要がある．したがって，腫瘍径 20 mm が 1 つの目安にはなるが，絶対的は数値ではないことに注意をしてい

く必要がある．この手術の最終目的は患者の命を救うだけでなく，妊娠・出産にある．残存子宮頸部が短ければ短いほど生殖医療が介入しない妊娠は難しい[5]．さらに，妊娠成立後も流産・早産のリスクも高くなる．早産によってもたらされる児のリスクについてもあらかじめ説明しておくことが重要である．
4) この手術は標準治療にはない合併症を引き起こす可能性がある．術後の頸管狭窄はこの手術における頻度の高い合併症の1つである[6]．月経困難・モリミナや無月経を引き起こし，不妊の原因となる．術後の頸管狭窄に対する根本的治療はなく，そのときの状況に応じて対処している．

　本手術の適応を決めるにあたり詳細な術前評価は重要であるが，その限界も存在する．すなわち，手術中に初めて骨盤内リンパ節に転移がみつかること，手術中に摘出頸部断端陽性が判明し，再度頸部を追加切除すれば妊娠・出産に必要な子宮体部を残すことができなくなることもある．さらに，術後の病理組織診断において初めてリンパ節転移陽性，もしくは温存した子宮頸部の断端陽性と判明する場合もある．この場合に追加治療が必要となるが，患者が追加治療を拒否した場合，再発転移のリスクは当然のことながら高くなる．患者の心理からすると，せっかく温存したのだから術後に妊孕能を失うことに拒否感を覚えるのは不思議ではない．しかしながら，これを放置しておくべきではない．手術における限界を術前から十分に説明し，患者の理解を得ることが重要である．

■文献
1) Nishio H, Fujii T, Kameyama K, et al. Abdominal radical trachelectomy as a fertility-sparing procedure in women with early-stage cervical cancer in a series of 61 women. Gynecol Oncol. 2009; 115: 51-5.
2) Plante M, Gregoire J, Renaud MC, et al. The vaginal radical trachelectomy: An update of a series of 125 cases and 106 pregnancies. Gynecol Oncol. 2011; 121: 290-7.
3) Rob L, Skapa P, Robova H, et al. Fertility-sparing surgery in patients with cervical cancer. Lancet Oncol. 2011; 12: 192-200.
4) Schmeler KM, Frumovitz M, Ramirez PT, et al. Conservative management of early stage cervical cancer: is there a role for less radical surgery? Gynecol Oncol. 2011; 120: 321-5.
5) Nishio H, Fujii T, Sugiyama J, et al. Reproductive and obstetric outcomes after radical abdominal trachelectomy for early-stage cervical cancer in a series of 31 pregnancies. Hum Reprod. 2013; 28: 1793-8.
6) Boss EA, van Golde RJ, Beerendonk CC, et al. Pregnancy after radical trachelectomy: a real option? Gynecol Oncol. 2005; 99: S152-6.

〈藤井多久磨〉

F CIN / 子宮頸がん

43 頸部腺癌の管理

> **重要ポイント**
> - 子宮頸がん全体に占める腺癌の割合は増加傾向にある.
> - 上皮内腺癌や早期浸潤腺癌では, 通常のスクリーニングでは検出されない例や, 細胞診と組織診の結果が乖離する例が多いことから, 診断には注意を要する.
> - 子宮頸部腺癌は扁平上皮癌に比して予後不良とされ, 扁平上皮癌とは異なる治療戦略の必要性が指摘されているが, エビデンスが確立されているものはない.

▶ 概説

　近年, 子宮頸がん全体に占める腺扁平上皮癌を含む腺癌の割合は増加傾向にあり, 日本産科婦人科学会婦人科腫瘍委員会報告によると2011年度には23%に達している (図43-1). 扁平上皮癌とは対照的に腺癌は発生機序や自然史についての知見が乏しい. その理由として, 腺系病変の頻度が少なかったことや, 細胞診やコルポスコピーなどで初期病変がとらえにくく, かつ追跡が容易でないこと, などがあげられる. 腺癌は扁平上皮癌に比して予後不良であることが知られているが (表43-1), 子宮頸部腺癌を対象とした第Ⅱ・Ⅲ相試験はきわめて少なく, 治療に関するエビデンスも十分に得られているとはいえない. したがって, 扁平上皮癌とは異なる治療戦略を構築する必要性が指摘されているものの, 子宮頸部腺癌に対する治療は扁平上皮癌に準じて行われているのが現状である[1].

▶ 前駆病変

　扁平上皮病変では子宮頸部上皮内腫瘍 (CIN) /扁平上皮内病変 (SIL) の頻度が浸潤がんと比較して圧倒的に多いのに対して, 腺病変では上皮内腺癌 (AIS) の頻度が浸潤がんよりも少ない. この事実はAISの多くが細胞診, 組織診で検出されないまま, 浸潤腺癌となって発見されていることを物語っている. AISの約半数

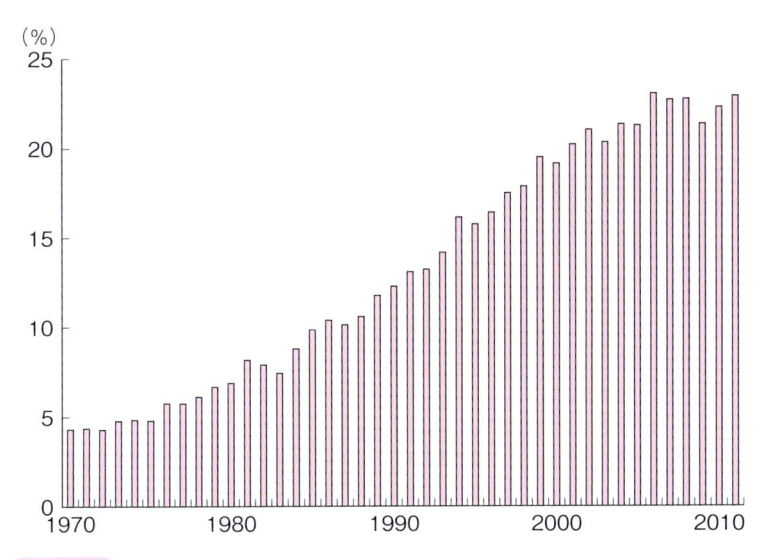

図 43-1 子宮頸がんにおいて腺癌（腺扁平上皮癌を含む）が占める割合
（日本産科婦人科学会．子宮頸癌患者年報．1970〜2011 年による）

表 43-1 子宮頸がんにおける進行期および組織型ごとの 5 年生存率

FIGO stage	扁平上皮癌 （n＝2,206）	腺癌 （n＝527）	腺扁平上皮癌 （n＝129）
I	93.4%	88.2%	88.0%
II	81.1%	67.7%	75.0%
III	59.3%	47.6%	44.4%
IV	33.2%	19.6%	26.7%

（日本産科婦人科学会 婦人科腫瘍委員会報告：第 53 回治療年報による）

は CIN/SIL と併存しており，切除組織で偶発発見されることが少なくない．前がん病変としての腺異形成は，診断の再現性に乏しい，腫瘍前駆病変である証拠が不十分である，その生物学的特性や臨床的意義が明らかでない，などの理由からその存在が疑問視されており，異型の弱い上皮内腺癌が"腺異形成"として認識されているに過ぎないと考える研究者が多い．

表 43-2　ベセスダシステム 2001 細胞診結果とその運用：腺系（文献 3, 4）

結果	略語	推定される病理診断	従来のクラス分類	英語表記	運用
異型腺細胞	AGC*	腺異型または腺癌疑い	III	atypical glandular cells	要精密検査：コルポ・生検，頸管および内膜細胞診または組織診
上皮内腺癌	AIS	上皮内腺癌	IV	adenocarcinoma in situ	
腺癌	adeno-carcinoma	腺癌	V	adenocarcinoma	

*ベセスダシステム 2001 では，AGC-NOS および AGC-favor neoplastic の 2 つが設定されている．AGC-NOS（特定不能な異型腺細胞）は腫瘍性かどうかを特定できない場合を示し，AGC-favor neoplastic（腫瘍性を示唆する異型腺細胞）は細胞形態は異常であるが，量的質的に内頸部 AIS や浸潤性腺癌の判断に至らないものを指す．また，AGC-NOS では内頸部由来か内膜由来か特定できるときは区別すること，AGC-favor neoplastic では内頸部由来が特定できるときは，記すこととされている．

▶ 予防

ヒトパピローマウイルス（HPV）ワクチンによる子宮頸がんの一次予防は，WHO をはじめとした多くの機関・団体によってランクの高い公衆衛生学的政策として推奨されている．子宮頸部腺癌における HPV の陽性率は，世界的には 85〜90％程度とされており，扁平上皮癌と同様にほとんどの腺癌は HPV 関連腫瘍として認識されている．しかし，本邦からの報告では 70％程度にとどまっており，30％程度の腺癌でワクチンが有効でない可能性があることに留意する必要がある．一方，細胞診を用いた検診による二次予防の効果が現時点で十分ではない一方で，本邦においても HPV 関連腺癌の約 90％で既存のワクチンが有効である 16 型や 18 型が検出されている現状を踏まえると，腺癌においてもワクチンによる抑制効果が期待される[2]．

▶ 診断

子宮頸がんの診断のために細胞診，コルポスコピーおよび組織診が行われている．腺癌では扁平上皮癌よりもより頸管側に病変が存在することが多いため，検体を採取する際は病変の局在を念頭におく必要がある．現在，本邦の細胞診の報告様式は改訂ベセスダシステム（2001）に準拠している（表 43-2）[3,4]．検診において異型腺細胞が検出された場合には頸管内および内膜細胞診を行い，適切な部位から多

くの細胞を採取して，原発部位を推定する必要がある．子宮頸部腺系病変を推定する際の細胞採取器具としては，十分量の頸管腺細胞が採取できるCytobrushやCervex-Brushなどが望ましい[5]．早期腺系病変においてはコルポスコピーで異常を認識することが難しく，頸管内掻爬においても十分な組織採取量が得られないことも多いため，生検が陰性であっても円錐切除術が必要となることがある．円錐切除は元来，移行帯を全周にわたって検索することを目的としたものであるが，移行帯から離れた位置に存在する早期腺系病変も報告されており，切除範囲の決定に注意を要する．浸潤がんの存在が否定できない場合には，円錐切除前にMRIなどの画像診断を優先することが望ましい．円錐切除標本で腫瘍性病変が確認されなくても，より頸管高位側に病変が残存していることを考慮にいれた対応が必要である．画像診断の精度は扁平上皮癌と同様であるが，明瞭な腫瘍を形成せずに浸潤するタイプの腺癌が存在することに留意する必要がある．高分化腺癌はPET-CTにおけるFDG集積が弱いため，ピットフォールになることがある．

▶ 分類

　2012年に改訂された「子宮頸癌取扱い規約第3版」では，腺上皮および関連病変として腺異形成，上皮内腺癌，微小浸潤腺癌，腺癌，腺扁平上皮癌の他，腺癌の亜型として粘液性腺癌，類内膜腺癌，明細胞腺癌，漿液性腺癌，中腎性腺癌，また，腺扁平上皮癌の亜型として，すりガラス細胞癌が記載されている．この規約分類はWHO分類第3版（2003）に準拠したもので，すでに発刊から10年近くが経過しており，最近の知見が反映されていない．現在WHO分類の改訂作業が2014年の発刊を目指して進行中であるため，登録上の問題などへの対応が必要となると考えられる．

▶ 治療

a. 上皮内腺癌の治療

　上皮内腺癌では，子宮頸部円錐切除後の再発率が扁平上皮系の上皮内癌よりも高いことが報告されており，妊孕性温存希望のない症例や切除断端陽性の症例では，単純子宮全摘出術を行うことが安全とされている．妊孕性温存希望例には厳密な管理のもとに子宮温存を選択可能であるが，病巣の病理組織学的評価ができないレーザー蒸散術や冷凍凝固療法は推奨されず，円錐切除による診断確定のもとに行われることがのぞましい．

b. IA 期腺癌の治療

　微小浸潤腺癌におけるリンパ節転移の頻度は 1～2% と報告されているが，浸潤が深い微小浸潤腺癌では脈管侵襲が 10% 以上の頻度でみられるとの報告もあり，原則としてリンパ節郭清を含めた準広汎子宮全摘出術以上の手術が必要と考えられている．浸潤が浅い症例の場合，骨盤リンパ節郭清を省略した単純子宮全摘出術が選択されることも多く，妊孕性温存を強く希望する場合においては，円錐切除術のみによる慎重な経過観察が可能とする意見もある．

c. IB～II 期腺癌の治療

　子宮頸部腺癌に関して手術と根治的放射線治療を比較するデザインのランダム化比較試験（RCT）はないが，RCT のサブグループ解析や後方視的研究では，手術療法のほうが根治的放射線治療よりも予後が良好であることを示すものが多い．したがって，2011 年版の「子宮頸癌治療ガイドライン」では根治手術が可能な症例に対して手術を推奨している．腺癌の卵巣転移率は扁平上皮癌の 0.8% に対し 5% と有意に高かったことが報告されており，卵巣温存に関しては注意を要する[6]．術後補助療法についてもエビデンスは十分とはいえないが，放射線単独治療と同時化学放射線療法（CCRT）を比較した結果から CCRT の方が有効であることが示されている．本邦で実施されることの多い化学療法のエビデンスは今後構築される必要がある．

d. III～IVA 期腺癌の治療

　扁平上皮癌と同様にシスプラチンを含む CCRT が標準治療とされているが，腺癌における生存率・局所制御率はともに満足できるものとはいえない．現在，本邦の婦人科悪性腫瘍研究機構（JGOG）において，局所進行子宮頸部腺癌に対するシスプラチンとパクリタキセルを用いた CCRT に関する多施設共同第 III 相試験が計画されている．

e. IVB 期・再発腺癌の治療

　RCT のほとんどが扁平上皮癌を対象としたものであり，標準治療は確立されていないが，プラチナ製剤とタキサン製剤との併用化学療法が有効なレジメンの 1 つであると考えられている．

■文献

1) 日本婦人科腫瘍学会，編．子宮頸癌治療ガイドライン 2011 年版．東京：金原出版；2011.
2) Miura S, Matsumoto K, Oki A, et al. Do we need a different strategy for HPV

screening and vaccination in East Asia? Int J Cancer. 2006; 119: 2713-5.
3) 日本産婦人科医会．ベセスダシステム 2001 準拠子宮頸部細胞診報告様式の理解のために．2008.
4) 日本産科婦人科学会・日本病理学会・日本医学放射線学会・日本放射線腫瘍学会，編．子宮頸癌取扱い規約第 3 版．東京：金原出版；2012.
5) 藤田　正，大原関利，安田　貢，他．子宮腟部細胞診採取器具による頸管腺細胞の出現差について．日本臨床細胞学会雑誌．2011; 50: 134-5.
6) Shimada M, Kigawa J, Ohishi Y, et al. Clinicopathological characteristics of mucinous adenocarcinoma of the ovary. Gynecologic Oncology. 2009; 113: 331-4.

〈小島淳美〉

F CIN / 子宮頸がん

44 術後補助療法はいかに行うか

> **重要ポイント**
> - 子宮頸がんの術後補助療法は，手術摘出標本の病理組織学的所見から術後再発リスク因子をもつ症例に対して再発予防目的に行われる治療である．
> - 術後再発リスク因子・組織型・年齢・合併症を勘案したうえで，術後補助療法を行う．

▶ 術後再発リスク因子とは（表44-1）

①骨盤リンパ節転移
②子宮傍結合織浸潤
③頸部間質浸潤の深さ

表44-1 子宮頸がんの術後再発リスク分類

低リスク群：以下のすべての項目を満たすもの 　①小さな頸部腫瘤 　②骨盤リンパ節転移陰性 　③子宮傍結合織浸潤陰性 　④浅い頸部間質浸潤 　⑤脈管侵襲陰性
中リスク群：骨盤リンパ節転移陰性および子宮傍結合織浸潤陰性で，以下のいずれかの項目を満たすもの 　①大きな頸部腫瘤 　②深い頸部間質浸潤 　③脈管侵襲陽性
高リスク群：以下のいずれかの項目を満たすもの 　①骨盤リンパ節転移陽性 　②子宮傍結合織浸潤陽性

④頸部腫瘍の大きさ
　⑤脈管侵襲
　⑥手術切除断端陽性
があげられる．
　これらの因子のなかで最も重要な危険因子とされるのは子宮傍結合織浸潤・リンパ節転移とする報告が多い．
　術後補助療法には放射線療法，同時化学放射線療法，化学療法がある．本邦の「子宮頸癌治療ガイドライン」では，再発低リスク群では経過観察，中リスク群では放射線治療もしくはリスク因子の数・程度によっては同時化学放射線療法，高リスク群では同時化学放射線療法が推奨されている．化学療法は本邦を中心に行われているが，推奨される治療とはなっていない．しかし，後方視的研究から術後補助化学療法は期待できる治療として捉えられている．

▶ 概説

　I〜II 期の浸潤子宮頸がんでは，根治を目指した手術が行われる．特に本邦では広汎子宮全摘術を積極的に行う傾向にあるため，術後補助療法が必要となる症例は多いと考えられる．広汎子宮全摘術は侵襲の大きい手術であり，術後治療による有害事象の発生は避けたいところではある．さらに，術後補助療法としての CCRT が化学療法投与量など本邦女性にそのまま適応可能なのかどうかは明らかでない．本邦での長期観察による報告はまだないが，術後放射線治療や術後 CCRT は特に術後下肢リンパ浮腫，腸閉塞，膀胱機能障害のリスクを増加させる．そのため，術後非放射線治療の可能性が探られている．さらに，リスク因子の数による術後治療の個別化の必要性も指摘されており，術後補助療法の決定に際しては，個々の症例に対する十分な検討が必要である．今後の研究により，放射線治療もしくは非放射線治療が適した症例について個別化が進むのではないかと考えられる．

▶ 各論

1. 同時化学放射線療法（CCRT）

　術後補助療法としての CCRT は再発高リスク群や中リスク群でも行われている．
　米国 SWOG（Southwest Oncology Group）は，広汎子宮全摘術が施行された IA2・IB・IIA 期で，骨盤リンパ節転移陽性あるいは子宮傍結合織陽性，あるいは切除断端陽性が確認された 286 症例を対象として，全骨盤照射と CCRT を比較している．この randomized control trial（RCT）の結果は全骨盤照射は 4 年全生存

率71％，4年無病生存率63％，CCRTではそれぞれ81％，80％でありCCRTで有意に優れる結果であった．この結果CCRTが現時点で高リスク群に推奨される術後補助療法となった．海外ではさらにCCRTとCCRTに化学療法を追加する治療の比較試験が進行中である．

2. 放射線療法

放射線治療の照射範囲は全骨盤領域である．

米国GOG（Gynecologic Oncology Group）は，広汎子宮全摘術が施行されたIB期で，骨盤リンパ節転移陰性で，間質浸潤の深さ（1/3を超える）・脈管侵襲の有無・腫瘍径のうち2つ以上の因子を認める277症例を対象として，術後無治療と全骨盤照射を比較している．このrandomized control trialの結果は無治療群で2年無病生存率79％，全骨盤照射群で88％であり，照射群で有意な再発率の減少が認められた．この結果，再発中リスク群では術後照射が考慮されるべきとされている．海外では，再発中リスク群を対象とした放射線治療とCCRTの比較試験が進行中である．

3. 化学療法

術後非放射線治療のメリットは，①遠隔転移の抑制が放射線治療に優る，②放射線治療が発症率を上げる術後有害事象（腸閉塞・下肢リンパ浮腫など）を減少させることができる，③初回治療で放射線治療を行っていないので局所再発時に放射線治療を使用できる，といったことがあげられる．再発高リスク群を対象とした，術後補助化学療法を用いたRCTは表44-2のとおりである．

これまでに行われたRCTでは，術後化学療法による生存率の低下は認められなかった．

また，第Ⅱ相試験は2つ進行中である（表44-3）．

これらの結果により，再発高リスク群に対する術後化学療法の有用性がより明らかとなるのではないかと考えられる．

さらに，後方視的研究の報告は表44-4のとおりである．

保阪らの報告では，術後化学療法と術後放射線治療の場合の有害事象が比較され，腸閉塞と排尿障害が前者で有意に少なく，下肢リンパ浮腫も前者で少ない傾向にあることが示された．術後化学療法は，有用性が期待でき，忍容性のある治療と考えられる．さらに術後化学療法により後遺症発生の低下が示され，患者のQOL改善につながることが期待できる．

表 44-2 術後補助化学療法を用いた RCT

報告者	発表年	対象	術後補助療法	結果	結論
Curtin JP	1996	Ib〜IIa 期 ・骨盤リンパ節転移陽性 ・腫瘍径>4 cm ・間質浸潤>3/4 ・傍結合織浸潤陽性 ・断端陽性 ・非扁平上皮癌	化学療法単独 vs 化学療法+放射線治療	再発率 20% 再発率 22%	両群間の生存率・再発率に有意差は認めなかった.
Lahousen M	1999	Ib〜IIa 期 ・骨盤リンパ節転移陽性 ・扁平上皮癌 ・傍結合織浸潤陽性 ・脈管侵襲陽性	経過観察 vs 化学療法単独 vs 放射線治療単独	5 年生存率 81% 86% 80%	3 群間の生存率に有意差は認めなかった.

表 44-3 第 II 相試験

プロトコール	対象	試験群
JGOG1067	Ib〜IIa ・骨盤リンパ節転移陽性 ・肉眼的残存腫瘍なし ・扁平上皮癌	化学療法 irinotecan/nedaplatin irinotecan 60 mg/m^2+nedaplatin 80 mg/m^2 day1 irinotecan 60 mg/m^2 day8 repeat every 4 weeks 5 cycles
KGOG1012	Ia2〜IIa ・骨盤リンパ節転移陽性 （郭清個数>20 個） ・傍子宮組織浸潤陰性 ・断端陰性 ・扁平上皮癌・腺癌	化学療法 paclitaxel/cisplatin paclitaxel 175 mg/m^2 over 3 hr repeat every 3 weeks 6 cycles cisplatin 50 mg/m^2 repeat every 3 weeks 6 cycles

再発中・高リスク群のなかには術後化学療法を行ってメリットが大きい症例もあることが示唆されており，今後の臨床試験結果が待たれるところである．

表 44-4　後方視的研究

報告者	発表年	対象	術後補助療法	結果（再発数/対象症例数）	結論
Iwasaka[6]	1998	Ib〜IIa 期 ・骨盤リンパ節転移陽性 ・深い間質浸潤 ・傍結合織浸潤陽性	化学療法単独 vs 放射線療法単独	再発率 13/53 5 年生存率 83% 再発率 24/127 5 年生存率 81.7%	・両群間の生存率・再発率に有意差は認めなかった. ・化学療法群で骨盤外再発の頻度が低い.
Van de Putte[7]	2005	Ib 期 ・骨盤リンパ節転移陽性 ・傍結合織浸潤陽性 ・大きい腫瘍径	化学療法単独 vs 放射線治療単独	再発率 4/31 5 年生存率 94% 再発率 11/20 5 年生存率 60%	・化学療法群で良好な成績が得られた.
Takeshima[8]	2006	Ib〜IIa 期 ・骨盤リンパ節転移陽性 ・傍結合織浸潤陽性 ・深い間質浸潤 ・切除断端陽性	化学療法単独	再発率 5/35 5 年無病生存率 85.7%	・再発中・高リスク因子をもつ症例で良好な成績が得られた.
Hosaka[9]	2008	Ib〜IIb 期 ・骨盤リンパ節転移陽性 ・傍結合織浸潤陽性 ・深い間質浸潤 ・脈管侵襲陽性	化学療法単独 vs 放射線治療単独	再発率 1/28 3 年無病生存率 96.3% 再発率 18/42 3 年無病生存率 82.6%	・術後化学療法群で非常に良好な成績が得られた. ・有害事象は術後化学療法群で有意に少ないことが発表された.
Mossa[10]	2010	Ib〜IIa 期 ・骨盤リンパ節転移陽性	化学療法単独 vs 放射線治療単独	再発率 51/127 7 年生存率 69.3% 再発率 68/136 7 年生存率 59.5%	・長期間の観察期間で, 術後化学療法群で放射線治療群を上回る成績であった.

■文献

1) 日本婦人科腫瘍学会, 編. 子宮頸癌治療ガイドライン 2011 年版. 東京: 金原出版; 2011.
2) Peters WA 3rd, Liu PY, Barrett RJ 2nd, et al. Concurrent chemotherapy and pelvic radiation therapy compared with pelvic radiation therapy alone as adjuvant therapy after radical surgery in high-risk early-stage cancer of the cervix. J Clin Oncol. 2000; 18: 1606-13.
3) Sedlis A, Bundy BN, Rotman MZ, et al. A randomized trial of pelvic radiation therapy versus no further therapy in selected patients with stage IB carcinoma of the cervix after radical hysterectomy and pelvic lymphadenectomy: A Gynecologic Oncology Group Study. Gynecol Oncol. 1999; 73: 177-83.
4) Curtin JP, Hoskins WJ, Venkatraman ES, et al. Adjuvant chemotherapy versus chemotherapy plus pelvic irradiation for high-risk cervical cancer patients after radical hysterectomy and pelvic lymphadenectomy (RH-PLND): a randomized phase III trial. Gynecol Oncol. 1996; 61: 3-10.
5) Lahousen M, Haas J, Pickel H, et al. Chemotherapy versus radiotherapy versus observation for high-risk cervical carcinoma after radical hysterectomy: A randomized, prospective, multicenter trial. Gynecol Oncol. 1999; 73: 196-201.
6) Iwasaka T, Kamura T, Yokoyama M, et al. Adjuvant chemotherapy after radical hysterectomy for cervical carcinoma: a comparison with effects of adjuvant radiotherapy. Obstet Gynecol. 1998; 91: 977-81.
7) Van de Putte G, Lie AK, Vach W, et al. Risk grouping in stage IB squamous cell cervical carcinoma. Gynecol Oncol. 2005; 99: 106-12.
8) Takeshima N, Umayahara K, Fujiwara K, et al. Treatment results of adjuvant chemotherapy after radical hysterectomy for intermediate-and high-risk stage IB-IIA cervical cancer. Gynecol Oncol. 2006; 103: 618-22.
9) Hosaka M, Watari H, Takeda M, et al. Treatment of cervical cancer with adjuvant chemotherapy versus adjuvant radiotherapy after radical hysterectomy and systematic lymphadenectomy. J Obstet Gynaecol Res. 2008; 34: 552-6
10) Mossa B, Mossa S, Marziani R. Adjuvant chemotherapy versus radiation therapy after radical surgery in high-risk positive node stage IB/IIA cervical cancer. Eur J Gynaecol Oncol. 2010; 31: 545-50.

〈的田眞紀　竹島信宏〉

F　CIN／子宮頸がん

45　再発がんに対する治療

> **重要ポイント！**
> - 基本的には根治不能な対象として症状緩和，生活の質（QOL）向上，延命を目的とした全身化学療法の適用となるが，病巣の分布や放射線照射の既往により長期生存する可能性もある．
> - 全身化学療法においては全身状態，年齢のほか，最近ではシスプラチンを用いた化学放射線療法からの無治療期間が効果予測因子として重視されてきている．

▶概説

　がんの特性として初発時に進行しているものほど血管やリンパ管への浸潤が強いはずで，当然のことながら再発のリスクも高くなり多くが初回治療から2年以内に再発する．本邦では初発 IB～IIB 期に対し広汎子宮全摘術による手術療法を行うことが多く，摘出標本の病理所見から術後再発リスク群が同定され，その補助療法として骨盤への CCRT（concurrent chemoradiotherapy；シスプラチン 40 mg/m² 週1回投与との同時化学放射線療法）もしくは放射線単独治療を行うことが標準治療とされている．また，III～IV 期に手術適応はなく，初回治療として CCRT が行われ，遠隔転移を有する IVB 期に限っては本稿に準じた治療方針をとることが多い．以上より，再発がんの多くが CCRT の既往を有するようになってきた．そのほとんどが根治不可能であり治療は症状緩和を主目的とした化学療法などになるが，ごく一部に長期生存を期待しうる対象も存在する．組織型による治療の区別は確立していない．

▶診断

　本邦では初回治療後の定期フォローアップ中に，まだ全身状態の良い状態で診断されることが多い．性器出血，下腹部痛，下肢痛，血尿，浮腫，咳，骨痛などの臨床症状をきっかけにわかることもある．放射線照射後の内診は十分な所見を得られ

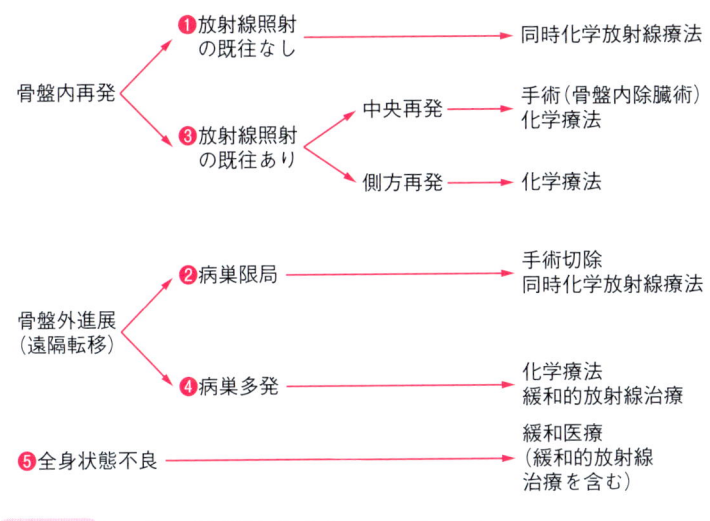

```
骨盤内再発 ─┬─ ❶放射線照射 ───────────→ 同時化学放射線療法
           │   の既往なし
           │
           └─ ❸放射線照射 ─┬─ 中央再発 → 手術（骨盤内除臓術）
               の既往あり   │              化学療法
                           └─ 側方再発 → 化学療法

骨盤外進展 ─┬─ ❷病巣限局 ───────────→ 手術切除
（遠隔転移） │                           同時化学放射線療法
           │
           └─ ❹病巣多発 ───────────→ 化学療法
                                        緩和的放射線治療

❺全身状態不良 ─────────────────→ 緩和医療
                                    （緩和的放射線
                                     治療を含む）
```

図 45-1 再発子宮頸がん治療のフローチャート

ないことも多く，骨盤内の病巣の広がりには MRI 検査が重要な役割を果たす．また，遠隔転移の有無など，病巣をできるだけ厳密に精査することが治療方針決定につながるため，感度・特異度ともに約 95％の精度を有する PET-CT まで行うことも考慮すべきである[1,2]．骨転移を疑う場合には骨シンチグラフィーが適している．孤在性の肺転移などは原発肺がんとの鑑別も必須となるため生検を要する[3]．

▶ 分類（図 45-1 参照）

再発子宮頸がんの約 70％はリンパ節転移を有し，約 35％に肺転移，約 30％に肝転移を有する[4]．

❶ 再発病巣が骨盤内に限局し放射線治療の既往がない．
❷ 再発病巣が骨盤外に進展しているが限局している：傍大動脈リンパ節転移，鼠径リンパ節転移，鎖骨上リンパ節転移，片側一区域の肺転移，など．
❸ 再発病巣が骨盤内に限局しているが放射線治療の既往を有する．
❹ 再発病巣が骨盤外に進展し，多発している．
❺ 局所症状が強く，早期の治療が必要．もしくは全身状態不良（PS 3 以上）．再燃した子宮病巣からの多量出血，骨転移による痛み，脳転移など制御困難な局所症状が存在する場合がこれにあたる．

▶治療と予後 （図 45-1 参照）

ここでは前述の分類に従った代表的な治療と予後を示す．

❶ CCRT によって 5 年生存率 40％以上，10 年生存率 30％以上の長期生存を獲得できる可能性がある[5]．

❷ リンパ節転移は CCRT のよい適応であり，安全に切除可能と判断されれば手術療法も選択肢となる[6]．肺転移に照射を行えば放射線肺炎を引き起こし，後の生活の質（QOL）低下につながることも多いので VATS もしくは区域切除が適用され比較的長期の生存が報告されている[3,7]．

❸ 腟断端再発で長径 3 cm 以内，若年で無病期間も長く全身状態良好であれば腫瘍切除のほか，膀胱全摘，直腸切除を含む骨盤内除臓術が選択されることもある[8]．それ以外は❹の全身化学療法が適用される．

❹ 全身化学療法として以下の薬剤の組み合わせが標準治療とされる．ただし c. CPT-P 療法はタキサン性薬剤投与禁忌の場合の治療オプションと考えてよい．

根治不可能な対象が適応となるため，治療目標は症状緩和，それに伴う QOL 向上，さらには延命である．厳密には全身化学療法と緩和治療（best supportive care: BSC）を比較した試験が存在しないため化学療法が標準治療とは断言できない．しかし，ここ 10 年ほどの臨床試験において徐々に全生存期間（OS）の延長がみられており（中央値として 1～1.5 年），全身状態（PS）良好，高齢でない，重篤な合併症を有さない，などの条件を満たせば十分な治療適応として提示できる．

a. TC 療法

パクリタキセル（タキソール®）175 mg/m^2，3 時間以上かけて点滴静注，day1
カルボプラチン（パラプラチン®）AUC5，1 時間以上かけて点滴静注，day1
パクリタキセル投与前には添付文書どおり，デキサメタゾン，H$_2$ ブロッカー，抗ヒスタミン薬による前投薬を要する．21 日ごと 6 コース．

b. TP 療法

パクリタキセル（タキソール®）135 mg/m^2，24 時間かけて点滴静注，day1
シスプラチン（ブリプラチン®）50 mg/m^2，2 時間かけて点滴静注，day2
パクリタキセル投与前の前投薬はレジメン a. TC 療法と同様．21 日ごと 6 コース

c. CPT-P 療法

イリノテカン（カンプト®）60 mg/m^2，90 分かけて点滴静注，day1, 8, 15
シスプラチン（ブリプラチン®）60 mg/m^2，90 分かけて点滴静注，day1
28 日ごと 6 コース

1990年代まではシスプラチン（CDDP）単剤が標準レジメンだったが，CCRTが実地臨床に導入されると再発後のCDDP単剤の有効性は急激に低下し，2剤併用療法が標準に位置づけられていった．

　aのTC療法は，本邦からのJCOG0505試験においてTP療法とランダム化比較され全生存期間（OS）の中央値が17.5カ月と非劣性が証明された．TP療法と比べ入院治療を要さず，好中球減少，腎・消化器毒性も少なく，根治が望めず治療中のQOLが重要な本対象においては最適な新たな標準治療とみなすことができる．さらに，初回CCRT後6カ月以上経過した後の再発例には特に良好な成績を示した．蓄積毒性である末梢神経障害のうち日常生活に支障を及ぼしたもの（grade 3）は4.8％に認めたが治療中止にて軽快した[9]．

　bのTP療法は，GOG（Gynecologic Oncology Group；米国婦人科臨床試験グループ）169試験にてCDDP単剤療法とランダム化比較され，OSに有意差はつかなかったものの奏効割合（RR）と無増悪生存期間（PFS）は有意に勝り，かつ毒性も許容範囲内であったため新たな標準レジメンとみなされた[10]．GOG179試験にてトポテカン＋CDDP療法がCDDP単剤をOSで初めて有意に上回ったがCCRT既往症例の増加からCDDP単剤の成績が他試験と比べ明らかに悪いことが要因と示唆された[11]．続くGOG204試験でこれらのレジメンが直接比較されTP療法のOS中央値12カ月に勝るCDDP併用療法がないことが示された．ちなみに，前述のJCOG0505試験でのTP療法のOS中央値は18.3カ月とさらに延長していたが，後者の方がPS良好群が多かったためと考察された．発熱性好中球減少は16.0％と比較的多く，その他に腎毒性や消化器毒性に留意すべきである[12]．JCOG0505試験におけるプラチナ製剤の既往がないsubgroupの解析ではOSが23.2カ月 vs 13.0カ月と有意にTC療法を上回る結果も示され，初発IVB期や初回治療が手術もしくは放射線療法単独だった再発にはTP療法が望ましい可能性もある．

　cは杉山らが報告した本邦の第Ⅱ相試験に基づく．トポテカンと同じトポイソメラーゼⅠ阻害薬を用い本邦での保険適用を有する点で前述のGOG179試験レジメンを代用できる．初回治療例が66％を占めたが59％に奏効した．好中球減少，貧血のほか，14％にgrade 3以上の下痢がみられた点は留意すべきである[13]．

❺ 緊急照射による早期の症状緩和が求められる[14]．その後に残存病巣を再評価して全身化学療法開始の是非を検討，という方針が望ましい．限局した脳転移であれば手術切除やγナイフなども考慮される．

▶注意

分類であげた❶～❺のうち，再発子宮頸がんのほとんどが❸～❺に該当する．❶と❷は数少ない長期予後を狙える対象だが，診断を誤れば過剰な治療侵襲になり得るため十分な検討が必要である．

化学療法においては画像検査で評価していくことはもちろん重要で，増悪傾向がみられれば速やかに治療を終了し，それ以上の蓄積毒性を避けるべきである．PRに達していなくても治療の第1目標である症状緩和効果の臨床的評価が最も重要で，そのためにも次サイクル前の問診に十分な時間を割くことが必要不可欠である．さらに，各レジメンのコース数はあくまで目安に過ぎないが，QOL向上が治療目標でもあり，治療継続にあたって神経毒性などの蓄積毒性は厳重に注意すべきである．

徐々にCDDPを含むCCRT既往患者の割合が増えるようになり，再発子宮頸がんにおいても卵巣がん同様にプラチナ無投与期間（PFI）と化学療法の有効性が相関するとの報告が増えてきている．PFIも今後の化学療法施行対象の選択に重要な要因となってくるはずである[15]．

■文献

1) Patel CN, Nazir SA, Khan Z, et al. 18F-FDG PET/CT of cervical carcinoma. AJR Am J Roentgenol. 2011; 196: 1225-33.
2) van der Veldt AA, Buist MR, van Baal MW, et al. Clarifying the diagnosis of clinically suspected recurrence of cervical cancer: impact of 18F-FDG PET. J Nucl Med. 2008; 49: 1936-43.
3) Lim MC, Lee HS, Seo SS, et al. Pathologic diagnosis and resection of suspicious thoracic metastases in patients with cervical cancer through thoracotomy or video-assisted thoracic surgery. Gynecol Oncol. 2010; 116: 478-82.
4) Fulcher AS, O'Sullivan SG, Segreti EM, et al. Recurrent cervical carcinoma: typical and atypical manifestations. Radiographics. 1999; 19: S103.
5) Haasbeek CJ, Uitterhoeve AL, van der Velden J, et al. Long-term results of salvage radiotherapy for the treatment of recurrent cervical carcinoma after prior surgery. Radiother Oncol. 2008; 89: 197-204.
6) Hong JH, Tsai CS, Lai CH, et al. Recurrent squamous cell carcinoma of cervix after definitive radiotherapy. Int J Radiat Oncol Biol Phys. 2004; 60: 249-57.
7) Yamamoto K, Yoshikawa H, Shiromizu K, et al. Pulmonary metastasectomy for uterine cervical cancer: a multivariate analysis. Ann Thorac Surg. 2004; 77: 1179-82.
8) Friedlander M, Grogan M, U.S. Preventative Services Task Force. Guidelines for the treatment of recurrent and metastatic cervical cancer. Oncologist. 2002; 7: 342-7.

9) Kitagawa R, Katsumata N, Shibata T, et al. A randomized, phase III trial of paclitaxel plus carboplatin (TC) versus paclitaxel plus cisplatin (TP) in stage IVb, persistent or recurrent cervical cancer: Japan Clinical Oncology Group study (JCOG0505). J Clin Oncol. 2012; 30: Abstr 5006.
10) Moore DH, Blessing JA, McQuellon RP, et al. Phase III study of cisplatin with or without paclitaxel in stage IVB, recurrent, or persistent squamous cell carcinoma of the cervix: a gynecologic oncology group study. J Clin Oncol. 2004; 22: 3113-9.
11) Long HJ 3rd, Bundy BN, Grendys EC Jr, et al. Randomized phase III trial of cisplatin with or without topotecan in carcinoma of the uterine cervix: a Gynecologic Oncology Group Study. J Clin Oncol. 2005; 23: 4626-33.
12) Monk BJ, Sill MW, McMeekin DS, et al. Phase III trial of four cisplatin-containing doublet combinations in stage IVB, recurrent, or persistent cervical carcinoma: a Gynecologic Oncology Group study. J Clin Oncol. 2009; 27: 4649-55.
13) Sugiyama T, Yakushiji M, Noda K, et al. Phase II study of irinotecan and cisplatin as first-line chemotherapy in advanced or recurrent cervical cancer. Oncology. 2000; 58: 31-7.
14) van Lonkhuijzen L, Thomas G. Palliative radiotherapy for cervical carcinoma, a systematic review. Radiother Oncol. 2011; 98: 287-91.
15) Moore DH, Tian C, Monk BJ, et al. Prognostic factors for response to cisplatin-based chemotherapy in advanced cervical carcinoma: a Gynecologic Oncology Group Study. Gynecol Oncol. 2010; 116: 44-9.

〈喜多川 亮〉

F　CIN / 子宮頸がん

46　妊娠中に発見された症例への対応

> **重要ポイント！**
> - 晩婚化による出産年齢の上昇から，妊娠合併子宮頸がんは近年増加傾向にある．
> - 治療開始のタイミングや方法は，進行期の他，妊娠継続の希望の有無，妊娠週数などを考慮のうえ決定される．
> - 母体の生命予後が最も優先されるものの，患者や家族の挙児希望も考慮し，十分なインフォームドコンセントのもとに個別な対応が必要なこともある．
> - 腺癌の場合は注意が必要である．

▶ 概説

　20代，30代の若年頸がんは近年増加傾向にあり，死亡率も高いことから，検診による早期診断の必要性が高まっている．しかし，日本における子宮頸がん検診の受診率は約20％程度にとどまり，20代，30代の受診率はさらに低い．現在，晩婚化と相まって，日本の初産年齢の平均は30.1歳（2012年厚生労働省発表）まで上昇しているが，現在は多くの自治体が子宮頸がん検診を妊婦健診の必須項目として公的補助を行っている．したがって，若年層が検診を受ける1つの契機となるのが妊娠ということになる．実際，子宮頸がんの3％は妊娠中に発見されるといわれているが，妊娠をきっかけに産婦人科を受診し，検診を受けることによって診断される妊娠合併子宮頸がんは近年増加傾向にある．

▶ 診断

　子宮頸部病変の診断は非妊娠時と同様で，まず細胞診によるスクリーニングを行い，異常があれば，コルポスコピーと組織診を行う．そして結果によっては診断的な子宮頸部円錐切除が必要となる．
　妊婦への細胞診施行に際し，婦人科外来診療ガイドラインではヘラもしくはブラ

シの使用が推奨されている．また，出血のリスクのため，頸管内採取はサイトピック，ブラシともに禁忌であるとされる．この細胞診によるスクリーニングで注意すべき点は，妊娠中は経過とともに扁平・円柱上皮境界部（squamocolmnar junction: SCJ）が外反していくことである．観察は容易であるものの，適切な部位の擦過を確実に行わなければならない．

また，コルポスコピーに関しても，「子宮頸癌治療ガイドライン」には，妊娠中の子宮頸管に酢酸加工すると，生理的血管造成や間質の脱落膜変化のために，正常な SCJ と誤認しやすく，妊娠中に比べコルポスコピーでの正確な診断が難しいとの記載があり，観察の際は十分な注意が必要である．

さらに，妊娠中の組織診は，出血のリスクが高いことより組織採取が十分できず，病変を過小評価してしまう場合がある．特に腺癌の場合，頸管内掻爬は破水や出血のリスクから禁忌とされており適切な診断が困難である．

最終的には，細胞診，コルポスコピー・組織診の結果を総合的に判断し，IA 期以上を疑う場合は，妊娠中でも速やかに診断的円錐切除を行う必要がある．ただし，この場合の円錐切除はあくまで浸潤がんを否定するための診断的円錐切除にとどめるべきである．すなわち，深く広く切除することは避け，浅く硬貨状に切除する coin-biopsy が推奨される．出血の合併症の観点から，時期は 14 週から 24 週ぐらいまでが望ましい．その結果，浸潤がんと診断された場合は速やかに画像検査による進行期決定が必要となる．この際，病変の局所の拡がりやリンパ節の評価には，胎児への影響を考慮すると MRI がより安全である．

▶ 治療

妊娠合併子宮頸がんの治療方針は，頸がんの進行期の他，妊娠継続の希望の有無，妊娠週数などを考慮のうえ，治療開始のタイミングや方法が決定される．生命予後が最も優先されるものの，患者や家族の挙児希望も考慮し，十分なインフォームドコンセントのもとに個別な対応が必要なこともある．挙児希望がない場合は，妊娠を終了し，非妊娠時に準じて治療を行えばよい．挙児希望（妊娠継続希望）がある場合の妊娠合併子宮頸部扁平上皮癌に対する治療方針は原則的には図 46-1 に示したとおりである．浸潤がんの場合，基本的には母体治療が優先されるが，本人や家族の挙児希望が強い場合も多く，週数と進行期を考慮しながら個別の対応を迫られるケースも少なくない．この場合，問題となるのが，胎児の発育をどこまで待てるかということである．施設における新生児管理レベルにも左右されるが，近年の新生児医療の進歩により早産児の生命予後は改善している．通常は 3rd

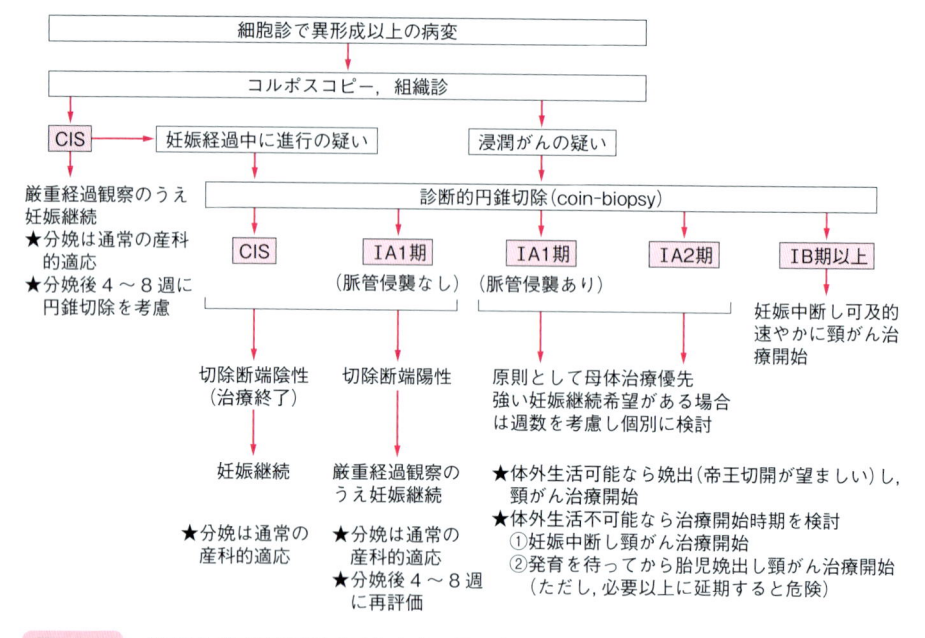

```
                ┌─────────────────────────────┐
                │ 細胞診で異形成以上の病変 │
                └─────────────┬───────────────┘
                              ↓
                ┌─────────────────────────────┐
                │   コルポスコピー，組織診   │
                └──┬──────────┬──────────┬────┘
                   ↓          ↓          ↓
               ┌─────┐  ┌──────────────┐ ┌──────────┐
               │ CIS │→ │妊娠経過中に進行の疑い│ │浸潤がんの疑い│
               └──┬──┘  └──────┬───────┘ └────┬─────┘
                  │            ↓              ↓
                  │    ┌──────────────────────────┐
                  │    │ 診断的円錐切除(coin-biopsy) │
                  │    └┬────┬──────┬──────┬─────┬┘
                  ↓     ↓    ↓      ↓      ↓     ↓
```

厳重経過観察のうえ妊娠継続
★分娩は通常の産科的適応
★分娩後4〜8週に円錐切除を考慮

| CIS | IA1期(脈管侵襲なし) | IA1期(脈管侵襲あり) | IA2期 | IB期以上 |

IB期以上 → 妊娠中断し可及的速やかに頸がん治療開始

CIS → 切除断端陰性（治療終了）→ 妊娠継続 ★分娩は通常の産科的適応

IA1期(脈管侵襲なし) → 切除断端陽性 → 厳重経過観察のうえ妊娠継続 ★分娩は通常の産科的適応 ★分娩後4〜8週に再評価

IA1期(脈管侵襲あり)・IA2期 → 原則として母体治療優先 強い妊娠継続希望がある場合は週数を考慮し個別に検討
★体外生活可能なら娩出（帝王切開が望ましい）し，頸がん治療開始
★体外生活不可能なら治療開始時期を検討
①妊娠中断し頸がん治療開始
②発育を待ってから胎児娩出し頸がん治療開始（ただし，必要以上に延期すると危険）

図 46-1 妊娠合併子宮頸部扁平上皮癌の取り扱い

---

trimester で娩出できた場合の新生児予後は良好であるが，この時期までの治療待機が母体にとって許容できるかどうかについては頸がんの診断週数を考慮し十分に検討されねばならない．いずれにしても，待機が考慮できるのは原則 IA2 期などの早期症例であり，米国産婦人科学会（American College of Obstetricians and Gynecologists: ACOG）は6週間以内の延期を許容しているものの，安全性や期間に関する十分な根拠はないことを留意すべきである．

　一方，腺癌の場合には注意が必要である．組織診にて AIS と診断された場合は，浸潤がんを否定するために速やかに診断的円錐切除が望ましい．腺癌は扁平上皮癌に比べ生物学的悪性度が高いこと，skip lesion をしばしば認めるため，円錐切除で断端陰性であっても完全切除できていない可能性もあることなどより，腺癌 IA 期以上と診断された場合は，原則として母体治療を優先させるのが望ましい．

▶ **予後**

妊娠中に上皮内癌が浸潤がんへ進展する頻度は低く，妊娠が頸がんの経過に悪影響を与えることはないとされている．しかし，治療開始のタイミングを適切に判断

するため，病期診断を誤らないようにすることが大切である．

　妊娠予後については，主に妊娠中の円錐切除の合併症の問題がある．妊娠中に円錐切除を行うことにより，一般的には出血や流早産，絨毛羊膜炎，さらにそれらに起因する子宮内胎児死亡などの頻度が増すといわれている．しかし，円錐切除後に流早産予防のために頸管縫縮術を行うことの是非についての見解は一定していない．円錐切除の深さや広さを確認のうえ，頸管長などを指標に慎重に経過観察し，手術適応を個別に判断するのが妥当である．

■文献
1) 日本婦人科腫瘍学会，編．子宮頸癌治療ガイドライン 2011 年版．東京：金原出版；2011.
2) CQ502 妊娠初期の子宮頸部細胞診異常の取り扱いは？　In：日本産科婦人科学会／日本産婦人科医会，編．産婦人科診療ガイドライン―産科編．東京：日本産科婦人科学会；2011. p.224-6.
3) 小林裕明．妊娠合併頸癌の治療と管理．日産婦会誌．2011; 63: 1217-23.
4) 今野　良，編．知っておきたい子宮頸がん診療ハンドブック．東京：中外医学社；2012.
5) Diagnosis and treatment of cervical carcinomas. ACOG Practice Bulletin No 35, May 2002.

〈岩瀬春子〉

G 子宮体がん

47 標準的治療法

重要ポイント

- 子宮体がんの臨床進行期分類は，手術進行期分類（日産婦2011, FIGO 2008）に基づいて行われる（表47-1）．
- 子宮体がんの治療法には，手術療法，化学療法，放射線療法，ホルモン療法などがあり，第1選択は手術療法である（図47-1, 2）．手術不可能例に対しては，化学療法あるいは放射線療法が用いられる．
- 術後再発リスク分類（表47-2）で中・高リスク群の場合，追加治療を選択する（図47-3）．
- 骨盤内再発に対しては，放射線治療既往の有無，再発部位や再発様式に合わせた個別治療が必要である（図47-4）．

▶ 概説

　子宮体がんの年齢別罹患率は，40歳代後半から増加し，50歳代から60歳代にピークを迎え，その後減少する．近年，子宮体がんは年齢に関係なく増加傾向にある．子宮体がんは，エストロゲンによって増殖するタイプ（タイプ1）と，エストロゲンに関係なく発生するタイプ（タイプ2）に分けられる．閉経年齢が遅い，出産歴がない，肥満，エストロゲン製剤の単独使用，タモキシフェン，乳がん・大腸がんの家族歴などとの関連が指摘されている．子宮体がんの治療は，手術療法を行った後に必要に応じて化学療法，放射線療法，ホルモン療法などを組み合わせて行われる（図47-1, 2）．手術不可能例に対しては，化学療法あるいは放射線療法が用いられる．術後は，術後再発リスク分類（表47-2）を行い，中・高リスク群に対して追加治療を選択する（図47-3）．再発に対しては，標準治療はない．放射線治療既往の有無により異なった治療法が選択されるが，再発部位や再発様式に合わせた個別治療が必要である．遠隔転移には，手術療法も選択肢となる（図47-4）．

表 47-1	手術進行期分類（日産婦 2011，FIGO 2008）

- I 期：がんが子宮体部に限局するもの
    - IA 期：がんが子宮筋層 1/2 未満のもの
    - IB 期：がんが子宮筋層 1/2 以上のもの
- II 期：がんが頸部間質に浸潤するが，子宮をこえていないもの
- III 期：がんが子宮外に広がるが，小骨盤内をこえていないもの，または所属リンパ節へ広がるもの
    - IIIA 期：子宮漿膜ならびに/あるいは付属器を侵すもの
    - IIIB 期：腟ならびに/あるいは子宮傍組織へ広がるもの
    - IIIC 期：骨盤リンパ節ならびに/あるいは傍大動脈リンパ節転移のあるもの
        - IIIC1 期：骨盤リンパ節転移陽性のもの
        - IIIC2 期：骨盤リンパ節への転移の有無にかかわらず，傍大動脈リンパ節転移陽性のもの
- IV 期：がんが小骨盤腔をこえているか，明らかに膀胱ならびに/あるいは腸粘膜を侵すもの，ならびに/あるいは遠隔転移のあるもの
    - IVA 期：膀胱ならびに/あるいは腸粘膜浸潤のあるもの
    - IVB 期：腹腔内ならびに/あるいは鼠径リンパ節転移を含む遠隔転移のあるもの
- 頸管腺浸潤のみはⅡ期ではなくⅠ期とする．
- すべての類内膜腺癌は腺癌成分の形態により Grade 1, 2, 3 に分類される．
- IIIA 期から腹水細胞診は除外されたが，すべての症例でその結果は登録の際に記録する．

(子宮体癌取扱い規約第 3 版．東京：金原出版；2012)[1]

分類

　子宮体がんの臨床進行期分類は，2012 年の症例より手術進行期分類（日産婦 2011，FIGO 2008）に基づいて行われている（表 47-1）．

治療

　子宮体がんの初回治療は手術療法が第 1 選択であり，手術不能と考えられる進行症例，重篤な合併症をもつ症例，高齢者および肥満などのため手術リスクが高い症例，手術拒否例などは，化学療法または放射線療法の適応となる．図 47-1，2 に臨床進行期Ⅰ期からⅣ期までの治療フローチャートを示す．初回治療戦略は術前あるいは術中の臨床所見から術式を選択して手術を行い，術後の病理組織学的所見から手術進行期を決定する（表 47-1）．表 47-2 に示す子宮体がん術後再発リスク分類（組織型および分化度，筋層浸潤，頸部浸潤，骨盤リンパ節転移，子宮外浸潤，付属器転移，遠隔転移など）により，低・中・高リスク群に分類し，図 47-3 に示

臨床所見	治療方針

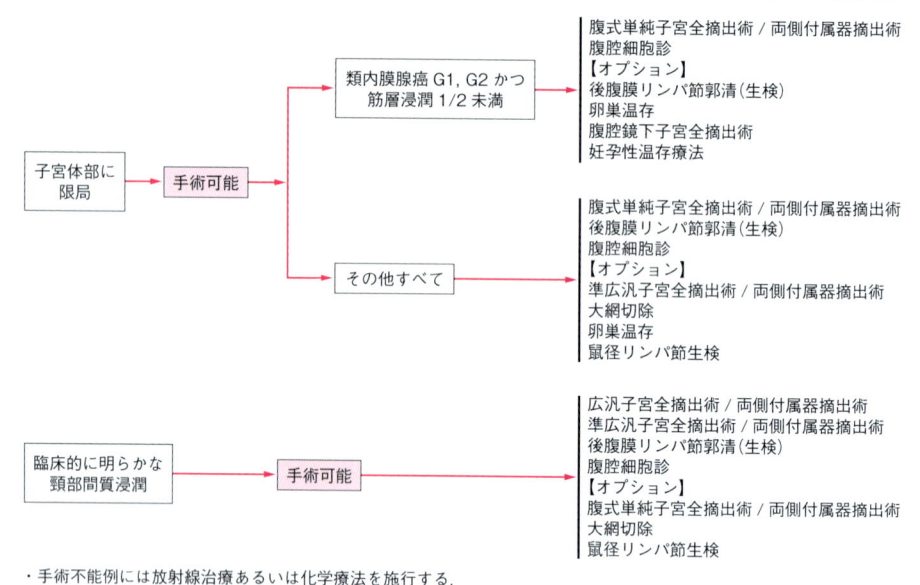

```
子宮体部に     手術可能    類内膜腺癌 G1, G2 かつ    腹式単純子宮全摘出術 / 両側付属器摘出術
限局                    筋層浸潤 1/2 未満        腹腔細胞診
                                            【オプション】
                                            後腹膜リンパ節郭清(生検)
                                            卵巣温存
                                            腹腔鏡下子宮全摘出術
                                            妊孕性温存療法

                        その他すべて            腹式単純子宮全摘出術 / 両側付属器摘出術
                                            後腹膜リンパ節郭清(生検)
                                            腹腔細胞診
                                            【オプション】
                                            準広汎子宮全摘出術 / 両側付属器摘出術
                                            大網切除
                                            卵巣温存
                                            鼠径リンパ節生検

臨床的に明らかな  手術可能                        広汎子宮全摘出術 / 両側付属器摘出術
頸部間質浸潤                                   準広汎子宮全摘出術 / 両側付属器摘出術
                                            後腹膜リンパ節郭清(生検)
                                            腹腔細胞診
                                            【オプション】
                                            腹式単純子宮全摘出術 / 両側付属器摘出術
                                            大網切除
                                            鼠径リンパ節生検
```

・手術不能例には放射線治療あるいは化学療法を施行する．

図 47-1 子宮体がんの初回治療：術前に I・II 期と考えられる症例

(子宮体がん治療ガイドライン 2013 年版．東京：金原出版；2013[2])より改変)

した治療方針に従い，術後化学療法または放射線療法などを行う．再発がんの治療については，標準治療はない．図 47-4 に示すように，放射線治療既往の有無により化学療法，放射線療法，ホルモン療法を組み合わせて行われるが，再発部位や再発様式に合わせた個別治療が必要である．遠隔転移には，手術療法も選択肢となる．

1. 手術療法

　子宮全摘出術＋リンパ節郭清または生検が行われる（図 47-1, 2）．複雑型異型内膜増殖症（旧進行期分類では 0 期に分類されていた）や類内膜腺癌 G1 で術前の画像診断（MRI）などで頸管間質浸潤がないと判断される症例では，単純（または準広汎）子宮全摘出術＋両側付属器切除術が行われる．明らかに頸管間質浸潤が認められる II 期症例には広汎子宮全摘出術が行われる．腹腔内播種を認める場合や漿液性腺癌・明細胞腺癌などの特殊組織型では，大網切除を追加する．正確なステージングには骨盤および傍大動脈リンパ節郭清が必要であるが，治療的意義に関

臨床所見	治療方針

```
腹腔内病変
・付属器転移
・大網転移                              腹式単純子宮全摘出術/
・腹膜転移                                両側付属器摘出術
                                      腹腔細胞診                    化学療法
子宮外骨盤内病変        → 手術可能 →    後腹膜リンパ節郭清(生検) →    放射線治療
・腟浸潤
・膀胱浸潤                              【オプション】
・直腸浸潤                              大網切除
                                      腫瘍減量術
リンパ節病変
・骨盤リンパ節転移     → 手術不可能 →   化学療法
・傍大動脈リンパ節転移                  放射線治療


                                      化学療法
                                      放射線治療
腹腔外遠隔転移       →
                                      【オプション】
                                      腹式単純子宮全摘出術/両側付属器摘出術
                                      転移病巣の摘出術
```

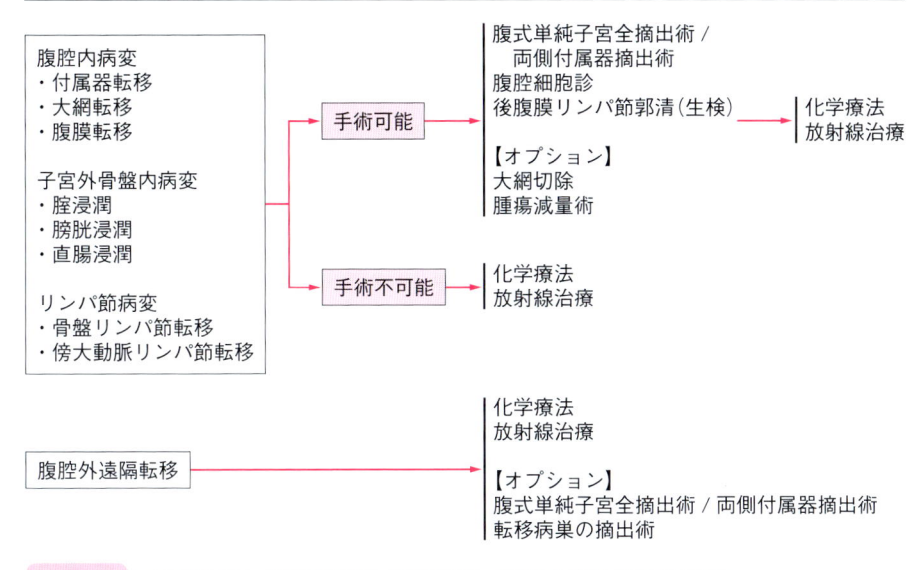

図 47-2 子宮体がんの初回治療：術前にⅢ・Ⅳ期と考えられる症例

(子宮体がん治療ガイドライン 2013 年版．東京：金原出版；2013[2)] より改変)

しては議論が分かれている．子宮体部に限局した類内膜腺癌 G1 あるいは G2 かつ筋層浸潤 1/2 未満の症例は，後腹膜リンパ節郭清の省略，卵巣温存，腹腔鏡下子宮全摘出術，妊孕性温存療法もオプションと考えられる（図 47-1）．

2. 放射線療法

　根治的照射と術後照射がある．根治的照射は通常全骨盤照射と腔内照射を組み合わせて行う．筋層内浸潤のない IA 期 G1 や IVB 期で止血目的の場合には，腔内照射のみを行うこともある．術後照射は表 47-2 に示すような再発リスク分類を行ったうえで，中・高リスク群の場合に行われ（図 47-3），全骨盤外部照射で 45～50 Gy 照射する．再発についても局所再発で放射線療法の既往がない症例，遠隔転移症例には選択肢となる（図 47-4）．

3. 化学療法

　子宮体がんの化学療法は手術や放射線療法と組み合わせて行われるが，手術療法が不可能な進行症例や，多発転移があるような再発症例（図 47-2）では化学療法

表 47-2 子宮体がん術後再発リスク分類

低リスク群：	類内膜腺癌 G1 あるいは G2 で筋層浸潤 1/2 未満 子宮頸部間質浸潤なし 脈管侵襲なし 遠隔転移なし
中リスク群：	類内膜腺癌 G1 あるいは G2 で筋層浸潤 1/2 以上 類内膜腺癌 G3 で筋層浸潤 1/2 未満 漿液性腺癌，明細胞腺癌で筋層浸潤なし 子宮頸部間質浸潤なし 脈管侵襲あり 遠隔転移なし
高リスク群：	類内膜腺癌 G3 で筋層浸潤 1/2 以上 漿液性腺癌，明細胞腺癌で筋層浸潤あり 付属器・漿膜・基靭帯進展あり 子宮頸部間質浸潤あり 腟壁浸潤あり 骨盤あるいは傍大動脈リンパ節転移あり 膀胱・直腸浸潤あり 腹腔内播種あり 遠隔転移あり

(子宮体がん治療ガイドライン 2013 年版．東京：金原出版；2013[2])より改変)

が第 1 選択となる．手術症例で再発リスクが中・高リスク群（表 47-2）に対して，本邦では術後放射線療法に比べて術後化学療法が選択されることが多い．標準あるいはオプションの化学療法レジメンとして，AP（アドリアマイシン＋シスプラチン）療法，TAP（パクリタキセル＋アドリアマイシン＋シスプラチン）療法，TC（パクリタキセル＋カルボプラチン）療法，DP（ドセタキセル＋シスプラチン）療法などが行われている．AP 療法，TC 療法，DP 療法のランダム化比較試験（JGOG2043）の結果が待たれる．

4．ホルモン療法

　類内膜腺癌 G1 のなかには高用量の酢酸メドロキシプロゲステロン（MPA）（400〜800 mg/day）が有効なものがあり，再発症例に用いられるほか，若年者で子宮温存を強く希望する筋層浸潤のない IA 期 G1 例で用いられることがある．

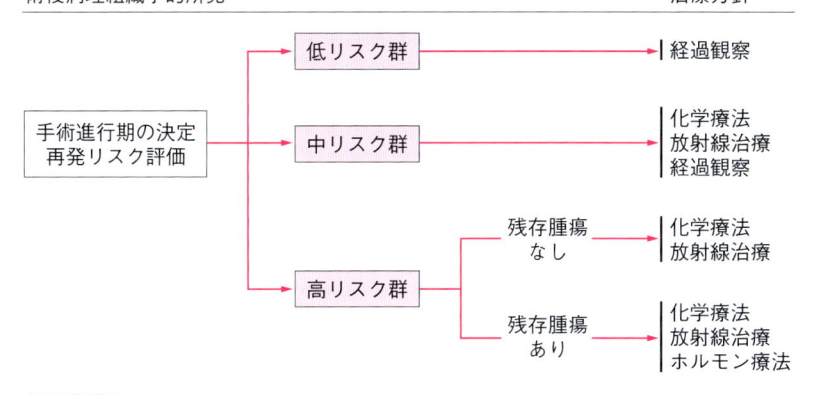

術後病理組織学的所見			治療方針
手術進行期の決定 再発リスク評価	→ 低リスク群		経過観察
	→ 中リスク群		化学療法 / 放射線治療 / 経過観察
	→ 高リスク群	→ 残存腫瘍なし	化学療法 / 放射線治療
		→ 残存腫瘍あり	化学療法 / 放射線治療 / ホルモン療法

図 47-3　子宮体がんの術後治療

（子宮体がん治療ガイドライン 2013 年版．東京：金原出版；2013[2)] より改変）

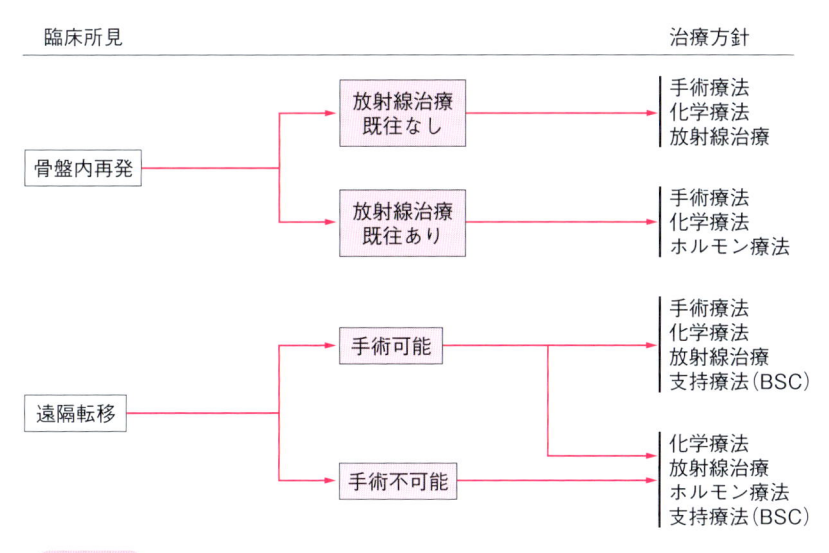

臨床所見			治療方針
骨盤内再発	→ 放射線治療既往なし		手術療法 / 化学療法 / 放射線治療
	→ 放射線治療既往あり		手術療法 / 化学療法 / ホルモン療法
遠隔転移	→ 手術可能		手術療法 / 化学療法 / 放射線治療 / 支持療法（BSC）
	→ 手術不可能		化学療法 / 放射線治療 / ホルモン療法 / 支持療法（BSC）

図 47-4　子宮体がんの再発治療

（子宮体がん治療ガイドライン 2013 年版．東京：金原出版；2013[2)] より改変）

■文献

1) 嘉村敏治．日本産科婦人科学会，日本病理学会，日本医学放射線学会，日本放射線腫瘍学会，編．子宮体癌取扱い規約第3版．東京：金原出版；2012. p.4-25.
2) 八重樫伸生．日本婦人科腫瘍学会，編．子宮体がん治療ガイドライン2013年版．東京：金原出版；2013. p.15-143.

〈高野忠夫〉

G 子宮体がん

48 リンパ節郭清術の適応と範囲

重要ポイント！

- 子宮体がんの進行期決定のためにはリンパ節郭清（生検）が必要であり，その診断的意義は確立している．
- 子宮体がんの所属リンパ節は骨盤から傍大動脈領域までの広い範囲に分布している．
- 子宮体がんにおける転移リンパ節部位としては，閉鎖節が最も多く，ついで傍大動脈節である．
- 子宮体がんにおけるリンパ節郭清の治療的意義については必ずしも確立していないが，治療的意義を認めるとの報告が散見されており，今後は前方視的な臨床試験によって検証する必要がある．

▶ 概説

　子宮体がんの臨床進行期としては手術進行期が採用されており，子宮，付属器，所属リンパ節の郭清を行い，摘出物の病理組織学的検索の結果に基づいて正確な進行期決定がなされ，再発リスク（表48-1）を勘案して適切に術後療法を施行することが可能となる．2008年に世界産婦人科連合（FIGO）において，子宮体がんの手術進行期の改訂がアナウンスされ，日本産科婦人科学会においても2011年に採用された（表48-2）．その主な変更点は，①子宮体部に病変が限局するⅠ期症例のなかで，筋層浸潤を認めない旧分類Ⅰa期が廃止され，1/2未満の筋層浸潤を認める旧分類Ⅰb期症例と統合してⅠA期とし，筋層浸潤1/2以上の旧分類Ⅰc期をⅠB期とする，②頸部浸潤を認めるⅡ期症例の亜分類を廃止する．すなわち，頸管腺のみに浸潤を認める旧分類Ⅱa期症例はⅡ期とは分類せず，深い頸部浸潤を認める旧分類Ⅱb期症例のみとする．③腹腔洗浄細胞診陽性のみの旧分類Ⅲa期を廃止するが，引き続き洗浄細胞診を施行してその結果を記載する．④リンパ節転移陽性のⅢC期に亜分類を適用し，骨盤リンパ節転移のみ陽性のⅢC1期，骨盤リンパ節転移の有無にかかわらず，傍大動脈リンパ節転移を認める場合をⅢC2期に分類す

表 48-1　子宮体がん術後再発リスク分類

低リスク	中リスク	高リスク
・類内膜腺癌 G1 あるいは G2 で筋層浸潤 1/2 未満 ・頸部間質浸潤なし ・脈管侵襲なし ・遠隔転移なし	・類内膜腺癌 G1 あるいは G2 で筋層浸潤 1/2 以上 ・類内膜腺癌 G3 で筋層浸潤 1/2 未満 ・漿液性腺癌，明細胞腺癌で筋層浸潤なし ・頸部間質浸潤なし ・脈管侵襲あり ・遠隔転移なし	・類内膜腺癌 G3 で筋層浸潤 1/2 以上 ・漿液性腺癌，明細胞腺癌で筋層浸潤あり ・付属器・漿膜・基靱帯進展あり ・頸部間質浸潤あり ・腟壁浸潤あり ・骨盤あるいは傍大動脈リンパ節転移あり ・膀胱・直腸浸潤あり ・腹腔内播種あり ・遠隔転移あり

表 48-2　子宮体がん進行期分類（FIGO2008/ 日産婦 2011）

Ⅰ期	腫瘍が子宮体部に限局する
ⅠA 期	筋層浸潤が 1/2 未満
ⅠB 期	筋層浸潤が 1/2 以上
Ⅱ期	腫瘍が子宮頸部に浸潤する
Ⅲ期	腫瘍が骨盤外に進展する
ⅢA 期	漿膜浸潤あるいは付属器転移を認める
ⅢB 期	腟転移を認める
ⅢC1 期	骨盤リンパ節転移を認める
ⅢC2 期	傍大動脈リンパ節転移を認める
Ⅳ期	
ⅣA 期	膀胱ならびに / あるいは直腸粘膜に浸潤を認める
ⅣB 期	遠隔転移を認める

る，である．

　新進行期分類で最も大きな変更点は，リンパ節転移陽性例に亜分類が採用されたことである．したがって，今回の改訂に従って忠実に進行期を決定しようとするならば，リンパ節郭清の範囲はすべての症例で傍大動脈リンパ節領域まで系統的に行うべきである，ということになる．北海道大学産婦人科では，リンパ節転移のリスクを勘案せずに一貫して系統的な骨盤および傍大動脈リンパ節郭清を行うことを原

則として手術療法を行ってきたので，新しい分類の有用性を評価するうえで適切な集団であると考え，新分類の有用性について解析した結果を最近報告した[1]．その結果，①旧 IIa 期の予後は I 期症例と同等である，②旧 Ia 期と Ib 期の間には予後の差異を認めない，③腹腔洗浄細胞診のみの旧 IIIa 期の予後は I 期症例と同等である，④ IIIC1 期の症例の予後は IIIC2 期の症例に比べて予後が良好な傾向（$p = 0.08$）がある，ことが明らかとなった．したがって，今回の改訂は予後をさらによく反映する分類となったといえるものと考えている．しかしながら，①付属器転移あるいは漿膜転移の IIIA 期症例の予後は必ずしも不良ではないこと，②筋層浸潤を認めない旧 Ia 期の概念は妊孕性温存療法の適応を考慮する場合には必須の項目であること，などを勘案すると，少々課題の残る改訂であるともいえる．

▶ 手術治療

　子宮体がんの主治療は手術療法であるため，組織診による診断確定後は，画像検査による術前の病期診断を行う．骨盤 MRI によって筋層浸潤あるいは頸部浸潤の評価，付属器転移，骨盤リンパ節転移，遠隔転移の疑いがあるか検討する．

　子宮体がんに対する手術療法は子宮全摘術＋両側付属器摘出術およびリンパ節郭清（生検）に加えて腹腔洗浄細胞診を採取するのが一般的である．子宮摘出の方法としては単純子宮全摘術が基本であるが，拡大子宮全摘術あるいは準広汎子宮全摘術を行う施設もある．頸部間質浸潤を認める場合には広汎子宮全摘術を行う場合がある．リンパ節郭清については，実臨床では術前の推定病期診断にしたがってリンパ節郭清を個別化して施行する場合が多いものの，必ずしも確立した基準で行っているわけではないのが現状である．

▶ 子宮体がんにおけるリンパ節郭清の意義

　子宮体がんにおいてリンパ節郭清の診断的意義は確立しているものの治療的意義については様々な議論がなされており，いまだ明確な結論には至っていない．前方視的に行われた ASTEC trial では骨盤リンパ節郭清は予後改善に寄与しないとの結果であったが，骨盤リンパ節郭清群の摘出リンパ節個数が少ない（中央値 12 個）こと，傍大動脈リンパ節郭清がなされていないこと，フォローアップ期間が短いことなどの問題点も指摘されている[2]．一方，われわれが報告した比較的多数例での後方視的検討（SEPAL study）の結果，術後再発中リスク群／高リスク群の患者においては，骨盤＋傍大動脈リンパ節郭清群で骨盤リンパ節のみ郭清群に比べ有意に予後が良好であることを示した[3]．今後は術前からリンパ節転移のリスクを勘案

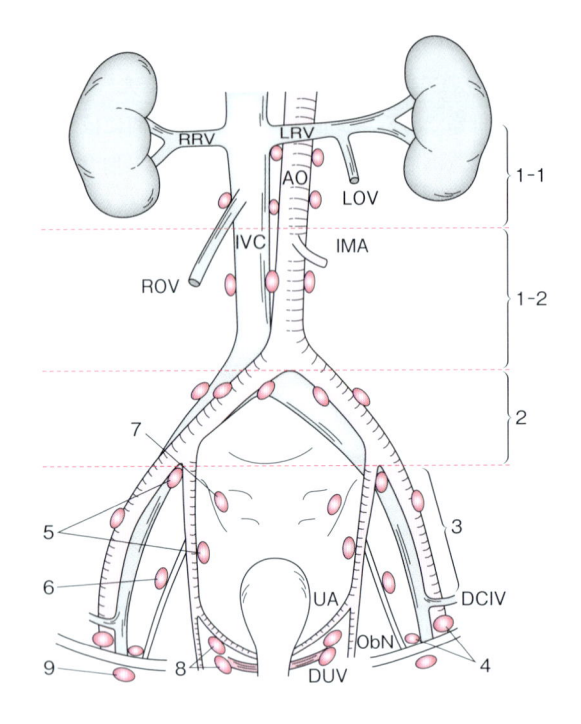

図48-1 子宮体がん治療に関係する所属リンパ節と名称

1: 傍大動脈リンパ節
1-1: b1群（高位傍大動脈リンパ節）
1-2: b2群（低位傍大動脈リンパ節）
2: 総腸骨リンパ節
3: 外腸骨リンパ節
4: 鼠径上リンパ節
5: 内腸骨リンパ節
6: 閉鎖リンパ節
7: 仙骨リンパ節
8: 基靱帯リンパ節
9: 鼠径リンパ節

したうえで傍大動脈リンパ節郭清のみならず，リンパ節郭清自体の適応の個別化を検討する時期に来ているといえる．現在，日本臨床腫瘍研究グループ（JCOG）の婦人科腫瘍グループで傍大動脈リンパ節郭清の治療的意義を検証するランダム化比較試験を行うことを検討している．その場合に求められるのはリンパ節郭清の質的担保であり，十分な郭清の指標としてはリンパ節摘出個数とともに郭清範囲を定義する必要があり，不十分な郭清によって治療的意義を証明できなかったという事態は避けなければならない．今後ますます増加することが予測されている子宮体がん症例に対して適切な手術療法を提供するためにも，本邦の婦人科腫瘍専門医はリンパ節郭清，特に骨盤領域に比べて難易度が高いと考えられている傍大動脈リンパ節郭清の手技にも習熟している必要があると考える．

▶ 子宮体がんの所属リンパ節と部位別のリンパ節転移頻度

子宮体がんの所属リンパ節は骨盤内から傍大動脈領域まで広く分布している（図48-1）[4]．これは，子宮からのリンパ流として，①円靱帯から鼠径上節への経路，②卵巣血管に沿って傍大動脈節領域への経路，③子宮からの骨盤リンパ節領域への

経路,が存在することによる.したがって,先述したように正確なリンパ節転移診断のためには骨盤〜傍大動脈領域までの系統的郭清が必要である.しかしながら,リンパ節郭清を行うことで生じる可能性のある合併症(リンパ浮腫,リンパ嚢胞,手術時間の延長に伴う出血量や術後腸閉塞の増加など)を勘案するとリンパ節転移リスクの低い患者に対してはリンパ節郭清を省略することが最も合理的であるのは自明である.われわれが系統的な骨盤〜傍大動脈領域(326b1:腎静脈下まで)のリンパ節郭清を施行した症例の解析の結果,適切なリンパ節郭清範囲については以下のように考える[5].

▶ 骨盤リンパ節郭清の適応と範囲

骨盤リンパ節転移部位として最も多いのが閉鎖節,ついで内腸骨節,外腸骨節,総腸骨節であることから,それらのリンパ節の摘出は必須であると考える.基靱帯節,仙骨節については転移頻度が低いことから必須の郭清部位であるとはいえないかもしれない.鼠径節については基靱帯節,仙骨節よりもさらに転移頻度が低く,特に外鼠径上節の転移はきわめてまれであることと外鼠径上節の摘出が術後の下肢リンパ浮腫発症の有意な危険因子である[6]ことから,ルーチンでの外鼠径上節の郭清はすべきではないと考える.

▶ 傍大動脈リンパ節郭清の適応と範囲

傍大動脈リンパ節の転移については閉鎖節とほぼ同程度に認められることから,正確な転移診断のためには必須の郭清部位であるといえる.傍大動脈節をさらに下腸間膜動脈(IMA)の上下で分けてその転移頻度を調べてみると,IMA上下での転移頻度は同等であり,傍大動脈節を郭清する場合にはその郭清範囲はIMA上で腎静脈直下(326b1)まで行うべきであるといえる.

▶ リンパ節郭清省略可能症例の選択

正確な進行期決定のためには系統的な骨盤〜傍大動脈領域のリンパ節郭清が必須であるものの,子宮体がんにおいては子宮体部に病変が限局しているⅠ期症例が全体の60%程度を占めているのが実状である.したがって,リンパ節郭清を省略しても明らかに予後に悪影響を与えない症例(リンパ節転移リスクの低い症例)を予め選択することができれば,患者へのメリットは大きい.リンパ節転移リスクの術前・術中評価方法(低リスク症例の選択方法)としては,①韓国KGOGのスコア[7],②Todoらのリンパ節転移スコア[8],③Mayo criteria[9],などが提唱されてい

る．①については，現在 KGOG2015 試験として前方視的検討によってその有用性を検証しており，その結果が待たれるところである．われわれは，Todo らのリンパ節転移スコアと MRI による筋層浸潤の評価を組み合わせて，リンパ節転移リスクのない症例については郭清自体を省略するようにしているが，その妥当性について検討した症例解析の結果を現在，論文投稿中である．

おわりに

術前にリンパ節転移の有無あるいはリスクを正確に診断できれば，骨盤リンパ節および傍大動脈リンパ節郭清の適応を個別化することが可能となる．今後 JCOG で計画されているランダム化比較試験において，本邦からのリンパ節郭清個別化のためのリンパ節転移予測システムの確立および傍大動脈リンパ節郭清の生存改善効果が示されることが期待されている．

■文献

1) Kato T, Watari H, Endo D, et al. New revised FIGO 2008 staging for endometrial cancer produces better discrimination in survival compared with the 1988 staging system. J Surg Oncol. 2012; 106: 938-41.
2) Kitchener H, Swart AM, Qian Q, et al. Efficacy of systematic pelvic lymphadenectomy in endometrial cancer (MRC ASTEC trial): a randomised study. Lancet. 2009; 373: 125-36.
3) Todo Y, Kato H, Kaneuchi M, et al. Survival effect of para-aortic lymphadenectomy in endometrial cancer (SEPAL study): a retrospective cohort analysis. Lancet. 2010; 375: 1165-72.
4) 日本婦人科腫瘍学会，編．子宮体がん治療ガイドライン 2013 年版．東京：金原出版：p.33.
5) Odagiri T, Watari H, Kato T, et al. Distribution of lymph node metastasis sites in endometrial cancer undergoing systematic pelvic and para-aortic lymphadenectomy: A proposal of optimal lymphadenectomy for future clinical trials. Ann Surg Oncol. DOI10. 1245/S10434-014-3663-0.
6) Todo Y, Yamamoto R, Minobe S, et al. Risk factors for postoperative lower-extremity lymphedema in endometrial cancer survivors who had treatment including lymphadenectomy. Gynecol Oncol. 2010; 119: 60-4.
7) Kang S, Kang WD, Chung HH, et al. Preoperative identification of a low-risk group for lymph node metastasis in endometrial cancer: a Korean gynecologic oncology group study. J Clin Oncol. 2012; 30: 1329-34.
8) Todo Y, Okamoto K, Hayashi M, et al. A validation study of a scoring system to estimate the risk of lymph node metastasis for patients with endometrial cancer for tailoring the indication of lymphadenectomy. Gynecol Oncol. 2007; 104: 623-8.

9) Mariani A, Dowdy SC, Cliby WA, et al. Prospective assessment of lymphatic dissemination in endometrial cancer: a paradigm shift in surgical staging. Gynecol Oncol. 2008; 109: 11-8.

〈渡利英道〉

G 子宮体がん

49 術後リスク分類に基づく補助療法

> **重要ポイント**
> - 手術によって得られた臨床病理学的因子により，再発リスクを評価しリスク分類を行う．
> - 進行期，組織型，分化度，所属リンパ節転移，脈管侵襲，腫瘍径，筋層浸潤などがリスク因子である．
> - 低リスク群，中リスク群，高リスク群に分類され，中リスク以上が術後補助療法の適応とされる．
> - わが国では化学療法が，欧米では放射線療法が選択される傾向にある．
> - より有効な術後補助療法開発のための臨床試験が行われている．

▶ 概説

　子宮体がんの主治療は手術療法であり，術後補助療法は再発率が高いと考えられる症例に対し，放射線療法，化学療法，あるいは放射線療法と化学療法の併用が行われるが，どの療法を優先するかの結論は出ていない．従来は放射線療法が選択されてきたが，近年では，欧米とわが国において大きな違いがあり，欧米では放射線療法が，わが国では日本婦人科悪性腫瘍研究機構のJGOG2033試験以後，化学療法が選択される傾向にある．適応に関しては，手術によって得られた臨床病理学的因子により，再発リスクを評価し決定される．現在も，リスクにより最適な補助療法の開発を目的とする臨床試験が盛んに行われている．

▶ リスク因子と術後リスク分類

　進行期，組織型，分化度，所属リンパ節転移，脈管侵襲，腫瘍径，筋層浸潤などがあげられ，これら因子の組み合わせにより，低リスク群，中リスク群，高リスク群に分類される（表49-1）[1]．中リスク以上が術後補助療法の適応とされる（図49-1）．最近では，中リスク群をさらに低・中（low-intermediate）リスク群，

表 49-1 子宮体がん術後再発リスク分類

低リスク群：	類内膜腺癌 G1 あるいは G2 で筋層浸潤 1/2 未満 子宮頸部間質浸潤なし 脈管侵襲なし 遠隔転移なし
中リスク群：	類内膜腺癌 G1 あるいは G2 で筋層浸潤 1/2 以上 類内膜腺癌 G3 で筋層浸潤 1/2 未満 漿液性腺癌，明細胞腺癌で筋層浸潤なし 子宮頸部浸潤なし 脈管侵襲あり 遠隔転移なし
高リスク群：	類内膜腺癌 G3 で筋層浸潤 1/2 以上 漿液性腺癌，明細胞腺癌で筋層浸潤あり 付属器・漿膜・基靱帯進展あり 子宮頸部間質浸潤あり 腟壁浸潤あり 骨盤あるいは傍大動脈リンパ節転移あり 膀胱・直腸浸潤あり 腹腔内播種あり 遠隔転移あり

(日本婦人科腫瘍学会，編．子宮体がん治療ガイドライン 2013 年版．東京：金原出版；2013)[1]

中・高 (intermediate-high) リスク群に分類することも行われている．

▶ 術後補助療法

1. 化学療法か放射線療法か

　術後補助療法としての化学療法と放射線療法の比較試験として，中・高リスク群を対象として，JGOG は I 期で筋層浸潤＞1/2～ⅢC 期症例を対象に，ランダム化比較試験 (JGOG2033)[2] を，イタリアのグループは I 期，Ⅱ期 G3 で筋層浸潤＞1/2，Ⅲ期症例を対象に，ランダム化比較したが[3]，ともに化学療法が放射線療法を上回るデータは得られなかったが，同等である可能性が示された．

　高リスク群であるⅢ・Ⅳ期の進行子宮体がんを対象にした術後補助療法の臨床試験である GOG-122 試験は，術後全腹部照射群と AP (ドキソルビシン＋シスプラチン) 療法とのランダム化比較試験であり，AP 療法の予後改善効果が示された[4]．この試験結果により，子宮体がんにおいて初めて術後補助療法としての化学療法の

術後病理組織学的所見		治療方針

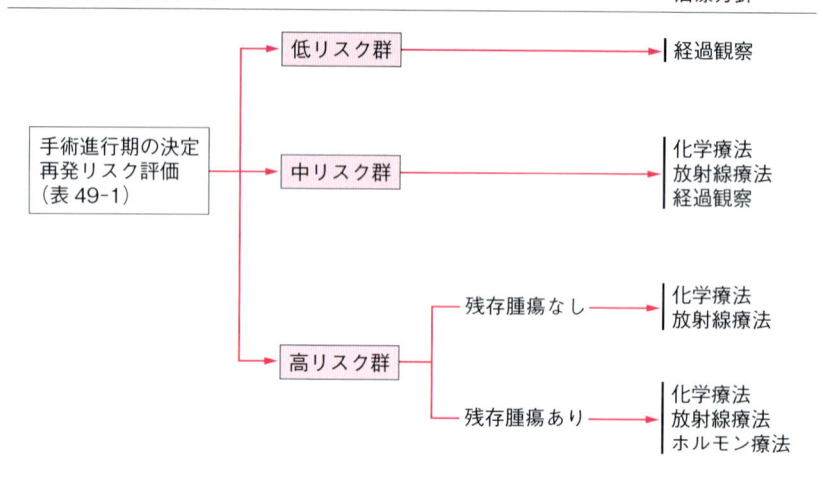

```
手術進行期の決定 ─┬─→ 低リスク群 ──────────────→ 経過観察
再発リスク評価    │
(表 49-1)       ├─→ 中リスク群 ──────────────→ 化学療法
                 │                                    放射線療法
                 │                                    経過観察
                 │
                 └─→ 高リスク群 ─┬─ 残存腫瘍なし ──→ 化学療法
                                 │                    放射線療法
                                 │
                                 └─ 残存腫瘍あり ──→ 化学療法
                                                      放射線療法
                                                      ホルモン療法
```

図 49-1 子宮体がんの術後治療

(日本婦人科腫瘍学会, 編. 子宮体がん治療ガイドライン 2013 年版. 東京: 金原出版; 2013)[1]

有用性が明らかにされ，Ⅲ・Ⅳ期の進行子宮体がんに対する標準的治療として位置づけされる可能性が示された．

2. 化学療法レジメン

　子宮体がんに対しては，シスプラチンとドキソルビシンが key drug として使用されてきた．また，卵巣がんと同様に子宮体がんに対してもタキサン製剤の有効性が示されたことにより，術後補助療法にもパクリタキセルを導入したランダム化比較試験が行われた．米国の GOG-184 試験〔術後放射線療法に加えて AP vs TAP（パクリタキセル＋ドキソルビシン＋シスプラチン）〕では，治療成績の改善はみられず，TAP 療法に有害事象の出現を認めた．わが国でも，子宮体がん術後の中・高リスク群に対する第Ⅲ相ランダム化比較試験 JGOG2043〔AP vs DP（ドセタキセル＋シスプラチン）vs TC（パクリタキセル＋シスプラチン）〕が行われ，登録が終了し予後追跡調査中である．TC 療法は進行・再発子宮体がんに対して高い奏効率が報告され，中・高リスク群に対する術後補助療法の選択肢の 1 つと考えられる．しかし，その有用性を積極的に支持するだけのエビデンスはまだないのが現状であり，本試験の結果が待たれるが，わが国では多くの施設で TC 療法が使用され

ている現状がある．

3．放射線療法＋化学療法

　術後補助化学療法に関する初のランダム化比較試験である GOG-34 試験は，臨床的Ⅰ・Ⅱ期で筋層浸潤 1/2 を超える，リンパ節転移，頸部浸潤，付属器転移のリスク因子を少なくとも 1 つを有する例を対象として，術後放射線療法にドキソルビシンを追加投与する群としない群とでの比較試験であるが，その有用性は示されなかった．術後，放射線療法に化学療法を追加することの有用性を検討した NSGO-EC-9501 試験では，Ⅰ～ⅢC 期を対象に検討され，無増悪生存期間は，放射線療法＋化学療法群が優っていたが，全生存期間では有意差がなかった．中リスク群に対する化学療法の有用性はまだ十分に証明されたとはいえず，今後の臨床試験の結果が期待される．

4．現在解析中，進行中の臨床試験

　PORTEC-3 試験では，子宮体がんⅠ～ⅢC 期ハイリスク例に対する術後放射線単独療法とシスプラチンによる同時化学放射線療法に TC 療法を 4 コース追加する治療の比較，GOG0249 試験では子宮体がんⅠ・Ⅱ期ハイリスク例に対する術後放射線療法単独群と腟断端への近接照射に加えて TC 療法を 3 コース追加する群を設定し，子宮体がんⅠ・Ⅱ期に対しても術後補助療法における化学療法の意義の検証が行われるようになってきた．さらに進行がんの術後補助療法では，GOG0258 試験で子宮体がんⅢ～ⅣA 期（漿液性腺癌，明細胞腺癌は細胞診陽性のⅠ・Ⅱ期）症例に術後 TC 療法 6 コースの化学療法単独群とシスプラチンによる同時化学放射線療法に加え TC 療法 4 コースの比較試験も行われ，多数例での検討結果が待たれる[5]．

■文献

1) 日本婦人科腫瘍学会，編．子宮体がん治療ガイドライン 2013 年版．東京：金原出版；2013．
2) Susumu N, Sagae S, Udagawa Y, et al. Randomized phase III trial of pelvic radiotherapy versus cisplatin-based combined chemotherapy in patients with intermediate-and high-risk endometrial cancer: A Japanese Gynecologic Oncology Group study. Gynecol Oncol. 2008; 108: 226-33.
3) Maggi R, Lissoni A, Spina F, et al. Adjuvant chemotherapy vs. radiotherapy in high-risk endometrial carcinoma: Results of a randomized trial. Br J Cancer. 2006;

95: 266-71.
4) Randall ME, Filliaci VL, Muss H, et al. Randomized phase III trial of whole-abdominal irradiation versus doxorubicin and cisplatin chemotherapy in advanced endometrial carcinoma: A Gynecologic Oncology Group study. J Clin Oncol. 2006; 24: 36-44.
5) Milgrom SA, Kollmeier MA, Abu-Rustum NR, et al. Postoperative external beam radiation therapy and concurrent cisplatin followed by carboplatin/paclitaxel for stage III (FIGO 2009) endometrial cancer. Gynecol Oncol. 2013; 130: 436-40

〈青木陽一〉

G 子宮体がん

50 進行・再発がんの化学療法

重要ポイント

- type 1 進行子宮体がんに対しては，パクリタキセル＋カルボプラチン（TC）療法，ドキソルビシン＋シスプラチン（AP）療法，ドキソルビシン＋シスプラチン（DP）療法が使用される．
- type 1 再発子宮体がんに対しては，化学療法（プラチナ）フリーインターバルが 6 カ月以上の症例では，化学療法（プラチナ）感受性として，前回と同じ治療を行うことは否定されない．
- 前治療より 6 カ月以内の再発症例では，前化学療法が TC 療法の場合には，ドキソルビシンを中心とした治療（AP 療法あるいは A 単独），ドセタキセルを中心とした治療（DP 療法など）を，AP 療法の場合にはタキサンを中心とした治療（TC 療法，DP 療法など）を選択する．また，組織のプロゲステロン受容体の有無などにより，合成プロゲステロン MPA（200 mg/ 日）などのホルモン治療も考慮される．
- 子宮体がんの分子標的治療は現在のところ適応はない．しかしながら，mTOR 阻害薬と VEGF 阻害薬などが米国第 II 相試験として検討され有望視されている．

▶ 概説

　子宮体がんは婦人科がんにおいて比較的早期に発見されることより，婦人科悪性腫瘍のなかでは予後良好な疾患ではあるが，III 期症例ではいまだ十分にコントロールできているとは言い難い．また，遠隔転移を有する IV 期症例ではその予後は 5 年生存率 29.5％と芳しくない（2011 年日産婦統計[1]）．また，子宮体がんは，罹患率に関しては欧米同様増加の一途をたどっており，がん検診にはそぐわないといわれている疾患のため，今後，進行がんの増加は問題となってくると考えられる．子宮体がんの発生・生物学的悪性度などの詳細は他稿に譲るが，類内膜癌（endometrioid adenocarcinoma）を代表とする type 1 がんと漿液性腺癌（serous adenocarcinoma）に代表される type 2 がんに大別される．type 2 がんは進行がん

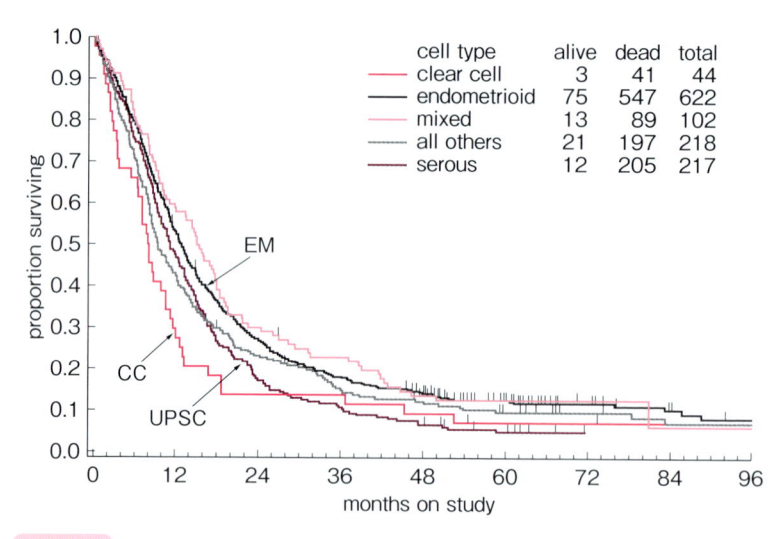

図 50-1 GOG 臨床試験における組織型別の生存率
(McMeekin, SGO 2005)

　にかかわらず早期がんであっても予後不良であり，その抗がん化学療法については十分なエビデンスがなく，今後詳細に検討していかなければならない．図50-1は，子宮体がんに関するすべての米国婦人科がんグループ（GOG）臨床試験における生存率を組織型別に示したものである．

　type 1 がんでは，その腫瘍増殖機構（driver pathway）の主たるものが，PI3K-AKT-mTOR 経路によるもので，その PI3K 系の主導遺伝子異常（driver mutation）が，PTEN 酵素異常であることがよく知られており，type 1 子宮体がんの約60％が関与する．PTEN の不活性化により AKT が強発現し mammarian target of rapamycin (mTOR) を活性化する．よって，driver pathway である PI3K 系の下流での（mTOR）が type 1 がんにおいては key factor となっていることが推定される．PI3K 系の最下流では mTOR が 4EBP1 を介して腫瘍の増殖を（図50-2），HIF1 を介して血管新生因子である VEGF を促進することが知られている（図50-3）．ただ，PI3K 系，VEGF 系は，それらの抑制によって，相補関係にある RAS-MEK 系，PDGF 系，cMET 系，HIF-TGFβ 系などとのクロストークにより他系の活性化が生じること（エスケープ）により腫瘍細胞は survive することが指摘されている．

　本稿では，主として type 1 がんの進行・再発例に関する抗がん薬，分子標的治

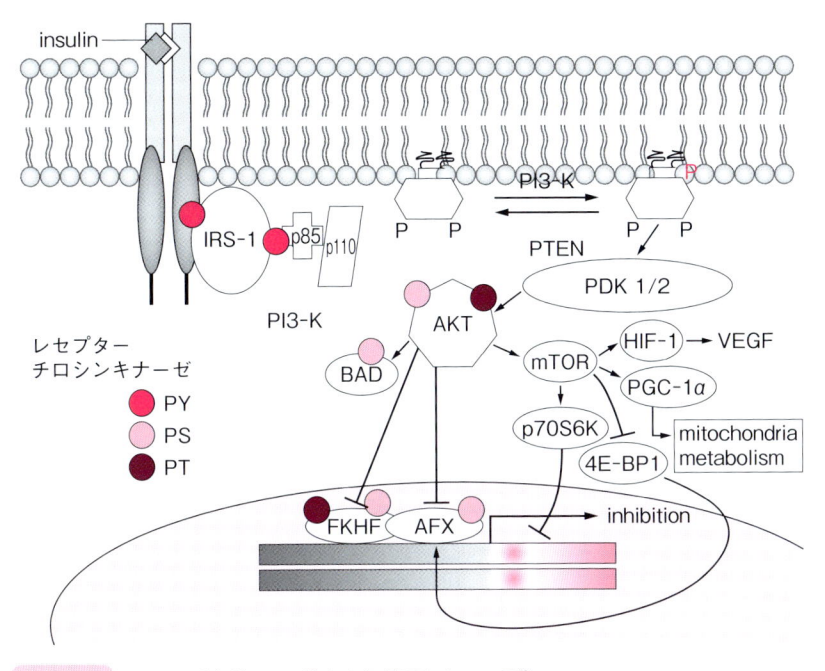

図 50-2 IGF1 受容体のシグナル伝達系（PI3K 系）

療の可能性について言及したい．

▶各論
1. 抗がん化学療法

　子宮体がんの化学療法の変遷としてはドキソルビシン（およびその誘導体）とプラチナ製剤（シスプラチンおよびその誘導体）が key drug であったが，1990 年代後半よりのタキサン製剤の出現によって，その有効性が示され新たな key drug として認識されつつある．本邦でも婦人科悪性腫瘍研究機構（Japanese Gynecologic Oncology Group: JGOG）の JGOG2041 試験でその有効性を確認され，ランダム化第Ⅲ相試験である JGOG2043 試験でタキサン＋プラチナ（パクリタキセル＋カルボプラチン，ドセタキセル＋シスプラチン）が試験レジメンとして使用された[2]．表 50-1，図 50-4 に，米国婦人科グループによる第Ⅲ相臨床試験の変遷を示した[3-6]．2012 年の SGO にて GOG209 試験〔ランダム化第Ⅲ相試験：進行子宮体がんに対するパクリタキセル＋ドキソルビシン＋シスプラチン（TAP）＋GCF 療法，対，パクリタキセル＋カルボプラチン（TC）療法〕の非劣性試験の結果，そのプ

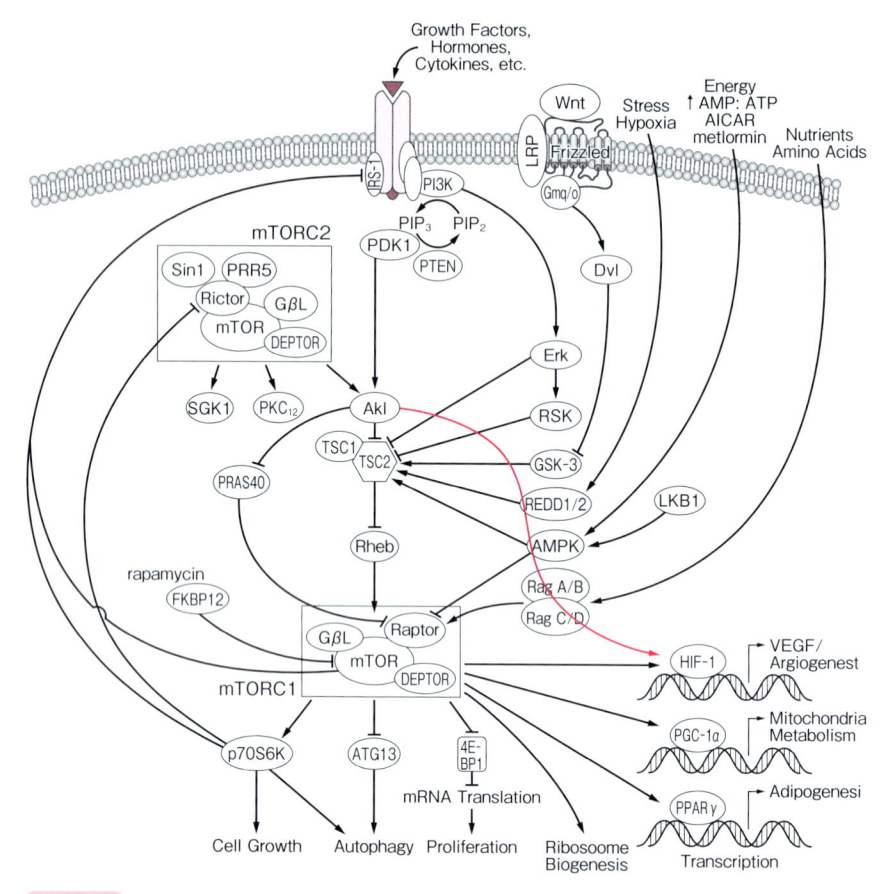

図 50-3　IGF1 受容体-PI3K-AKT-mTOR1, 2 シグナル伝達系と HIF, NEFG 等との関連，mTOR2 によるエスケープ

ライマリーエンドポイントである無増悪生存期間（progression free survival: PFS）に関しては，若干 TAP 療法がまさるもののほぼ同等であり，副障害に関しては TC 療法がより軽微であるとの報告がなされた．全生存率に関してはまだ immature であるため一概に判断はできないが，現時点では同等であった．TC 療法は，TAP 療法より安全に施行でき，かつ同等の効果が得られる治療法として認知された（SGO2012）．TC 療法が標準療法であるかどうかという問題に関しては，婦人科悪性腫瘍共同機構（Japan Gynecologic Oncology Group: JGOG）のランダム化試験 JGOG2043 の結果を待たなければならないが，TC 療法は子宮体がん治療

表 50-1 子宮体がんに対する化学療法のエビデンス

- Background:
  - Current armamentarium
    - ≫ Anthracyclines
    - ≫ Platinums
    - ≫ Ifosfamide
    - ≫ Taxanes
- GOG 48: Adria vs A/Cytoxan（PFS 3.2m vs 3.9m, OS 6.7 vs 7.3m）
  - HR: 0.83（p＝0.048）
  - More toxicity（Thigpen JT, 1994）
- GOG 107: A vs AP（cisplatin）
  - RR: 25％ vs 42％
  - More toxicity（Thigpen JT, 2004）
- GOG 163: AP vs AT（paclitaxel）
  - RR: 40％ vs 44％（NS）（Fleming GF, 2004）
- GOG 177: AP vs TAP
  - RR: 33 vs 57％
  - HR: 0.57 p＜0.001
  - More cardiac & neuro in TAP（Fleming GF, 2004）
- GOG 209: TC vs TAP
  - PFS NS
  - OS not matured
  - More thrombocytepenia & ventricular, cardiac toxicity, G4 neutropenia in TAP
  - QOL NS in Neuropathy,

においても標準治療となる可能性が大であることが示唆される．

2. 分子標的薬治療

現時点で，子宮体がんに使用できる分子標的薬はない．

婦人科がんに対する分子標的治療法は，米国 GOG218 試験（本邦では，国際共同試験，医師主導型治験として施行された）の結果，現在卵巣がんに対する VEGF 抗体治療薬ベバシツマブ（bevacizumab: Bev）が TC 療法との併用および Bev 維持療法で，初回治療として認められているのみである．子宮体がんに対する治療における分子標的薬の第Ⅱ相試験は，米国婦人科がんグループ（Gynecologic Oncology Group: GOG）によって，GOG229 シリーズとして行われているが，第Ⅲ相試験としてはまだ開始されていない．ゲフィチニブ（GOG229C）は negative study，ラパチニブ（GOG229D）も negative study であったが，Bev の第Ⅱ相試験 GOG229E では Bev の有用性が示された．また，VEGF の抗体 VEGF-Trap（afilibercept）の第Ⅱ相試験 GOG229F も有望視された．さらに mTOR 阻害薬であるテムシロリムスと Bev の併用療法の第Ⅱ相試験 GOG229G では，前治療ありの 49 名（化学療法 1 レジメン 40 名，2 レジメン 9 名，うち放射線治療 20 名 41％）の評価可能病変を有する進行・再発子宮体がん群に Bev＋Tem の治療を行った．副作用として 11 例の重篤な副作用（2 例腸管腟瘻，2 例の腸管穿孔，3 例の G3 の鼻出血，4 例の G4 の血栓症）を認めた．奏効率は 1 例の CR，11

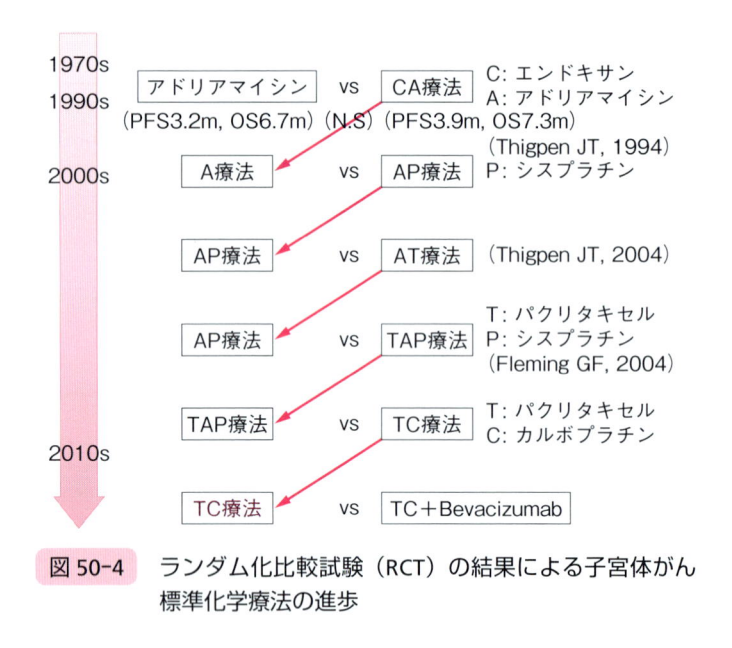

```
1970s
1990s    アドリアマイシン       vs   CA療法        C: エンドキサン
         (PFS3.2m, OS6.7m)  (N.S)  (PFS3.9m, OS7.3m)   A: アドリアマイシン
                                                  (Thigpen JT, 1994)
2000s        A療法          vs   AP療法        P: シスプラチン


            AP療法          vs   AT療法        (Thigpen JT, 2004)


                                            T: パクリタキセル
            AP療法          vs   TAP療法       P: シスプラチン
                                            (Fleming GF, 2004)

                                            T: パクリタキセル
            TAP療法         vs   TC療法        C: カルボプラチン
2010s

            TC療法          vs   TC＋Bevacizumab
```

図 50-4 ランダム化比較試験（RCT）の結果による子宮体がん標準化学療法の進歩

例の PR を含む 12 例, 24.5％ であった. PFS, OS の中央値はそれぞれ 5.6 カ月, 16.9 カ月であった. 進行・再発子宮体がんで分子標的薬のみでの治療効果としては有望であるが, 重篤な副作用を認めており, 症例の選択が必要である[7]. さらに, AZD6244（selumetinib, MAPK/ERK 系 MAPK, inhibitor）GOG229H は副作用の観点より negative study であり, 今後の検討は否定的であろう. 増殖因子に関するチロシンキナーゼ阻害薬（TKI）brivanib の第 II 相試験 GOG229I, VEGF 受容体の TKI cediranib の GOG229J, VEGFR, FGFR, PDGF α, β receptor の TKI である BIBF1120（nintedanib）, 229K（suspended, 37pts）, 血管新生因子 angiopoietin 1（Ang-1）, Tei2 阻害薬である AMG386 GOG229L（suspended, 35 pts）が終了しており, 現在解析中である.

前述のように, type1 がんのドライバーと考えられている PTEN 異常により常に活性化された PI3K-ACT 系の key factor である mTOR は, 分子標的の 1 つである. mTOR を阻害することにより, 腫瘍増殖や VEGF 系活性化を抑制する目的である. mTOR は, mTORC1, mTORC2 という 2 種類の分子が存在し, Tem は mTORC1 の阻害薬であるが, mTORC2 を阻害しないため, mTORC2 経路の活性化により, pAKT が増加し, pAKT が HIF 系をバイパスし VEGF 系を活性化することによる, Tem の耐性を惹起していると思われる. さらに, PI3K の抑制によ

表 50-2　子宮体がん再発治療におけるホルモン治療の効果

Hormonal treatment of advanced/recurrent endometrial cancer

Study	N	Treatment	RR	PFS	OS	DOR
GOG 153	56	MA 80 mg b.i.d. X 3 week alternating with T 20 mg b.i.d. p.o. X 3 week	27% (21.4 CR, 5.4PR) [CI 17-38%]	2.7 mos	14.0 mos	28 mos
GOG 121	58	Phase II-High dose MA 800 mg/day	24%	2.5 mos	7.6 mos	8.9 mos
GOG 81	145	MPA high dose: 1000 mg/day p.o. vs	High: 15%	2.5 mos	7.0 mos	NR
	154	MPA low dose: 200 mg/day p.o.	Low: 25%	3.2 mos	11.1 mos	
GOG 119	58	Daily T (20 mg b.i.d.) with MPA (100 mg p.o. b.i.d.) Intermittent weeky	(10.3% CR, 23.4% PF)	3.0 mos	12.8 mos	NR
GOG BIF	68	T 20 mg b.i.d.	10% [CI 5.7-17.9%]	1.9 mos [1.7-3.2]	8.8 mos [7.0-10.1]	NR

MA: Megestrol acetate, MPA: medroxy progesterone acetate, T: Tamoxifen, CI: confidence interval (95%), RR: response rate, PES: progression free survival (median), OS: overall survival (median), DOR: duration of response (median), NR: not reported.

プロゲステロン製剤の腫瘍グレード（WHO）別の効果

Study	Response-Grade 1	Response-Grade 2	Response-Grade 3
GOG 153	33%	24%	22%
GOG 119	NR	NR	NR
GOG 81	37%	23%	9%
GOG 121	37% combined		8%
GOG 81F	23%	14%	3%

り，別の側副経路である RAS-RAF-MEK-ERK や cMET，Wnt-β catenin 系などを介して腫瘍増殖する，ドライバーシフトが起こることが指摘されている．ここに，分子標的薬がその選択性が高いゆえの弱点があるのである．

3. 再発がんに対する治療

　欧米では，術後の adjuvant 療法としては放射線療法が主であったために，再発

がんの多くは化学療法未施行である．

化学療法がadjuvant療法となった現在，卵巣がんと同様化学療法耐性の問題が生じてきた．すなわち，プラチナ耐性の問題である．この問題に対する前向き臨床試験は行われていないが，後方視的検討によると卵巣がん同様プラチナ耐性の考え方が想定されている[8]．すなわち，最終化学療法後6カ月以上の再発症例ではTC療法を施行する意義はある．問題となるのは6カ月以内の症例であり，現時点では，アドリアマイシン＋シスプラチン（AP）療法あるいはアドリアマイシン単剤療法，ドセタキセル＋シスプラチン（DP）療法あるいはドセタキセル単剤療法を試みてもよい．また，G1腺癌でプロゲステロンレセプターをもつ症例では，MPA療法（200 mg／日）を行うことになる[9]．いずれも，ランダム化試験が行われていないため保険適応内での対応となる．

type 2がんは，ほぼ卵巣がんと同様な組織型であるため卵巣がんと同様に扱ってもよいかもしれない．

おわりに

進行がん，再発がんの治療はtype 1がんにおいてはTC療法が標準療法となる可能性が高いが，JGOG2043の結果を待つことになる．したがって，現時点ではAP療法，DP療法も選択可能である．

現在本邦において使用できる分子標的薬はない．

再発がんに対しては，AP療法，DP療法での再発はTC療法を，TC療法の6カ月以上の化学療法フリー期間を有する者に関してはTC療法を2～3コース追加し，効果を観察する．不応であれば，AP療法もしくはA単剤を行う．TC療法の6カ月以内の再発はAP療法を施行すべきであろう．ただし，ドキソルビシンは総投与量規制があることを再想起しておかなければならない．

■文献

1) 櫻木範明，青木陽一，吉川史隆，他．婦人科腫瘍委員会報告．日産婦誌．2012; 64: 2340-88.
2) Nomura H, Aoki D, Takahashi F, et al. Randomized phase II study comparing docetaxel plus cisplatin, docetaxel plus carboplatin, and paclitaxel plus carboplatin in patients with advanced or recurrent endometrial carcinoma: a Japanese Gynecologic Oncology Group study (JGOG2041). Ann Oncol. 2011; 22: 636-42.
3) Thigpen JT, Blessing JA, DiSaia PJ, et al. A randomized comparison of doxorubicin alone versus doxorubicin plus cyclophosphamide in the management of advanced

or recurrent endometrial carcinoma: A Gynecologic Oncology Group study. J Clin Oncol. 1994; 12: 1408-14.
4) Aapro MS, van Wijk FH, Bolis G, et al. Doxorubicin versus doxorubicin and cisplatin in endometrial carcinoma: definitive results of a randomised study (55872) by the EORTC Gynaecological Cancer Group. Ann Oncol. 2003; 14: 441-8.
5) Thigpen JT, Brady MF, Homesley HD, et al. Phase III trial of doxorubicin with or without cisplatin in advanced endometrial carcinoma: a gynecologic oncology group study. J Clin Oncol. 2004; 22: 3902-8.
6) Fleming GF, Filiaci VL, Bentley RC, et al. Endometrial carcinoma: a Gynecologic Oncology Group study. Ann Oncol. 2004; 15: 1173-8.
7) Alvarez EA, Brady WE, Walker JL, et al. Phase II trial of combination bevacizumab and temsirolimus in the treatment of recurrent or persistent endometrial carcinoma: a Gynecologic Oncology Group study. Gynecol Oncol. 2013; 129: 22-7.
8) Nagao S, Nishio S, Michimae H, et al. Applicability of the concept of "platinum sensitivity" to recurrent endometrial cancer: The SGSG-012/GOTIC-004/Intergroup study. Gynecol Oncol. 2013; 131: 567-73.
9) Thigpen JT, Brady MF, Alvarez RD, et al. Oral medroxyprogesterone acetate in the treatment of advanced or recurrent endometrial carcinoma: a dose-response study by the Gynecologic Oncology Group. J Clin Oncol. 1999; 17: 1736-44.

〈竹内 聡　杉山 徹〉

G 子宮体がん

51 高齢者への治療

重要ポイント！

- 少子高齢化の流れの中で，わが国で高齢者の子宮体がんが増加することは確実である．
- 治療の基本は手術（単純子宮全摘出術および両側付属器摘出術）であり，手術が不適当と判断された場合に，放射線療法・化学療法・ホルモン療法が選択される．
- 治療法の選択にあたっては，年齢のみによる制限は設けずに，患者個人の臓器能を含めた総合機能評価を行い，さらに患者・家族とよく話し合って方針を決定するべきである．

▶ 概説

　高齢者の定義は，何歳以上と画一的に決められていない．国連では60歳以上を高齢者として定義し，80歳以上を後期高齢者としている．一方，国際保健機関（WHO）は，65歳以上を高齢者とし，80歳以上を後期高齢者としている．わが国の「高齢者の医療の確保に関する法律」では，65～74歳を前期高齢者，75歳以上を後期高齢者と規定している．

　わが国は少子高齢化が急速に進んでおり，平成24年版厚生労働白書では，65歳以上の人口の割合は，2010年が23.0％であったものが，2060年には39.9％に増加すると推計されている．すなわち人口の2.5人に1人が65歳以上になるということである．また平均寿命は，2010年の実績値が男性79.55年，女性86.30年であったが，2060年には男性84.19年，女性90.93年に到達すると見込まれている．

　われわれは，今後増加するであろう高齢者のがん患者の治療を，罹患後も比較的長く続く患者の余命とともに考える必要がある．

　日本産科婦人科学会の婦人科腫瘍委員会の2011年度報告によると，全登録7,273例の年齢分布では，好発年齢は50～69歳であり，全体の59.0％を占める．一方，60～69歳，70～79歳，80歳以上の占める割合は，それぞれ28.9％，15.7％，5.2％

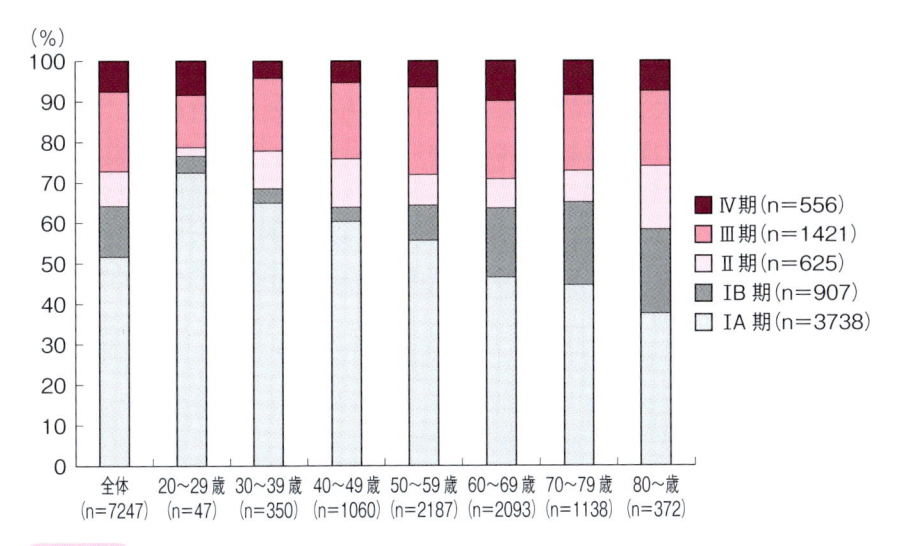

図 51-1 子宮体がんの年齢別進行期分布
(日本産科婦人科学会婦人科腫瘍委員会 2011 年度子宮体癌患者年報より作図,
ただし I 期亜分類不明 26 例を除く)

であり，60歳以上なら49.8%，70歳以上なら20.9%という割合になり，今後はさらにその割合は増加すると考えられる．全体の進行期別分布は，I, II, III, IV期それぞれ64.2%，8.9%，19.5%，7.6%の割合で，I期が約60〜70%を占め，またその分布に年齢による差はほとんどない．ただしI期の中で，筋層浸潤1/2以上のIB期の割合は高齢になるほど多くなる（図51-1）．

▶ 治療

1) 高齢者を対象として適切な治療法を検討した臨床試験は存在せず，エビデンスは乏しいが，高齢者であっても初回治療の基本は手術と考えられ，子宮全摘出術および両側付属器摘除術を施行することが推奨される[1]．II期が術前に推定される症例には準広汎子宮全摘出術あるいは広汎子宮全摘出術が考慮されるが，高齢者で頻度の上昇する周術期合併症ならびに術後後遺症のリスクを勘案すべきである．

2) 骨盤および傍大動脈リンパ節郭清は，正確な進行期を決定するうえで，診断的意義は明確であるが，その治療的意義は明らかとされておらず，術前にG1, G2で，子宮頸部浸潤がなく，筋層浸潤1/2未満と評価され，子宮外病変

を否定できる症例において，リンパ節郭清を省略できる可能性が示唆されているが，その適応に関しては各施設で判断されているのが実情である．イスラエルの単一施設での後方視的コホート研究であるが，79歳以上（79〜94歳）の連続した婦人科悪性腫瘍169例（卵巣がん44例，子宮体がん88例，その他37例）を，標準的治療を行った群（100例）と非標準的治療を行った群（69例）の2群に分けて検討した報告[1]では，年齢と進行期を調整した結果，標準的治療に対して，非標準的治療を行った場合の死亡リスクは，卵巣がんで2.38（95% CI, 1.099-5.157; p = 0.028），子宮体がんで1.53（95% CI, 0.867-2.702; p = 0.142）であった．この結果からは，79歳以上でも卵巣がんは年齢，進行期に関わらず標準的治療を行うべきだが，子宮体がんでは縮小治療も許容されるという考え方が可能である．

3) I〜IIA期の子宮体がんに対する手術療法として，開腹手術と腹腔鏡下手術を比較検討したGOG LAP2試験の結果，腹腔鏡下手術は手術時間が長くなるが，術中合併症は同等で，術後合併症が少なく，抗菌薬の使用が少なく，3日以上の入院が少なかった[2]．また，その術後推定3年再発率・推定5年生存率に差を認めなかった[3]．この試験には70〜79歳が22.0%，80歳以上が6.4%含まれていた．予後が同等で低侵襲という点から，高齢者には開腹手術よりも腹腔鏡下手術が適しているとも考えられる．また，単施設での後方視的検討であるが，ロボット手術は腹腔鏡下手術よりも術後疼痛に対する薬剤使用量が有意に少なかったとする報告[4]もあり，術後の回復をスムーズに行う意味から，高齢者にはロボット手術がより低侵襲である可能性があり，今後が期待される．

4) 手術が不適当と判断された症例には，放射線療法，化学療法，ホルモン療法などが個々の症例に応じて選択される．放射線療法，化学療法ともに高齢者という理由だけでは線量・照射範囲の制限や用量の減量の必要はなく，併存症の有無・程度によって判断すべきである[5]．放射線療法の実際は「放射線治療計画ガイドライン」を，化学療法の実際は前項を参照されたい．

▶ 高齢者の総合評価法

高齢者は一般的に，加齢に応じた臓器能の低下があり，併存疾患が多く，認知機能に制限があることが多い．しかし，個人差がきわめて大きいため，年齢のみの因子で標準治療の対象外とするのは問題である．医学的側面から栄養状態や併存疾患を確認し，身体的側面や精神・心理的側面を評価し，家族の状況や介護者の有無，

住環境，経済状況も加味して考える．高齢者の寿命は短く，また自身の人生観や死生観を強くもっているケースが多い．患者・家族とよく話し合って，納得できる治療法を選択することが大事である．

高齢者総合機能評価のためのツール
- 栄養状態の評価：簡易栄養状態評価表（MNA）（表 51-1），など
- 身体機能の評価：基本的日常生活動作（ADL）（表 51-2），手段的日常生活動作（IADL），など
- 認知機能の評価：改訂長谷川式知能評価スケール（HDS-R）（表 51-3），Mini-Mental State Examination（MMSE），など
- うつ病のスクリーニング：高齢者抑うつ尺度（GDS15）（表 51-4），など

■ 文献
1) Perri T, Katz T, Korach J, et al. Treating gynecologic malignancies in elderly patients. Am J Clin Oncol. 2013; May 17. [Epub ahead of print]
2) Walker JL, Marion R, Piedmonte NM, et al. Laparoscopy compared with laparotomy for comprehensive surgical staging of uterine cancer: Gynecologic Oncology Group Study LAP2. J Clin Oncol. 2009; 27: 5331-6.
3) Walker JL, Marion R, Piedmonte NM, et al. Recurrence and survival after random assignment to laparoscopy versus laparotomy for comprehensive surgical staging of uterine cancer: Gynecologic Oncology Group Study LAP2. J Clin Oncol. 2012; 30: 695-700.
4) Leitao MMJ, Malhotra V, Briscoe G, et al. Postoperative pain medication requirement in patients undergoing computer-assisted ("Robotic") and standard laparoscopic procedures for newly diagnosed endometrial cancer. Ann Surg Oncol. 2013; 20: 3561-7.
5) Rodrigues G, Sanatani M. Age and comorbidity considerations related to radiotherapy and chemotherapy administration. Semin Radiat Oncol. 2012; 22: 277-83.

表 51-1

簡易栄養状態評価表
Mini Nutritional Assessment-Short Form
MNA®

Nestlé NutritionInstitute

氏名: ＿＿＿＿＿＿＿＿＿＿＿＿＿＿＿＿＿
性別: ＿＿＿ 年齢: ＿＿＿ 体重: ＿＿＿ kg 身長: ＿＿＿ cm 調査日: ＿＿＿

下の□欄に適切な数値を記入し、それらを加算してスクリーニング値を算出する。

スクリーニング

A 過去3ヶ月間で食欲不振、消化器系の問題、そしゃく・嚥下困難などで食事量が減少しましたか？
 0 = 著しい食事量の減少
 1 = 中等度の食事量の減少
 2 = 食事量の減少なし

B 過去3ヶ月間で体重の減少がありましたか？
 0 = 3 kg 以上の減少
 1 = わからない
 2 = 1～3 kg の減少
 3 = 体重減少なし

C 自力で歩けますか？
 0 = 寝たきりまたは車椅子を常時使用
 1 = ベッドや車椅子を離れられるが、歩いて外出はできない
 2 = 自由に歩いて外出できる

D 過去3ヶ月間で精神的ストレスや急性疾患を経験しましたか？
 0 = はい   2 = いいえ

E 神経・精神的問題の有無
 0 = 強度認知症またはうつ状態
 1 = 中程度の認知症
 2 = 精神的問題なし

F1 BMI (kg/m^2) : 体重(kg)÷身長(m)^2
 0 = BMI が19 未満
 1 = BMI が19 以上、21 未満
 2 = BMI が21 以上、23 未満
 3 = BMI が23 以上

BMIが測定できない方は、**F1**の代わりに**F2**に回答してください。
BMIが測定できる方は、**F1**のみに回答し、**F2**には記入しないでください。

F2 ふくらはぎの周囲長(cm) : CC
 0 = 31cm未満
 3 = 31cm以上

スクリーニング値
（最大：14ポイント）

12-14 ポイント: □ 栄養状態良好
8-11 ポイント: □ 低栄養のおそれあり (At risk)
0-7 ポイント: □ 低栄養

Ref.　Vellas B, Villars H, Abellan G, et al. *Overview of the MNA® - Its History and Challenges.* J Nutr Health Aging 2006;10:456-465.
　　　Rubenstein LZ, Harker JO, Salva A, Guigoz Y, Vellas B. *Screening for Undernutrition in Geriatric Practice: Developing the Short-Form Mini Nutritional Assessment (MNA-SF).* J. Geront 2001;56A: M366-377.
　　　Guigoz Y. *The Mini-Nutritional Assessment (MNA®) Review of the Literature - What does it tell us?* J Nutr Health Aging 2006; 10:466-487.
　　　Kaiser MJ, Bauer JM, Ramsch C, et al. *Validation of the Mini Nutritional Assessment Short-Form (MNA®-SF): A practical tool for identification of nutritional status.* J Nutr Health Aging 2009; 13:782-788.
　　　® Société des Produits Nestlé, S.A., Vevey, Switzerland, Trademark Owners
　　　© Nestlé, 1994, Revision 2009. N67200 12/99 10M
　　　さらに詳しい情報をお知りになりたい方は、**www.mna-elderly.com** にアクセスしてください。

表 51-2　基本的日常生活動作（ADL）

項目	配点
1. 食事	10：自立，自助具などの装着可，標準的時間内に食べ終える 5：部分介助（たとえば，おかずを切って細かくしてもらう） 0：全介助
2. 車椅子からベッドへの移動	15：自立，ブレーキ，フットレストの操作も含む 10：軽度の部分介助または監視を要する 5：座ることは可能であるが，ほぼ全介助 0：全介助または不可能
3. 整容	5：自立（洗面，整髪，歯磨き，ひげ剃り） 0：部分介助または不可能
4. トイレ動作	10：自立，衣服の操作，後始末を含む，ポータブル便器などを使用している場合は，その洗浄も含む 5：部分介助，身体を支える，衣服・後始末に介助を要する 0：全介助または不可能
5. 入浴	5：自立 0：部分介助または全介助
6. 歩行	15：45 m 以上の歩行，補装具（車椅子，歩行器は除く）の使用の有無は問わない 10：45 m 以上の介助歩行，歩行器の使用を含む 5：歩行不能の場合，車椅子にて 45 m 以上の操作可能 0：上記以外
7. 階段昇降	10：自立，手すりなどの使用の有無は問わない 5：介助または監視を要する 0：不能
8. 着替え	10：自立，靴，ファスナー，装具の脱着を含む 5：部分介助，標準的な時間内，半分以上は自分で行える 0：上記以外
9. 排便	10：失禁なし，浣腸，坐薬の取り扱いも可能 5：ときに失禁あり，浣腸，坐薬の取り扱いに介助を要する 0：上記以外
10. 排尿	10：失禁なし，収尿器の取り扱いも可能 5：ときに失禁あり，収尿器の取り扱いに介助を要する 0：上記以外

注）代表的な ADL 評価法．100 点満点だからといって独居可能というわけではない．

（Mahoney FI, et al. Functional evaluation: The Barthel Index. Md St Med J. 1956; 14: 61-5）

表 51-3　改訂長谷川式知能評価スケール（HDS-R）

質問内容	配点
1. お歳はいくつですか？ （2 歳までの誤差は正解）	0　1
2. 今日は何年何月何日ですか？ 何曜日ですか？ （年月日，曜日が正解でそれぞれ 1 点ずつ）	年：　0　1 月：　0　1 日：　0　1 曜日：0　1
3. 私たちが今いるところはどこですか？ （自発的に出れば 2 点，5 秒おいて家ですか？　病院ですか？　施設ですか？　の中から正しい選択をすれば 1 点）	0　1　2
4. これから言う 3 つの言葉を言ってみてください．後でまた聞きますのでよく覚えておいてください． （以下の系列のいずれか 1 つで，採用した系列に○印をつけておく） 　1：a) 桜 b) 猫 c) 電車　　2：a) 梅 b) 犬 c) 自動車	0　1 0　1 0　1
5. 100 から 7 を順番に引いてください． 100-7 は？　それからまた 7 を引くと？　と質問する． 最初の答えが不正解の場合，打ち切る．	(93)　0　1 (86)　0　1
6. 私がこれから言う数字を逆に言ってください． 6-0-2，3-5-2-9 を逆に言ってもらう． 3 桁逆唱に失敗したら打ち切る．	(2-0-6)　0　1 (9-2-5-3)　0　1
7. 先ほど覚えてもらった言葉を言ってみてください． （自発的に回答があれば各 2 点，もし回答がない場合，以下のヒントを与えて正解であれば各 1 点；a) 植物 b) 動物 c) 乗り物）	a) 0　1　2 b) 0　1　2 c) 0　1　2
8. これから 5 つの品物を見せます． それを隠しますので何があったか言ってください． （時計，鍵，タバコ，ペン，硬貨など必ず相互に無関係なもの）	0　1　2　3　4　5
9. 知っている野菜の名前をできるだけ多く言ってください． （答えた野菜の名前を右欄に記入する．途中で詰まり，約 10 秒待っても答えない場合はそこで打ち切る）　　1　0点　6　1点　2　0点　7　2点　3　0点　8　3点　4　0点　9　4点　5　0点　10　5点	0　1　2　3　4　5

満点 30．カットオフポイント：20/21（20 点以下は認知症の疑いあり）

（加藤伸司，他．改訂長谷川式簡易知能スケール（HDS-R）の作成．老年精神医学雑誌．1991；11: 1339-47）

表 51-4　高齢者抑うつ尺度（GDS15）

項目	配点 1	配点 0
1. 毎日の生活に満足していますか	いいえ	はい
2. 毎日の活動力や周囲に対する興味が低下したと思いますか	はい	いいえ
3. 生活が空虚だと思いますか	はい	いいえ
4. 毎日が退屈だと思うことが多いですか	はい	いいえ
5. 大抵が機嫌良く過ごすことが多いですか	いいえ	はい
6. 将来の漠然とした不安に駆られることが多いですか	はい	いいえ
7. 多くの場合は自分が幸福だと思いますか	いいえ	はい
8. 自分が無力だなあと思うことが多いですか	はい	いいえ
9. 外出したり何か新しいことをするよりも家にいたいと思いますか	はい	いいえ
10. なによりもまず，物忘れが気になりますか	はい	いいえ
11. いま生きていることが素晴らしいと思いますか	いいえ	はい
12. 生きていても仕方がないと思う気持ちになることがありますか	はい	いいえ
13. 自分が活気にあふれていると思いますか	いいえ	はい
14. 希望がないと思うことがありますか	はい	いいえ
15. 周りの人があなたより幸せそうに見えますか	はい	いいえ

注）5点以上が「うつ傾向」，10点以上を「うつ状態」と判定する

（Yesavage JA, et al. Development and validation of a geriatric depression screening scale: A preliminary report. J Psychiat Res. 1983; 17: 37）

〈伊藤公彦〉

G 子宮体がん

52 妊孕性温存例へのホルモン療法

> **重要ポイント！**
> - 標準治療ではないので，適格基準を厳守する．
> - 組織学的な効果判定が必須である．
> - 効果が得られない場合は子宮を摘出すべきである．
> - 治療後も規則的な月経発来は排卵誘発が必要である．
> - 生殖内分泌医との連携が重要である．

▶ 概説

　若年患者の増加により妊孕性温存治療を希望する子宮体がん症例は増加している．高用量プロゲステロンによる子宮体がん妊孕性温存治療の適応は年齢40歳未満で，子宮内膜に限局している高分化型類内膜腺癌と子宮内膜異型増殖症の症例である．MPA（medroxy progesterone acetate）の6カ月間の連続投与では55〜82％に病巣消失が期待できるが，再発率も高い．排卵障害がある場合が多いので，病巣消失後はホルモン剤による消退出血を継続するか，妊娠を望む状況であれば積極的な不妊治療へ移行することが望ましい．

　若年子宮体がんの妊孕性温存療法は，適格基準を厳守すれば安全に行い得る治療法である．ただし，治癒は約束されたものでなく再発率も高い．本来子宮を摘出すれば予後良好な病態であることを患者に説明し，十分な理解が得られた場合に行われるべき治療である．また，治療効果判定には病理診断が重要であり，また，疾病発見の動機や再発の発見など不妊治療以外でも生殖内分泌医が関わるケースが多く，婦人科腫瘍医と病理医，および生殖内分泌医との緊密な連携と協力が必要である．

▶ 診断と適応

　その後の妊娠までに要する期間を考慮すると，本療法適格年齢は40歳未満とすべきである．現在コンセンサスが得られている適格条件は，筋層浸潤がないと判断

表 52-1 妊孕性温存治療の条件

1. 内膜異型増殖症もしくは高分化型類内膜腺癌である.
2. 病巣が子宮内膜に限局している〔子宮外進展がない,体部筋層浸潤がない：旧（FIGO1988）臨床進行期 Ia 期相当〕.
3. 将来の出産が可能な年齢（40 歳未満）である.
4. 高度な肥満でない（BMI 35 以下）.
5. 血栓症の既往がない.

される旧分類（FIGO1988）Ia 期に相当する高分化型（G1）類内膜腺癌と子宮内膜異型増殖症の症例である（表 52-1）[1]. 確定診断は内膜組織診によるが, 試験的掻爬では得られる組織量が少なく, 分化度の判定や腺癌と異型増殖症の区別はしばしば困難であり[2], 麻酔下の子宮内膜全面掻把が望ましいが, 内膜吸引組織診でも比較的多くの組織材料が得られる. また, 病巣の筋層浸潤の否定は経腟超音波での診断は信頼性を欠いており, MRI による診断が必須である. FIGO の新しい臨床進行期分類が日産婦学会（2011）でも採用されており, 画像診断のレポート上の Ia 期という記載が内膜限局を意味していないことに注意が必要である.

▶治療

治療には高単位プロゲスチンが用いられる. 現在本邦で保険収載となっている薬剤は MPA（medroxy progesterone acetate：ヒスロン H®）のみであり, 汎用されている投与量は MPA 600 mg/日である. MPA の副作用の 1 つである血栓塞栓症のリスクを軽減させる目的でアスピリン 81 mg（バファリン配合錠 A81®）/日の併用が望ましく, 高度の肥満, 血栓塞栓症の既往のある症例は適応ではない. 6 カ月間の連続投与を一応の目安とするが, 治療効果や治療終了の判断は内膜の組織学的効果判定による. MPA による内膜の組織学的変化は, 腺上皮の膨化, 細胞質の空胞化が起こり, やがて腺上皮の数が減少し, 最終的には萎縮内膜の像を呈す. これらの変化は投与開始 8 週の時点ですでに認められ, 投与開始後 16 週では奏効例と非奏効例の組織学的差異は明らかである（図 52-1）. もし治療中に増悪が確認されれば, 標準治療である子宮摘出が勧められる.

▶予後

治療成績は報告により若干の差があるが, 一般に類内膜腺癌より異型内膜増殖症のほうに病巣消失率が高い. 本邦で行われた唯一の前方視的研究では, MPA

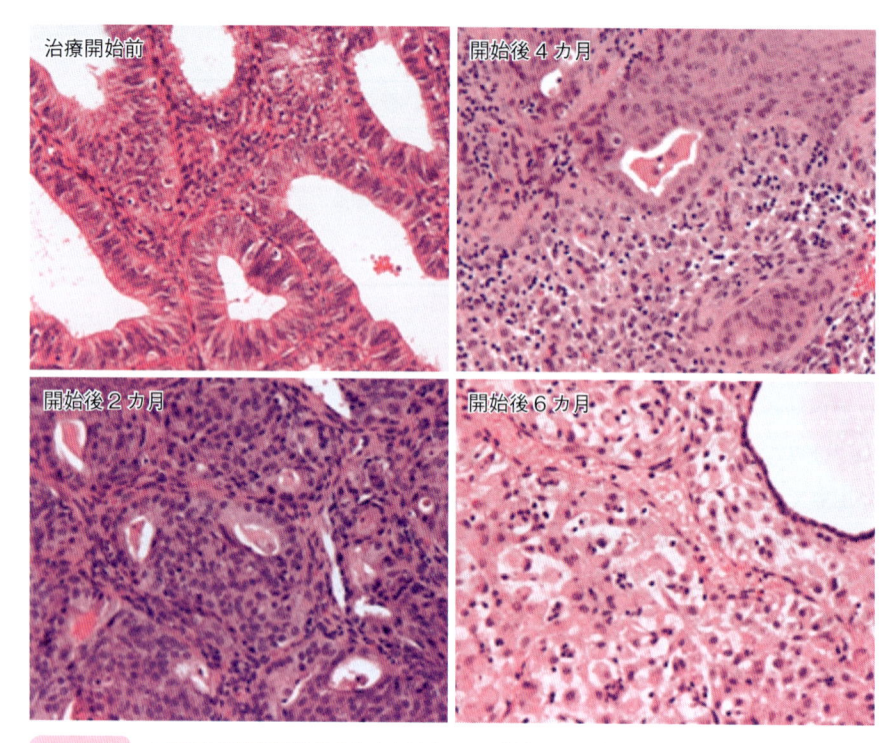

図 52-1　子宮内膜異型増殖症に対する MPA 投与の組織学的変化

奏効例では腺上皮の核の萎縮があり，腺組織の異型が乏しくなって，間質の浮腫状，脱落膜様変化が起こり，最終的には腺密度の乏しい萎縮内膜類似の像となる．

600 mg の 6 カ月間連日投与での病巣消失率は腺癌で 55％（12/22），異型増殖症では 82％（14/17）であり，この結果が奏効率の一応の目安になっている[3]．治療期間を延長すれば奏効率はより高くなる可能性があるが，9〜12 カ月の投与でも組織学的変化に乏しい症例では，その後の消失は期待できない．最近報告された過去の 34 論文のメタアナリシスではそれぞれの病巣消失率は腺癌が 76.2％，異型増殖症は 85.6％ とされている[4]．

　病巣消失後の妊娠について，若年子宮体がん患者はベースに排卵障害がある場合が多く，自然妊娠は期待し難い．2001 年までの 70 論文の review では，妊娠に至った症例はわずか 26 例に留まっており[5]，多くが妊娠に至る以前に再発していたものと思われる．しかしながら生殖補助医療の進歩，特に積極的な体外受精胚移植法（IVF-ET）の導入により近年では妊娠例が多く認められるようになった．た

だし，不妊治療を行っても妊娠率は60％程度であり[3]，不妊治療例での出産率は39.4％と報告されている[4]．再発までの期間は限定されており，IVF-ETを含めた積極的な生殖補助医療の早期の導入が勧められる．

▶注意点

　MPAによる治療の有害事象は血栓塞栓症であるが，より高齢者を対象としたGOGの試験では5％に発症している[6]．BMI 35以下の症例に限定した前述の前方視的検討では塞栓症の発症例はないが[3]，投与が長期にわたる場合は，TATやD-dimerなどの凝固系の検査値を参考にして減量を検討すべきである．体重増加はコルチコステロイド様作用によるが，なかには20％以上の体重増加をきたした症例もある[3]．頻度は低いが肝機能異常なども認められる．

　妊孕性温存治療では，いったん病巣が消失しても，その後の再発率が高い．報告により異なるが，一般には異型内膜増殖症より腺癌に再発率が高い．前述のメタアナリシスでは，観察期間11から76.5カ月での再発率は腺癌で40.6％，異型増殖症で26.3％と報告されている[4]．また，病巣消失後に無治療期間が存在していた例や[3]，BMI 25以上の症例に再発のリスクが高いと報告されている[7]．一方，病巣消失後も排卵誘発やホルモン剤により定期的な消退出血を認めていた症例では再発率は低かった[3]．いったん再発した場合のMPAの再投与は，ある程度の病巣消失が期待できるが多くが再燃する．長期間の投与には危険が伴い，実地臨床では推奨されていない[1]．また，若年子宮体がんでは高齢者に比べ卵巣悪性腫瘍が合併する頻度が高く，さらに重複がんである場合が多いことが報告されている．その確率は7〜30％とされ[8]，特にホルモン療法の無効例や再発の後に卵巣がんとして発見されることが多く，十分に注意する必要がある．

■文献

1) 日本婦人科腫瘍学会，編．子宮体がん治療ガイドライン2009年版．東京：金原出版；2009. p.127-37.
2) Kaku T, Yoshikawa H, Tsuda H, et al. Conservative therapy for adenocarcinoma and atypical hyperplasia of the endometrium in young women: central pathologic review and treatment outcome. Cancer Letters. 2001; 167: 39-48.
3) Ushijima K, Yahata H, Kamura T, et al. Multicenter phase II study of fertility-sparing treatment with medroxyprogesterone acetate for endometrial carcinoma and atypical hyperplasia in young women. J Clin Oncol. 2007; 25: 2798-803.
4) Gallos, ID, Yap J, Rajkhowa M, et al. Regression, relapse, and live birth rates with fertility-sparing therapy for endometrial cancer and atypical complex endometrial

hyperplasia: a systemic review and metaanalysis. Am J Obstet Gynecol. 2012; 207: 266. e1-12.
5) Jadoul P, Donnez J. Conservative treatment may be beneficial for young women with atypical endometrial hyperplasia or endometrial adenocarcinoma. Fertile Sterile. 2003; 80: 1315-24.
6) Thigpen JT, Brady MF, Alvarez RD, et al. Oral medroxyprogesterone acetate in the treatment of advanced or recurrent endometrial carcinoma: a dose-response study by the Gynecologic Oncology group. J Clin Oncol. 1999; 17: 1736-44.
7) Park JY, Kim DY, Kim JH, et al. Long-term oncologic outcome after fertility-sparing management using oral progestin for young women with endometrial cancer (KCOG 2002). Eur J Cancer. 2013; 49: 868-74.
8) Gitsch G, Hanzal E, Hacker NF, et al. Endometrial cancer in premenopausal women 45 years and younger. Obstet Gynecol. 1995; 85: 504-50.

〈牛嶋公生〉

G 子宮体がん

53 タイプ2に対する治療法

重要ポイント！

- 子宮内膜限局例と考えられても子宮外病変を有する症例も多く，子宮，両側付属器摘出に加えて傍大動脈リンパ節領域まで含めた系統的リンパ節郭清（生検）や大網切除による正確なステージングが必要である．
- 進行例に対しては残存病変1cm>を目指した，腫瘍減量手術が有効な可能性がある．
- 初期例に対しても術後化学療法（タキサン，プラチナなど）などの追加治療が必要である．

▶ 概説

　エストロゲン依存性である類内膜腺癌はタイプ1に分類されるのに対し，タイプ2の子宮体がんは漿液性腺癌や明細胞腺癌に代表されるエストロゲン非依存性の腫瘍で，主に閉経後の高齢者の萎縮内膜を背景にde novoに発生するとされる．2010年に治療を行った本邦の症例の解析[1]によると，特殊型の頻度は子宮体がんの約10％を占め，漿液性腺癌が4.6％，明細胞腺癌が2.4％，混合癌が2.4％であった．体部筋層浸潤が深く，リンパ節転移率も高いとされ，さらに漿液性腺癌においては内膜限局例であっても腹腔内播種の頻度が高く（約40％），発見時には進行例が多いこともあり，予後は不良である．しかしながら，発生頻度の低さから，子宮内膜がん全体を対象とした研究の一部としてのデータが中心で，タイプ2に限定したランダム化比較試験のみならず前方視的検討もほとんど存在しない．そのため，類内膜腺癌と区別した治療の根拠はまだ得られてはいない状態であるが，臨床的な相違のみならず分子遺伝学的にもPTENの不活化，p53変異，HER-2/neuの過剰発現などタイプ1と2での相違が多く指摘されており，個別の治療のアプローチがより重要になってくると思われる．これまでの後方視的検討では漿液性腺癌に対する検討が中心で，明細胞腺癌に特化した検討も少ないのが現状であるが，予後も悪

く，手術進行期別分布，子宮外病巣の頻度は両者でほぼ同じであり，現状では明細胞腺癌に対しても漿液性腺癌と同じ手術術式が望ましいと考えられている．限られたデータから推奨される治療戦略としては子宮全摘出術，両側付属器摘出術に加えて骨盤内〜傍大動脈リンパ節郭清や大網切除を含む十分な surgical staging を行うことや可能な限りの腫瘍減量を目指すことが重要で，化学療法を中心とした併用療法に関しては子宮内膜限局の初期がんであっても施行すべきと考えられる[2]．

▶ 各論
1. 手術療法
a. 子宮摘出法

タイプ 1 との違いは示されておらず，体部限局例については単純子宮全摘出術（筋膜外術式），拡大単純子宮全摘出術でよいと考えられ，頸部間質浸潤を術前に疑うような症例に対しては広汎子宮全摘出術や拡大単純子宮全摘出術の選択も考慮されてもよいであろう．

b. リンパ節郭清

漿液性腺癌において上腹部病変の頻度（18％）や傍大動脈リンパ節転移の頻度が高く（16〜18％），さらにタイプ 1 ではリンパ節転移の危険因子である筋層浸潤がなくてもリンパ節転移をしばしば（6〜36％）認めることから，手術進行期の正確な決定のためにも骨盤〜傍大動脈リンパ節の検索は重要と考えられる．さらに，摘出リンパ節の個数が予後因子となるという報告や系統的リンパ節郭清による予後改善の可能性も指摘されており[3,4]，傍大動脈リンパ節郭清の治療的意義が高い可能性もあり，骨盤〜傍大動脈リンパ節郭清（生検）が考慮されてよいと考えられる．明細胞腺癌においても肉眼的に子宮に限局していると考えられた症例でも 52％が術後の病理組織学的検索で進行期が上がっていたとの報告[5]を含め，子宮外病巣の頻度や手術進行期別分布，5 年生存率は漿液性腺癌と同様であり，正確なステージングが可能となる系統的リンパ節郭清は同様に施行すべきと考えられる．

c. 大網摘出

肉眼的に転移が疑われるような場合や骨盤腔，腹腔内に播種が認められる場合には進行期確定の手段として有効であることはタイプによらないと考えられる[2]．大網に肉眼的病変がなければタイプ 2 である漿液性腺癌であっても省略可能との報告もありエビデンスレベルとしては低いが，転移頻度，その進展様式を考えても卵巣がんと同様に大網切除はすべてのタイプ 2 の症例で標準的に行うべきと考えられる[4]．

d. 腫瘍減量手術

　進行した漿液性腺癌では子宮全摘出術，両側付属器摘出術に加え，骨盤・傍大動脈リンパ節郭清術，大網切除ならびに転移・播種巣の切除で顕微鏡レベルまで（1cm 以下）減量できた症例は肉眼的に残存腫瘍があった症例に比べて予後良好であったことから，卵巣がんと同様に optimal cytoreductive surgery を目指すことが予後改善に貢献することが指摘されている．この方針については，タイプ1の子宮体がんでも主要減量手術の有効性が指摘されており，同様である[2,4]．

2. 化学療法

　現状ではタイプ1と異なったレジメンをタイプ2に適用する根拠は示されていない．これまでの報告では術後病理組織検査で子宮内に残存病変のない漿液性腺癌 IA 期については追加治療の省略は可能とされる[4]．子宮に評価できる病変を認める場合にはたとえ内膜に限局した IA 期であっても補助化学療法（±放射線療法）は必要と考えられている．化学療法に用いるレジメンとしては AP（ドキソルビシン＋シスプラチン），タキサン・プラチナ製剤併用の有効性が示されているが，パクリタキセルを含んだレジメンの高い有効性も報告があり，タイプ2の子宮体がんでは高齢者も多いことから TC（パクリタキセル＋カルボプラチン）は使いやすい．

3. 放射線療法

　病変が子宮外に及ぶⅢ期症例や漿液性腺癌，明細胞腺癌など悪性度が高いとされる組織型の場合には，20〜30％程度の症例で腹腔内や遠隔転移など骨盤外に再発がみられるとされるため，補助療法として全骨盤外部照射では不十分である．このため全腹部照射も施行されてきたが，腹腔内再発を減少できず，放射線療法単独での予後改善は困難とする報告が多い．しかしながら，明細胞腺癌における報告[5] では術後補助放射線療法により生存率が改善しており，検証が必要であろう．放射線による局所再発の抑制効果と合わせ，放射線治療と化学療法の併用が化学療法を上回る効果が得られるのかは検討課題である．

■文献

1) 青木陽一．婦人科腫瘍委員会報告　2010 年度患者年報．日産婦誌．2012; 64: 47-8.
2) 日本婦人科腫瘍学会，編．子宮体がん治療ガイドライン 2009 年版．東京：金原出版；2009.

3) Thomas MB, Mariani A, Cliby WA, et al. Role of systematic lymphadenectomy and adjuvant therapy in stage I uterine papillary serous carcinoma. Gynecol Oncol. 2007; 107: 186-9.
4) del Carmen MG, Birrer M, Schorge JO. Uterine papillary serous cancer: A rerview of literature. Gynecol Oncol. 2012; 127: 651-61.
5) Thomas MB, Mariani A, Wright JD, et al. Surgical management and adjuvant therapy for patients with uterine clear cell carcinoma: a multi-institutional review. Gynecol Oncol. 2008; 108: 293-7.

〈新倉 仁〉

G 子宮体がん

54 子宮肉腫の治療法

> **重要ポイント！**
> - 子宮肉腫は子宮筋腫との鑑別が診断の要点であり，組織型によって治療方式はやや異なる（特に化学療法）.
> - 子宮癌肉腫は腫瘍病態的に子宮体がんに近似するため，G3類内膜腺癌に準じた治療を行う.
> - 子宮平滑筋肉腫に対する化学療法はドセタキセルとゲムシタビンの併用（DG療法）が効果的である.
> - 子宮内膜間質肉腫のみホルモン療法が推奨される.
> - 血管新生を阻害するキナーゼ阻害薬のパゾパニブ塩酸塩（ヴォトリエント錠®）が子宮肉腫を含む悪性軟部腫瘍で保険承認が得られた.

　子宮肉腫は主として，a) 癌肉腫，b) 平滑筋肉腫，c) 内膜間質肉腫，d) 腺肉腫の4種に亜分類される．これらの腫瘍の発生頻度は低いが，悪性度の高い腫瘍も多く含まれており，日常臨床において良性子宮筋腫との鑑別のうえでも重要な疾患である．子宮肉腫は，がん生物学的にもきわめて興味深い腫瘍群であり，臨床的にもその多くは治療抵抗性で予後不良である．近年，新たな治療法が試みられ治療指針も改訂されてきた（子宮体がん治療ガイドライン2013年版：日本婦人科腫瘍学会，編）．本稿ではがん幹細胞に関する新たな知見を加えて子宮肉腫の治療法について述べる．

A 子宮癌肉腫

▶ 病態

　子宮癌肉腫は腫瘍病態的に子宮体がんに近似する腫瘍であると考えられ，病期診断には子宮体がんと同じ分類が用いられており，NCCN治療ガイドラインではgrade 3の類内膜腺癌と同様な治療が推奨されている．

▶ 手術療法

完全摘出がほぼ見込まれる症例に対しては，子宮体がん高リスク群の標準形式である単純子宮全摘出術＋両側付属器摘出術＋骨盤および傍大動脈リンパ節郭清術＋大網切除術（＋腹腔洗浄細胞診）を行う．術中に子宮外病変が判明した場合は，最大限の腫瘍減量術を行う．また，頸部間質浸潤が明らかで完全切除が見込まれる症例に対しては，広汎子宮全摘出術/準広汎子宮全摘出術が考慮されるが，その治療的意義は確立されていない．

▶ 術後療法

完全摘出症例においても骨盤内外再発が多く認められることから，術後療法の検討が必要である．標準療法としてはイホスファミド（IFM）＋シスプラチン（CDDP）療法およびIFM＋パクリタキセル（PTX）併用療法またはTC療法が推奨される．治療の簡便さからTC療法が選択されることが多い．

▶ 進行・再発例に対して

子宮癌肉腫の進行・再発例に対する治療においては化学療法の単剤での奏効率はIFMが32%，PTXが18%，CDDPが18%，アドリアマイシンが10%程度と報告されている．ランダム化試験（GOG108試験）として，進行・再発子宮癌肉腫194例に対し，IFM単剤投与群 $1.5 \text{ g/m}^2 \times 5$ 日間とIFM 1.5 g/m^2 ＋CDDP $20 \text{ mg/m}^2 \times 5$ 日間の比較検討では奏効率はIFM単剤投与群で36%，IFM＋CDDP併用群では54%で有意差が認められたが，全生存率中央値（mOS）では有意差はない．ただし，IFM＋CDDP併用群では有害事象の頻度が有意に増強することから減量投与となることも多い．

GOG161試験では子宮癌肉腫の進行例Ⅲ・Ⅳ期および再発例179例に対してIFM $2.0 \text{ g/m}^2 \times 3$ 日 対 IFM $1.6 \text{ g/m}^2 \times 3$ 日＋PTX 135 mg/m^2 併用療法との比較が行われた．奏効率はIFM単独群が29%，IFM＋PTX群が45%でmOSはIFM単独群が8.4カ月，PTX併用群が13.5カ月で，PTX併用群の有用性が認められている．以上よりIFM＋CDDP群，IFM＋PTX群がそれぞれ奏効率でIFM単独群を上回ったが，より毒性の少ないIFM＋PTX群が標準療法と位置づけられている．

一方，TC療法はIFMとPTXの併用療法と同等に子宮癌肉腫に有効であり，治療の簡便さも加わりTC療法の方が優ると考えられる．米国GOGでTC療法が進行・再発子宮癌肉腫を対象に検討され（GOG232B），奏効率54.3%，mPFSが7.6カ月，mOSが14.7カ月という良好な成績を上げた[1]．現在GOGにおいてGOG261

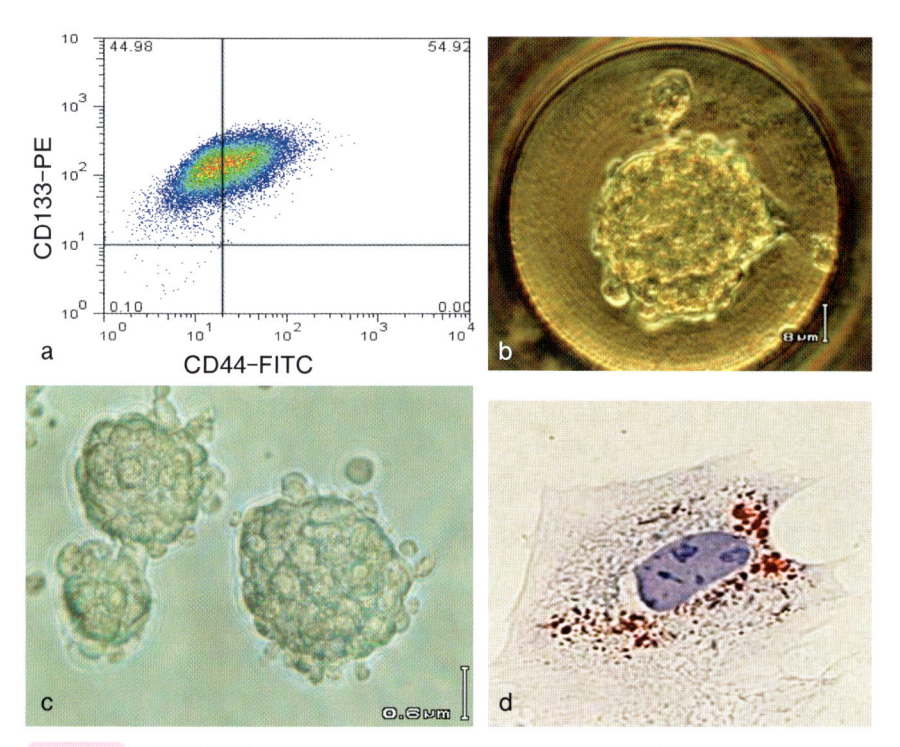

図 54-1 がん幹細胞の特性を示す CD133 陽性 FU-MMT-1 細胞

子宮癌肉腫株 FU-MMT-1 細胞はがん幹細胞マーカーである CD133 を高率に発現し，間葉系がん幹細胞マーカーである CD44 の陽性率も高い（a）．がん幹細胞に特徴的な sphere を形成し（b, c），脂肪細胞への分化も示す（d）．

試験として TI 療法（PTX+IFM）と TC 療法のランダム化第Ⅲ相試験が進行中である．

　子宮癌肉腫にホルモン療法が奏効する可能性は高くない．その理由の1つとして，エストロゲンならびにプロゲステロンの受容体の発現頻度が子宮体がんに比較して低いことがあげられる．分子標的薬に関しては，GOG にて第Ⅲ相試験が計画されているが現在のところ有効なものは示されていない．

▶ 展望

　近年，がん幹細胞研究が急速に進展している．2011 年，子宮肉腫系統では初めてのヒト子宮癌肉腫幹細胞に関する研究成果が報告され[2]，今後のがん幹細胞治療の進展に期待がかかる（図 54-1）．

B 子宮平滑筋肉腫

▶ 手術療法

　術前あるいは術中に平滑筋肉腫の診断が確定している場合で，完全摘出が見込まれる症例に対しては，単純子宮全摘出術＋両側付属器摘出術を標準術式とする．拡大手術やリンパ節郭清術の追加が予後を改善することを示す明確なエビデンスはない．卵巣摘出に関しては予後にほとんど影響しないとする報告が多数あり，早期症例の場合は卵巣温存を考慮できる．平滑筋肉腫は比較的早期より肺，肝に血行性に転移しやすいが，後腹膜リンパ節への転移は体がん，癌肉腫，内膜間質肉腫と比較すると6～11％と低率である．Ⅰ～Ⅱ期症例の系統的後腹膜リンパ節郭清の意義は限定的で，画像診断にて後腹膜リンパ節の腫大が確認された場合には生検または郭清を考慮する．筋腫核出術後に平滑筋肉腫と診断された場合は，残存病巣の可能性を考え再開腹による標準術式を行う．術前診断が困難な症例に対しては術中に迅速病理検査を行うことが望ましい．

▶ 術後療法

　術後療法としての放射線照射や化学療法，ホルモン療法の有効性も明確なエビデンスとして示されていないが，NCCNガイドラインではⅠ期症例でも術後照射/化学療法を考慮すべきとしている．現状では，放射線照射は手術不能例や再発例に対して緩和医療を目的として行われることが多い．術後化学療法に関する数少ない第Ⅲ相ランダム化試験として，Ⅰ期の完全摘出術例に対するアドリアマイシン（ADM）単剤投与群（60 mg/m^2）あるいはCYVADIC（シクロホスファミド＋ビンクリスチン＋ADM＋ダカルバジン）治療群の比較検討では，無治療群に対していずれも有意にmPFSを改善している．第Ⅱ相試験としては，ドセタキセルとゲムシタビン（GEM）を併用した術後療法としてのDG療法（図54-2）が米国の単施設で行われ，2年生存率で59％という良好な成績を示している[3]．しかし，米国での投与法と投与量が異なるため本邦での治療は原法では行えないことに注意を必要とする．現在，ランダム化第Ⅲ相試験として，Ⅰ・Ⅱ期の完全摘出例に4サイクルのドセタキセル＋GEM療法の後，4サイクルのADM単剤投与もしくはアロマターゼ阻害薬であるレトロゾール投与を行う臨床試験（GOG277）が進行中である．

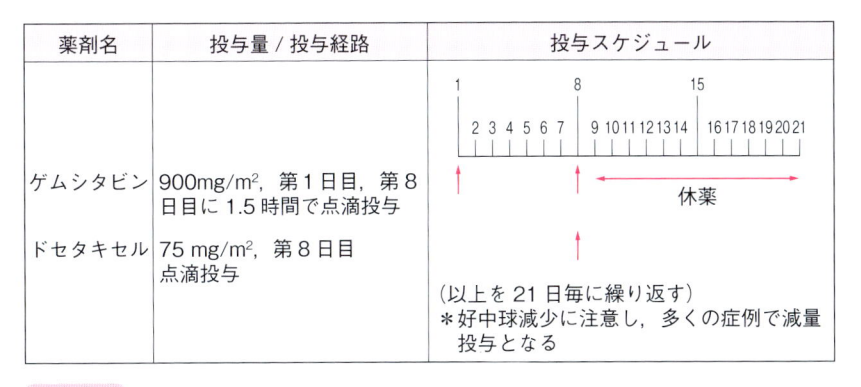

薬剤名	投与量/投与経路	投与スケジュール
ゲムシタビン	900mg/m², 第1日目, 第8日目に1.5時間で点滴投与	1日目, 8日目に投与, それ以降休薬
ドセタキセル	75 mg/m², 第8日目点滴投与	第8日目に投与 (以上を21日毎に繰り返す) *好中球減少に注意し, 多くの症例で減量投与となる

図 54-2 ゲムシタビン・ドセタキセル併用療法

(Hensley ML, et al. Gynecol Oncol. 2009; 112: 563-7)[3]

▶ 進行・再発例に対して

手術不能な進行症例や再発症例に対しては全身化学療法が第1選択となる．単剤では平滑筋肉腫72例を含む226例のIII・IV期および再発した肉腫に対するADMの奏効率が25％，GEMでは20.5％，IFMが17％と示されている．多剤併用療法では，ADM 50〜60 mg/m²にダカルバジン（DTIC）またはIFMを併用したレジメンがいずれも30％と良好な奏効率を示しているが，同時に毒性も増強している．手術切除不能な平滑筋肉腫の初回治療として，DG療法が53％もの高い奏効率を示したことを踏まえて，GOGによって追試が行われた結果，切除不能の進行平滑筋肉腫の初回化学療法としての奏効率は36％，化学療法後の再発症例を対象としたセカンドラインの奏効率は27％と良好な結果であった．しかし，本邦において本治療を導入するためには，間質性肺炎の危険性や発熱性好中球減少症の危険性など，さらなる有害事象の検討が必要である．再発病変が局所に限局している場合は外科的切除も考慮される．一方，放射線療法は効果に乏しく，化学療法に併用する緩和照射としての使用が主体である．エストロゲン・プロゲステロンなどの受容体発現は確認されているが，初発・再発にかかわらずホルモン療法の有用性は確立されていない．

C 子宮内膜間質肉腫

▶ 分類

子宮内膜間質肉腫は低悪性度と高悪性度に分類されていたが，現行のWHO分

類（2003年）では，高悪性度内膜間質肉腫が未分化子宮内膜肉腫（undifferentiated endometrial sarcoma）とよばれることとなった．

▶ 手術療法

　子宮内膜間質肉腫に対する標準術式は，単純子宮全摘出術および両側付属器摘出術であり，それ以上の拡大術式に治療的効果は証明されていない．また，比較的若年者に発症が多く，I期の低悪性度症例で両側付属器摘出術の有無が再発や生存に差をもたらさなかったことより，卵巣温存が検討されつつある．しかし，腫瘍摘出後の子宮温存については再発の可能性が高く，積極的に推奨できる治療法ではない．未分化子宮内膜肉腫の場合はリンパ節郭清術/生検や大網の切除を含めた腫瘍減量手術を考慮する．低悪性度症例においても骨盤リンパ節転移が9〜38%であるとの報告から，リンパ節郭清術/生検は検討される課題である．

▶ 術後療法

　低悪性度子宮内膜間質肉腫の術後療法に関しては，手術で病巣が完全摘出できれば追加治療は必要ないとされる．Ⅲ・Ⅳ期の術後に追加治療を行う場合にはホルモン療法または放射線療法が選ばれ，化学療法は推奨されない．術後照射に関しては生命予後に寄与するかは不明である．未分化子宮内膜肉腫のNCCNガイドラインでは，不完全摘出に終わった症例やⅢ・Ⅳ期症例を中心に化学療法/放射線療法が推奨されている．カルボプラチンとPTXの併用療法もしくはIFM単剤投与が主体となる．

▶ 進行・再発例に対して

　進行・再発子宮内膜間質肉腫のうち，低悪性度症例に対してはホルモン療法をまず検討すべきである．その根拠として，肺転移を有する進行例と術後再発例に対して，メドロキシプロゲステロン酢酸（MPA）やアロマターゼ阻害薬であるレトロゾール[4]が良好な効果を示している．MPAの奏効率は約50%とされるが，使用期間の明らかな基準はなく数年間使用されることもある．レトロゾールの奏効率はMPAと同程度であるが，有害事象が少ないとされる．ホルモン療法無効例や未分化子宮内膜肉腫症例に対しては化学療法もしくは放射線療法を検討すべきである．進行・再発子宮内膜間質肉腫への化学療法に関するエビデンスは平滑筋肉腫に比して非常に少なく，臨床試験もほかの肉腫とともに行われたのがほとんどである．唯一，子宮内膜間質肉腫に対する単剤の効果を報告した臨床試験では，21例の再

薬剤名	投与量 / 投与経路	投与スケジュール
イホスファミド	1mg/m² 点滴静注	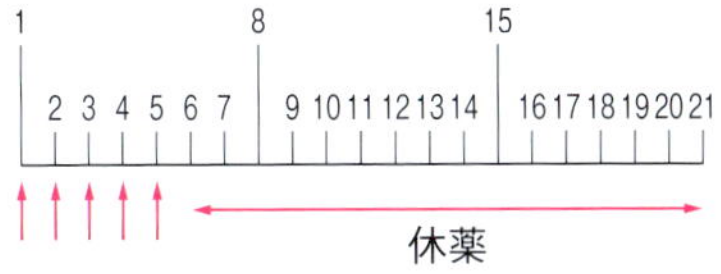 1　　　　　8　　　　15 2 3 4 5 6 7　9 10 11 12 13 14　16 17 18 19 20 21 ↑↑↑↑↑　　　　　　休薬 （21日毎に繰り返す） イホスファミドによる出血性膀胱炎予防 のためメスナ®併用 （300mg/m²　2回/日×5日間連続）

図 54-3　イホスファミド単剤療法（IFM）

発・進行例を対象に IFM 単剤投与が完全奏効 3 例を含む 33％の奏効率を示している（図 54-3）．多剤併用療法に関しては，CDDP を ADM に併用して再発なく経過した 5 症例や，IFM，ADM，CDDP を併用した IAP 療法が多発肺転移を伴う IV 期の高悪性度症例に著効した報告もみられる．一方，進行・再発子宮内膜間質肉腫に対する放射線療法は緩和的目的が主体となる．その他の治療として，チロシンキナーゼ阻害薬であるイマチニブが奏効した症例が報告されている．

D　子宮腺肉腫

腺肉腫の頻度は癌肉腫の約 1/10 であるが，発症年齢は癌肉腫よりも若く，肉腫成分の異型度の診断が難しく，内膜ポリープあるいは頸管ポリープと診断され，再発を繰り返すことがあるため注意を要する．腺肉腫の治療は他の肉腫と同様に単純子宮全摘出術と両側付属器摘出術による手術が基本である．腺肉腫は他の肉腫と比較して予後良好で，5 年生存率は臨床進行期 I 期で 79％，III 期で 48％であることが報告されている．

E　分子標的治療

血管新生を阻害するマルチキナーゼ阻害薬のパゾパニブ塩酸塩（ヴォトリエント錠®）が子宮肉腫を含む悪性軟部腫瘍で保険承認が得られた．

■文献

1) Powell MA, Filiac V, Rose PG, et al. Phase II evaluation of paclitaxel and carboplatin in the treatment of carcinosarcoma of the uterus. a GOG study. J Clin Oncol. 2010; 28: 2727-31.
2) Choijamts B, Jimi S, Emoto M, et al. CD133+ cells in carcinosarcoma (malignant mixed Müllerian tumor) of the uterus have cancer stem cell-like properties. Stem Cells. 2011; 29: 1485-95.
3) Hensley ML, Blewwing JA, Gegeest K, et al. Adjuvant gemcitabine plus docetaxel for completely resected stages I-IV high grade uterine leiomyosarcoma: Result of a prospective study. Gynecol Oncol. 2009; 112; 563-7.
4) Krauss K, Bachmann C, Hartmann JT, et al. Management of late recurrence of a low-grade endometrial stromal sarcoma (LGESS): Treatment with letrozole. Anticancer Res. 2007; 27: 3477-80.

〈江本 精〉

H 卵巣がん

55 上皮性卵巣がんの標準的治療法

> **重要ポイント！**
> - 卵巣がん治療の基本は，手術療法とそれに続く初回化学療法である．
> - 基本術式は両側付属器摘出術，子宮全摘出術，大網切除術である．
> - 標準的化学療法はタキサン製剤とプラチナ製剤の併用療法である．

▶ 概説

　本邦における卵巣がんの罹患数および死亡数はいずれも増加傾向にある．卵巣がんは婦人科悪性腫瘍のなかで最も予後不良な疾患であり，特に進行期症例における治療成績の向上は，今後の重要課題と考えられる．2004年に第1版が発行され，2014年度には3回目の改訂が行われる「卵巣がん治療ガイドライン」は，その目的である適正な卵巣がん治療の現状を示すものであり，臨床の現場において幅広く活用されている[1]．がん治療のガイドライン化は，標準的治療法の選択を提示している以外にも，今後必要とされる新たな臨床試験を検討するうえでも重要である．卵巣がん治療の基本は，手術療法とそれに続く初回化学療法であり，上記ガイドラインにある治療フローチャート（図55-1）では，初回治療，病理組織学的診断，術後治療の3段階に分けて詳細な解説がなされている．本稿では「卵巣がん治療ガイドライン」に基づき，手術療法および化学療法について，上皮性卵巣がんの標準的治療法を概説する．

▶ 手術療法

1. 目的
　卵巣がんに対する手術療法の目的は以下に要約される．
1. 病理組織型と進行期の確定（surgical staging）を行う．
2. 最大限の腫瘍減量（maximum debulking）を行う．
3. 予後因子に関する情報を得る．

| 初回治療 | 病理組織学的診断 | 術後治療 |

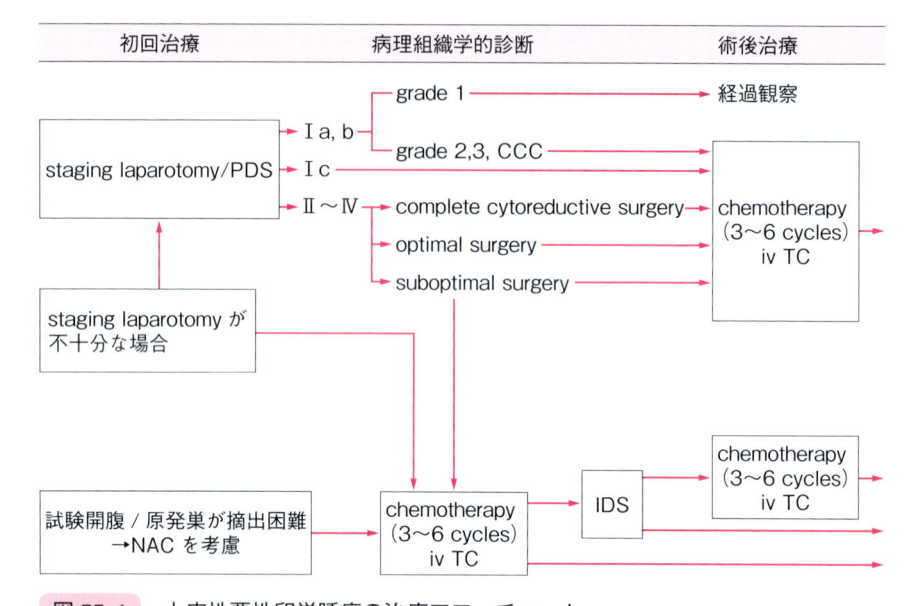

図 55-1 上皮性悪性卵巣腫瘍の治療フローチャート

PDS: primary debulking surgery, CCC: clear cell carcinoma, TC: パクリタキセル（T）とカルボプラチン（C）, NAC: neoadjuvant chemotherapy, IDS: interval debulking surgery.
（日本婦人科腫瘍学会, 編. 卵巣がん治療ガイドライン. 東京: 金原出版; 2010[1] より一部改変）

　卵巣がんの予後因子には，腫瘍因子（進行期・リンパ節転移の有無・組織型・組織学的分化度など），治療因子（手術療法・化学療法など）があり，腫瘍因子では，進行期が最も予後と相関する．また，手術の完遂度（残存腫瘍径）は治療因子のなかで特に重要な予後因子であり，残存腫瘍径が1 cm 未満の場合を optimal surgery とする報告が多いが，最近では complete cytoreductive surgery として，肉眼的残存腫瘍がない場合は有意に予後良好であることが報告されている[2]．そのため手術に際しては，完全摘出を目指した最大限の腫瘍減量術を行うことが期待される．

2. 手術手技

　基本術式は両側付属器摘出術＋子宮全摘出術＋大網切除術であり，進行期の確定に必要な手術（staging laparotomy）として，腹腔細胞診＋腹腔内各所の生検＋後腹膜リンパ節（骨盤・傍大動脈）郭清（生検）が含まれる．進行卵巣がんでは，基本術式に加え，肉眼的残存腫瘍がない状態を目指した最大限の腫瘍減量手術のため

に，転移・播種した病巣の切除が必要な場合があり，腹膜ストリッピング・腸管切除などが積極的に施行されている．しかし症例によって，開腹時に病変の広がりをよく確認することが重要と考えられ，complete surgery が可能か，optimal surgery が可能か，あるいは生検と進行期確認にとどめる試験開腹術（exploratory laparotomy）を選択すべきかの判断が求められる．また，後腹膜リンパ節（骨盤・傍大動脈）郭清は，正確な進行期を知るうえで診断的意義は確立されているが，治療的意義については確立されていないため，特に進行卵巣がんに対しては，転移・播種病巣が外科的に制御できた場合において後腹膜リンパ節（骨盤・傍大動脈）郭清を考慮する．

　近年，初回完全手術が不可能な症例や重篤な合併症症例に対しては，術前化学療法（neoadjuvant chemotherapy: NAC）を数サイクル行った後に施行する手術 interval debulking surgery（IDS）の有用性が報告されている．EORTC55971 試験では，Ⅲc・Ⅳ期に対し NAC 後に IDS を行う群は，PDS を行う標準治療群と同等の予後であることが示された[3]．

▶ 化学療法
1．初回標準化学療法
　卵巣がんに対する初回化学療法は，Gynecologic Oncology Group（GOG）を中心とした大規模なランダム化比較試験により，現在の標準的化学療法であるタキサン製剤とプラチナ製剤の併用療法となった．代表的なものとしてパクリタキセル（T）とカルボプラチン（C）の併用療法（TC 療法）があるが，本邦の婦人科悪性腫瘍研究機構（JGOG）主導で行われた TC 療法（conventional TC）と weekly パクリタキセルとカルボプラチンの併用療法（dose-dense TC）のランダム化比較試験（JGOG3016）の結果，dose-dense TC 群で有意に無増悪生存期間の延長を認めた[4]．今後，dose-dense TC 療法は国際的標準治療としての可能性が注目されている．

2．初回化学療法のオプション
　臨床進行期 Ia 期，Ib 期で grade 1 の症例に対しては後療法なしで経過観察が可能であり，また grade 2 でも staging が十分に行われ，腫瘍が卵巣に限局している症例では，後療法を行わなくても良好な予後が得られている．

　明細胞腺癌や粘液性腺癌は化学療法に対して感受性が不良であり，組織型を考慮した化学療法については，現在いくつかの臨床試験が施行されている．特に本邦に

おいては，明細胞腺癌の発生頻度が欧米に比べ高く，より効果的な化学療法の確立が望まれる．JGOG主導で施行されている明細胞腺癌を対象としたTC療法とイリノテカンとシスプラチンの併用療法（CPT-P療法）を比較する国際共同臨床試験（JGOG/GCIG3017）は経過観察中であり，その結果が注目されている．

卵巣がんに対する腹腔内化学療法（intraperitoneal chemotherapy: IP療法）は，適切な腫瘍減量術が施行されたⅢ期の卵巣がん患者に対し有用であることが米国国立がん研究所で行われたメタアナリシスにより明らかとなった．しかしながら，IP療法特有の合併症や至適な薬剤・用量が未決定であることより，明確な標準療法とする段階に至っていない．現在，上皮性卵巣がんを対象としたパクリタキセル毎週点滴静注およびカルボプラチン3週毎腹腔内投与併用療法の有効性および安全性をdose-dense TC療法と比較するランダム化第Ⅱ/Ⅲ相試験（GOTIC-001/JGOG3019）が開始されている．

3. 分子標的治療薬の展望

近年，卵巣がん治療に関する臨床試験は，分子標的治療薬を中心にめまぐるしく展開している．卵巣がんで最も期待されている分子標的治療薬は，抗VEGFヒト化モノクローナル抗体（ベバシズマブ）である．初回化学療法におけるベバシズマブの有用性を示した臨床試験はGOG218試験[5]とICON7試験[6]である．本邦においてベバシズマブは，2013年11月に卵巣がんを対象に承認されたが，国内の卵巣がん患者における安全性に関しては，慎重に対応していく必要がある．現在，卵巣がんに関する分子生物学的解明は着実に進んでおり，今後，最適な治療戦略の確立には，さらなる分子標的治療薬の有用性の検証が必要である．

■文献

1) 日本婦人科腫瘍学会，編．卵巣がん治療ガイドライン．東京: 金原出版; 2010.
2) du Bois A, Reuss A, Pujade-Lauraine E, et al. Role of surgical outcome as prognostic factor in advanced epithelial ovarian cancer: a combined exploratory analysis of 3 prospectively randomized phase 3 multicenter trials: by the AGO-OVAR and the GINECO. Cancer. 2009; 115: 1234-44.
3) Vergote I, Tropé CG, Amant F, et al. for the Gynecologic Cancer Intergroup study of the European Organization for Research and Treatment of Cancer-Gynaecological Cancer Group and the NCIC-Clinical Trials Group. Treatment options in stage IIIc or IV ovarian cancer: Neoadjuvant chemotherapy or primary surgery in stage IIIC or IV ovarian cancer. N Engl J Med. 2010; 363: 943-53.
4) Katsumata N, Yasuda M, Takahashi F, et al. Dose-dense paclitaxel once a week in

combination with carboplatin every 3 weeks for advanced ovarian cancer: a phase 3, open-label, randomised controlled trial. Lancet. 2009; 374: 1331-8.
5) Burger RA, Brady MF, Bookman MA, et al. Incorporation of bevacizumab in the primary treatment of ovarian cancer. N Engl J Med. 2011; 365: 2473-83.
6) Perren TJ, Swart AM, Pfisterer J, et al. A phase 3 trial of bevacizumab in ovarian cancer. N Engl J Med. 2011; 365: 2484-96.

〈矢内原 臨　岡本愛光〉

H 卵巣がん

56 手術療法（PDS / IDS / SDS）

重要ポイント

- PDS（primary debulking surgery）の目的は組織型の確定と進行期の決定であり，同時に最大限の腫瘍減量を行うことである．その際の目標は，残存腫瘍を認めない完全切除（complete surgery）である．
- IDS（interval debulking surgery）は施行のタイミングを逸しないことが重要で，施行に際しては PDS 同様に complete surgery を目標とする．
- SDS（secondary debulking surgery）は適応を十分に検討し，施行に際しては PDS 同様に complete surgery を目標とする．

▶ 概説

　卵巣がん治療における「手術」の役割は大きい．まず行うべき標準治療は PDS とそれに引き続き初回化学療法を行うことであるが，この PDS には組織型の確定と進行期決定という目的がある．卵巣がんは組織亜型ごとに異なる分子生物学的特性を有するため，正確な組織診断を行うことは最適な治療戦略を確立するためにも重要である．また，進行期分類には FIGO（International Federation of Gynecology and Obstetrics）による手術進行期分類を採用しているため，PDS における surgical staging が必要である．さらには，卵巣がんの予後因子において重要な治療因子は手術時残存腫瘍径であることより，PDS において最大限の腫瘍減量術（maximum debulking）による complete surgery を目指すのが原則である．

　ただし，完全切除が困難な進行例や全身状態不良例，重篤な合併症症例に対して術前化学療法（neoadjuvant chemotherapy: NAC）を行い，数サイクル後に IDS を行うのも治療オプションの1つである．この際の IDS は，少しでも残存腫瘍を認めると予後改善に寄与しないので，PDS 以上に complete surgery を目指さなくてはならない．

　卵巣がん，特に進行例は高率に再発するので，再発後の治療が全体的な予後の改

表 56-1 卵巣がんの手術療法（用語と定義）

1) 基本術式
   両側付属器摘出術＋子宮全摘出術＋大網切除術
2) staging laparotomy
   進行期確定に必要な手技を含む手術
   腹腔内細胞診，腹腔内各所の生検，後腹膜リンパ節
   （骨盤および傍大動脈節）郭清術（生検）
3) exploratory laparotomy
   原発腫瘍の摘出が困難で生検と最小限の進行期確認にとどめる手術
4) debulking（cytoreductive）surgery
   可及的に最大限の腫瘍減量を行う手術
   a) primary debulking（cytoreductive）surgery（PDS,PCS）
      初回治療として可及的に最大限の腫瘍減量を行う手術
   b) interval debulking（cytoreductive）surgery（IDS,ICS）
      初回化学療法中に可及的に最大限の腫瘍減量を行う手術
   c) secondary debulking（cytoreductive）surgery（SDS,SCS）
      再発腫瘍に対して可及的に最大限の腫瘍減量を行う手術
      （初回化学療法終了後に認められる残存腫瘍に対する手術も含む）

付記：complete surgery
肉眼的に残存腫瘍が認められない状態にまで摘出できた手術

（日本婦人科腫瘍学会，編．卵巣がん治療ガイドライン 2010 年度版．東京：金原出版；2010 一部改変）

善には重要である．再発後の治療は化学療法が主体であるが，症例によってはSDS によってさらなる長期生存が望めることもあるので，近年は SDS が積極的に行われる傾向にある．ただし，IDS 同様に complete surgery がなされなければ，臨床的なメリットは少ない（表 56-1）．

▶ 各論

1. PDS（primary debulking surgery）

a. surgical staging

　PDS には前述のごとく，「進行期の確定」という目的がある．

　卵巣がんの進行期分類は FIGO 分類に基づくため，手術による検索が必要不可欠である．また，「進行期」は卵巣がんの重要な予後因子であるため，術後療法を検討するうえでも，正確な進行期の確定が求められる．

術前に早期例と考えられていても，適切な surgical staging により 20〜30％ が upstage されたとの報告もあり[1]，十分な外科的病理学的検索が求められる．

そのために，卵巣がんの基本術式は両側付属器摘出術＋子宮全摘出術＋大網切除術であるが，これに加えて進行期決定に必要な staging laparotomy としての腹腔内細胞診，腹腔内各所の生検，後腹膜リンパ節（骨盤および傍大動脈節）郭清術（生検）が行われる．

生検に関しては，疑わしい部分は術中病理診断にて悪性細胞の有無を確認し，合併切除を含めた術式の検討を行うのが重要であると考える．特に Douglas 窩腹膜，左右傍結腸溝腹膜ならびに右横隔膜下腹膜は要注意である．

後腹膜リンパ節（骨盤および傍大動脈節）郭清術は，診断的意義に関しては確立されているが，治療的な意義に関してはまだ確立していないのが現状である．系統的な後腹膜リンパ節郭清を行った pTⅠ期例でのリンパ節転移率はだいたい 12.5％程度であり，骨盤リンパ節では 7.3％，傍大動脈リンパ節では 8.1％ である．早期がんにおける後腹膜リンパ節郭清術の予後への影響は，郭清群において有意に予後良好であったとする報告があるが[2]，これは「正確な進行期診断」がなされたためであり，肉眼的にⅠ期と思われた症例でも occult Ⅲ期があることを考えると[3]，十分な後腹膜リンパ節（骨盤および傍大動脈節）郭清術は必要である．リンパ節部位別では No.326b1 転移の頻度が最も高いとの報告もあるため，左腎静脈下縁レベルまでの十分な検索が重要である．

b. debulking surgery

PDS のもう 1 つの目的は，「最大限の腫瘍減量」である．

従来，PDS によって最大残存腫瘍径が 1cm 未満にできた場合は，それ以上の場合と比べて予後が改善されることより optimal surgery とされ，PDS の目標とされてきた．しかし最近の検討では，肉眼的残存腫瘍がない complete surgery が達成できた場合には，1cm 未満の optimal surgery よりも有意に予後が改善することが示されており[4,5]，これより現在の PDS において目指すべきゴールは complete surgery と変化してきている．

ただしⅢ期以上の進行例においては，基本術式のみで complete surgery を達成できる症例は少なく，基本術式のみによる optimal surgery 達成率はⅢ期例では文献的に 24〜46％ である．その理由としては，Ⅲ期以上例においては高率に腹膜・後腹膜播種，横隔膜・肝・脾臓・膵尾部などの上腹部転移，小腸・結腸転移を認めるからである．よって，Ⅲ期以上の進行例に対する PDS には定型的な術式はなく，症例毎の状況に応じた戦略を検討することが求められる．

以下に他臓器合併切除の要点を述べる．

1）腹膜・後腹膜播種

代表的な部位は，膀胱子宮窩腹膜，Douglas 窩腹膜，傍結腸溝腹膜である．播種病変周辺健常腹膜も含め en-bloc に切除するように行う．

2）上腹部転移病変（upper abdominal disease: UAD）

従来より UAD を認める例の予後は不良であるとされているが，多くの報告は UAD に対する debulking surgery に関しては，予後の面より肯定的である．特に，complete surgery が達成できれば予後の改善が可能であることより，積極的な手術が推奨されている．

UAD の代表的な臓器は横隔膜である．特に解剖学的な位置関係より右側横隔膜に播種を認めることが多く，進行卵巣がん例の 40％以上に転移性横隔膜病変が認められるとされている．よって，横隔膜病変に対する外科的切除は complete surgery を達成するためには必要不可欠な手技である．

横隔膜病変の摘出術は，腹側横隔膜（腹膜）に留まる播種病変に対しては層剥離切除 stripping にて対応するが，剥離困難例や横隔膜筋層浸潤病変に対しては開胸下に横隔膜全層切除 full-thickness resection を行う．病変部が広範囲に及ぶ場合は，肝授動術にて十分な術野を確保することが，安全かつ確実に手術を遂行するためにも重要である．

肝病変は通常 PDS で取り扱うのは肝被膜播種病変であることが多い．ただし，被膜のみの剥離切除は困難であるため，実質も含めた肝部分切除術を選択する．肝切除は「出血の制御」が最大の問題点なので，超音波メス（CUSA® や SONOTEC® など）で肝実質内の脈管を露出させ，Ligasure®, Harmonic® などの sealing system を用いて凝固・切断を行いながら，腫瘍摘出をすすめていくのが確実である．

脾臓・膵尾部に関しては，PDS ではどちらか単独で摘出するというケースは少なく，en-bloc に摘出することが多い．特に大網が播種により omental cake 状態を呈している際に，脾門部から連続して膵尾部に浸潤している場合などである．

本術式は高侵襲であり術後合併症のリスクも高いので，全身状態や年齢なども考慮し十分適応を検討することが必要である．

3）小腸・結腸転移

PDS にて行う代表的な腸管切除パターンは，Douglas 窩部位における直腸への浸潤，S 状結腸への直接浸潤，大網播種病巣の横行結腸への浸潤，空腸・回腸への播種転移である．直腸切除に関しては，PDS では通常 DST（double stapling

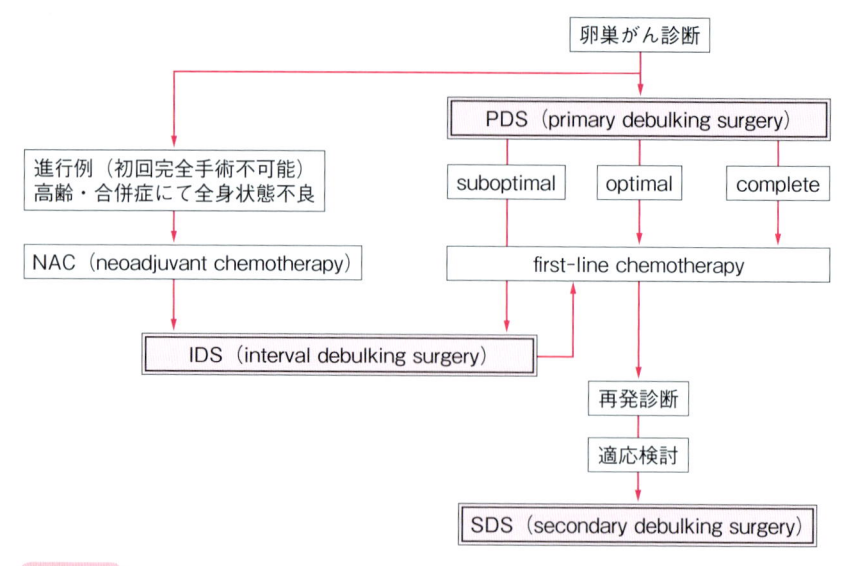

図 56-1 卵巣がん手術のタイミング別フローチャート

technique）による再建可能なケースが多いが，切除範囲や結腸複数カ所切除などでは人工肛門造設を要する場合もあるので，術前に十分な説明が必要である．その他の部位の再建は，自動吻合器によるFEEA（functional end-to-end anastomosis）再建にて対応可能であり，また本再建法が最も安全・確実な方法である．

2. IDS（interval debulking surgery）

IDS施行のタイミングには2パターンある．まずは，初回手術でoptimal surgeryの達成が困難と判断された進行症例（特にUADを著明に認める症例），胸水貯留や合併症・高齢などにより全身状態が不良で初回手術の遂行が安全に行えない症例などに対してまずはNACを先行して行い引き続きIDSを行う場合とPDSにおいてsuboptimal surgeryとなった症例に対して術後化学療法を施行し，IDSにて再度摘出を試みる場合である（図56-1）．

NAC＋IDSに関しては，EORTC-GCG試験を中心としたランダム化比較試験において標準治療であるPDS群とPFS（progression-free survival）およびOS（overall survival）が同等であると報告されており，今後は初回治療の選択肢の1つとして検討されていく可能性がある．

後者のパターンに関しては，予後の改善に関しては現時点では一定の見解は得られていないが，婦人科腫瘍医が最大限の腫瘍減量（maximum debulking with maximum effort）を行ったうえでの suboptimal ならば IDS は不要であるとの報告もあり，今後のさらなる検討が必要である．

　ただし，いずれのタイミングであっても IDS の場合は complete surgery 以外は予後の改善が図れないので，PDS 以上に周到な準備にて施行することが最も重要である．手技のポイントは PDS と同様であるが，顕微鏡的残存腫瘍がないように十分な切除が必要である．

3. SDS（secondary debulking surgery）

　卵巣がんはきわめて再発率の高い疾患である．特にⅢ期以上の進行例は初回治療で寛解しても 2 年以内に約半数が再発するとされている．

　再発例の治療目的は初回治療とは異なり，生存期間の延長とともに「卵巣がん治療ガイドライン」では QOL の改善や症状の緩和も目的とされ，治療の主体は化学療法が選択されるケースが多い．しかし，症例によっては SDS による腫瘍減量術が予後の改善に寄与することがあるため，再発治療の選択肢の 1 つとして検討がなされているが，現時点で明確な SDS の適応基準はない．しかし後方視的な検討から，SDS を検討する条件として DFI（disease-free interval）が 6 カ月以上あることが示されている．DFI 6 カ月未満では化学療法耐性と考えられ，SDS 施行の恩恵が得られにくいと考えられる．ただし DFI 6 カ月以上であっても，SDS において complete surgery がなされなければ予後の改善は図れないため，DFI 6 カ月以上でなおかつ完全切除可能な症例を適応とするのが現時点での妥当な方針である．完全切除の可能性を予測する因子としては，PDS での complete surgery 例，PS 良好，腹水 500 mL 以下，孤立性再発，腫瘍径 10 cm 以下などがあげられているが，確実な基準は診断法も含めまだ不明確である．

　いずれにせよ SDS の手術範囲は他科領域となるケースが多いので，外科等との連携も事前に検討しておく必要がある．

■文献

1) Angioli R, Plotti F, Palaia I, et al. Update on lymphadenectomy in early and advanced ovarian cancer. Curr Opin Obstet Gynecol. 2008; 20: 34-9.
2) Chan JK, Munro EG, Cheung MK, et al. Association of lymphadenectomy and survival in stage I ovarian cancer patients. Obstet Gynecol. 2007; 109: 12-9.

3) Young RH, Decker DG,Wharton JT, et al. Staging laparotomy in early ovarian cancer. JAMA. 1983; 250: 3072-6.
4) Chi DS, Eisenhauer EL, Zivanovic O, et al. Improved progression—free and overall survival in advanced ovarian cancer as a result of a change in surgical paradigm. Gynecol Oncol. 2009; 114: 26-31.
5) du Bois A, Reuss A, Pujade-Lauraine E, et al. Role of surgical outcome as prognostic factor in advanced epithelial ovarian cancer. A combined exploratory analysis of 3 prospectively randomized phase 3 multicenter trials by the Albeitsgemeinschaft Gynaekologische Onkologie Studiengruppe Ovarialkarzinom (AGO-OVAR) and the Groupe d'Investigateurs Nationaux Pour les Etudes des Cancers de l'Ovaire (GINECO). Cancer. 2009; 115: 1234-44.

〈寺内文敏〉

H 卵巣がん

57 化学療法：
3週ごとのTC療法とdose-dense TC療法

> **重要ポイント**
> - 卵巣がんに対する初回化学療法の標準治療は，tri-weekly TC療法または dose-dense TC療法である．
> - tri-weekly TC療法も dose-dense TC療法も，適切な支持療法を行えば安全に外来投与可能である．

▶ 概説

　卵巣がんに対する初回化学療法の標準治療は，tri-weekly TC療法または dose-dense TC療法である．dose-dense TC療法は，PFS，OSともに tri-weekly TC療法を上回っていることが本邦の JGOG3016試験で示された．貧血以外の有害事象には両治療で差を認めず，いずれも外来で安全に投与可能である．初回化学療法でのベバシズマブの併用が，現在のトピックの1つである．

A　tri-weekly TC療法

パクリタキセル　175〜180 mg/m^2　day 1
カルボプラチン　AUC 5〜6　day 1　21日毎　6〜8サイクル

　卵巣がんに対する初回化学療法の標準治療はタキサン製剤とプラチナ製剤の併用療法で，代表的なものはパクリタキセルとカルボプラチンの併用療法（tri-weekly TC療法）である．初回化学療法の変遷としては，まず1980年代よりシスプラチンにシクロホスファミドとドキソルビシンを加えた CAP療法の有用性が確立され（GOG472），その後 CAP療法と CP療法（シクロホスファミド＋シスプラチン）のランダム化比較試験が行われ，ドキソルビシンを除いても予後に差がなく有害事象のみが高いことにより，CP療法が標準治療となった．その後タキサン製剤が登

場し，TP療法（パクリタキセル＋シスプラチン）とCP療法のランダム化比較試験が施行され，TP療法が完全奏効率でも生存率でも有意に優り，TP療法が標準治療となった（GOG1114，OV-105）．その後プラチナ製剤として，1990年代にシスプラチンより毒性の低いカルボプラチンが登場し，TC療法（パクリタキセル＋カルボプラチン）とTP療法の比較試験により，有効性は同等ながら毒性（神経，腎など）が軽く投与が簡便であることから，TC療法が推奨されることとなった（GOG1586，AGO7）[1]．

カルボプラチンとの併用薬については，DC療法とTC療法とを比較するランダム化比較試験で，奏効率，無増悪生存期間で両者に差を認めなかった（SCOTROC試験）ことから，特にパクリタキセルによる末梢神経障害が危惧される患者やアルコール不耐症に対してはDC療法（ドセタキセル＋カルボプラチン）が代替療法となる．

このような化学療法の変遷のなか，タキサン製剤の登場後は長期生存が得られるようになったものの，いまだ5年生存率は約30％，10年生存率は約10％にとどまっている．TC療法より有効な新しいレジメン検討のため，TC療法に新規の薬剤を追加した3剤併用療法，あるいは新規の薬剤を含んだ2剤併用療法の5アームでのランダム化比較試験であるGOG 0182-ICON 5が施行されたが，いずれの群においても無増悪生存期間または全生存期間についてTC療法を上回る効果は得られなかった．

B　dose-dense TC療法

パクリタキセル　80 mg/m^2　day 1, 8, 15
カルボプラチン　AUC 6　day 1　21日毎　6〜9サイクル

TC療法において，パクリタキセルの投与強度を上げることによりさらに高い抗腫瘍効果を期待する，dose-dense TC療法が日本で開発された．dose-dense化学療法は，Norton-Simon modelを背景とする．Norton-Simon modelとは，化学療法が奏効し，腫瘍の大きさが小さくなるにつれて治療効果は高くなるが，治療後のreboundで腫瘍細胞の増殖速度も速くなる．dose-dense化学療法では，投与量は増やさずに投与間隔を縮めることにより，抗腫瘍効果を高める（図57-1）．

dose-dense TC療法はパクリタキセルを80 mg/m^{2}の投与量でday 1, 8, 15とweeklyに投与し，カルボプラチンをAUC 6の投与量で21日毎に投与するという

従来の化学療法

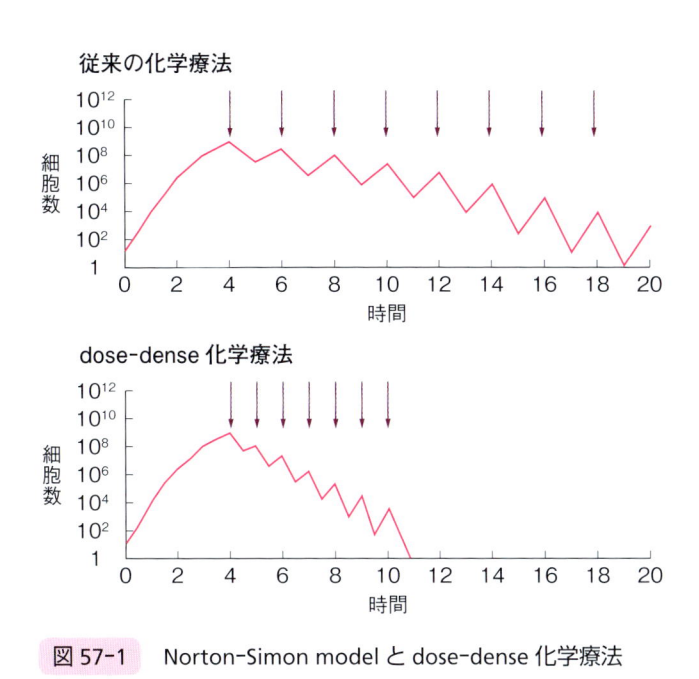

dose-dense 化学療法

図 57-1 Norton-Simon model と dose-dense 化学療法
(Norton L. The Oncologist. 2001; 6 (suppl 3): 30)

レジメンである．Japanese Gynecologic Oncology Group (JGOG) 3016 試験 (NOVEL study) にて dose-dense TC 療法と conventional TC 療法 (従来の tri-weekly TC 療法) を比較するランダム化比較試験が行われた (図 57-2)[2,3]．無増悪生存期間中央値 (median PFS) は dose-dense TC 療法が 28.2 カ月に対して conventionlal TC 療法で 17.5 カ月 (ハザード比 0.76, 95％信頼区間：0.62-0.91, p＝0.0037)，全生存期間 (OS) 中央値は dose-dense TC 療法は 100.5 カ月，conventional TC 療法は 62.2 カ月 (ハザード比 0.79, 95％信頼区間：0.63-0.99, p＝0.039) と大幅な改善を示した．dose-dense TC 療法が標準治療の選択肢の 1 つとなり，米国・欧州でも検証試験 (GOG0262，ICON8) が行われている．

明細胞癌と粘液性癌だった場合においては，dd-TC 療法，c-TC 療法ともに十分な効果が得られなかったことから，そのほかの治療戦略の構築が必要である．

▶ tri-weekly TC 療法，dose-dense TC 療法の投与の実際

tri-weekly TC 療法，dose-dense TC 療法の投与の 1 例を示す (表 57-1, 2)．催吐リスクはいずれも中リスクである．その他，特に注意すべき点について記載

```
                        JGOG 3016
              ┌─────────────────────────┐
              │ 上皮性卵巣がん，原発腹膜がん， │
              │        卵管がん          │
              │   FIGO Stage Ⅱ～Ⅳ       │
              └─────────────────────────┘
                          ↓
                   ┌──────────┐   層別化；
                   │ ランダム化 │   残存腫瘍径：≦1cm, >1cm
                   └──────────┘   FIGO 病期：Ⅱ vs Ⅲ vs Ⅳ
                      ↙    ↘      組織所見：明細胞 / 粘液性 vs
                                          漿液性 / その他
```

┌─────────────────────────────┐   ┌─────────────────────────────────┐
│ conventional TC（c-TC）   │   │ dose-dense weekly TC（dd-TC）   │
│ パクリタキセル 180mg/m², day 1 │   │ パクリタキセル 80mg/m², days 1,8,15 │
│ カルボプラチン AUC 6.0, day 1   │   │ カルボプラチン AUC 6.0, day 1   │
│ 21 日毎，6～9 サイクル   │   │ 21 日毎，6～9 サイクル   │
└─────────────────────────────┘   └─────────────────────────────────┘

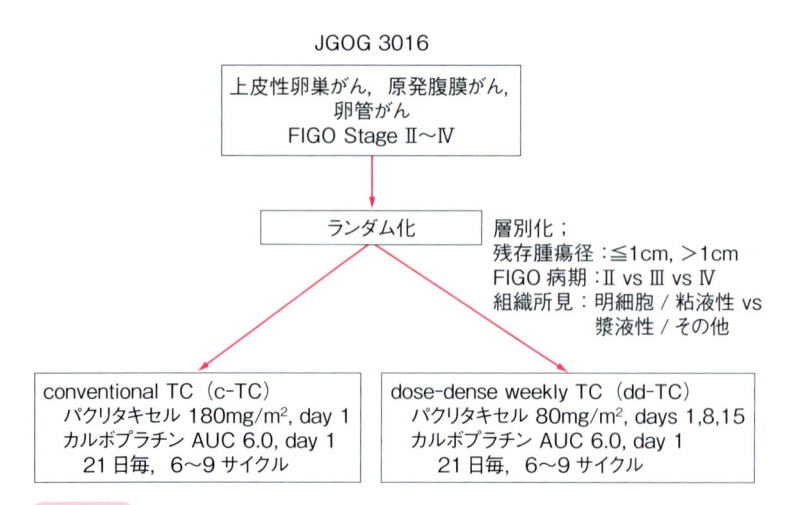

図 57-2 JGOG3016 シェーマ

(Katsumata N, et al. Lancet. 2009; 374: 1331-8)[2]

表 57-1 tri-weekly TC の投与例

薬剤	投与経路	投与量	投与時間
day 1			
デキサメタゾン ファモチジン クロルフェニラミン 生理食塩液	静注	16.5 mg 20 mg 5 mg 50 mL	15 分（パクリタキセル投与 30 分前までに投与終了）
グラニセトロン 生理食塩液	静注	1 mg 50 mL	15 分
パクリタキセル 5%ブドウ糖液	静注	180 mg/m² 500 mL	180 分
カルボプラチン 生理食塩液	静注	AUC6 250 mL	60 分
生理食塩液	静注	50 mL	15 分
day 2, 3			
デキサメタゾン	経口	8 mg	分 2, day 2, 3

表 57-2 dose-dense TC の投与例

薬剤	投与経路	投与量	投与時間
day 1			
デキサメタゾン ファモチジン クロルフェニラミン 生理食塩液	静注	6.6 mg 20 mg 5 mg 50 mL	15分（パクリタキセル投与30分前までに投与終了）
グラニセトロン 生理食塩液	静注	1 mg 50 mL	15分
パクリタキセル 5%ブドウ糖液	静注	80 mg/m^2 250 mL	60分
カルボプラチン 生理食塩液	静注	AUC6 250 mL	60分
生理食塩液	静注	50 mL	15分
day 2, 3			
デキサメタゾン	経口	8 mg	分 2，day 2, 3
day 8, 15			
デキサメタゾン ファモチジン クロルフェニラミン 生理食塩液	静注	6.6 mg 20 mg 5 mg 50 mL	15分（パクリタキセル投与30分前までに投与終了）
パクリタキセル 5%ブドウ糖液	静注	80 mg/m^2 250 mL	60分
生理食塩液	静注	50 mL	15分

する．

1. カルボプラチン投与量の計算

カルボプラチンの投与量は，Calvert 式を用いて算出する．

● Calvert 式　投与量＝（GFR＋25）×目標 AUC（mg/mL×分）

カルボプラチンの副作用である血小板減少は，投与量よりも AUC（Area Under the time-consentration Curve）と相関し，卵巣がんではカルボプラチンの AUC がアウトカムと相関するという報告がある．

蓄尿によるクレアチニンクリアランスは測定誤差の問題で現在はあまり使用されず，血清 Cr から GFR の予測式が国際的にも使用される

● Cockcroft-Gault の式　Ccr(mL/分) = (140 − 年齢) × 体重 × 0.85/72 × 血清 Cr
Calvert 式で使う血清 Cr 測定法は Jaffe 法であり，現在の測定法（日本：酵素法，米国：IDMS 法）は低値に出るため，そのまま使用すると過剰投与になる．米国では補正式が考案され，GOG-NCI の推奨[4]では，最大 GFR を 125 mL/分と推奨している．つまり，AUC 6 で 900 mg，AUC 5 で 750 mg，AUC 4 では 600 mg と，上限を定めていることになる．また，血清 Cr 値は体格，筋肉量の違いが影響するため，血清 Cr 値の最低値を 0.7 mg/dL とすると推奨している．こうした推奨により，過剰投与のリスクを回避している

2. 投与開始基準・減量基準

a. 投与開始基準

JGOG3016 試験では，day 1 の投与開始基準は，1）好中球数≧1,000/mm^3，2）血小板数≧75,000/mm^3 であり，day 8, 15 の投与開始基準は，1）好中球数≧500/mm^3，2）血小板数≧50,000/mm^3 であった．

b. 減量基準

JGOG3016 試験では，1）発熱性好中球減少，2）grade 4 好中球減少（<500/mm^3）が 7 日以上，3）grade 4 血小板減少（<10,000/mm^3），4）grade 3 血小板減少（10,000 以上 50,000 未満/mm^3）＋出血傾向が認められた場合は，カルボプラチンの減量基準とし，grade 2 以上の神経毒性がみられた場合はパクリタキセルの減量基準としていた．

これは目安ではあるが，実際の日常診療では，発熱性好中球減少症が起きたら必ずしも全例で減量を行わなければいけないわけではない．低リスクの発熱性好中球減少症で，経口抗菌薬により速やかな改善が得られたような症例では，減量せずに慎重に投与する場合もある．後述するが，G-CSF の予防投与や抗菌薬の予防投与により，減量を回避できる場合もある．

3. 肝障害・腎障害時の投与量調整

化学療法中に今までなかった肝障害・腎障害が出現した場合は，肝炎ウイルス感染や併用薬の影響など，抗がん薬以外の原因も念頭におくべきである．

grade 3 以上の肝障害（AST/ALT＞5.0〜20.0×ULN）が生じた場合は，次回のパクリタキセルの減量が必要である[2,5]．肝障害によるカルボプラチンの投与量変

表 57-3 化学療法の用量レベル表

Level	カルボプラチン	パクリタキセル
Level 0	AUC6	80 mg/m^2
Level 1	AUC5	70 mg/m^2
Level 2	AUC4	60 mg/m^2
Level 3	投与中止	投与中止

表 57-4 JGOG3016 試験における grade 3/4 の有害事象

	tri-weekly TC (n=314)	dose-dense TC (n=312)
好中球減少	276（88%）	286（92%）
血小板減少	120（38%）	136（44%）
貧血	137（44%）	214（69%）
発熱性好中球減少症	29（9%）	29（9%）
悪心	36（11%）	32（10%）
嘔吐	11（4%）	9（3%）
下痢	8（3%）	10（3%）
倦怠感	8（3%）	15（5%）
関節痛	5（2%）	3（1%）
筋肉痛	4（1%）	2（1%）
神経障害（運動）	12（4%）	15（5%）
神経障害（感覚）	20（6%）	21（7%）

更は不要である．一方，腎障害時は，Calvert 式によりカルボプラチン投与量を算出する（上述）．腎障害時にパクリタキセルの投与量変更は不要である．いずれも，レベル表に応じて 1 段階ずつ調整する（表 57-3）．

4. 骨髄抑制・発熱性好中球減少症のマネージメント

　JGOG3016 試験における grade 3/4 の有害事象の頻度を表 57-4 に示す．貧血以外は両群に有意差は認めなかった．適切な支持療法を行えば，tri-weekly TC 療法も dose-dense TC 療法も外来で安全に施行可能である．

　好中球減少症は tri-weekly TC 療法 88%，dose-dense TC 療法 92% と高頻度であったが，発熱性好中球減少症は両群ともに 9% であり，多くはなかった．

　G-CSF の投与法には，予防投与（抗がん薬を投与して，好中球減少が起こる前

から好中球減少回復までG-CSFの投与を続ける方法）と治療的投与（好中球減少が起こってからG-CSFを投与する）がある．

　すなわち，tri-weekly TC/dose-dense TCでは，ハイリスク例に限りG-CSFの予防投与（抗がん薬を投与して，好中球減少が起こる前から好中球減少回復までG-CSFの投与を続ける方法）が選択肢になる．リスク因子は，年齢65歳以上，performance status不良，過去の発熱性好中球減少症のエピソード，栄養不良，開放創や活動性のある感染の合併，高度進行がん，過去の広範囲の照射歴，化学放射線療法，骨髄がん腫症，重篤な併存疾患の合併である．G-CSFの投与以外にも，これらのリスク因子がある場合，キノロン系抗菌薬の予防内服が選択肢である〔例：レボフロキサシン500 mg 1錠，好中球減少期（nadir）に合わせて7日間内服〕．

　G-CSFの治療的投与（好中球減少症が起こってからG-CSFを投与する方法）はエビデンスが乏しく無熱の場合には推奨されない．発熱性好中球減少症かつ，下記のリスク因子を満たす場合はG-CSFを投与する．リスク因子は，好中球減少が10日以上持続することが予想される，100/mm^{3}以下の好中球減少が予想される，年齢>65歳，原疾患のコントロール不良，肺炎，血圧低下，多臓器不全（敗血症），侵襲性真菌感染症，入院中の発熱である．

5．神経毒性のマネージメント

　パクリタキセルによる神経障害では，末梢性の感覚神経障害が多く，手足の先のしびれ感，灼熱感などが好発する．進行するとペットボトルの開け閉めが難しくなったり，つまづきやすくなるなど日常生活に影響する．用量依存性の傾向がある．grade 2の末梢神経障害が出現した場合は，パクリタキセルの1段階減量を考慮する．grade 3以上の末梢神経障害ではいったん休薬し，grade 2以下になるのを待つ．末梢神経障害によるカルボプラチンの投与量調節は不要である．

　これまで，化学療法による末梢神経障害に対して明らかな有効性が示された予防・治療薬は存在せず，少数例の報告に基づき漢方薬が使用されたり，ガバペンチンやプレガバリンなどの抗けいれん薬が使用されてきた．セロトニン・ノルアドレナリン再取り込み阻害薬（SNRI）のデュロキセチンは，プラセボコントロールのランダム化比較試験により，化学療法による末梢神経障害性疼痛の緩和に有効性が示され，選択肢の1つとなった．

▶ TC 療法とベバシズマブ

　初回化学療法のTC療法にベバシズマブを併用・維持することによりPFSを延長する効果が2つの試験（GOG 0218試験，ICON7試験）で示された．

　今後は，dose-dense TC療法とtri-weekly TC療法＋ベバシズマブをどのように使い分けていくのか，検討が必要である．また，dose-dense TC療法とベバシズマブの併用については，GOG0262試験ではアバスチンの上乗せ効果が証明されなかったことから，今後のさらなる検証が必要である[6]．

■文献

1) Ozols RF, Bundy BN, Greer BE, et al. Phase III trial of carboplatin and paclitaxel compared with cisplatin and paclitaxel in patients with optimally resected stage III ovarian cancer: a Gynecologic Oncology Group study. J Clin Oncol. 2003; 21: 3194-200.
2) Katsumata N, Yasuda M, Takahashi F, et al. Dose-dense paclitaxel once a week in combination with carboplatin every 3 weeks for advanced ovarian cancer: a phase 3, open-label, randomised controlled trial. Lancet. 2009; 374: 1331-8.
3) Katsumata N, Yasuda M, Isonishi S, et al. Long-term results of dose-dense paclitaxel and carboplatin versus conventional paclitaxel and carboplatin for treatment of advanced epithelial ovarian, fallopian tube, or primary peritoneal cancer (JGOG 3016): a randomised, controlled, open-label trial. Lancet Oncol. 2013; 14: 1020-6.
4) "Action Letter for Protocols Sponsored by the National Cancer Institute That Use Carboplatin" NCI Oct. 1, 2010.
5) Venook AP, Egorin MJ, Rosner GL, et al. Phase I and pharmacokinetic trial of paclitaxel in patients with hepatic dysfunction: Cancer and Leukemia Group B9264. J Clin Oncol. 1998; 16: 1811-9.
6) ESGO 2013 meeting abstract. http://journals.lww.com/ijgc/Documents/ESGO%2018%20Meeting%20Abstracts,%20Liverpool.pdf

〈酒井 瞳　勝俣範之〉

H 卵巣がん

58 摘出不能と考えられる卵巣・卵管・腹膜がんの管理

重要ポイント

- 摘出不能あるいは進行卵巣・卵管・腹膜がんに対して化学療法先行治療が標準治療となりつつある.
- 化学療法先行治療の対象症例の選択には，画像診断，腫瘍マーカー，穿刺細胞診の組み合わせが有用である.
- 化学療法先行治療により，手術先行治療とほぼ同等以上の治療成績が示されているが，期待される手術侵襲の軽減は必ずしも明確には示されていない.

概説

卵巣・卵管・腹膜がんの標準治療は，原発臓器診断，組織診断，進行期診断を目的に staging laparotomy とよばれる手術を最初に，次いで化学療法を追加する手術先行治療である．進行卵巣がんでは，初回手術で残存腫瘍径＜1 cm の optimal surgery を目指して，転移病巣の可及的摘出（maximum debulking）が行われ，primary debulking surgery（PDS）ともよばれる．化学療法は，タキサン系薬剤のパクリタキセル（PTX）とプラチナ製剤のカルボプラチン（CBDCA）の併用である TC 療法が 6〜8 コース行われる．

一方，摘出不能と考えられる症例を対象に術前化学療法（neoadjuvant chemotherapy: NAC）とよばれる化学療法で腫瘍を縮小した後，interval debulking surgery（IDS）を行い術後さらに化学療法追加する治療が行われ，NAC 療法あるいは化学療法先行治療とよばれる．NAC 療法と標準治療の後方視的な比較にて，NAC 療法が有用であることが期待され，その後第 II 相，第 III 相の前向き試験による検証でも良好な結果が得られており，NAC 療法は，摘出不能と考えられるあるいは進行した卵巣・卵管・腹膜がんに対する標準的治療となりつつある．

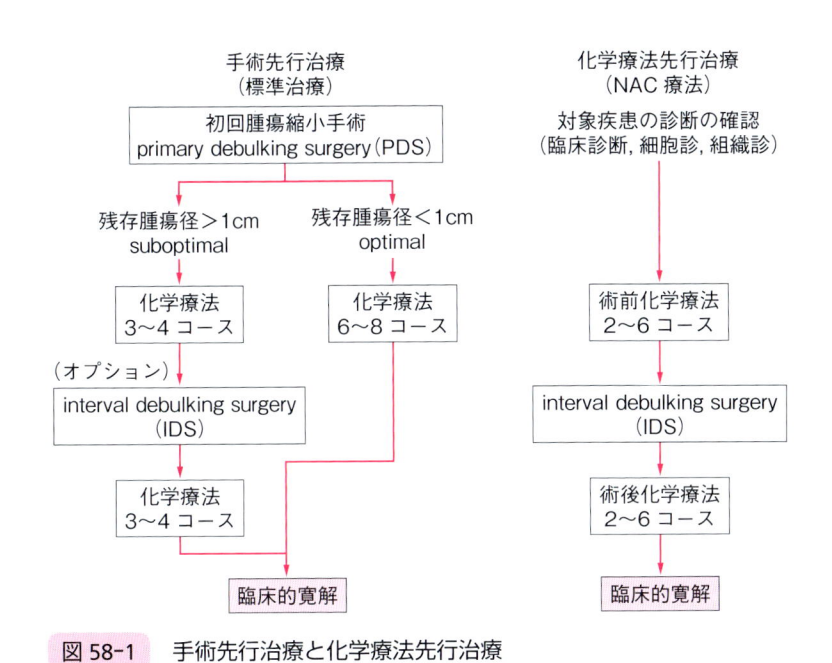

```
                手術先行治療                    化学療法先行治療
                （標準治療）                     （NAC療法）
            ┌──────────────┐            ┌──────────────┐
            │初回腫瘍縮小手術│            │対象疾患の診断の確認│
            │primary debulking surgery（PDS）│  │（臨床診断，細胞診，組織診）│
            └──────────────┘            └──────────────┘
         残存腫瘍径＞1cm  残存腫瘍径＜1cm
         suboptimal      optimal
         ┌──────┐  ┌──────┐            ┌──────┐
         │化学療法│  │化学療法│            │術前化学療法│
         │3〜4コース│  │6〜8コース│            │2〜6コース│
         └──────┘  └──────┘            └──────┘
      （オプション）
         ┌──────────────┐            ┌──────────────┐
         │interval debulking surgery│  │interval debulking surgery│
         │       （IDS）        │            │       （IDS）        │
         └──────────────┘            └──────────────┘
         ┌──────┐                        ┌──────┐
         │化学療法│                        │術後化学療法│
         │3〜4コース│                        │2〜6コース│
         └──────┘                        └──────┘
              ┌──────┐                    ┌──────┐
              │臨床的寛解│                    │臨床的寛解│
              └──────┘                    └──────┘
```

図58-1 手術先行治療と化学療法先行治療

▶治療

　標準治療である手術先行治療と，NAC療法の治療スケジュールをシェーマで示す（図58-1）．手術先行治療におけるPDSでoptimalが達成できずsuboptimalに終わった場合，その残存腫瘍径やPDSでの可及的摘出の程度（婦人科腫瘍専門医が手術を行ったか否か）によっては，化学療法途中で再度腫瘍縮小手術（IDS）を試みることも考慮される．NAC療法において，NACは一般には2〜6コース程度，後述する臨床試験では3〜4コースの設定であるが，至適なコース数に関しては必ずしも確立されてはいない．NACに至適の化学療法として確立されたregimenは存在しないが，後述のメタアナリシスの結果からはタキサン系薬剤とプラチナ製剤との併用が推奨される．

▶利点

　NAC療法を標準治療と比べた場合，種々の利点と問題点がある（表58-1）．NAC療法は，進行卵巣・卵管・腹膜がんの治療成績の改善および利点に示すように手術侵襲の軽減により患者のQOLの向上が期待される治療であるが，問題点もあり，標準治療となるためには手術先行治療との第III相試験での比較によりその

表 58-1　NAC 療法の利点と問題点

利点	問題点
1) 手術先行治療に比べて，手術枠確保，他科との連携などの調整が不要で，NAC 療法では速やかに治療開始可能．	1) 治療開始時に，staging laparotomy を兼ねた手術を行わないため，対象疾患や進行期の診断が不正確となる危険性がある．
2) NAC により胸水腹水の減少，それに伴う PS の改善，（しばしば合併症として認められる）血栓症の改善が期待できるため，IDS では侵襲の大きな手術であっても PDS よりも安全に行いうる．	2) 化学療法の効果が得られなければ，腫瘍縮小手術の機会を逸する，optimal surgery 達成の機会を逸する，などの危険性がある．
3) NAC により腫瘍量，拡がりの縮小が得られば，高率に optimal surgery の達成が期待できる．	3) 腫瘍縮小手術に際して，肉眼的な腫瘍の縮小により，術式を縮小しすぎて根治性を損なう危険性がある．
4) NAC により腫瘍量，拡がりの縮小が得られば，他臓器合併切除の減少，手術合併症の減少も期待できる．	4) 血流不十分な細胞の存在により，薬剤耐性細胞の出現頻度が高くなり，かつ腫瘍細胞の多い状態での化学療法のため，薬剤耐性細胞の出現数が増える危険性がある．

有用性が証明されなくてはならない．

診断

　卵巣・卵管・腹膜がんにおいて手術で摘出可能か否かの診断には CT，MRI，FDG-PET などによる腫瘍の局在診断や腹膜肥厚，多量腹水の所見などから腫瘍摘出の可否を推定する方法などが報告されている．ただし，optimal 手術の可能性に関しては，可及的摘出に対する婦人科医の意欲や，各施設における外科を含めた他科との連携などが関係し，普遍的な診断は困難であると考えられる．

　一方，NAC 療法の対象となり得る III/IV 期の進行がんの診断に関しては，画像診断，腫瘍マーカー，穿刺細胞診などが有用であり，Japan Clinical Oncology Group（JCOG）で行われた，NAC 療法の第 II 相試験（JCOG0206）では，登録された 56 例のうち 56 例全例が卵巣・卵管・腹膜の上皮性間質性腫瘍であり，53 例（95％）が III/IV 期であることが，NAC 療法前の診断的腹腔鏡により確認され，画像診断，腫瘍マーカー，穿刺細胞診の組み合わせにより NAC 療法の対象疾患を適切に診断可能であることが示されている[1]．

表 58-2　メタアナリシスによる NAC 療法の治療成績の解析

	Bristow（2006）	Kang（2009）
論文選択規準	1）stage III / IV＞90% 2）CDDP or CBDCA を含む NAC regimen 3）腫瘍縮小手術前に NAC を開始	
Medline 検索対象期間	1989.1.1～2005.9.30	1989.1.1～2008.6.30
解析対象論文数	21	21
症例数を勘案した平均		
生存期間中央値	24.5M	27.5M
タキサン系薬剤使用割合	47.7%	48.2%
optimal 手術割合	65.0%	70.0%
stage IV 症例割合	27.4%	28.9%
年齢	61.1 years	60.4 years
予後因子		
報告年	p＝0.004［＋1.1 M/year］	p＝0.002
タキサン系薬剤使用割合	p＜0.0005［＋1.6 M/10%］	p＝0.007
optimal 手術割合	p＝0.012［＋1.9 M/10%］	p＝0.012
stage IV 症例割合	p＝0.002［－2.3 M/10%］	p＝0.101（NS）
NAC コース数	p＝0.046［－4.1 M/cycle］	p＝0.701（NS）
年齢	p＝0.448（NS）	NA
Statistical method	simple linear regression model	random-effects model

NS: not significant, NA: not available

▶ 成績

1. メタアナリシス

　Bristow ら[2]，Kang ら[3] は，表 58-2 に示す規準で論文を選択し，解析を行った．Kang らは対象年代を広げて Bristow らと一部異なる論文を選択し，異なる手法で解析を行っている．NAC 療法の治療成績は，共通して論文の年代，PTX の使用割合，optimal 症例の割合と相関が認められた．Bristow らは NAC 療法の生存期間中央値 24.5M は，初回手術で suboptimal に終わり，GOG（Gynecologic Oncology Group）の臨床試験に登録された症例の予後と同等であるとして，NAC 療法に対して否定的な見解を述べている．一方，Kang らは NAC 療法を標準治療と比較した論文のみの解析も行い，NAC 療法により手術で suboptimal となるリスクは有意に減少し，optimal 達成率を上げることができると，NAC 療法を評価している．解析に含まれる報告の多くは，PS 不良や optimal 不能と判断された症例に対する

表 58-3　NAC 療法と標準治療の比較試験

	EORTC 55971（2010）		CHORUS（2013, ASCO 報告）	
割付け群	PDS (n=336)	NACT (n=334)	PDS (n=276)	NACT (n=274)
割付け治療施行割合	92%	96%	PDS: 90%, 術後化学療法: 76%	NAC: 92%, IDS: 78%
手術時間（min）	165 (10～720)	180 (30～560)	NA	NA
残存＜1 cm	41.6%	80.6%	NA	NA
残存 0（完全切除）	19.4%	51.2%	15%	35%
周術期死亡	2.5%	0.7%	NA	NA
出血 G3/4	7.4%	4.1%	3%	7%
血管 G3/4	2.5%	0%	2%	0%
感染 G3/4	8.1%	1.7%	6%	3%
消化管瘻	1.0%	0.3%	NA	NA
2 週以内退院割合	NA	NA	74%	92%
PFS	12M	12M	10.2M	11.7M
OS	29M	30M	22.8M	24.5M

EORTC: European Organization for Research and Treatment of Cancer, CHORUS: Chemotherapy or Upfront Surgery, ASCO: American Society of Clinical Oncology, NA: not available

治療成績であり，否定的見解の Bristow の結果から判断しても，NAC 療法により治療成績が損なわれることはないと考えられる．

2. 第 III 相比較試験

　NAC 療法と標準治療の比較試験は，これまでに EORTC（European Organization for Research and Treatment of Cancer）の EORTC55971 試験の結果が publish され[4]，RCOG（Royal College of Obstetricians and Gynaecologists）と CTU-MRC（Medical Research Council Clinical Trials Unit）の試験である CHORUS（Chemotherapy or Upfront Surgery）試験の結果が国際学会で報告されている（表 58-3）．EORTC 試験では，NAC 療法群で高率に残存＜1 cm を達成でき，合併症割合が少なく，PFS，OS とも標準治療群とほぼ同等との結果であった．これにより，NAC 療法は進行卵巣・卵管・腹膜がんの標準治療の 1 つの選択肢となりうると位置づけられる．CHORUS 試験では出血に関する有害事象は必ずしも減少しないが，NAC 療法群では高率に完全切除が達成できて，標準治療群に

比して PFS, OS とも延長傾向という有望な結果であった．JCOG でも同様の第 III 相試験の登録を完了し経過観察中であるが，JCOG 試験の結果によっては，標準治療となることも期待される．

▶ **注意**

　NAC 療法は手術先行治療に比べて，手術侵襲の軽減が期待される治療であるが，EORTC の試験では，有害事象の減少に関する統計的解析は行われていない．また，CHORUS 試験においても，出血の有害事象はむしろ NAC 療法群で増加が認められる．NAC 療法群の手術侵襲の軽減に関しては，さらなる検証が必要である．

■**文献**

1) Onda T, Kobayashi H, Nakanishi T, et al. Feasibility study of neoadjuvant chemotherapy followed by interval debulking surgery for stage III/IV ovarian, tubal, and peritoneal cancers: Japan Clinical Oncology Group Study JCOG0206. Gynecol Oncol. 2009; 113: 57-62.
2) Bristow RE, Chi DS. Platinum-based neoadjuvant chemotherapy and interval surgical cytoreduction for advanced ovarian cancer: a meta-analysis. Gynecol Oncol. 2006; 103: 1070-6.
3) Kang S, Nam BH. Does neoadjuvant chemotherapy increase optimal cytoreduction rate in advanced ovarian cancer? Meta-analysis of 21 studies. Ann Surg Oncol. 2009; 16: 2315-20.
4) Vergote I, Tropé CG, Amant F, et al. Neoadjuvant chemotherapy or primary surgery in stage IIIC or IV ovarian cancer. N Engl J Med. 2010; 363: 943-53.

〈恩田貴志〉

H 卵巣がん

59 プラチナ感受性がんに対する治療法

> **重要ポイント！**
> - 前回のプラチナ含有化学療法最終投与日から 6 カ月以上経過して以降に再発した際に，プラチナ感受性再発と定義される．プラチナ感受性再発に対し，プラチナ系薬剤を含む併用化学療法が有効である．
> - カルボプラチンと併用する薬剤としてパクリタキセル，ゲムシタビン，リポソームドキソルビシンの有効性が示されている．患者の状態や有害事象を考慮し治療方針を決定する．
> - 近年，カルボプラチン＋ゲムシタビン療法に分子標的治療薬であるベバシズマブを上乗せすることによる予後改善効果が示されている．

▶ 概説

前回治療でプラチナ系化学療法が行われた際の再発がんに対する治療として，初回治療終了後から再発までの期間（platinum-free interval: PFI）と，再発がんに対するプラチナ系化学療法の奏効割合が相関することが知られている．PFIが6カ月以上の再発ではプラチナ感受性，6カ月未満の再発ではプラチナ抵抗性と判断する．プラチナ感受性再発に対し，プラチナ系化学療法の再投与が有効である．

再発の診断は，あくまで画像診断で再発・増悪の判定を行ってから確定する．CA125は病勢を反映する有効な腫瘍マーカーであるが，CA125値が上昇した時点で早期に再発治療を開始しても，臨床所見や画像診断で臨床的に増悪を確認してから治療を開始しても，全生存期間には差がない．むしろ QOL（Quality of Life）は CA125値上昇に基づく早期治療群のほうが悪い[1]．したがって，CA125値上昇のみで再発の診断，治療開始をしてはならない．

プラチナ感受性再発卵巣がんに対し，プラチナ製剤単独に比較してプラチナ製剤を含む併用化学療法のほうが治療効果の高いことが，これまでの臨床試験で示されている．プラチナ製剤と併用する薬剤として，パクリタキセル，ゲムシタビン，リポソームドキソルビシン（pegylated liposomal doxorubicin: PLD）があげられ

る．特に神経毒性によりタキサンの継続が困難な患者においては，ゲムシタビンやリポソーマルドキソルビシンを考慮する必要がある．さらに，近年分子標的治療薬であるベバシズマブの有効性も示されている．

▶ 治療各論

1. カルボプラチン＋パクリタキセル療法

> カルボプラチン AUC 5～6　day 1
> パクリタキセル 175 mg/m^2　day 1　21日毎　6サイクル

　プラチナ感受性再発がんに対し，プラチナ系抗がん薬を含む併用化学療法により延命効果が期待できる．現在までにいくつかの臨床試験でPFI 6カ月以上の再発がんに対するプラチナ＋タキサン併用療法の有効性が示され[2]，パクリタキセル＋カルボプラチン（TC療法）を再び行うことも選択肢の1つとなる．

2. カルボプラチン＋ゲムシタビン療法

> カルボプラチン AUC 4　day 1
> ゲムシタビン 1,000 mg/m^2　day 1, 8　21日毎　6サイクル

　プラチナ感受性再発卵巣がんに対し，カルボプラチン＋ゲムシタビン併用療法とカルボプラチン単剤療法を比較した第III相比較試験が行われた（AGO-OVAR/NCIG CTG/EORTC GCG intergroup）[3]．無増悪生存期間（progression-free survival: PFS）が8.6カ月 vs 5.8カ月と併用群のほうが優れ，奏効率においても47.2% vs 30.9%と併用群のほうが優れる結果であった．主な有害事象は血液毒性であるが，悪心嘔吐や全身倦怠感，神経毒性といった非血液毒性が比較的軽度なのが特徴であり，タキサン系化学療法による神経毒性を回避したいケースなどで選択肢となる．

3. カルボプラチン＋リポソーマルドキソルビシン療法

> カルボプラチン AUC 5　day 1
> リポソーマルドキソルビシン 30 mg/m^2　day 1　28日毎　6サイクル

　カルボプラチン＋パクリタキセル併用療法に対して，カルボプラチンとPLDの併用療法の非劣性を試みる第III相臨床試験が行われ（CALYPSO Trial），カルボ

プラチン＋PLD のカルボプラチン＋パクリタキセルに対する非劣性が証明された（PFS 11.3 カ月 vs 9.4 カ月）[4]．さらに有害事象において，カルボプラチン＋パクリタキセルに比べ，カルボプラチン＋PLD では infusion reaction の発症頻度が少なく（16% vs 33%），また脱毛（7% vs 84%），神経毒性（5% vs 27%）も PLD 併用群のほうが少ないとの結果であった．ただし，手足症候群（12% vs 2%），悪心（35% vs 24%），粘膜炎（14% vs 7%）は PLD 併用群のほうが多く，副作用のプロファイルが異なることが判明した．したがって，以前のタキサン治療による末梢神経障害が強くタキサンの再投与が難しいケースや脱毛を好まない患者においては，カルボプラチンと PLD の併用療法が選択肢となる．

4．カルボプラチン＋ゲムシタビン＋ベバシズマブ療法

> カルボプラチン AUC 4　day 1
> ゲムシタビン 1000 mg/m^2　day 1, 8　3 週毎　6〜10 サイクル
> ベバシズマブ 15 mg/kg　day 1　3 週毎　増悪するまで投与継続

近年，卵巣がんに対する分子標的治療薬の開発が進んでいる．腫瘍増殖には，新生血管の誘導・増生が深く関与している．腫瘍から分泌される vascular endothelial growth factor（VEGF）により，正常な血管から，血管透過性が亢進し周皮細胞や内皮細胞による正常構造を保っていない異常な新生血管が発芽する．卵巣がんにおいて VEGF が高発現していることが知られており，またがん性腹水においても VEGF が高発現しているとの報告があることから，卵巣がんの増殖に VEGF が深く関与していることが示唆されている．ベバシズマブはヒト化モノクローナル抗体で，VEGF-A に高い親和性を示し，VEGF-A に結合し中和する．プラチナ感受性再発卵巣がんに対するベバシズマブの有効性を検討した臨床試験として，OCEANS trial が発表された．これは，カルボプラチン＋ゲムシタビン併用療法（カルボプラチン AUC 4，ゲムシタビン 1000 mg/m^2 day 1, 8　3 週毎）にベバシズマブ 15 mg/kg　3 週毎投与を併用する群と併用しない群とを比較した第 III 相比較試験である．median PFS が 12.4 カ月 vs 8.4 カ月（HR＝0.48; 95% CI 0.388-0.605, p＜0.0001）とベバシズマブを上乗せした群のほうが優れ，また奏効率においても 78.5% vs 57.4% とベバシズマブを上乗せした群のほうが優れていた．ただし全生存期間については統計学的な差を認めなかった．ベバシズマブの有害事象として高血圧，蛋白尿が認められたものの，消化管穿孔などの消化管毒性，血栓症は認められず，安全に投与可能であることが示された[5]．

現時点では，プラチナ感受性卵巣がんに対し，カルボプラチン＋ゲムシタビン＋ベバシズマブ療法が第1選択となる．ベバシズマブ投与禁忌（血栓症を有する，腸閉塞の既往がある）の患者においては，プラチナを含む2剤併用療法を行うことが勧められる．

　前治療でベバシズマブを含む化学療法が行われた際に引き続きベバシズマブを投与し続けたほうがよいのか（bevacizumab beyond progression: BBP）に関しては，わかっていない．

■文献

1) Rustin GJ, van der Burg ME, Griffin CL, et al. Early versus delayed treatment of relapsed ovarian cancer（MRC OV05/EORTC 55955）: a randomised trial. Lancet. 2010; 376: 1155-63.
2) Parmar MK, Ledermann JA, Colombo N, et al. Paclitaxel plus platinum-based chemotherapy versus conventional platinum-based chemotherapy in women with relapsed ovarian cancer: the ICON4/AGO-OVAR-2.2 trial. Lancet. 2003; 361: 2099-106.
3) Pfisterer J, Plante M, Vergote I, et al. Gemcitabine plus carboplatin compared with carboplatin in patients with platinum-sensitive recurrent ovarian cancer: an intergroup trial of the AGO-OVAR, the NCIC CTG, and the EORTC GCG. J Clin Oncol. 2006; 24: 4699-707.
4) Pujade-Lauraine E, Wagner U, Aavall-Lundqvist E, et al. Pegylated liposomal doxorubicin and carboplatin compared with paclitaxel and carboplatin for patients with platinum-sensitive ovarian cancer in late relapse. J Clin Oncol. 2010; 28: 3323-9.
5) Aghajanian C, Blank SV, Goff BA, et al. OCEANS: a randomized, double-blind, placebo-controlled phase III trial of chemotherapy with or without bevacizumab in patients with platinum-sensitive recurrent epithelial ovarian, primary peritoneal, or fallopian tube cancer. J Clin Oncol. 2012; 30: 2039-45.

〈原野謙一〉

H 卵巣がん

60 プラチナ耐性腫瘍の治療

重要ポイント！

- 想定される予後は短く，化学療法での期待される奏効率は低い．積極的な治療と同等以上に，緩和治療への移行やそのための準備が重要な状況である．
- 殺細胞性抗がん薬同士の併用の有用性は示されておらず，単剤の逐次投与が標準治療である．プラチナ耐性となって 3 レジメン目以降の化学療法の有用性は不明である．
- アバスチン®が適応拡大となった．プラチナ耐性における第Ⅲ相試験は AURELIA 試験のみであり，適格条件，効果，有害事象について十分理解する必要がある．

▶ 概説

初回ならびに感受性再発での奏効率が高く，「成功体験」を経験した患者が多いことや，プラチナ耐性と診断された際の全身状態はしばしば初診時よりも良好であること（特にⅢ期Ⅳ期で診断された患者は）などから，患者本人にとっても家族にとっても，ときには主治医にとっても，化学療法から全面的な緩和療法への移行が難しい状況である．

▶ PFI について

platinum free interval（PFI）6 カ月未満を通常プラチナ耐性，なかでも PFI 3 カ月未満やプラチナ治療中の増悪を"プラチナ不応性"として別に定義することがある．定義について重要な点は，もともと PFI は後方視研究において「前レジメンでのプラチナ製剤の最終投与から今回のプラチナ製剤の投与開始までの間隔」として定義された[1]が，臨床試験などの前方視的研究では「今回の治療の開始日」は操作可能であるため一意に定義できないこともあり，通常は「前レジメンの投与日から増悪の確認日までの間隔」として代用されることが多い．この場合の「増悪の確

表 60-1a 単剤の有効性

	RR	PFS	OS	代表的毒性
TPT	7〜13%	14〜23 週	10〜14 カ月	骨髄抑制
PLD	8〜12%	10〜12 週	9〜14 カ月	HFS，口内炎
GEM	6%	14 週	13 カ月	骨髄抑制

（ten Bokkel Huinink W, et al. J Clin Oncol. 1997: 2183-93）
（Gordon AN, et al. J Clin Oncol. 2001: 3312-22）
（Mutch DG, et al. J Clin Oncol. 2007: 2811-8）

表 60-1b プラチナ耐性に対する化学療法（単剤投与が基本）

ten Bokkel Huinink W, et al. J Clin Oncol. 1997: 2183-93

	RR	PFS	OS	毒性
PTX	6.7%	14w	43w	ANC↓ 23%
TPT	13.3%	23w	61w	ANC↓ 79%

Gordon AN, et al. J Clin Oncol. 2001: 3312-22

	RR	PFS	OS	毒性
TPT	6.5%	13.6w	41.3w	ANC↓ 90%，Sepsis 3.8%
PLD	12.3%	9.6w	35.6w	HFS 23%，口内炎 8.3%

Mutch DG, et al. J Clin Oncol. 2007: 2811-8

	RR	PFS	OS	毒性（非血液は G2-4）
PLD	8.3%	3.1m	13.5m	HFS 20%，口内炎 16%
GEM	6.1%	3.6m	12.7m	ANC↓ 38%，便秘 25%

2012 年 1 月 13 日時点で使用可能な選択肢

PLD	(40) 50 mg/m²	Q4w	CPT-11	100 mg/m² d1, 8, 15	Q4w
TPT	(1.2) 1.5 mg/m² d1〜5	Q3w	VP-16	50 mg/m² d1〜21,	Q4w
GEM	1000 mg/m² d1, 8	Q3w	DTX	70 mg/m²	Q3w
GEM	1000 mg/m² d1, 8, 15	Q4w			

TPT vs PLD PLD PPE 49%（G3/4 23%），STM 40%（G3/4 8.3%）

認日」は症状や身体所見，画像での確認日であって CA125 の上昇のみなどは増悪にはあたらない，という点に注意が必要である．

表 60-2 併用化学療法について

Study	Tested Rx	% of 1prior Rx	RR (%)	PFS (m)
OVA301	PLD+TRA	100	13.4	4
CARTAXHY	TPT/Cb+wPTX	71〜74	39/37	5.4/4.8
ASSIST-3	PLD+CAN	60	12.3	5.6
JCOG0503	CPT+oETP	56	21.67	4.1

1) Monk, et al. JCO2010. p.3107.
2) Lortholary, et al. Ann Oncol. 2012. p.346.
3) Vergote, et al. IJGC2010. p.772.
4) Matsumoto, et al. ASCO2013.

表 60-3 JCOG0503 結果まとめ

- 有効性
  奏効割合: 22%
  PFS: 4.1 カ月
  OS: 12 カ月
- 安全性
  FN: 18%
  治療関連死: 3 名（ただし因果関係が"possible"も含む）

▶ 治療

　標準治療はリポゾーマルドキソルビシン，トポテカン，ゲムシタビンのいずれかによる単剤治療である．他にイリノテカンや経口エトポシド，パクリタキセル毎週投与も選択肢となり得る．根拠となる第Ⅲ相試験はしばしばPFI＜12カ月などの患者集団を対象にしており，プラチナ耐性に限定した奏効率，PFS，OSがなかには提示されていない文献もある．表60-1に代表的な試験で報告されている，プラチナ耐性に対する有効性をまとめた．これらの標準治療の効果ははなはだ不十分と言わざるを得ず，様々な併用療法が繰り返し検討されてきた．併用療法の単剤に対する優越性を検証した比較試験で得られた有効性を表60-2にまとめたが，残念ながら殺細胞性抗がん薬同士の併用は今のところすべてネガティブスタディである．本邦でもJCOG0503試験で経口エトポシドとイリノテカン併用療法の第Ⅱ相試験を行ったものの，表60-3にまとめたように，奏効割合は既報の単剤よりは高いが毒性が強く治療関連死も報告されており，標準治療としての開発は困難と考えられた．単剤治療を順番に行うのが標準治療だが，「何レジメンまで行うか」は確立し

| 表 60-4 | ベバシズマブの消化管穿孔のリスクとなり得る因子 |

- 前化学療法レジメン数 3 以上
- 消化管浸潤の所見（臨床所見/画像）
- 腸閉塞の既往
- ストマの既往

| 表 60-5 | ベバシズマブの注意すべき有害事象 |

- 頻度が高いもの
  - 高血圧
  - 蛋白尿
  - 出血（鼻出血，喀血など）
- 頻度が低いが，重篤になり得るもの
  - 血栓（動脈・静脈共に）
  - 出血（脳出血など）
  - 消化管穿孔
  - 脳症

ていない．ASSIST-1 試験の結果からプラチナ耐性となってから 2 レジメン目までは延命効果が示されている[2]が，それ以降は不明である．

今後

　殺細胞性抗がん薬同士の併用は上記のように限界があり，今後は分子標的治療薬と殺細胞性抗がん薬との併用が検討されていくと思われる．なかでもベバシズマブは 2013 年に卵巣がんに対して適応が拡大された．AURELIA 試験の結果から有効性が期待されるものの，プラチナ耐性卵巣がんでの開発の初期段階では，AVF2949 g 試験において消化管穿孔が頻発し登録が中止された[3]こともあり，注意が必要である．異なる適格基準を用いた GOG170D 試験では消化管穿孔はみられなかった[4]ことから，適切な患者選択により安全性は向上すると考えられ，表 60-4 にあげたような患者では発症リスクが高い．他にも表 60-5 にあげるような有害事象を考慮に入れて，慎重な患者選択が必要である．

■文献

1) Markman M, Rothman R, Hakes T, et al. Second-line platinum therapy in patients with ovarian cancer previously treated with cisplatin. J Clin Oncol. 1991; 9: 389-93.
2) Vergote I, Finkler N, del Campo J, et al. Phase 3 randomised study of canfosfamide (Telcyta, TLK286) versus pegylated liposomal doxorubicin or topotecan as third-line therapy in patients with platinum-refractory or-resistant ovarian cancer. Eur J Cancer. 2009; 45: 2324-32.
3) Cannistra SA, Matulonis UA, Penson RT, et al. Phase II study of bevacizumab in patients with platinum-resistant ovarian cancer or peritoneal serous cancer. J Clin Oncol. 2007; 25: 5180-6.
4) Burger RA, Sill MW, Monk BJ. Phase II trial of bevacizumab in persistent or recurrent epithelial ovarian cancer or primary peritoneal cancer: a Gynecologic Oncology Group Study. J Clin Oncol. 2007; 25: 5165-71.

〈松本光史〉

H 卵巣がん

61 わが国での推奨されるベバシズマブの投与法

重要ポイント！

効能効果・用法用量を遵守し（表61-1），適正使用ガイドに基づく投与を推奨する．
- 婦人科がん領域で初めての分子標的治療薬であるベバシズマブ注（アバスチン®）が本邦も参加した GOG218 試験結果に基づき卵巣がんに適応追加となった．
- GOG218 試験に基づき，初回治療において投与することが推奨される（表61-2）．
　対象：FIGO III期以上
　併用レジメン：conventional TC 療法（dose-dense TC 療法との併用効果は不明）
　投与量：1回 15 mg/kg，3〜4 週毎
　投与期間：化学療法併用終了後，単剤継続投与を行い，最大 21 サイクル
- 再発がんでの使用はがん化学療法に十分な知識・経験をもつ医師のもとで，消化管穿孔などの有害事象への対応が迅速に行える施設で十分な IC 下に行う（日本人データなし）．
- 血管新生（VEGF）阻害薬としての特徴的な有害事象に注意する．高血圧，蛋白尿，消化管穿孔，創傷治癒遅延，腫瘍関連出血，血栓塞栓症など．
- GOG218 試験に本邦から参加していただいた患者さんは 44 例であり，日本人の卵巣がん患者における安全性データに関しては，今後慎重に集積していく必要がある．

▶ 背景

　抗 VEGF ヒト化モノクローナル抗体ベバシズマブ（遺伝子組換え）注（アバスチン®）（図61-1）は，2013 年 11 月 22 日に効能・効果「卵巣がん」で承認された．患者会から「必要性の高い未承認薬・適応外薬」としての開発要望を受けて，

表 61-1 アバスチン®の効能効果・用法用量（抜粋）

効能効果	卵巣癌
効能効果に関する使用上の注意	（4）卵巣癌の場合 1) FIGO Stage Ⅲ以上の卵巣癌患者に投与すること． 2)【臨床成績】の項の内容を熟知し，本剤の有効性及び安全性を十分に理解した上で，適応患者の選択を行うこと．
用法用量	他の抗悪性腫瘍剤との併用において，通常，成人にはベバシズマブ（遺伝子組換え）として1回15 mg/kg（体重）を点滴静脈内注射する．投与間隔は3週間以上とする．
用法用量に関する使用上の注意	卵巣癌の場合，本剤はカルボプラチン及びパクリタキセルとの併用により開始すること（【臨床成績】の項参照）． 卵巣癌の場合，他の抗悪性腫瘍剤との併用投与終了後も本剤単独投与を継続すること（本剤を継続投与しない場合の有効性は確認されていない．【臨床成績】の項参照）．

表 61-2 卵巣がんに対する臨床試験：ベバシズマブ

Phase	front-line		recurrent	
試験	GOG218	ICON 7	OCEANS	AURELIA
対象	Stage Ⅲ/Ⅳ	Stage Ⅰ〜Ⅳ	Pt sensitive	Pt resistant
レジメ	conventional TC 療法		GEM/CBDCA	weekly PTX PLD トポテカン
PFS: HR	0.717	0.81	0.484	0.48

（Burger R, et al. N Engl J Med. 2011; 365: 2473-83）[1]
（Perren T, et al. N Engl J Med. 2011; 365: 2484-96）[2]
（Aghajanian C, et al. J Clin Oncol. 2012; 30: 2039-45）[3]
〔Pujade-Lauraine E, et al. J Clin Oncol. 2012; 30: (suppl; abstr LBA5002)〕[4]

2010年12月に厚生労働省から開発要請が企業に出されていた．それに先行して婦人科悪性腫瘍研究機構（JGOG）が厚生労働省科学研究費を基盤に全国・全領域初の国際共同医師主導試験（治験）として，アメリカGOG218試験に参加した．GOG218試験で得られた効果・安全性のデータがPMDAにて審査され，2013年11月22日に追加承認された．本邦初の国際共同医師主導試験による薬事承認であり，今後の医薬品承認の在り方を示したものと考える．試験に参加いただいた患者

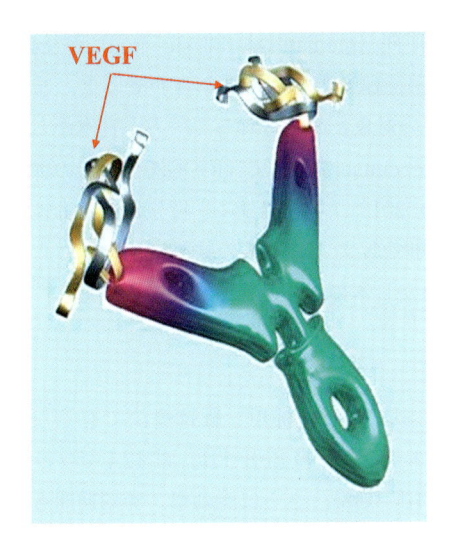

図 61-1 ベバシズマブ（アバスチン®）

遺伝子組換えヒト化抗 VEGF モノクローナル抗体（マウス抗ヒト VEGF 抗体 A4.6.1 由来）
- 一般名：ベバシズマブ（遺伝子組換え）
- 分子量：約 149,000 Da
- 由来：93% ヒト IgG1 由来，7% マウス由来
- 構造：アミノ酸 214 個の軽鎖 2 分子とアミノ酸 453 個の重鎖 2 分子からなる糖蛋白質
- 作用：ヒト VEGF（VEGF-A）の全アイソフォームに結合し，VEGF の生物活性を中和
- 親和性：マウス A4.6.1 抗体と同等の VEGF 親和性
- 種特異性：本抗 VEGF 抗体の結合は，ヒト，霊長類，ウサギの VEGF に限定される
- 半減期：17〜21 日

と JGOG，北里大学臨床試験コーディネーティング部，企業，米国 NCI など関係各位の協調の成果である．2014 年 4 月 17 日より，アバスチン® は入院での DPC から除外され出来高払いとして保険が適応された．ただし，化学療法（ドキシル® をのぞく）との併用で腹部放射線照射の既応がない患者が対象となる．

▶ **大規模臨床試験** （表 61-2)[1-4]

アバスチン® は初回術後治療では TC 療法〔パクリタキセル（PTX）/カルボプラチン（CBDCA）〕と併用，その後に維持投与する方法（米国：GOG218 試験，ヨーロッパ：ICON7 試験），プラチナ（Pt）感受性再発卵巣がんではゲムシタビン（GEM）/CBDCA 療法との併用・維持療法（OCEANS 試験），Pt 耐性再発卵巣がんでは weekly PTX，リポソーマルドキソルビシン（PLD，ドキシル®）あるいはトポテカンとの併用療法（AURELIA 試験）において優れた成績が報告されている．

1. 初回化学療法

世界標準の conventional TC 療法と併用・維持投与することで無増悪生存期間（PFS）が有意に延長することが示された（HR：GOG218 0.72，ICON7 0.81）（表 61-2）．GOG218 では III/IV 期がん，ICON7 では I〜IV 期が対象であったが，ICON7 試験のうち治療前に増悪リスクがあると考えられる 502 例（33%）のサブ

解析により，これら sub-group では全生存期間（median overall survival）が 9.4 カ月改善されることが示され（ECCO, 2013），GOG218 の結果と合わせると，まず，III/IV 期の進行がんがアバスチン®投与の対象と考えられる．一方，日本から発信し，現在広く世界で導入されている dose-dense TC 療法（JGOG3016）との併用は GOG262 試験結果が発表された（ESGO, 2013）．アバスチン®投与による毒性の増加は認められなかったが効果的には未知であり，ICON8 の結果に加え，さらなる生存期間延長に向けた今後の科学的検討が日本の責任として重要となった．

2. 再発がん治療

プラチナ（pt）感受性がんでは，GEM/CBDCA との併用・維持療法で有意な PFS が報告された（OCEANS 試験）．アバスチン®群の PFS（月）は 12.4 でプラセボ群の 8.4 に比べ有意な延長が示された（HR 0.48）．さらに奏効率，奏効期間も有意に改善された．一方，pt 抵抗性がんでも有意な PFS 改善（3.4 vs 6.7 カ月，HR 0.48）が示された（AURELIA 試験）．さらに，最終の OS 解析結果（観察期間中央値 27.4 カ月），アバスチン®を加えることにより，PFS の 3 カ月延長効果が OS にも反映されたことが示された（HR 0.85）．特に weekly PTX での併用効果が高いことが示された（PLD 13.7，トポテカン 13.8，weekly PTX 22.4 カ月）（ECCO, 2013）．

これら初発・再発での 4 つの RCT すべてで主要評価項目の PFS は有意に改善されたが，OS には反映されなかった．試験後は多くの治療が行われ，アバスチン®も含めてクロスオーバーがされている点，増悪後の長期生存（post progression survival）などの影響が指摘されている．

▶ 投与方法

投与量は 15 mg/kg を 3～4 週ごとに投与する．投与期間は最大 21 サイクルが推奨される．実際の投与法を図 61-2 に示す．

▶ 注意点

卵巣がんとして承認されたが，初回治療での日本人データは 44 例，特に推奨される用法・用量では 12 例のデータしかないこと，さらに，再発がんでは日本人データはないことに十分留意する必要がある．アバスチン®は，卵巣がんに対し現在標準治療として用いられている化学療法剤とは異なり，高血圧，蛋白尿，創傷治癒遅延，消化管穿孔，血栓塞栓症，出血などの特徴的な副作用の発現が認められて

```
PTX
175mg/m²      ⇩        ⇩        ⇩
CBDCA
AUC 6mg・min/mL ⇩       ⇩        ⇩
*¹ アバスチン®
15mg/kg
```

1サイクル	2サイクル	3サイクル	…				
1週 2週 3週	1週 2週 3週	1週 2週 3週		1週 2週 3週	1週 2週 3週		

TC療法＋アバスチン®併用投与時（2～6サイクル） → アバスチン®単独継続投与時（7～22サイクル）

1サイクル：3週（原則）×最大6サイクルまで　　1サイクル：3週（原則）×PDまで
　　　　　　　　　　　　　　　　　　　　　　または本剤として最大21サイクルまで

【1日目】
・ステロイド剤
・抗ヒスタミン薬
・H₂受容体拮抗薬
・制吐薬　　　　など

（30分以上あける）

PTX 175mg/m²
（5%ブドウ糖液または
生理食塩液500mLに溶解）　180分

CBDCA
AUC 6mg・min/mL
（5%ブドウ糖液または
生理食塩液250mLに溶解）　30分

アバスチン®15mg/kg
（日局生理食塩液に
添加後100mL）　30～90分*²

【1日目】
アバスチン®15mg/kg
（日局生理食塩液に
添加後100mL）　30～90分*²

アバスチン特有の
前投薬は必要ありません

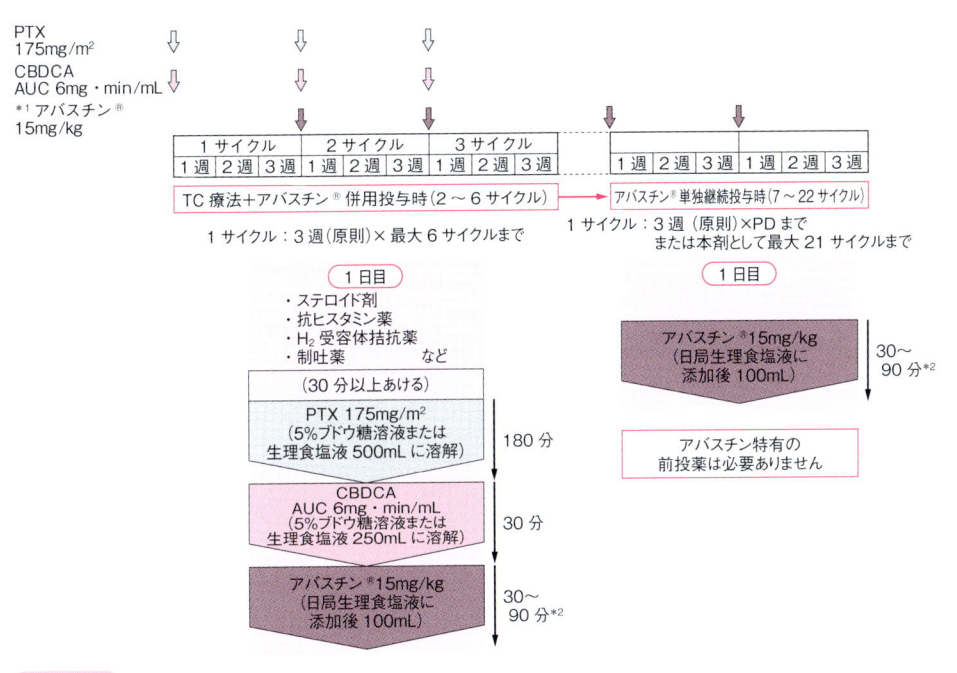

図61-2　TC療法＋アバスチン®

〔国際共同第Ⅲ相試験（GOG-0218試験）における投与例〕
*¹ 国際共同第Ⅲ相試験（GOG-0218試験）において，アバスチン®は化学療法1サイクル目には併用されず，2サイクル目から併用．海外第Ⅲ相試験〔ICON7（BO17707）試験〕において，手術から投与開始までの期間が28日以下の症例では化学療法2サイクル目からアバスチン®が併用．
*² 初回投与時は90分かけて点滴静注．初回投与時の忍容性が良好であれば，2回目の投与は60分間とすることができる．2回目の投与においても忍容性が良好であれば，それ以降の投与は30分間投与とすることができる．
PTX：パクリタキセル，CBDCA：カルボプラチン

おり，卵巣がんにおける初期の臨床第Ⅱ相試験では，特に3レジメン以上の前治療を有する患者では消化管穿孔の発現が懸念される．添付文書（表61-1）および適正使用ガイドなどの内容を確認のうえ，適切な患者選択および投与を行うことで，アバスチン®のリスクを最小化でき，卵巣がんの標準治療の1つとして良好な効果が期待できる（図61-1, 2）．

■文献

1) Burger R, Brady M, Bookman M, et al. Incorporation of bevacizumab in the primary treatment of ovarian cancer. N Engl J Med. 2011; 365: 2473-83.
2) Perren T, Swart A, Pfisterer J, et al. for the ICON7 Investigators. A phase 3 trial of bevacizumab in ovarian cancer. N Engl J Med. 2011; 365: 2484-96.
3) Aghajanian C, Blank SV, Goff BA, et al. OCEANS: a randomized, double-blind, placebo-controlled phase III trial of chemotherapy with or without bevacizumab in patients with platinum-sensitive recurrent epithelial ovarian, primary peritoneal, or fallopian tube cancer. J Clin Oncol. 2012; 30: 2039-45.
4) Pujade-Lauraine E, Hilpert F, Weber B, et al. AURELIA Investigators AURELIA: A randomized phase III trial evaluating bevacizumab (BEV) plus chemotherapy (CT) for platinum (PT)-resistant recurrent ovarian cancer (OC). J Clin Oncol. 2012; 30: (suppl; abstr LBA5002).

〈杉山 徹〉

H 卵巣がん

62 卵巣明細胞腺癌の診断と治療

重要ポイント

- 上皮性卵巣がんのうち，欧米では約3〜12％だが日本では約24％と頻度が高い．
- 子宮内膜症性卵巣嚢胞からのがん化がみられる．
- 概して腫瘍の増殖速度は遅く，早期に診断される症例が多い．
- CA125の陽性率は約65％と漿液性腺癌や類内膜腺癌に比べて低い．
- 標準治療とされてきたパクリタキセル/カルボプラチン療法（TC療法）の奏効率が低く，イリノテカン/シスプラチン療法（CPT-P療法）が行われてきている．
- 初回手術で残存腫瘍を有する例での予後はきわめて悪く，最大限の腫瘍減量術（maximum debulking surgery）が初回治療として非常に重要である．
- 再発例に対する有効な治療は確立しておらず，分子標的薬に期待が集まる．

▶ 概説

　卵巣明細胞腺癌は，病理学的特徴として豊富な明るい細胞質をもち，核が鋲釘状に突出するhobnail型細胞を特徴とする上皮性卵巣がんである．子宮内膜症性卵巣嚢胞からのがん化がみられることが古くから報告されている．欧米と比べ日本でその頻度が高く，様々な基礎的・臨床的研究がわが国から発信されている．臨床的には，I/II期の早期がんが6割以上を占めるが，上皮性卵巣がんの標準治療であるパクリタキセル/カルボプラチン療法（TC療法）の奏効率が低く，イリノテカン/シスプラチン療法（CPT-P療法）が行われ始めてきている．初回術後残存腫瘍を有する例での予後はきわめて悪く，最大限の腫瘍減量術（maximum debulking surgery）が初回治療として非常に重要である．

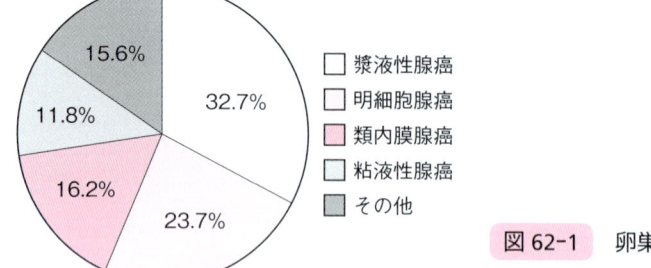

図 62-1　卵巣悪性腫瘍の組織分類

▶疫学

上皮性卵巣がんでの頻度は，欧米やアジア諸国では3～12％であるが，日本では約24％と頻度が高く漿液性腺癌につづく第2の組織型である[1]（図62-1）．FIGO Annual Reportによると，漿液性腺癌ではIII/IV期が77％を占めるのに対し，明細胞腺癌ではI/II期の早期がんが65％を占め，そのなかでもIc期が最も多い[2]．

▶診断

a. 発生の背景

子宮内膜症性卵巣囊胞からのがん化がみられることが古くから報告されている．子宮内膜症性囊胞からの卵巣がん発生は囊胞の大きさと年齢に相関し，大きさ4 cm以上から卵巣がんの合併が認められ，40歳以上では合併率が4％を超えるとされている[3]．

b. 病理

卵巣明細胞腺癌は，妊娠時子宮内膜のArias-Stella反応や腎尿細管に由来する腎細胞がんの明細胞型の組織に類似する．腫瘍細胞は淡明な細胞質に豊富なグリコーゲンを含み，一部の核が鋲釘状（hobnail）に突出することを特徴とする（図62-2）．細胞質のグリコーゲンはPAS染色に陽性を示し，ジアスターゼ消化により染色性が消失する．背景に子宮内膜症を合併しているものでは，異型子宮内膜症からの移行像がみられることもある．

c. 血清学的検査（腫瘍マーカー）

上皮性卵巣がん全体におけるCA125の陽性率は約80％程度で，特に漿液性腺癌では90％以上と高い陽性率を示すのに対し，明細胞腺癌における陽性率は約65％と低い結果となっている．明細胞腺癌の検出にCA125は決して有効的とはいえない[4]．

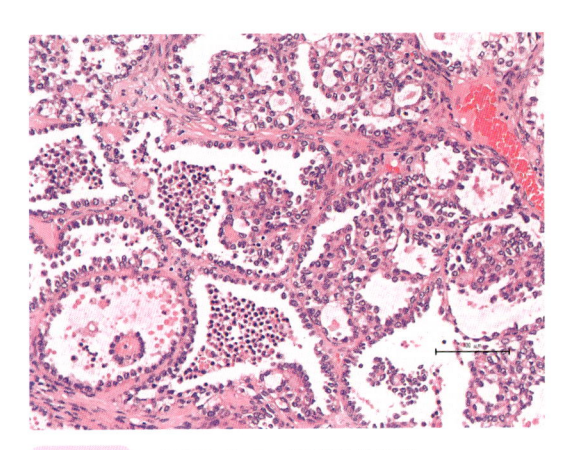

図 62-2 明細胞腺癌の組織学的特徴
淡明な腫瘍細胞が管腔を形成して増殖し,一部の核が hobnail pattern を呈している.HE 染色,×200,──:100μm

治療
1. 手術療法
「卵巣がん治療ガイドライン」では,組織型による個別化された手術療法に関する記述はない.よって現状では他の組織型と同様に,初回手術においては最大限の腫瘍減量術(maximum debulking surgery)を行い,進行期判定のため基本術式(両側付属器摘出術＋子宮全摘出術＋大網切除術)に加えて,腹腔細胞診やリンパ節摘出などの surgical staging を行うことがスタンダードとされる.正確に進行期判定された症例においては腹腔細胞診所見が予後因子となることが示されている.

a. 早期がんに対する手術(リンパ節郭清の意義について)

I/II 期の早期症例においても約 10％のリンパ節転移を認めるとされるが,リンパ節郭清が予後を改善するかどうかについては意見が分かれている.多数例での後方視的検討として,本邦では高野らや鈴木らが明細胞腺癌症例に限定した解析で,無増悪生存,全生存期間に有意差を認めなかったことを報告している[5,6].一方で Magazzino らは明細胞腺癌 240 例を解析し,リンパ節郭清群は I/II 期,III/IV 期とも有意に無病生存期間の延長が認められ,III/IV 期では全生存期間もリンパ節郭清群で延長したことを報告している[7].正確なリンパ節転移の評価によって再発のハイリスク群を同定できるものの予後の改善効果に関しては,今後の前方視的検討が必要である.

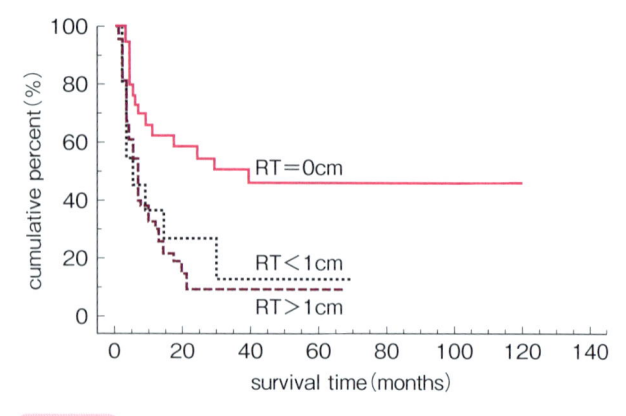

図 62-3 III/IV 期症例の初回手術における残存腫瘍別の無増悪生存率

RT：残存腫瘍径

b．進行がんに対する腫瘍減量術

　一般的に進行卵巣がんの予後は初回腫瘍減量術後の残存腫瘍径と相関するとされるが，抗がん薬に自然耐性を示す明細胞腺癌では若干状況が異なる．本邦での高野らの報告では，III/IV 期症例 99 例の残存腫瘍径（RT）別の無増悪生存の中央値はRT＝0 群で 39 カ月，RT＜1 cm 群で 7 カ月，RT＞1 cm 群で 5 カ月であり，RT＜1 cm 群と RT＞1 cm 群の間には予後の差がなかったとしている[8,9]．すなわち，optimal surgery 群と suboptimal surgery 群では予後に差がなく，complete surgery 群だけが有意に予後良好であった（図 62-3）．明細胞腺癌ではより最大限の初回腫瘍減量術（maximum debulking surgery）が求められ，肉眼的残存腫瘍を 0 にすることが重要である．

2．化学療法

　プラチナ製剤を用いた化学療法に低感受性である．conventional platinum-based 療法で 11〜27％，パクリタキセル/白金製剤併用療法で 18〜56％，イリノテカン/シスプラチン併用療法（CPT-P 療法）で 43％とされる[10]．これまで標準レジメンとされてきたパクリタキセル/カルボプラチン療法（TC 療法）と CPT-P 療法を比較する前方視的臨床試験 JGOG3014 が行われ，両レジメンの無病増悪生存がほぼ同等で毒性は容認できることが報告された[11]．特に 2 cm 未満の残存腫瘍を有する症例では，CPT-P 群は TC 群より予後良好の傾向（p＝0.056）が示された．これ

らの結果から国際 RCT である（JGOG3017/GCIG）が施行されており，明細胞腺癌に対する標準レジメンの確定が待たれる．両レジメンの比較として，TC 療法では末梢神経障害が多く投与間隔が 3 週毎であり，CPT-P 療法ではイリノテカンの投与間隔が 1 週毎で下痢に注意が必要であるという特徴がある．

a．分子標的治療薬

保険適応が認められている薬剤としてベバシズマブがある．詳細は H-61 の杉山らの稿を参照されたい．臨床試験では m-TOR 阻害薬のテムシロリムスが，III/IV 期がんを対象として TC 療法と併用した RCT が行われている（GOG268）．

▶ 再発がんの治療

セカンドライン以降の化学療法についてのエビデンスはない．殺細胞性抗がん薬の新しいコンビネーションだけでなく，分子標的薬剤の承認，開発に期待が集まっている．

■文献

1) 日本産婦人科学会腫瘍委員会報告 2011 年度患者年報．日産婦誌．2012; 64: 2382.
2) Sugiyama T, Fujiwara K. Clear cell carcinoma of the ovary. ASCO educational book. J Clin Oncol. 2007; 313-26.
3) Kobayashi H, Sumimoto K, Moniwa N, et al. Risk of developing ovarian cancer among women with ovarian endometrioma: a cohort study in Shizuoka, Japan. Int J Gynecol Cancer. 2007; 17: 37-43.
4) 青木大輔，野澤志朗．卵巣癌における腫瘍マーカーの使い方．日本分子腫瘍マーカー研究会誌．2005; 20: 98-9.
5) Takano M, Sugiyama T, Yaegashi N, et al. The impact of complete surgical staging upon survival in early-stage ovarian clear cell carcinoma: a multi-institutional retrospective study. Int J Gynecol Cancer. 2009; 19: 1353-7.
6) Suzuki S, Kajiyama H, Shibata K, et al. Is there any association between retroperitoneal lymphadenectomy and survival benefit in ovarian clear cell carcinoma patients? Ann Oncol. 2008; 19: 1284-7.
7) Magazzino F, Katsaros D, Ottaiano A, et al. Surgical and medical treatment of clear cell ovarian cancer; results from the multicenter Italian Trials in Ovarian Cancer (MITO) 9 retrospective study. Int J Gynecol Cancer. 2011; 21: 1063-70.
8) Takano M, Kikuchi Y, Yaegashi N, et al. Clear cell carcinoma of the ovary: a retrospective multicentre experience of 254 patients with complete surgical staging. Br J Cancer. 2006; 94: 1369-74.
9) 高野政志，後藤友子，古谷健一．卵巣明細胞腺癌と子宮内膜症―分子生物学的アプローチと治療戦略の展望．卵巣明細胞腺癌の治療と今後の展望．産科と婦人科．2012; 79: 1211-6.

10) 杉山　徹, 苦米地英俊, 斎藤達憲. 卵巣明細胞腺癌と子宮内膜症―分子生物学的アプローチと治療戦略の展望. 卵巣明細胞腺癌の臨床像. 産科と婦人科. 2012; 79: 1205-10.
11) Takakura S, Takano M, Takahashi F, et al. Japanese Gynecologic Oncology Group. Randomized phase II trial of paclitaxel plus carboplatin therapy versus irinotecan plus cisplatin therapy as first-line chemotherapy for clear cell adenocarcinoma of the ovary: a JGOG study. Int J Gynecol Cancer. 2010; 20: 240-7.

〈関根正幸　榎本隆之〉

H 卵巣がん

63 粘液性腺癌の診断と治療

重要ポイント！

- 原発性卵巣粘液性腺癌と診断された症例の多くは消化器がんなどからの転移性がんであり，診断確定には術中所見を勘案した病理診断が必要である．
- 組織型を考慮した化学療法レジメン確立の必要性は指摘されているものの，現時点では，上皮性卵巣がんに対する標準的化学療法レジメンであるパクリタキセル/カルボプラチン併用化学療法（TC療法）を卵巣粘液性腺癌に対する化学療法レジメンの第1選択とする．
- 化学療法低感受性が示唆される進行・再発卵巣粘液性腺癌に対する手術を行う際には，他臓器合併切除を含めた可及的腫瘍減量術に努める．

▶ 概説

　原発性卵巣粘液性腺癌は上皮性卵巣がんの7～14％を占める比較的まれな組織型であり，特に，進行卵巣粘液性腺癌の多くは消化器がんなどからの転移性がんであることが報告されており，原発・転移性の鑑別診断に苦慮する場合も少なくない（表63-1）[1]．FIGO I～II期の早期がんが多く，その予後は一般に良好である．一方，III～IV期の進行がんはきわめて少ないものの，進行卵巣粘液性腺癌の予後は漿液性腺癌に比して明らかに不良である．その一因として，上皮性卵巣がんの標準的化学療法であるパクリタキセル/カルボプラチン併用療法（TC療法）に対する低感受性が示されており，卵巣明細胞腺癌と同様に，組織型に基づく化学療法個別化の必要性が指摘されている．しかしながら，標準的化学療法であるTC療法を差し替えるだけのエビデンスがないことから，現時点では，卵巣粘液性腺癌に対して推奨される化学療法レジメンはTC療法である．

　卵巣粘液性腺癌に対する有効な化学療法レジメンが確立していない現況において，可及的腫瘍減量術は短期予後改善に寄与し得る唯一の治療選択肢である．した

表 63-1 転移性卵巣粘液性腺癌の原発巣

消化管	18
胃	5
結腸	7
小腸	3
虫垂	3
膵臓	8
婦人科	7
子宮頸部	5
子宮内膜	2
乳房	3
不明	4
合計	40 例

(Seidman JD, et al. Am J Surg Pathol. 2003; 27: 985-93[1] より改変)

がって，進行・再発卵巣粘液性腺癌に対する手術療法では，周術期合併症を含めた十分なインフォームド・コンセントを得て，他臓器合併切除を含む徹底した可及的腫瘍減量術に努める．

▶ 診断

米国婦人科グループ（Gynecologic Oncology Group: GOG）の臨床試験に登録された FIGO Ⅲ～Ⅳ期上皮性卵巣がん 3,435 例のうち，卵巣粘液性腺癌は 54 例（1.5％）であり，中央病理判定を施行し得た 44 例のうち約 60％は転移性卵巣粘液性腺癌と判定された．著者らが行った多施設共同研究の中央病理再判定の結果では，各施設で卵巣粘液性腺癌と診断された 189 例のうち，卵巣粘液性腫瘍は 151 例であり，卵巣粘液性腺癌と診断されたのは 64 例（33.9％）であった[2]．したがって，原発性卵巣粘液性腺癌の病理診断では，ムチンの局在，腫瘍径，病変の側性および腹膜病変の有無など術中所見などを勘案し，転移性悪性腫瘍の可能性を慎重に判断する（図 63-1）[3]．

卵巣粘液性腫瘍は大きな腫瘍を形成することが多く，多彩な腫瘍性特徴を有することから，病理診断に際しては，十分な標本数（最大腫瘍径 1 cm につき 1 枚の標本）を作成することが必要である．卵巣粘液性腫瘍において，破壊性あるいは圧排性の間質浸潤を判定することは必ずしも容易ではない．圧排性間質浸潤を有する症

```
                    Mucinous carcinoma involving the ovary
                                    │
                            Mucin localisation
                    ┌───────────────┴───────────────┐
                Intracellular                   Extracellular
            ┌───────┴───────┐               ┌───────┴───────┐
    No peritoneal disease  Peritoneal    No peritoneal   Peritoneal
                           disease       disease         disease
```

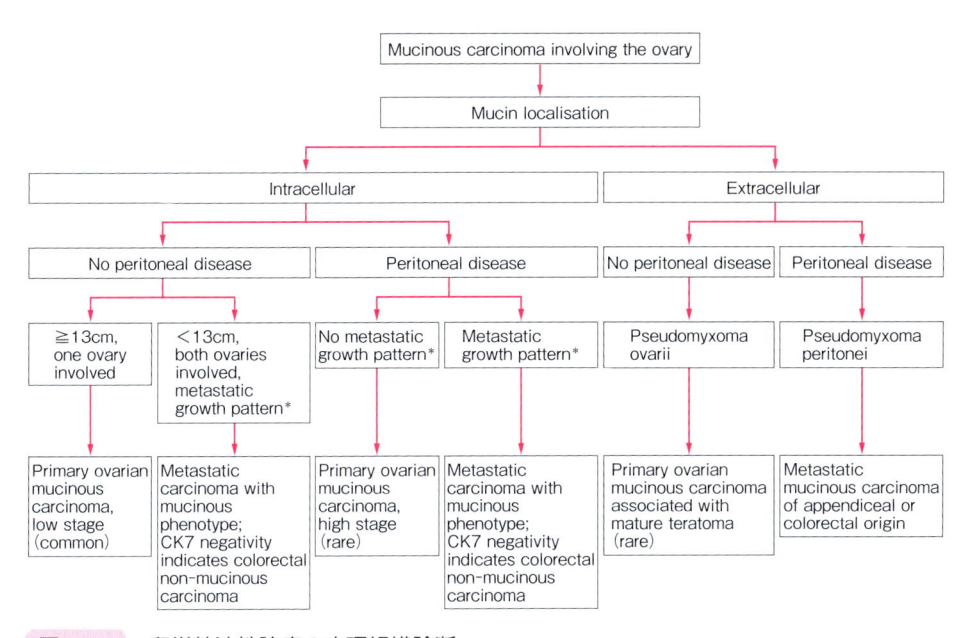

≧13cm, one ovary involved	<13cm, both ovaries involved, metastatic growth pattern*	No metastatic growth pattern*	Metastatic growth pattern*	Pseudomyxoma ovarii	Pseudomyxoma peritonei
Primary ovarian mucinous carcinoma, low stage (common)	Metastatic carcinoma with mucinous phenotype; CK7 negativity indicates colorectal non-mucinous carcinoma	Primary ovarian mucinous carcinoma, high stage (rare)	Metastatic carcinoma with mucinous phenotype; CK7 negativity indicates colorectal non-mucinous carcinoma	Primary ovarian mucinous carcinoma associated with mature teratoma (rare)	Metastatic mucinous carcinoma of appendiceal or colorectal origin

図 63-1 卵巣粘液性腺癌の病理組織診断

(Kelemen LE, et al. Lancet Oncol. 2011; 12: 1071-80)[3]

例の多くは早期がんであるのに対して，破壊性間質浸潤を有する症例の多くは進行がんであり，リンパ節転移をきたすことが報告されている．

卵巣悪性腫瘍の70～90％を占める上皮性卵巣がんには，漿液性腺癌，粘液性腺癌，類内膜腺癌，明細胞腺癌などが含まれる．これらの4つの組織型はMüller管由来の組織を模倣する．しかしながら，近年の分子生物学的検討の結果，組織型による分子生物学的特性の差違が明らかとなってきた．粘液性腺癌では漿液性腺癌で高頻度にみられるp53遺伝子の異常がみられず，消化器がんに多いras遺伝子の異常がみられることから，消化器がんに類似した生物学的特性を有することが示唆されている．

▶治療

1．手術療法

中央病理判定により原発性卵巣粘液性腺癌と診断された64例のうち，45例（70.3％）が早期がん（FIGO I〜II期）症例であり，粘液性腺癌と漿液性腺癌の3年生存率に明らかな差はみられなかったが，腫瘍の完全摘出が不可能であった進行

図 63-2 残存腫瘍径と予後

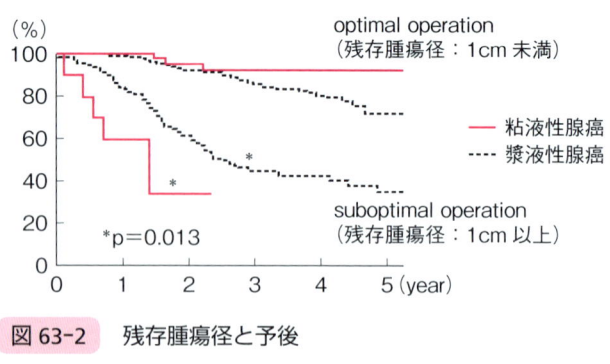

(Shimada M, et al. Gynecol Oncol. 2009; 113: 331-4[2]) より改変)

表 63-2 化学療法奏効率

報告者	症例数（例）	奏効率（％）
Shimada M	24	13
Hess V	19	26
Bamias A	24	45
Pectasides D	39	39
Pisano C	19	42
Pignata S	20	36
Alexandre J	54	60

(Seidman JD, et al. Am J Surg Pathol. 2003; 27: 985-93[1]) より改変)

卵巣粘液性腺癌の予後は漿液性腺癌と比して明らかに不良であった（図 63-2)[2]. したがって，有効な化学療法が確立していない現況では，他臓器合併切除を含む徹底した可及的腫瘍減量術が進行・再発卵巣粘液性腺癌の短期予後を改善し得る唯一の治療選択肢である．

2. 化学療法

卵巣粘液性腺癌の化学療法奏効率は 12.5～45.0％ と漿液性腺癌に比して明らかに低いことが報告されている（表 63-2)[4]．このような状況において，進行・再発卵巣粘液性腺癌の予後改善を目的とした臨床試験が国内外で行われている．本邦で行われた「進行・再発卵巣粘液性腺癌に対する SOX 療法の第 II 相試験」は，2008年 7月から開始し，3年 5カ月間で 40例の症例登録を得て終了した．SOX 療法

は，オキサリプラチン（L-OHP: 100 mg/m^2，第 1 日，静脈内投与）および S-1（投与量は体表面積により規定，第 1 日夕食後から第 15 日朝食後まで 2 週間内服）を化学療法レジメンとし，1 週間休薬する．3 週間（21 日間）を 1 サイクルとして，増悪あるいは治療中止基準に抵触するまで継続する．主要評価項目は奏効率，副次評価項目は有害事象発生率，無増悪生存期間および全生存期間である．中間解析では，中央病理判定の結果，14 例（35％）が原発性卵巣粘液性腺癌と診断され，奏効率は原発性卵巣粘液性腺癌で 0％，転移性卵巣粘液性腺癌で 21％であったが，stable disease を含めた病勢制御率（disease control rate）は 70％であり，SOX 療法は治癒困難な進行・再発卵巣粘液性腺癌に対する有用な化学療法レジメンである可能性が示された[5]．

　GOG は FIGO II～IV 期および FIGO I 期再発卵巣粘液性腺癌を対象として，2010 年 10 月から TC 療法と XELOX 療法〔L-OHP: 130 mg/m^2，カペシタビン（ゼローダ®）: 850 mg/m^2〕と，この両者にベバシズマブ（アバスチン®）を加えた 4 群を比較する無作為化比較第 III 相試験を施行している．本試験では，大腸がんで用いられている血管内皮増殖因子（vascluar endothelial growth factor: VEGF）に対するヒト化モノクローナル抗体であるベバシズマブの追加意義も検討する．2013 年 11 月 22 日，本邦でもベバシズマブが卵巣がんに対する保険収載を取得し，卵巣粘液性腺癌に対する抗腫瘍効果の検討が期待される．

■文献

1) Seidman JD, Kurman RJ, Ronnett BM. Primary and metastatic mucinous adenocarcinomas in the ovaries: incidence in routine practice with a new approach to improve intraoperative diagnosis. Am J Surg Pathol. 2003; 27: 985-93.
2) Shimada M, Kigawa J, Ohishi Y, et al. Clinicopathological characteristics of mucinous adenocarcinoma of the ovary. Gynecol Oncol. 2009; 113: 331-4.
3) Kelemen LE, Köbel M. Mucinous carcinomas of the ovary and colorectum: different organ, same dilemma. Lancet Oncol. 2011; 12: 1071-80.
4) Naik JD, Seligmann J, Perren TJ. Mucinous tumours of the ovary. J Clin Pathol. 2012; 65: 580-4.
5) Nishio S, Shimada M, Kamura T, et al. Phase II study of combination chemotherapy with oral S-1 and oxaliplatin (SOX) in patients with mucinous adenocarcinoma of the ovary. Ann Oncol. 2012; 23: Abstr 989P.

〈島田宗昭　紀川純三〉

H 卵巣がん

64 妊孕性温存の対象と治療法

> **重要ポイント！**
> - 卵巣がん患者に対する妊孕性温存手術は少なくとも片側卵巣と子宮を残すオプショナルな縮小手術である．
> - 本領域では倫理的観点からランダム化比較試験（RCT）の遂行は困難であり，現状では後方視的検討しか存在していない．
> - G3や術中破綻以外のIC期症例では比較的再発率が高い．

この20年間で日本女性の未婚率は特に上昇し，結果的に晩産化が進んでいる．総務省統計局の国勢調査データによると，25〜29歳および30〜34歳女性の未婚率は，それぞれ59.0％（71.4％）あるいは32.0％（47.1％）である（いずれも2005年のデータ．括弧内は比較に男性の未婚率を示した[1]）．一般的に，上皮性卵巣がんの発症は年々増加傾向にあるといわれている．事実，図64-1に日本産科婦人科学会が行っている腫瘍登録調査における上皮性卵巣がん患者数の年次推移を示した．同登録調査においてそのおよそ8〜9％前後が40歳未満の生殖可能年齢に発症するが，この比率は，年次的に一定しているようである（図64-1）．生殖年齢層にある一定の基準を満たす卵巣がん患者に対して，少なくとも片側卵巣と子宮を残す妊孕性温存手術が行われている．妊孕性温存手術はオプショナルな縮小手術であるため，適応を十分吟味する必要があることはいうまでもない．本稿では，上皮性卵巣がんに対する妊孕能温存手術に関する現時点での適応，および術式に関して概説する．

▶ 妊孕性温存手術が考慮される患者適応

日本婦人科腫瘍学会から発刊されている現行の「卵巣がん治療ガイドライン」によると，卵巣がんにおける妊孕性温存手術が考慮される患者適応に関しては以下があげられている[2]．

1）患者本人が挙児を強く望んでいること．

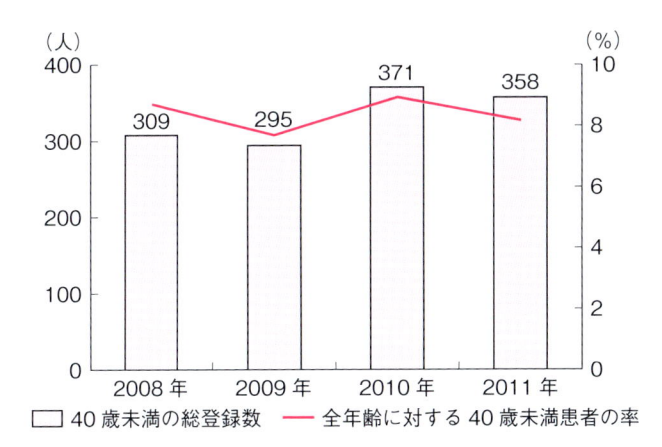

図64-1 日産婦登録データ表層上皮性・間質性悪性卵巣腫瘍登録者数に対する40歳未満患者が占める割合(%)

(日産婦誌. 2010; 62: 910, 2011; 63: 1096, 2012; 64: 1077, 2012; 64: 2388)

2) 患者および家族が疾患を深く理解していること．
3) 妊孕性温存手術は標準的な治療法ではなく，慎重にその適応を検討する必要があることに関し十分なインフォームドコンセントが得られていること．
4) 厳重かつ長期的フォローアップが可能であること．

これらの点は，妊孕性温存手術を行ううえでの最も重要な基本的事項であるため，今後も大きな変更はなく踏襲されるものと考えられる．

▶ 臨床病理学的な必要条件

同ガイドラインでは臨床病理学的な必要条件として，「IA期かつ高分化型」という条件があげられている．しかしながら，実際の臨床現場における運用を配慮して，いくつかのコメントが添付されている．すなわち，「グレード2は一定のコンセンサスは得られていないが，許容する報告がある」，「明細胞腺癌は，IA期に限れば予後不良ではない報告があり，許容を示唆する報告がある」，および「IC期は一定のコンセンサスは得られていないが，グレード3と明細胞腺癌を除くと許容できる意見がある」とし，一定の範囲で妊孕性温存の適応拡大ができる可能性を示唆している．こうした付記がなされた背景には，この領域では倫理的観点からランダム化比較試験（RCT）の遂行は困難であり，エビデンスレベルが低い後方視的検

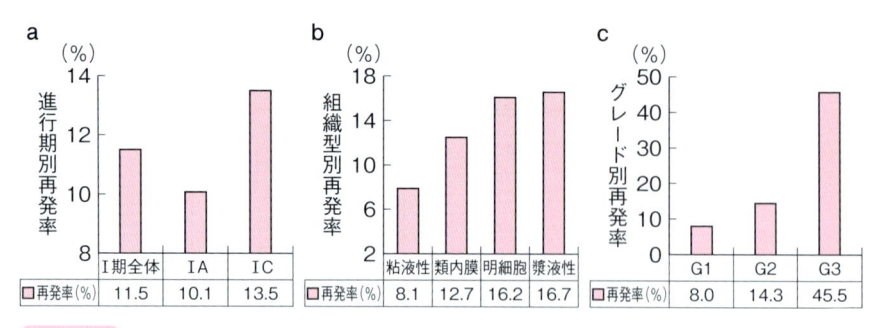

図 64-2　文献上の集積データを元に作成した再発率

I 期卵巣がんにおける代表的文献における集積データ（n=711）より作成
Satoh T, J Clin Oncol（2010）: Fruscio R, Ann Oncol（2013）: Kajiyama H, Eur J Surg Oncol（2010）: Morice P, Hum Reprod（2005）: Park JY, Gynecol Oncol（2008）: Schilder JM, Gynecol Oncol（2002）: Zanetta G, Br J Obstet Gynaecol（1997）

a　進行期別再発率（%）

	I 期全体	IA	IC
再発率(%)	11.5	10.1	13.5

b　組織型別再発率（%）

	粘液性	類内膜	明細胞	漿液性
再発率(%)	8.1	12.7	16.2	16.7

c　グレード別再発率（%）

	G1	G2	G3
再発率(%)	8.0	14.3	45.5

討しか行われていない現状がある．

　これまでの文献上の集積データより得られた，I 期卵巣がんにおける妊孕性温存手術後の再発率を図 64-2 に示す．集積データ 711 例全体の再発率は 11.5%（82/711 例）であった．進行期別にみると，IA 期で 10.1%（43/426 例），および IC 期で 13.5%（37/275 例）と，若干，IC 期で再発率が高い傾向にあった．組織型別比較では，粘液性腺癌に比較して，明細胞腺癌や漿液性腺癌では再発率が高い傾向にあった（粘液性腺癌：8.1%，明細胞腺癌：16.2%，および漿液性腺癌：16.7%）．さらに，グレード別にみると，G1 や G2 に比較して，G3 腫瘍では圧倒的に再発率が上昇していた（G1：8.0%，G2：14.3%，および G3：45.5%）．しかしながら，I 期卵巣がんと一言にいっても，現実には「進行期」，「グレード」，および「組織型」の 3 つのカテゴリーが重複して存在しているため，単純な比較が行いにくいのも現状である．

▶ IC 期サブステージを考慮した適応

　手術時に被膜を破綻させることなく腫瘍を摘出することが理想であることはいうまでもない．だが，注意して手術操作を進めても，結果的に破綻に至ってしまうことが少なくない．被膜破綻が生じた場合には少なくとも臨床進行期は IA 期から IC 期に upstage する．一言で IC 期といっても，腫瘍が被膜浸潤しているもの，微少な腹腔内進展を背景に腹水・洗浄細胞診陽性のもの，あるいはそれらの所見がなく

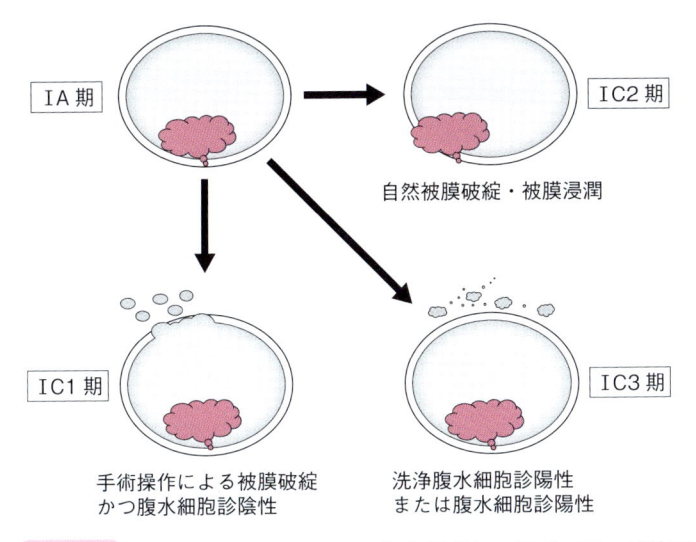

図 64-3 腫瘍被膜状態からみた I 期卵巣がんのサブステージ分類

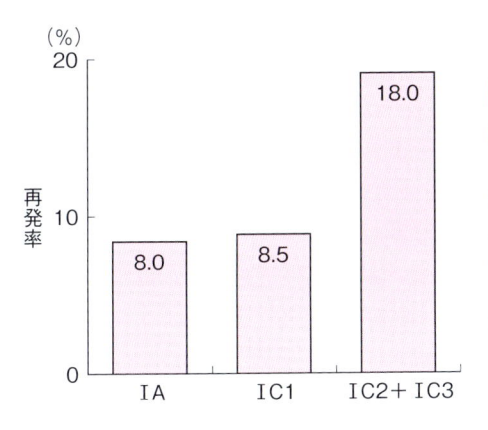

IA 期 → IC2 期（自然被膜破綻・被膜浸潤）
IC1 期：手術操作による被膜破綻かつ腹水細胞診陰性
IC3 期：洗浄腹水細胞診陽性または腹水細胞診陽性

図 64-4 腫瘍被膜状態と再発率

再発率（％）：IA 8.0、IC1 8.5、IC2+IC3 18.0

腫瘍被膜状態の明示のなされていた文献における再発率より作成
Satoh T, J Clin Oncol (2010): Fruscio R, Ann Oncol (2013): Kajiyama H, Eur J Surg Oncol (2010)
IC1：術中腫瘍被膜破綻，IC2：術前被膜破綻/被膜表面浸潤，IC3：腹水・洗浄細胞診陽性

術中摘出時に被膜破綻を生じてしまったものと様々なカテゴリーを含んでいる（図64-3）．実際にこうした腫瘍被膜状態が再発率に影響を及ぼすのであろうか？ 図64-2 で示した文献の中から，IC 期のサブグループが明示されているものが，3 文献中で 508 例存在していた[3-5]．それらの再発率を図 64-4 に示す．すなわち，術中破綻の IC 期の再発率は IA 期とほぼ同等であるが，術中破綻以外の IC 期ではその再発率は約 2 倍以上に上昇していた．すなわち，同じ IC 期であったとしても再発率はその被膜状態に関連していることを示唆しており，妊孕性温存治療を行ううえ

表64-1 IC期サブステージを考慮した卵巣がんにおける妊孕性温存手術の適応

	明細胞腺癌以外			明細胞腺癌		
	進行期			進行期		
	IA	IC1	IC2/IC3	IA	IC1	IC2/IC3
G1	○	△	△			
G2	△	△	△	△	△	×
G3	×	×	×			

IC1：術中腫瘍被膜破綻，IC2：被膜浸潤，術前被膜破綻，IC3：腹水・洗浄細胞診陽性，
○：よい対象，△：状況次第，必ずしも対象外とはいえない，議論の余地あり，
×：再発リスク高いため，一般的には推奨できない

でも配慮すべきと考える．Higashi らは特に明細胞腺癌では術中被膜破綻以外のIC期の場合には高い腹腔内再発率を示し，より慎重な管理が望ましいことを述べている[6]．私見ながらIC期サブステージを考慮した卵巣がんにおける妊孕性温存手術適応を表64-1に示した．実際に，G3腫瘍，明細胞腺癌，あるいは術中被膜破綻以外のIC期症例は，それ以外の症例に比較して確かに予後不良である．本質的には，「妊孕性温存を行うことによってさらに予後不良を招くのであろうか？」という問いがわき上がる．もし，さほど変わらないのであれば，これらの予後不良症例に本治療を適応する可能性も考慮できるが，現時点では推奨できるものではない．上記問いに答えるためにはRCTを行い，生存期間の差異が実際に存在するか否かを調べる必要がある．しかしながら，この解答を示すのは実に困難である．仮にそのような試験を計画したとしても，患者の強い温存希望を反映して，倫理的かつ運用的にみてもランダム化がきわめて行いにくいからである．患者および家族に，限られてはいるが現状のエビデンスを丹念に紹介しつつ，十分な話合いを行い，症例ごとに患者の意思を尊重した決定を臨機応変に下していく必要がある．

▶ 妊孕性温存の術式

卵巣がんに対する妊孕性温存の基本術式に含まれる手技は患側付属器摘出術，大網切除術，および腹腔内細胞診となっている．あくまでも本手術の目的は，妊孕性を温存しつつも，病巣の完全なる除去と可及的に正確な進行期の決定である．そこで，staging 手術に含まれる手技としては，対側卵巣の生検，腹腔内各所の生検，後腹膜リンパ節（骨盤・傍大動脈）郭清または生検が列挙されている．実際の staging 手術に関しては各施設，各症例によっても一定していない．したがって，

現在のガイドライン上でも，「妊孕性温存手術が考慮できる患者の選択にあたっては正確な staging を要する．」とするものの，「staging laparotomy に含まれる手技は肉眼と触診による注意深い観察で正常と確信できる場合にのみ省略を考慮し得る．」と記載されている．後腹膜リンパ節（骨盤・傍大動脈）郭清または生検のメリットとしては，1）正確な staging が可能となる，2）その staging に基づき化学療法を省略できる可能性がある，3）staging 手術に基づく正確な進行期決定により妊孕性温存手術の適応症例がピックアップできる，などが考えられる．一方のデメリットとしては，1）広範囲の郭清に伴って腹腔内癒着に起因する卵管不妊の続発が危惧される，2）pT1 期と考えられた症例で実際には 10～20％の occult 転移があるといわれながらも，郭清の治療的意義が確立していない，さらに，3）リンパ節の生検に際してその箇所が明確でない，などの様々な点があげられる．しかしながら，現実的には少なくとも腹腔内 staging は必須であるものの，PET/CT, CT などによる画像診，術中の肉眼的所見，さらに入念な触診によって明らかに異常を認めない G1～2 の IA～IC 期非明細胞腺癌までの症例にはリンパ節郭清の省略も可能と考える．しかしながら，明細胞腺癌や G3 症例においては，やはり系統的な郭清を行った方がよいと考える．いずれにせよ，患者および家族に対して staging 手術の利点と限界に関して十分な説明をしておく必要がある．

最後に

今後，さらなる社会の晩婚化・少子化の傾向に伴い，我々が日常臨床で本テーマに遭遇する機会もより一層増えていくであろう．本稿で解析した集積データは主として「再発率」に関する結果であった．「再発率」は観察期間の異なる個々の患者をあるワンポイントで観察し，再発を確認した率である．すなわち，その時点で再発を認めなかったとしてもその直後に再発するかもしれないため，一時的データとして認識すべきである．今後はプロスペクティブスタディーとして大規模に症例を集積し，その解析結果が新たな指針の構築に繋がるであろう．

■文献

1) 総務省統計局．国勢調査データ「20～44 歳の年齢別未婚率の推移（1950 年～2005 年）女性・男性」http://www.stas.go.jp/data/kokusei/2010/kouhou/useful/u38.htm
2) 日本婦人科腫瘍学会，編．卵巣がん治療ガイドライン 2010 年版．東京：金原出版；2010. p.44-6.
3) Satoh T, Hatae M, Watanabe Y, et al. Outcomes of fertility-sparing surgery for stage I epithelial ovarian cancer: a proposal for patient selection. J Clin Oncol. 2010;

28: 1727-32.
4) Fruscio R, Corso S, Ceppi L, et al. Conservative management of early-stage epithelial ovarian cancer: results of a large retrospective series. Ann Oncol. 2013; 24: 138-44.
5) Kajiyama H, Shibata K, Suzuki S, et al. Fertility-sparing surgery in young women with invasive epithelial ovarian cancer. Eur J Surg Oncol. 2010; 36: 404-8.
6) Higashi M, Kajiyama H, Shibata K, et al. Survival impact of capsule rupture in stage I clear cell carcinoma of the ovary in comparison with other histlogical types. Gynecol Oncol. 2011; 123: 474-8.

〈梶山広明〉

H 卵巣がん

65 境界悪性腫瘍への対応

重要ポイント！

- 卵巣境界悪性腫瘍はⅠ期が多く予後良好ではあるが，正確な病理診断と進行期判定が必要である．
- 粘液性腫瘍の場合，病理診断におけるサンプリングエラーが多いため，十分な数の標本作製による病理診断が必要である．
- 漿液性腫瘍の場合，浸潤性腹膜インプラントの有無が予後に大きく関与するため腹腔内の十分な観察と腹膜病変摘出が必要である．
- 若年発症における妊孕能温存手術においても腹膜病変の有無を検索し，腹腔内の十分な観察が必要である．

▶ 概説

　表層上皮性・間質性境界悪性腫瘍は全卵巣腫瘍の9％を占めるとされている[1]．最近の動向として日産婦による2011年度患者年報から表層上皮性・間質性境界悪性腫瘍の1年間の患者数を表65-1に示した[2]．2011年度の表層上皮性・間質性悪性腫瘍は3,895例と報告されているため，境界悪性腫瘍は悪性腫瘍の3割程度の症例数であるといえる．本邦では粘液性腫瘍が2/3を占めて最も多く，粘液性腫瘍と漿液性腫瘍の2種類で9割以上を占めている[2,3]．一方，欧米では漿液性腫瘍が半数を占めるとされ[4,5]，漿液性腫瘍の頻度に差があることが示唆される．

　臨床進行期は本邦，欧米からの報告，あるいはFIGOの26th Annual Report[6]いずれもⅠ期が90％以上を占めている．発症年齢に関しては表層上皮性・間質性悪性腫瘍が50代をピークとし若年，高齢層では少ないのに対して，各年代においてほぼ均等に発症する傾向を認めた[6]．50歳未満の発症が半数を占め，妊孕能温存手術を考慮すべき症例が多く含まれることも示された[6]．挙児希望のある症例では妊孕能温存手術，挙児希望のない症例では基本術式を行うが，いずれの術式においても広範囲検索による進行期決定ならびに腹膜病変の有無を検索する必要がある．

　予後は比較的よく，表層上皮性・間質性境界悪性腫瘍全体での5年生存率は

表 65-1 本邦における表層上皮性・間質性境界悪性腫瘍の組織型別症例数

組織型	症例数	%
漿液性腫瘍	301	24.3
粘液性腫瘍	840	67.7
類内膜腫瘍	32	2.6
明細胞腫瘍	14	1.1
その他	54	4.4

(婦人科腫瘍委員会報告. 2011 年度卵巣腫瘍患者年報. 日産婦誌. 2012; 64: 2340-88)[2]

98%(米国 SEER のデータ[7]),87%(FIGO の 26th Annual Report[6])とされている.

▶ 定義

日本産科婦人科学会・日本病理学会編の「卵巣腫瘍取扱い規約第 1 部第 2 版」(2009 年)で名称が境界悪性腫瘍 tumor of borderline malignancy と定義され,使用されている.「明らかな良性腫瘍と明らかな悪性腫瘍の中間的な組織像を呈するものであり,臨床的には低悪性腫瘍に相当する」腫瘍が境界悪性腫瘍であるとされている.病理学的には WHO 分類(2003 年)をもとに「間質浸潤の有無と程度」によって診断する.漿液性腫瘍では微小浸潤を伴うものを境界悪性腫瘍に含めているが,粘液性腫瘍では大きさに関わらず浸潤のあるものは悪性腫瘍に含まれる.

1. 漿液性境界悪性腫瘍

a. 微小乳頭パターンを伴う漿液性境界悪性腫瘍
　乳頭状増殖を示す領域があっても 5 mm 以下の領域にあるものは予後良好とされる.櫛状構造,充実性増殖を呈するものも同様である.
b. 微小浸潤を伴う漿液性境界悪性腫瘍
　間質浸潤があっても面積が 10 mm² 未満であれば境界悪性腫瘍に含める.
c. 腹膜インプラントを伴う漿液性境界悪性腫瘍
　卵巣と同様の腫瘍が腹膜にも認められる場合腹膜インプラントといわれる.非浸潤性と浸潤性のものがあり多くは非浸潤性である.浸潤性インプラントは予後不良とされる.

2. 粘液性境界悪性腫瘍

a. 腸型

　40～50代に多くみられ，一側性で巨大腫瘍のことが多い．病理学的に杯細胞は吸収上皮細胞，Paneth細胞などの形態をとる．良性，境界悪性，悪性成分が混在することも多く，十分な数の切片による病理診断が必要である．

b. 内頸部様

　30代までの発症が多く，両側性で少房性（1～2個）のことが多い．腹膜インプラントやリンパ節病変を認めることもあり，子宮内膜症との併存も多いとされる．

▶ 治療

1. 手術療法

　境界悪性腫瘍の基本術式は両側付属器摘出術＋子宮全摘出術＋大網切除術である．これに staging laparotomy，あるいは腹腔内腫瘍などがあれば primary debulking surgery を行う．漿液性腫瘍の場合には腹膜インプラントが存在する可能性があるため，腹腔内の十分な観察と生検，さらに腫瘍があれば摘出術が必要である．リンパ節転移に関しては転移があっても予後に差がないとする報告もあるが[8,9]，腫大リンパ節は生検して病理診断をしておくべきである．

　境界悪性腫瘍は悪性腫瘍よりも若年者に発症する割合が多く，妊孕能温存を希望する患者が多い．温存手術としては一側の付属器摘出術を行うが，両側発生例や対側がすでに摘出されている症例には囊腫摘出術も可能である．妊孕能温存でも広範囲検索による進行期決定がなされるべきである[10]．妊孕能温存術式症例は再発率は基本術式群に比べて高いとされるが，腫瘍の追加切除術を行うことで予後は良好とされる[11,12]．

2. 化学療法

　境界悪性腫瘍に対する化学療法の効果は証明されていない．早期の境界悪性腫瘍に対する術後補助療法としての化学療法は生存率を改善しないことが示されている[13]．進行例に対する化学療法について治療効果を認めたとする報告が散見されるが[14,15]，ランダム化比較試験に基づくものではない．本邦のガイドラインでは浸潤性インプラントのある症例や残存腫瘍のある症例に対してはプラチナ製剤，タキサン製剤を行うことが望ましいとされている[10]．一方，NCCNガイドラインでは浸潤性インプラントを有する症例は経過観察，あるいは悪性腫瘍に準じた治療を考慮すると1歩踏み込んだ記載をしている[16]．治療の流れについて図65-1に示した．

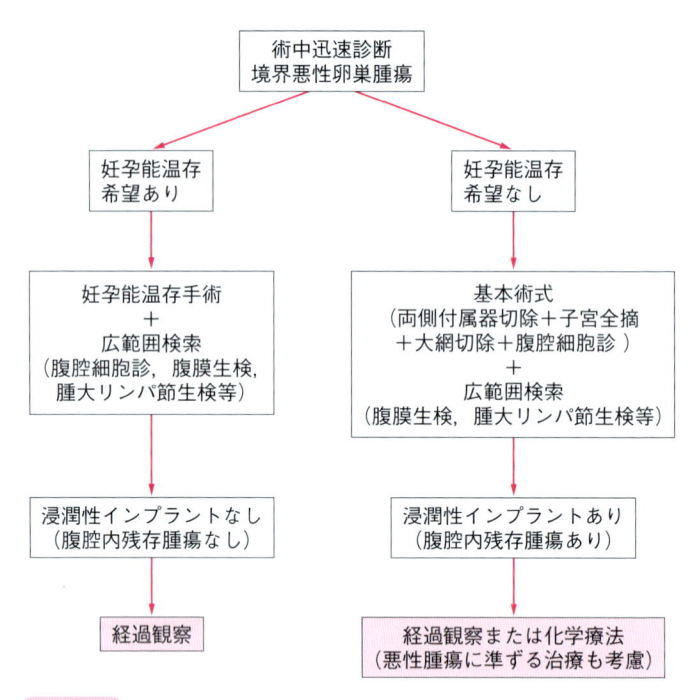

```
                    ┌─────────────────┐
                    │ 術中迅速診断     │
                    │ 境界悪性卵巣腫瘍 │
                    └─────────────────┘
                      ↓              ↓
            ┌──────────────┐  ┌──────────────┐
            │ 妊孕能温存    │  │ 妊孕能温存    │
            │ 希望あり      │  │ 希望なし      │
            └──────────────┘  └──────────────┘
```

図 65-1　表層上皮性・間質性境界悪性腫瘍の治療の流れ

(第4章表層上皮性・間質性境界悪性腫瘍. In: 日本婦人科腫瘍学会, 編. 卵巣がん治療ガイドライン2010年版. 東京: 金原出版; 2010. p.98-108)[10]
(Ovarian Cancer. NCCN Clinical Practice Guideline in Oncology, ver 1. 2013)[16]

▶ 予後

　SEER のデータに基づく 2,818 例の境界悪性腫瘍患者の報告によると5年/10年生存率（％）はFIGO stage I 期で 99/97，II 期で 98/90，III 期で 77/69，IV 期で 77/69 であったとしている[7]．

　再発に関するリスク因子の検索も種々の報告がなされてきている．AGO による 980 例の多施設研究で FIGO stage，staging laparotomy 未施行，肉眼的残存腫瘍あり，妊孕能温存手術は再発リスクを上昇させる一方，微小浸潤や乳頭状増殖の有無は再発リスクと関連しなかったと報告している[5]．2012 年に発表された review によれば，再発の絶対的なリスク因子として腹膜インプラント（特に浸潤性インプラント），腹腔内の残存腫瘍の2つがあげられている[17]．また，今後検討が必要な因子として乳頭状増殖パターン，粘液性腫瘍における上皮内癌，粘液性腫瘍に対す

表 65-2 表層上皮性・間質性境界悪性腫瘍の再発リスク因子

漿液性腫瘍	粘液性腫瘍
○腹膜インプラント（非浸潤＜浸潤）	○腹腔内残存腫瘍
○腹腔内残存腫瘍	△上皮内がん
△乳頭状増殖パターン	△嚢腫核出術
△微小浸潤	×リンパ節病変
×リンパ節病変	×腹腔鏡手術
×腹腔鏡手術	×術後補助療法
×術後補助療法	
×妊孕能温存手術	

○絶対的なリスク因子，△今後さらに検討が必要な因子，×リスク因子でないもの
(Morice P, et al. Lancet Oncol. 2012; 13: e103-15)[17]

る囊腫摘出術，微小浸潤を伴う漿液性腫瘍の4個を，さらに予後因子にならないものとしてはリンパ節病変，腹腔鏡手術，術後補助療法（化学療法），漿液性腫瘍に対する温存術式をあげている（表65-2)[17]．

これらのリスク因子（腫瘍因子，患者因子）のリスク/ベネフィットを十分に考慮したうえで境界悪性腫瘍の治療を行うことが重要である．

■文献

1) 中島伸夫．卵巣境界悪性腫瘍 Borderline tumor（WHO）の頻度―組織診断とその予後．病理と臨床．1988; 6: 1145-53.
2) 婦人科腫瘍委員会報告．2011年度卵巣腫瘍患者年報．日産婦誌．2012; 64: 2340-88.
3) Yokoyama Y, Moriya T, Takano T, et al. Clinical outcome and risk factors for recurrence in borderline ovarian tumours. Br J Cancer. 2006; 94: 1586-91.
4) Cusidó M, Balagueró L, Hernandez G, et al. Results of the national survey of borderline ovarian tumors in Spain. Gynecol Oncol. 2007; 104: 617-22.
5) du Bois A, Ewald-Riegler N, de Gregorio N, et al. Borderline tumours of the ovary: A cohort study of the Arbeitsgmeinschaft Gynäkologische Onkologie（AGO）Study Group. Eur J Cancer. 2013; 49: 1905-14.
6) Heintz AP, Odicino F, Maisonneuve P, et al. Carcinoma of the ovary. FIGO 26th Annual Report on the Results of Treatment in Gynecological Cancer. Int J Gynaecol Obstet. 2006; 95（Suppl）1: S145-60.
7) Trimble CL, Kosary C, Trimble EL. Long-term survival and patterns of care in

women with ovarian tumors of low malignant potential. Gynecol Oncol. 2002; 86: 34-7.
8) Camatte S, Morice P, Atallah D, et al. Lymph node disorders and prognostic value of nodal involvement in patients treated for a borderline ovarian tumor: an analysis of a series of 42 lymphadenectomies. J Am Coll Surg. 2002; 195: 332-8.
9) Seidman JD, Kurman RJ. Ovarian serous borderline tumors: a critical review of the literature with emphasis on prognostic indicators. Hum Pathol. 2000; 31: 539-57.
10) 第4章表層上皮性・間質性境界悪性腫瘍. In: 日本婦人科腫瘍学会, 編. 卵巣がん治療ガイドライン2010年版. 東京: 金原出版; 2010. p.98-108.
11) Zanetta G, Rota S, Chiari S, et al. Behavior of borderline tumors with particular interest to persistence, recurrence, and progression to invasive carcinoma: a prospective study. J Clin Oncol. 2001; 19: 2658-64.
12) Uzan C, Muller E, Kane A, et al. Prognostic factors for recurrence after conservative treatment in a series of 119 patients with stage I serous borderline tumors of the ovary. Ann Oncol. 2014; 25: 166-71.
13) Faluyi O, Mackean M, Gourley C, et al. Interventions for the treatment of borderline ovarian tumours. Cochrane Database Syst Rev. 2010; (9): CD007696.
14) Sutton GP, Bundy BN, Omura GA, et al. Stage III ovarian tumors of low malignant potential treated with cisplatin combination therapy (a Gynecologic Oncology Group study). Gynecol Oncol. 1991; 41: 230-3.
15) Barakat RR, Benjamin I, Lewis JL Jr, et al. Platinum-based chemotherapy for advanced-stage serous ovarian carcinoma of low malignant potential. Gynecol Oncol. 1995; 5: 390-3.
16) Ovarian Cancer. NCCN Clinical Practice Guideline in Oncology, ver 1. 2013.
17) Morice P, Uzan C, Fauvet R, et al. Borderline ovarian tumour: pathological diagnostic dilemma and risk factors for invasive or lethal recurrence. Lancet Oncol. 2012; 13: e103-15.

〈高野政志　古谷健一〉

H 卵巣がん

66 悪性胚細胞腫瘍の診断と治療法

> **重要ポイント**
> - 10歳代から20歳代の若年層に好発する腫瘍である．ほとんどが片側性であり健側卵巣の温存が可能であり若年者では妊孕性温存手術が標準である．
> - ブレオマイシン，エトポシド，シスプラチンからなるBEP療法が標準的治療である．
> - 抗がん薬による卵巣毒性，二次性発がんが問題になることがある．

▶ 概説

化学療法が必要とされる悪性胚細胞腫瘍は全卵巣悪性腫瘍の4〜5％であるが，重要な点は10歳代から20歳代の若年層に好発すること，さらにほとんどが片側性であり健側卵巣の温存が可能であり若年者では妊孕性温存手術が標準なことである．ただし，悪性転化を伴う成熟嚢胞性奇形腫では高齢者に多い．

未分化胚細胞種Ia期と未熟奇形種（G1，G2）I期では化学療法が省略できるが，それ以外の悪性胚細胞腫瘍ではブレオマイシン，エトポシド，シスプラチンからなるBEP療法が標準的治療である[1]．

▶ 診断

症状は腹痛，腹部腫瘤感が多いが，腫瘍の捻転，出血，破裂といった急性腹症として来院することがある．特に若年女性がこのような症状を訴えて受診した際には本疾患を念頭におく．経腟超音波検査，骨盤MRI，胸部〜骨盤CTで腫瘍の性状ならびに広がりを検索する．AFP，hCG，LDH，CA125などの腫瘍マーカーが補助診断となる．

▶ 治療

手術療法が第1に選択される．本腫瘍ではIII・IV期であっても妊孕性温存手術

薬剤名 (投与方法)		投与スケジュール 1 2 3 4 5 ・・ 9 ・・ 16 ・・ 22 23 24 25 26 ・・ 30 ・・ 37 〜(日)
ブレオマイシン	20mg/m² または 30mg/body (IV)*	↓　　　　↓　　↓　　　　　↓　　　　　↓　　↓
エトポシド	100mg/m² (DIV)	↓↓↓↓↓　　　　　　　　　↓↓↓↓↓
シスプラチン	20mg/m² (DIV)	↓↓↓↓↓　　　　　　　　　↓↓↓↓↓

　　　　　　　　　　　　　　　　← 1サイクル →　← 2サイクル →

図66-1　BEP療法（標準治療）

*ブレオマイシンの肺毒性を考慮し，実際の投与量の少ないほうを選択する．

は予後に影響を及ぼさないため，妊孕性温存の希望のある若年者の場合には積極的に温存手術を行う．播種ないし転移巣はできるだけdebulkingすることが望ましいが，後腹膜リンパ節郭清などsurgical stagingは過剰にならないようにする（原則腫大リンパ節の生検のみでよい）．対側卵巣の生検に関しては，術後の癒着，卵巣機能不全の原因になることがあるため肉眼的に異常がない場合には避けるべきである．ただし，両側性であることが比較的多い未分化胚細胞腫では対側卵巣の注意深い観察が必要である．

　未分化胚細胞腫Ia期と未熟奇形腫（G1，G2）I期では化学療法が省略できるが，それ以外の悪性胚細胞腫瘍ではブレオマイシン，エトポシド，シスプラチンからなるBEP療法が標準的治療である．標準的なレジメンを図示する（図66-1）．大切な点は，術後は可及的速やかに行うこと（術後7〜10日以内），薬剤の用量・用法を遵守することである．すなわち3週間隔で行い，好中球減少による発熱や血小板減少による出血といった症状のある骨髄抑制を認めた場合にエトポシドのみ20%の減量を行い，肺線維症を認めた場合にはブレオマイシンの投与を中止することである．投与回数については，一般的に，完全摘出例で腫瘍マーカーが陰性化していれば3サイクルで終了し，不完全摘出例ではマーカー陰性後さらに1〜2サイクル追加する[2]．

▶注意点

　卵巣機能と妊孕性，二次発がんが問題になることがある．妊孕性温存手術と術後白金製剤が投与された場合の正常月経回復率は約80%と報告されている[3]．GnRHaや経口避妊薬を投与することで抗がん薬の卵巣毒性を保護する報告もあるが有効性や安全性に関して高いエビデンスはない．エトポシド投与に関連した白血

病や骨髄異形成の二次発がんが報告されている．エトポシドの総投与量は 2,000 mg/m² を超えないように留意する[1]．二次性白血病は予後不良であり治療後 2～3 年に発症することが多いとされるため，エトポシドを 2,000 mg/m² 以上使用した症例の経過観察の際には二次発がんの発症に留意する必要がある．

▶ 予後

まれな腫瘍であるためまとまった報告は少ないが，観察期間 4～90.3 カ月（67 症例が 2 年以上の観察）の 93 例の胚細胞腫瘍の BEP 療法での無病生存率は 92.8% であったとの報告がある[4]．再発例に対しては，エトポシド，イホスファミド，シスプラチンからなる VIP 療法，ビンブラスチン，イホスファミド，シスプラチンからなる VeIP 療法，パクリタキセル，イホスファミド，シスプラチンからなる TIP 療法が施行される．

■文献

1) 日本婦人科腫瘍学会，編．卵巣がん治療ガイドライン 2010 年版．東京：金原出版；2010．
2) Pectasides D, Pectasides E, Kassanos D. Germ cell tumors of the ovary. Cancer Treat Rev. 2008; 34: 427-41.
3) Gershenson DM. Management of ovarian germ cell tumors. J Clin Oncol. 2007; 25: 2938-43.
4) Williams S, Blessing JA, Liao SY, et al. Adjuvant therapy of ovarian germ cell tumors with cisplatin, etoposide, and bleomysin: a trial of the Gynecologic Oncology Group. J Clin Oncol. 1994; 12: 701-6.

〈横山良仁〉

H 卵巣がん

67 性索間質性腫瘍に対する診断と治療法

> **重要ポイント！**
> - まれな卵巣腫瘍であるがホルモン（特にエストロゲン）産生腫瘍である場合があり，早発月経や不正性器出血，閉経後出血がある症例では鑑別疾患として念頭におく．
> - エストロゲン産生腫瘍に伴い，子宮内膜増殖症や子宮内膜がんの合併に注意する．
> - 診断ならびに治療は手術療法となるが，妊孕性温存を要する症例では片側附属器摘出術のみでよく，リンパ節郭清の省略は可能とされる．
> - 術後補助療法の対象はおもに残存病巣が存在する症例であり，プラチナ製剤を含むレジメンが奨められる．
> - 顆粒膜細胞腫では晩期再発症例も多く，長期的な外来経過観察が必要である．

▶ 頻度

　性索間質性腫瘍は卵巣腫瘍の約6％であり，その多くは良性腫瘍に分類される莢膜細胞腫や線維腫で，次に多いのが境界悪性腫瘍に分類される顆粒膜細胞腫である．また日本産科婦人科学会の報告（2000〜2011年）によると，日本における発生頻度（症例数）は悪性（境界悪性含む）卵巣腫瘍のうち顆粒膜細胞腫1.84％（年間約70例），セルトリ・間質細胞腫瘍（中分化型＋低分化型）0.32％（年間約10例），線維肉腫0.05％（年間約2例）であり，悪性（境界悪性を含む）に限るとかなりまれな腫瘍となる．

▶ 特徴的な症状

　性索間質性腫瘍は卵胞を取り巻く顆粒膜細胞や莢膜細胞から発生する腫瘍が中心のため，ホルモン産性腫瘍としての分類（表67-1）[1]もされ，そのほとんどを占める．なかでも頻度の高い莢膜細胞腫や顆粒膜細胞腫などのエストロゲン産生腫瘍で

表 67-1

性索間質性腫瘍	
顆粒膜細胞腫	エストロゲン，インヒビン
莢膜細胞腫	エストロゲン
セルトリ・間質細胞腫瘍	アンドロゲン
ライディク細胞腫	アンドロゲン
胚細胞腫瘍	
未分化杯細胞腫	hCG
絨毛がん	hCG
卵巣甲状腺腫	甲状腺ホルモン
島状カルチノイド	セロトニン
性腺芽腫	アンドロゲン
表層上皮性・間質性腫瘍	
上皮性卵巣腫瘍	エストロゲン
ブレンナー腫瘍	まれにアンドロゲン
二次性（転移性）腫瘍	
クルッケンベルグ腫瘍	まれにエストロゲン，アンドロゲン

（久保田俊郎．日産婦誌．2005; 57: N199 より一部改訂）

は，月経発来前年齢での早発月経や早発思春期，月経年齢では不正性器出血や無月経などの月経異常，閉経後には不正性器出血や年齢不相応の若返りなどの所見，症状がみられることがある．また高エストロゲン環境のために子宮内膜増殖症や子宮内膜がんの合併も少なくなく，顆粒膜細胞腫での合併頻度はそれぞれ 25〜50％，5〜13％ と報告されており[2]，子宮内膜精査も考慮すべきである．一方セルトリ・間質細胞腫瘍やライディク細胞腫などのアンドロゲン産性腫瘍では男性化所見を認める症例もあるため，陰核腫大や多毛などの所見，症状にも注意する．

▶ 必要な検査

性索間質性腫瘍を疑う症例には，術前術後の血液検査としてエストラジオールに合わせ他のホルモン産生卵巣腫瘍との鑑別のために hCG や甲状腺ホルモン，その他ホルモン検査も考慮する．ただしエストロゲンに伴う症状所見があっても血中エストラジオール値が高値でない場合もあるので解釈には注意が必要である．

表 67-2 性索間質腫瘍（悪性・境界悪性）に対する化学療法

レジメン	Phase	論文年代	投与スケジュール	対象	症例数	結果
BEP (GOG)[3]	II	1999	BLM 20 mg/m²/3weeks VP16 75 mg/m² D1〜5/3weeks CDDP 20 mg/m²/D1〜5/3weeks	Stage II〜IV（残存あり） または再発 悪性性索間質性腫瘍	57 (初回 16, 再発 41) (顆粒膜細胞腫 48)	化学療法後開腹手術 37%（14/38）で寛解 BLM による治療関連死 1 例
PVB (EORTC)[4]	II	1999	CDDP 20 mg/m²/D1〜5/3weeks VCR 0.15 mg/kg D1, 2 BLM 30 mg D2, 15 mg D15/4weeks	進行・再発 顆粒膜細胞腫のみ	38 (初回 7, 再発 31)	38 症例中 CR12, PR11 奏効率 60.5% 初回化学療法症例 25 例中 奏効率 52%（CR7, PR6）
PTX (GOG187)	II	—	PTX 175 mg/m²/3weeks	進行・再発	31	2013/4 登録終了．解析中
Bev (GOG251)[5]	II	2014	Bev 15 mg/body/3weekly 増悪まで投与	悪性性索間質性腫瘍 化学療法既往歴も可	36 (顆粒膜細胞腫 32)	奏効率 16.7%（6/36） SD: 77.8%（28/36） PFS 中央値 9.3 カ月

BLM: ブレオマイシン, VP16: エトポシド, CDDP: シスプラチン, VCR: ビンクリスチン, PTX: パクリタキセル, Bev: ベバシズマブ
CR: 完全奏効, PR: 部分奏効, SD: 安定, PFS: 無増悪生存期間

▶ 治療

　治療は診断のためにも手術が第1であり，腫瘍摘出（付属器摘出）による病理組織学的検査により確定診断となる．また悪性（境界悪性含む）であっても進行期は卵巣に限局するⅠ期が全体の80〜90％であり，妊孕性温存を要する年齢が多いため，片側付属器摘出術のみとする症例が多く，予後の検討報告からも許容されている．しかし妊孕性温存を希望しない年齢であれば，両側の付属器摘出にあわせ子宮全摘出術，大網切除術まで施行することがステージング手術の意義を含め推奨されている．また表層上皮性悪性腫瘍と異なり，後腹膜リンパ節のへの転移率はほとんどなく，明らかな腫大がない限り郭清・生検は省略可能とされている．一方，進行期症例では表層上皮性悪性腫瘍に準じた最大限の腫瘍減量術（maximum debulking surgery）が推奨される．

　顆粒膜細胞腫の再発リスク因子としては，進行期，腫瘍径，年齢，核分裂像，組織分化度などがあげられるが，補助療法の対象はおもに残存病巣が存在する症例である．ただしⅠ期症例の高リスク症例（腫瘍径が大きい，核分裂像が高い，腫瘍破裂例）やⅡ期以上の症例に対しては残存病巣がなくても補助療法を考慮する．補助療法はBEP療法（ブレオマイシン＋エトポシド＋シスプラチン）などのプラチナ併用レジメンが奨められる（表67-2）．また近年ではパクリタキセルの効果が報告されており，選択肢の1つとなっている．

▶ 予後

　顆粒膜細胞腫，進行期Ⅰ期症例の予後は長期予後でも約90％とされ予後良好である．しかし10年以上経って再発する晩期再発症例も多く，長期的な外来経過観察が奨められる．

■ 文献

1) 久保田俊郎．症例から学ぶ婦人科腫瘍学．2）卵巣病変　ホルモン産生卵巣腫瘍．日産婦誌．2005; 57: N-199-203.
2) Pectasides D, Pectasides E, Psyrri A. Granulosa cell tumor of the ovary. Cancer Treatment Reviews. 2008; 34: 1-12.
3) Pecorelli S, Wageraar HC, Vergote IB, et al. Cisplatin (P), vincristine (V), and bleomycin (B) combination chemotherapy in recurrent or advanced granulosa (-theca) cell tumors of the ovary. An EORTC Gynecological Cancer Cooperative group study. Eur J Cancer. 1999; 72: 1331-7.
4) Homesley HD, Bundy BN, Hurteau JA, et al. Bleomycin, etposide, and cisplatin combination therapy of ovarian granulosa cell tumors and other stromal

malignancies: A Gynecologic Oncology Group study. Gynecol Oncol. 1999; 72: 131-7.
5) Jubilee B, William EB, Julian S, et al. Efficacy and safety of bevacizumab in recurrent sex cord-stromal ovarian tumors. Cancer. 2014; 120: 344-51.

〈田部 宏〉

I 婦人科がんその他

68 絨毛性疾患の管理

絨毛性疾患とは胎盤栄養膜細胞（トロホブラスト）の異常増殖をきたす疾患の総称であり，胞状奇胎，侵入奇胎，絨毛癌，胎盤部トロホブラスト腫瘍（PSTT），類上皮性トロホブラスト腫瘍（ETT），存続絨毛症の6つに分類される．PSTT，ETTはきわめてまれであるため，本稿では，異常妊娠の1つである胞状奇胎と腫瘍性病変として扱われる侵入奇胎・絨毛癌・存続絨毛症に大別して，各々の診断・管理について解説する．

A 胞状奇胎

重要ポイント

- 血中hCGが高値で，超音波検査にて子宮内腔にvesicular patternをみる．
- 確定診断は子宮内容物の病理組織学的所見に基づいて行う．
- 胞状奇胎除去術後は，必ず血中hCG測定による定期的なフォローアップを行う．

▶概説

胞状奇胎は受精機構の異常により，500～1,000妊娠に1回の頻度で発生する．細胞遺伝学的にすべての遺伝子が父方由来の雄核発生である全奇胎と，2精子受精による3倍体を主とする部分奇胎に分類される．全奇胎の10～20％，部分奇胎の2～4％に侵入奇胎が続発する．一方，全奇胎の1～2％に絨毛癌が続発する．

▶定義

絨毛性疾患取扱い規約第3版[1]において，胞状奇胎とは絨毛における栄養膜細胞の異常増殖と間質の浮腫を特徴とする病変であると定義されている．古典的な胞状

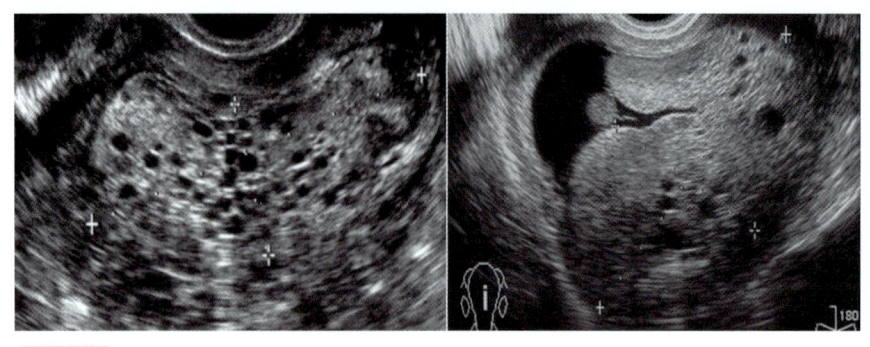

図 68-1 胞状奇胎の経腟超音波所見（左：全奇胎，右：部分奇胎）

奇胎では，絨毛の水腫状腫大が肉眼的に短径 2 mm を超えるが，妊娠週齢が早期の場合はそれ未満のものも認められる．

▶ 診断

a. 症状
無月経，不正性器出血，悪阻など正常妊娠初期や切迫流産と似た所見を示す．かなり週数が進んだ症例では，まれに高血圧・浮腫・蛋白尿など妊娠高血圧症候群様の症状を呈することがある．

b. 経腟超音波検査
全奇胎では子宮内に胎嚢（GS）を認めず，奇胎嚢胞を示す vesicular pattern を認める（図 68-1）．妊娠週数の早い症例では典型的な所見を欠き，流産との鑑別は困難なことも多い．部分奇胎では vesicular pattern とともに胎児像をみることもある（図 68-1）．この場合は，正常妊娠と全奇胎との双胎（胎児共存奇胎）との鑑別も必要になる．

c. 血中 hCG 値測定
血中 hCG が通常の妊娠に比べて高値を示す．部分奇胎では必ずしも高くない．

d. 病理組織検査
絨毛栄養膜細胞の過増殖と間質の浮腫を認める．確定診断は病理所見に基づく．

▶ 全奇胎，部分奇胎，水腫様流産の鑑別

組織学的に全奇胎では大部分の絨毛が水腫状腫大し，広範囲に栄養膜細胞の過増殖を認め，しばしば異型性を伴う．部分奇胎では正常と水腫状の 2 種の絨毛からな

```
妊娠初期の超音波検査で胞状奇胎の疑い
                ↓
         胞状奇胎除去術
       病理診断 / p57kip2 染色
        ↙                    ↘
  全奇胎・部分奇胎           水腫様流産・流産
        ↓                        ↓
  7日目 再掻爬術  エコー上,遺残所見なければ省略可   hCG 陰性確認後,治療終了
        │
   1～2週間毎に血中 hCG 測定(mIU/mL の単位で)
   ┌──────────────────┐
   │ 一次  5週：1000mIU/mL 以上     hCG 下降不良    侵入奇胎を疑って画像
   │ 管理  8週：100mIU/mL 以上    (経過非順調型) →  検査による病巣検索
   │       24週：カットオフ値以上
   └──────────────────┘
        ↓
  hCG カットオフ値到達
                              hCG 再上昇      絨毛癌を疑って画像
                                          →  検査による病巣検索
   ┌──────────────────┐
   │ 二次  カットオフ値以下が 3～6 カ月
   │ 管理  持続すれば次回の妊娠許可
   └──────────────────┘
        ↓
  ～4年目  3～4カ月毎  血中 hCG 測定
```

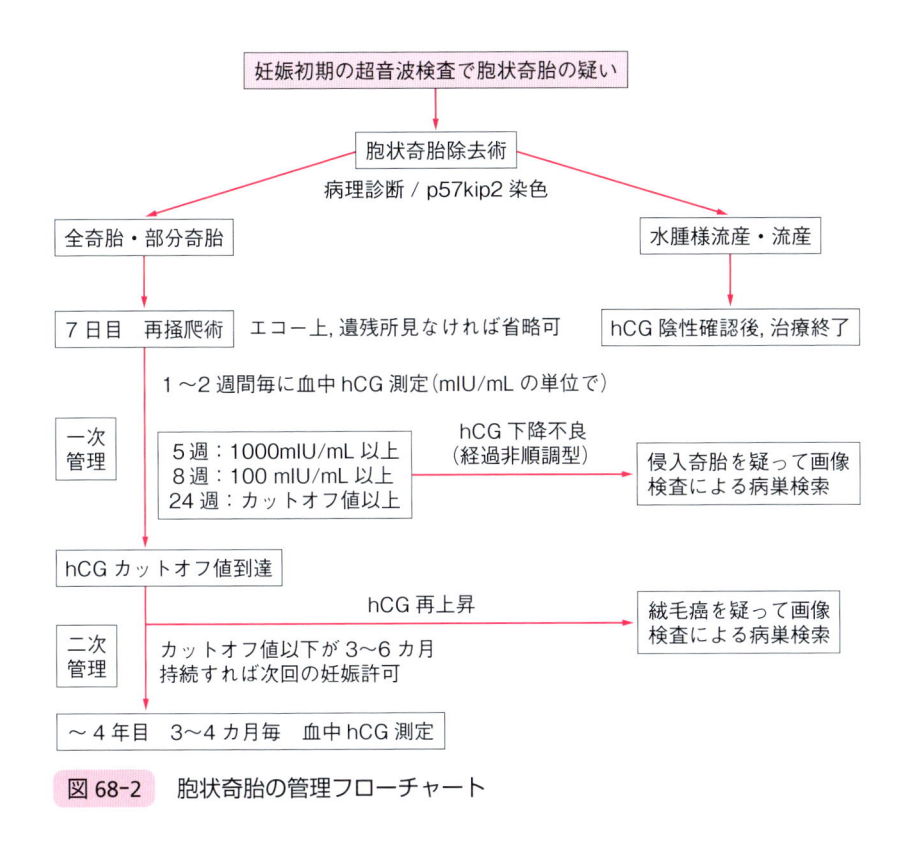

図 68-2 胞状奇胎の管理フローチャート

り，栄養膜細胞の増殖は全奇胎に比べ軽度で局所的である．水腫様流産では絨毛は水腫状に腫大するも栄養膜細胞の過増殖は認めない．インプリンティング遺伝子である p57kip2 免疫染色は簡便で有用な補助診断として併用が推奨される．細胞性栄養膜細胞と絨毛間質細胞の核染色において，雄核発生である全奇胎は p57kip2 陰性だが，両親由来の遺伝子を有する部分奇胎・水腫様流産では陽性である．鑑別の困難な症例では，DNA 多型解析による遺伝子診断[1]を行うこともある．

▶ 治療

胞状奇胎を疑う場合は子宮内容除去術を施行し，内容物を病理検査に提出する．

▶ 胞状奇胎後の管理

全奇胎の 10～20％，部分奇胎の 2～4％に侵入奇胎が続発する．一方，全奇胎の 1～2％に絨毛癌が続発するが，部分奇胎から絨毛癌が続発することはほとんどな

い．
　胞状奇胎除去術後に全奇胎または部分奇胎と診断されたら，必ずhCGを定期的にフォローアップする（図68-2）．1～2週間毎に血中hCG値（mIU/mL）を測定し，奇胎娩出後5週で1,000 mIU/mL，8週で100 mIU/mL，24週でカットオフ値のいずれかのポイントを上回る場合は，hCGの下降不良（経過非順調型）と判定し，侵入奇胎を疑って後述する画像検査を行う．
　hCGがカットオフ値に到達後は，1カ月に1回程度の血中hCG測定を継続し，6カ月間カットオフ値以下が続けば次回妊娠を許可できる．その後も約4年間は3～4カ月に1回程度のhCGフォローアップを続けることが望ましい．hCGが正常値になった後に再上昇する場合は絨毛癌を疑い，画像検査による病巣の精査を行う．

B 侵入奇胎と絨毛癌

重要ポイント！

- 画像診断では血流豊富な腫瘤として捉えられ，両者とも肺転移を起こしやすい．
- 腫瘍から分泌されるhCGが鋭敏な腫瘍マーカーになる．
- 化学療法が著効する腫瘍である．
- 臨床的なスコアリングにより両者を鑑別診断し，侵入奇胎には単剤化学療法を，絨毛癌には多剤併用化学療法を行う．

▶ 概説

　侵入奇胎は胞状奇胎後に発生し，奇胎絨毛が子宮筋層や血管へ侵入したものであり，しばしば肺転移を認める．一方，絨毛癌は異型性を示す栄養膜細胞の異常増殖からなる悪性腫瘍であり，胞状奇胎後のみでなく，正期産や流産後にも続発し得る．絨毛癌は肺・脳・肝など全身に血行性転移しやすい．

▶ 診断

a. 症状

　侵入奇胎の症状は性器出血が主体であるが，無症状のことも多い．一方，絨毛癌では，子宮出血以外に，肺転移による呼吸器症状や脳転移による頭痛・けいれん・麻痺・意識障害，肝転移による腹痛など症状は多彩である．

b. 超音波検査

　両者とも子宮筋層内に血流豊富な腫瘤を形成し，超音波カラードプラ検査はきわめて有用である．ただし，侵入奇胎と絨毛癌を画像所見のみで明確に区別することは困難である．また分娩後や流産後の胎盤遺残も子宮筋層内の血流豊富な病変として認められることがあり，他の情報も含めた総合的な鑑別が必要である．

c. 骨盤 MRI

　子宮原発病巣の評価に用いる．造影効果を有する腫瘍が認められる．

d. CT

　侵入奇胎の約 1/3 に，絨毛癌の 2/3 に肺転移を認めるため，胸部 X 線のみでなく，胸部 CT のスクリーニングは必須である．絨毛癌を疑う場合は，腹部・頭部を含めた造影 CT による全身の転移病巣の検索が必要である．

e. 血中 hCG 測定

　治療前評価および治療効果判定に腫瘍マーカーとして用いる．治療中は 1 週間に 1 回程度，必ず mIU/mL の単位で血中 hCG を測定する（ng/mL の単位は用いない）．

▶ 侵入奇胎と絨毛癌の鑑別

　先行妊娠，臨床経過，hCG 値などから，侵入奇胎や絨毛癌などの絨毛性腫瘍を疑うが化学療法のみで治療を開始するため，組織学的所見が得られない症例を存続絨毛症と総称する．このうち画像で病巣が確認できる場合には，絨毛癌診断スコア[1]（表 68-1）を用いて合計 4 点以下を臨床的侵入奇胎，5 点以上を臨床的絨毛癌と診断する（図 68-3）．一方 FIGO2000 risk factor scoring system[2] では，スコア 6 点以下を low risk，7 点以上を high risk に分類する．絨毛癌診断スコアに基づく侵入奇胎は FIGO 分類の low risk GTN に，絨毛癌は high risk GTN におおむね相当する（図 68-3）．画像で病巣が確認できない場合は，奇胎後 hCG 存続症と診断し，侵入奇胎と同様の治療を行うが，hCG が自然下降傾向を認めたり，非常に低単位で持続するようなケースでは経過観察も選択肢である（図 68-3）．

　なお，侵入奇胎・絨毛癌との鑑別が必要なまれな絨毛性腫瘍として，中間型トロホブラスト由来の腫瘍である PSTT と ETT がある．両者とも，病理組織学的所見による診断が必須である．化学療法の感受性は低いとされている．

表 68-1　絨毛癌診断スコア

スコア		0	1	2	3	4	5
先行妊娠		胞状奇胎			流産		正期産
潜伏期		〜6カ月未満				6カ月〜3年未満	3年〜
原発病巣		子宮体部 子宮傍結合織 腟			卵管 卵巣	子宮頸部	骨盤外
転移部位		なし 肺 骨盤内					骨盤外（肺を除く）
肺転移巣	直径	〜20 mm 未満			20〜30 mm 未満		30 mm〜
	大小不同性	なし				あり	
	個数	〜20					21〜
hCG 値 (mIU/mL)		〜10^6 未満	10^6〜10^7 未満		10^7〜		
基礎体温 (月経周期)		不規則・1相性（不規則）					2相性（整調）

合計スコアが4点以下の場合は臨床的侵入奇胎，5点以上の場合は臨床的絨毛癌と診断する．
(日本産科婦人科学会・日本病理学会，編．絨毛性疾患取扱い規約 2011. 改訂第3版．東京：金原出版；2011. p.28)[1]

▶ 治療

a. 化学療法

　侵入奇胎・絨毛癌は生殖年齢に発症し，妊孕性温存を必要とする症例が多いこと，および化学療法の感受性が高いことより，化学療法が治療の中心である．侵入奇胎（low risk GTN）に対してはメトトレキサート（MTX）またはアクチノマイシン D（ACTD）による単剤化学療法が，絨毛癌（high risk GTN）に対しては上記2剤にエトポシドを加えた多剤併用化学療法（EMA/CO 療法あるいは MEA 療法）が，初回治療として推奨される（図68-3）．これらに抵抗性を示した際にはセ

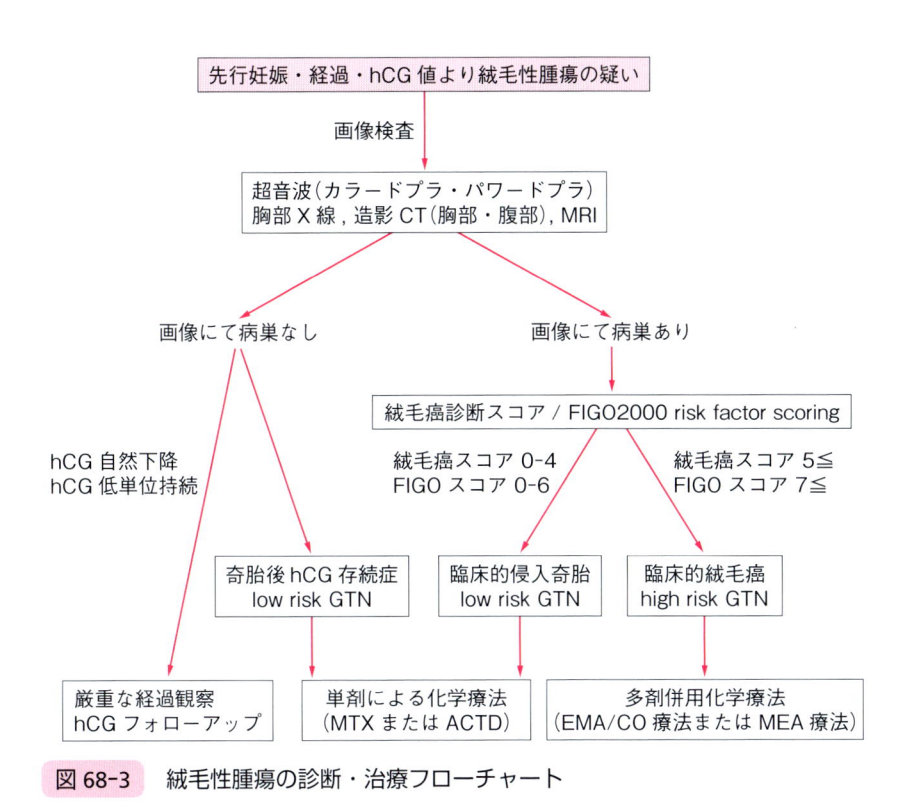

```
┌─────────────────────────────────────┐
│ 先行妊娠・経過・hCG 値より絨毛性腫瘍の疑い │
└─────────────────────────────────────┘
                  │ 画像検査
                  ▼
      ┌──────────────────────────┐
      │ 超音波（カラードプラ・パワードプラ）│
      │ 胸部 X 線, 造影 CT（胸部・腹部）, MRI │
      └──────────────────────────┘
         │                         │
   画像にて病巣なし              画像にて病巣あり
         │                         ▼
         │              ┌──────────────────────────────┐
         │              │ 絨毛癌診断スコア / FIGO2000 risk factor scoring │
         │              └──────────────────────────────┘
         │                   │                    │
  hCG 自然下降          絨毛癌スコア 0-4      絨毛癌スコア 5≦
  hCG 低単位持続        FIGO スコア 0-6      FIGO スコア 7≦
         │                   │                    │
         ▼                   ▼                    ▼
   ┌──────────┐      ┌──────────┐      ┌──────────┐
   │奇胎後 hCG 存続症│      │臨床的侵入奇胎│      │臨床的絨毛癌│
   │ low risk GTN │      │ low risk GTN │      │ high risk GTN│
   └──────────┘      └──────────┘      └──────────┘
         │                   │                    │
         ▼                   ▼                    ▼
   ┌──────────┐      ┌──────────────┐    ┌──────────────────┐
   │厳重な経過観察│      │単剤による化学療法│    │多剤併用化学療法        │
   │hCG フォローアップ│    │（MTX または ACTD）│   │（EMA/CO 療法または MEA 療法）│
   └──────────┘      └──────────────┘    └──────────────────┘
```

図 68-3 絨毛性腫瘍の診断・治療フローチャート

カンドラインを使用する（レジメンの詳細はガイドラインを参照[3]）．

b. 手術・放射線療法

　絨毛癌の場合，化学療法抵抗性の子宮病巣や肺転移に対する外科的切除が行われる．また，保存的処置で制御困難な大量の子宮出血を認める場合には子宮全摘術が，脳転移による出血・脳圧亢進症状を認める場合には開頭術が行われる．脳転移の場所や数により，定位手術的照射（γナイフ）や全脳照射が適応となることもある．

▶ 予後

　侵入奇胎であれば，化学療法のみでほぼ100%の治癒率が得られる．絨毛癌の初回化学療法による寛解率は約80%であるが，その後の二次治療を含めた生存率は85〜90%である．絨毛癌において肺以外の転移の存在は予後不良因子と報告されている．

■文献

1）日本産科婦人科学会・日本病理学会，編．絨毛性疾患取扱い規約 2011．改訂第 3 版．東京：金原出版；2011．
2）FIGO Oncology Committee. FIGO staging for gestational trophoblastic neoplasia 2000. Int J Gynecol Obstet. 2002; 77: 285-7.
3）日本婦人科腫瘍学会，編．子宮体がん治療ガイドライン 2013 年版．東京：金原出版；2013．

〈井箟一彦　谷﨑優子〉

I 婦人科がんその他

69 術後癒着防止への対応

重要ポイント

- 愛護的で繊細な手術操作により腹膜や漿膜の損傷および出血を最小限にとどめる.
- 合成吸収性癒着防止材を適切に使用する.
- 大建中湯は術後イレウス予防に有効とする報告があり投与を検討する.

▶ 概説

　産婦人科術後の腹腔内癒着はイレウスや慢性的な腹痛，骨盤痛を引き起こし，若年者では卵管周囲癒着などによる不妊症の原因となることがある．子宮頸がん術後に骨盤内に小腸が癒着していると放射線療法による小腸穿孔のリスクが増加する．再発悪性腫瘍に手術療法を選択した場合，初回治療時の手術による高度な癒着はその完遂度を低下させる要因となる．患者の術後の QOL を良好に維持するため，悪性腫瘍の術後・再発後治療を安全に行うために手術を行う者は術後癒着防止を意識して手術を終了させる必要がある．癒着防止の対策としては，1) 手術手技，2) 合成吸収性癒着防止材，3) 薬物療法などがあげられる．

▶ 各論

1. 手術手技

　腹膜中皮層が露出すると癒着の原因となる．腹腔内の手術操作を腹膜に損傷を与えずに行うことは不可能であるが，腹膜の損傷が癒着を引き起こすことを念頭において電気メスによる熱損傷，結紮による阻血，鉗子などでの把持による損傷は最低限に抑える心構えが必要である．術野を得るために消化管をガーゼやスポンジなどで上腹部に挙上する場合には，消化管表面の漿膜の損傷に気をつけ，濡らして滑りをよくしたうえで愛護的に行う．縫合糸，手術用ガーゼの繊維や手術用手袋のタルクなど腹腔内への異物の遺残も癒着の原因となる．縫合糸の切断に際しては不必要

に長くしないように細かな注意を払う習慣を身につけたい．閉腹前には腹腔内を温生食で十分に洗浄し異物を除去する．洗浄を行うことで腹腔内に残存する凝血の除去も可能となり，凝血に起因する癒着の防止にもなる．壁側腹膜の縫合時には腹膜の切開端が腹腔内に入り込まないように，左右片側でもよいので，腹膜を針で拾う際に腹腔内から針を入れ腹腔内へ戻す（腹腔外へ貫通させない）といった工夫を行う．

　リンパ節郭清時などの後腹膜の縫合は，縫合に用いた糸の種類や縫合の強度などに左右されるのかもしれないが，癒着を促進するという意見[1]と予防するという報告[2]に分かれている．後腹膜リンパ節郭清を行った131名を後腹膜縫合群と無縫合群に分けた我々の検討では，腸閉塞の発生は縫合群で2.9％，無縫合群で12.7％と有意（$p=0.048$）に無縫合群で多い結果を得ている[3]．

2. 合成吸収性癒着防止材

　産婦人科で頻用されるのはおもにインターシードとセプラフィルムである．各々の特徴を解説する．

a. インターシード

　酸化再生セルロースを編んだ類白色の布状シートで，貼付後24時間でゲル状の膜を形成し，7日から10日間組織を覆いフィブリンの交通を遮断し癒着を防止する．約4週間で完全に吸収される．丸めることも折り畳むことも自在で，腹腔鏡下手術でも容易に使うことができる．血液に浸された場合は効果が低下するので完全な止血を行い腹腔内の血液，凝血塊を除いてから貼付する．もし，貼付した後に色調が黒褐色に変化してきた場合には，いったんはがし止血が完全であることを確認の上，新しいものを貼付しなおす．これを怠った場合にはインターシードが癒着の原因となる可能性があると添付文書に記されている．

b. セプラフィルム

　ヒアルロン酸ナトリウムおよびカルボキシメチルセルロースを2：1の割合（重量比）で含有する半透明のフィルム状シートである．貼付後およそ24～48時間で水和したゲル状になり癒着を防止し，およそ7日間組織に留まり，体内に吸収された後は28日以内に体外へ排出される．使用部位はできるだけ乾燥した状態にして貼付する．取扱いに際しては乾燥状態を保つことが原則だが，貼付組織に凹凸がある，球状であるような場合には，我々は湿らせたガーゼを軽く押し当て組織に密着させることがある．腸吻合部縫合線上へのラッピングは吻合部縫合不全・膿瘍・瘻孔・腹膜炎・敗血症の原因になる可能性があることから行わない．

3. 薬物療法

a. 抗炎症作用をもつ薬剤

　術後の腹腔内の炎症反応は癒着の原因となる．抗炎症作用を有する NSAIDs，ステロイド，抗ヒスタミン薬といった抗炎症作用をもつ薬剤は癒着防止に寄与する可能性はあるが，臨床的に癒着防止を目的として使われることはない．抗生剤も腹腔内感染による癒着を防止している可能性はあるが，臨床的には術後感染防止対策として投与されており癒着防止を念頭においての投与ではない．

b. 大建中湯

　大建中湯は山椒（さんしょう），人参（にんじん），乾姜（かんきょう），膠飴（こうい），生姜（しょうきょう）を含み，術後イレウスに対する予防効果があるとされている．後ろ向き試験ではあるが大建中湯を投与した急性虫垂炎手術を受けた患者 70 名にイレウスの発症はなく，非投与の 72 名では 3 名に術後 X 線写真で鏡面像を認めたことが報告されている[4]．また，術後癒着性イレウスに対しても大建中湯による改善効果が報告[5]されている．大建中湯には腸管血液増加作用があり，この作用を担っている構成生薬は乾姜であるとのラットを用いた基礎研究データがある．大建中湯は 15 g を 1 日 3 回分服で毎食前に投与するが，1 日 7.5 g の 1 日 3 回分服の毎食前投与でも十分な効果が得られたとする報告がある．

■文献

1) Gomel V, Urman B, Gurgan T. Pathophysiology of adhesion formation and strategies for prevention. J Reprod Med. 1996; 41: 35-41.
2) Malinak LR, Young AE. Peritoneal closure: when and why. Cotemp Obstet Gynecol. 1997; 42: 102-12.
3) 杉本雅樹，西出　健，市川喜仁，他．婦人科癌リンパ節郭清に腔腹膜縫合は必要か．日産婦誌．2003; 55: 261（S243）．
4) 横田広夫，小林弘幸，笠巻伸二，他．術後癒着性イレウス予防法に関する研究．日本醫事新報．2000; 3986: 16-8.
5) 杉山　貢．術後癒着性イレウスに対する大建中湯の効果―多施設による検討．Prog Med. 1992; 12: 1668-72.

〈佐藤豊実　佐々木怜子〉

I 婦人科がんその他

70 周術期の血栓予防対策

重要ポイント！

- 術前の血栓症のチェックが重要である．特に卵巣がんでは，1割以上が術前から血栓症を合併している．
- 悪性腫瘍手術では，理学療法単独ではなく，抗凝固療法を併用する．
- リンパ節郭清などの高リスク群では，低分子量ヘパリンを7日以上継続する．
- 硬膜外麻酔との併用の際には，硬膜外血腫の発症には十分注意しなければならない．

▶ 概説

　婦人科悪性腫瘍手術は，術後静脈血栓症を発症する高リスク群であり，その予防が大切である．また，術前から血栓症を有する症例も多く，術前のチェックが重要である．予防法としては，術前より弾性ストッキングを着用し，術中は間欠的空気圧迫法による理学的療法を行い，術後は早期離床を心がけ十分な歩行が可能となるまでは理学療法を続行し，抗凝固療法（低分子量ヘパリン）を7日以上継続することが大切である．

はじめに

　婦人科悪性腫瘍手術は，術後静脈血栓症を発症する頻度が高く，その予防が大切である[1]．また，悪性腫瘍のなかでも特に卵巣がんは術前から血栓症を発症している頻度が1割以上認められるため，術前のチェックが重要である．本稿では，欧米の学会より報告されている最新の静脈血栓症予防ガイドラインに基づいて，周術期の血栓予防対策について述べる．

表 70-1 静脈血栓症の予防ガイドライン

2001 年	第 6 回 ACCP ガイドライン （米国胸部疾患学会/American College of Chest Physicians）
2004 年	静脈血栓塞栓症予防ガイドライン （日本）
2007 年	がん患者における ASCO ガイドライン (American Society of Clinical Oncology)
2008 年	第 8 回 ACCP ガイドライン （米国胸部疾患学会/American College of Chest Physicians）
2009 年	静脈血栓塞栓症予防ガイドライン改訂版 （日本）
2012 年	第 9 回 ACCP ガイドライン （米国胸部疾患学会/American College of Chest Physicians）
2013 年	がん患者における ASCO ガイドライン・改訂版 (American Society of Clinical Oncology)

A 術前チェック

 術前に D-dimer や下肢静脈エコーにより，血栓症の有無をチェックする[2,3]．D-dimer は false positive が多いが，下肢静脈エコーの検査数を減らすことが可能となる．しかし，false negative 例もあり注意が必要である．下肢静脈エコーは簡便な方法であるが，検査技術を必要とするため熟練した医師または技師により行われることが望ましい．

B ガイドライン

 2000 年以降に出された主なガイドラインを表 70-1 に示す．2001 年に ACCP (American College of Chest Physicians) から，第 6 回術後血栓の予防ガイドラインが出され，それを踏襲する形で 2004 年に本邦の「静脈血栓塞栓症予防ガイドライン」が発刊された[4]．本邦のガイドラインも 2009 年度に改訂版が出されたが，これは，2004 年度に出されたものとほとんど変わらず，新たに使用できるようになった抗凝固療法を追加したのにとどまっている．一方，2012 年には第 9 回 ACCP ガイドラインが出版され[5]，2013 年には ASCO (American Society of Clinical Oncology) から，がん患者に対する静脈血栓予防法のためのガイドライン改訂版が出版されている[6]．

表70-2 抗凝固療法薬

	エノキサパリン	ヘパリンカルシウム	フォンダパリヌクス
商品名	クレキサン®	ヘパリンカルシウム皮下注®	アリクストラ®
分類	ヘパリン	ヘパリン	Xa阻害薬
分子量	平均：4,500 （4,000〜9,000）	平均：15,000 （3,000〜30,000）	1,728
投与方法	術後24時間後より 1回2,000単位を12時間毎皮下投与	術後より 1回5,000単位を12時間毎皮下投与	術後24時間後より 1回2.5mg 1日1回皮下投与
投与日数	14日まで	7〜10日まで	8日まで
主な副作用	肝機能障害	肝機能障害 HIT	術後出血
中和薬	プロタミン	プロタミン	なし

HIT; heparin-induced thrombocytopenia

C 血栓予防対策

　婦人科がんに対する周術期の血栓予防対策は術前より行わなければならない．すなわち，術前より弾性ストッキングを着用し，術中は間欠的空気圧迫法を使用し，術後は早期離床を図り，十分な歩行が可能となるまで間欠的空気圧迫法などの理学療法を継続する．また，術後は理学療法単独ではなく，抗凝固療法を併用することが大切である．

　術後の抗凝固療法として用いられる薬剤は大きく分けて，ヘパリン製剤とXa阻害薬（フォンダパリヌクスナトリウム；アリクストラ®）に分けられる（表70-2）．Xa阻害薬は抗凝固作用が強く半減期は14〜17時間と長く，硬膜外麻酔との併用は避けるべきとされている．また，術後出血をきたした場合には，ヘパリン製剤はプロタミン硫酸塩により中和することが可能であるが，Xa阻害薬は中和薬がない．そのため，婦人科疾患の術後抗凝固療法としては，ヘパリン製剤が用いられることが多い．ヘパリン製剤は未分画ヘパリン（ヘパリンカルシウム；ヘパリンカルシウム皮下注®）と低分子量ヘパリン（エノキサパリンナトリウム；クレキサン®）に分かれる．未分画ヘパリンはブタの腸粘膜から抽出された分子量5,000〜30,000ダルトンからなる酸性ムコ多糖体の混合物で，分子量にバラつきがあり抗凝固作用には個人差がある．一方，低分子量ヘパリンは分子量が4,500で安定しており，個

表 70-3　血栓症発症高リスク因子（2013 年　ASCO ガイドラインより）

がん関連	治療関連	患者関連	バイオマーカー
・原発部位	・化学療法	・高齢	・血小板数 　（350,000/μL 以上）
・ステージ 　（進行がんでよりハイリスク）	・血管新生阻害薬 　（例サリドマイド，レナリドミド）	・人種 　（アフリカ系アメリカ人はハイリスク，アジア/太平洋諸島は低い）	・白血球数 　（11,000/μL 以上）
・がんの組織型 　（扁平上皮癌より腺癌がハイリスク）	・ホルモン療法	・医学的合併症 　（感染，腎疾患，肺疾患，動脈血栓塞栓症）	・ヘモグロビン 　（10 g/dL 未満）
・初回診断からの時間 　（初診から 3～6 カ月）	・赤血球造血刺激因子注入 ・静脈アクセス装置留置 ・放射線治療 ・60 分を超える手術	・肥満 ・VTE の既往 ・活動性低下 ・遺伝的血栓形成促進性変異	

人差が少なく，術後出血の副作用も未分画ヘパリンに比べ少ないとされている．また，ヘパリン製剤の投与により誘発されることがあるヘパリン起因性血小板減少症（heparin-induced thrombocytopenia: HIT）も，未分画ヘパリンに比べ低分子量ヘパリンで少ないとされている．しかし，低分子量ヘパリンは可逆性ではあるがトランスアミナーゼが上昇する頻度が高く，注意が必要である．また，費用面を比較した場合，未分画ヘパリンは低分子量ヘパリンに比べ安価である．

　本邦のガイドラインは，2009 年度に改訂版が出されたとはいえ，内容はほとんど変わっておらず，2004 年に発刊されたものと同じである．そのため，2012 年に発表された第 9 回 ACCP ガイドライン，2013 年に発表された ASCO（American Society of Clinical Oncology）ガイドラインが婦人科悪性腫瘍手術に対する静脈血栓予防法として最適と思われる．両ガイドラインとも抗凝固療法としては，ヘパリン製剤が推奨されている．なかでも，悪性腫瘍に対する術後血栓予防としては，ヘパリンによる抗凝固療法を少なくとも 7～10 日間は続けるべきとされている．さらに，リンパ節郭清などを行う悪性腫瘍根治手術では静脈血栓症の高リスク群と考えられ，ヘパリン製剤でも副作用の少ない低分子量ヘパリンを 4 週間使用することが

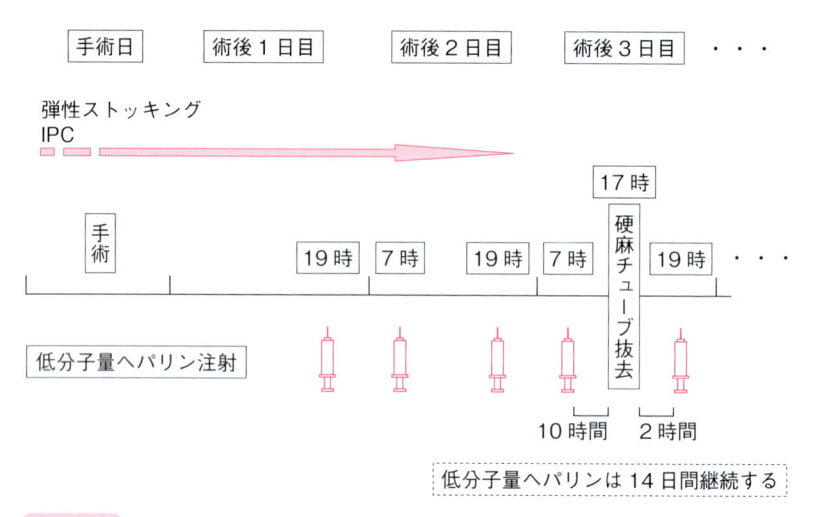

図 70-1　婦人科がん患者における血栓症予防のための術後管理

勧められている．そこで，2013年ASCOのガイドラインで高リスクと考えられる因子を表70-3に示す．

　本邦では，低分子量ヘパリンの使用は2週間までしか認められておらず，また，術後24時間経過後からの使用しか保健適応がなされていない．術後早期に使用できないこと，ならびに，術後長期に使用できない点に関し，今後，早期の改善が望まれる．

　婦人科手術では，硬膜外麻酔を用いることが多く，術後も硬膜外カテーテルより鎮痛薬を投与し除痛を図ることが多い．また，抗凝固療法との併用により，頻度はきわめて低いが，硬膜外麻酔穿刺部位に血腫が生じ，神経の圧迫による麻痺が現れる恐れがあり，神経圧迫の徴候については十分に注意する必要がある．硬膜外麻酔を用いた低分子量ヘパリンの使用方法を図70-1に示す．

D　注意

- 間欠的空気圧迫法を使用時にはコンパートメント症候群に注意する．
- 硬膜外麻酔と併用するときは，低分子量ヘパリン投与後10～12時間経過後にカテーテルを抜去する．
- 低分子量ヘパリン投与後に一時的にトランスアミナーゼが上昇する場合があ

る．
- ヘパリン製剤を使用時には，まれに HIT を誘発することがあるので注意する．

■文献

1) Suzuki N, Yoshioka N, Ohara T, et al. Risk factors for perioperative venous thromboembolism: A retrospective study in Japanese women with gynecologic diseases. Thromb J. 2010; 8: 17-25.
2) Schouten HJ, Geersing GJ, Koek HL, et al. Diagnostic accuracy of conventional or age adjusted D-dimer cut-off values in older patients with suspected venous thromboembolism: systematic review and meta-analysis. BMJ. 2013; 346: f2492.
3) Kodama J, Seki N, Masahiro S, et al. D-dimer level as a risk factor for postoperative venous thromboembolism in Japanese women with gynecologic cancer. Ann Oncol. 2010; 21: 1651-6.
4) 肺血栓塞栓症/深部静脈血栓症（静脈血栓塞栓症）予防ガイドライン作成委員会，編．肺血栓塞栓症/深部静脈血栓症（静脈血栓塞栓症）予防ガイドライン．東京：メディカルフロントインターナショナルリミテッド；2004. p.47-54.
5) Gould MK, Garcia DA, Wren SM, et al. Prevention of VTE in nonorthopedic surgical patients: Antithrombotic therapy and prevention of thrombosis. 9th ed. American College of Chest Physicians Evidence-Based Clinical Practice Guidelines. Chest. 2012; 141: e227S-77S.
6) Lyman GH, Khorana AA, Kuderer NM, et al. Venous thromboembolism prophylaxis and treatment in patients with cancer: American Society of Clinical Oncology Practice Guideline Update. J Clin Oncol. 2013; 31: 2189-204.

〈田畑　務〉

I 婦人科がんその他

71 緩和医療

> **重要ポイント！**
> - 婦人科における緩和医療には，性器出血や瘻孔形成，がん性腹膜炎からくる腸閉塞などの婦人科特有もしくは婦人科において非常に頻度の高い病態がある．
> - それ以外にも，婦人科腫瘍患者には，女性ならではの，妻，母，嫁などの社会的立場を背景とした様々な精神的側面が存在することにも留意する必要がある．
> - 緩和病棟のベッド数は限られており，行政の主導する在宅支援体制も十分とは言い難い現状において，一般婦人科病棟における緩和医療構築の意味は大きい．
> - まず適切な，輸液管理・オピオイド使用・ステロイド投与から始めよう．
> - 緩和医療にスーパードクターは必要ない．チームワークこそが患者に笑みが戻る秘訣である．そして患者の声に耳を傾けよう．すべてはそこから始まる．

▶ 概説

厚生労働省によると，昭和56年（1981年）以降，がんは国民の死因の最多を占めるようになってきており，がんが加齢に伴って引き起こされやすくなる疾患であることを考慮すると，今後の高齢化社会において「がん」としっかりと向き合った医療を提供していくことが医療界における喫緊の課題であると思われる．こういった時代を背景に，国は2006年にがん対策基本法を制定し，これを受けて2007年に厚生労働省が「がん対策推進基本計画」を策定した．このがん対策推進基本計画においては，「治療の初期段階からの緩和ケアの実施」が重点的に取り組むべき課題として位置づけられており，がん患者とその家族が可能な限り質の高い療養生活を送れるようにするため，身体症状の緩和や精神心理的な問題への援助などが，終末期だけでなく，治療の初期段階から積極的な治療と並行して行われることを求めて

いる．すなわち，がんと正面から戦う方策である手術，抗がん薬による化学療法，放射線療法などと，生活の質を保つことを主眼とする緩和医療の両者が，がん医療の大切な「両輪」として整備される必要があることをはっきりと示している．しかしながら，緩和病棟のベッド数は限られており，行政の主導する在宅支援体制も十分とは言い難い現状がある．この状況では，一般の婦人科病棟においてある程度の基本的な緩和医療を構築し，そのうえで患者を地域へ戻すことが大きな社会的要望と思われる．こういった意味において，一般婦人科病棟のがん診療，特に緩和医療に果たす役割はきわめて大きいと考えられる．

本稿では，こういった背景から，婦人科がん診療における緩和医療の位置づけと各論，そして病棟で今日からできる緩和医療の実践について触れていきたい．

A 婦人科特有の症状と対処法

現在，「特定非営利活動法人（NPO）婦人科医療の緩和医療を考える会」が学会としての活動を開始し，婦人科腫瘍領域における緩和医療の啓発普及活動が本格的に行われているが，本会の発起人となった6名によって，事前に「婦人科腫瘍領域に特有の緩和医療は存在するか」という命題について議論が行われている．もし，婦人科腫瘍に特有の緩和医療は存在せず，一般的な緩和医療の考え方を適応できるのであれば，本会を立ち上げる意義はないと考えたからであり，逆に，婦人科腫瘍に特有の緩和医療が「ある」もしくは「ある可能性がある」のであれば，本会を立ち上げ，こういった点を中心に問題点を明らかにし，その対策を構築しつつ情報を発信していくことには意義があると考えられたからであった．議論の結論は，①婦人科がんの進行した段階で起こってくる性器出血・腟との瘻形成による症状，②最も再発・死亡の多い卵巣がんの末期症状であるがん性腹膜炎と腸閉塞症状，③女性の社会的立場を背景とした様々な社会的・精神的苦痛，の3つは，婦人科腫瘍患者の緩和医療の特徴的な問題点であると考えられた．さらに，再発してから死亡までの時間が，他のがん腫に比して比較的長いこと，それ故，緩和医療を提供する時間が長いであろうことも想定された．これらの点について，今後調査・研究を行い，そこで得られた結果を情報発信していく必要があると思われ，本会が立ち上げられた経緯がある．

それでは，これらの婦人科腫瘍に特有と想定される問題点について，具体的にどのような対処法が考えられるかについて述べていきたい．

1. physical な側面の対処法
a. 性器出血
　婦人科腫瘍の腟断端部や腟壁への再発頻度は原疾患によって異なると思われるが，子宮頸がん・子宮体がんの再発が多いと想定される．再発した腫瘍が抗がん薬や放射線に感受性を示さなくなると，腟内が再発腫瘍で充満し易出血性となる．手術不能な進行子宮頸がん・子宮体がんで，抗がん薬や放射線に感受性を有しないケースも同様である．こういった場合には，腟内へのガーゼ（ヨードホルムガーゼ等）の強填による圧迫止血がまず試みられる．腫瘍からの出血は，多くの場合腫瘍破綻に伴う出血であり，凝固能の亢進が起こっている背景からも，圧迫のみで止血が得られることが多いが，腟内へのガーゼ強填が中途半端である場合には止血が得られないことも多い．ガーゼはヨードホルムガーゼのように連続して強填できるものが推奨されるが，なければ，清潔ガーゼを繋ぎ合わせて利用しても構わない．若年者の場合，腟内は意外に広く，しっかりと中央から周辺部へ向けて強填してゆくと，15枚程の挿入が可能なこともある．ただし，強填後の排尿困難と骨盤内の圧迫による不快感をきたさない程度に挿入を心がける必要がある．ガーゼ強填でも止血が得られない場合の多くは，動脈性の出血であり，その場合は，可能であれば外科的に支配動脈を結紮する，もしくは支配動脈の塞栓療法が推奨される．放射線科の協力が得られる場合には是非試みられたい．

b. 瘻形成に伴う症状
　婦人科腫瘍領域において，瘻形成は患者の生活の質を低下させる大きな問題である．瘻形成には，尿路系と腟との瘻形成（膀胱-腟瘻，尿管-腟瘻），消化管系と腟との瘻形成（直腸・S状結腸-腟瘻，小腸-腟瘻）などがあり，その他にも腸管-皮膚瘻なども比較的高頻度に経験される．尿路系であれ，消化管系であれ，可能な場合にまず施行すべきは迂回路（diversion）の形成である．すなわち，膀胱-腟瘻，尿管-腟瘻の場合は泌尿器科と相談のうえ尿路変更術を，直腸・S状結腸-腟瘻，小腸-腟瘻の場合は消化器外科と相談のうえバイパス手術もしくは人工肛門造設術を検討することになる[1]．ただ，原疾患が腹腔内に広範に播種している場合や，残されている生存時間がきわめて短いと考えられる場合，全身状態が悪く外科的侵襲には耐えられないことが想定できる場合などでは，外陰部皮膚に対する愛護的対応のみとならざるを得ない場合もある．腸管-皮膚瘻では，多くの場合に滲出液・腸液排泄により，瘻孔周囲皮膚への強い刺激が皮膚症状を引き起こし生活の質の低下をきたす．このような場合には迂回路形成は不可能な場合が多く，内科的に後述するオクトレオチドを用いた消化管液の滲出減少を図ることのみが対応策となる[1]．

c. がん性腹膜炎と腸閉塞症状

　多くの卵巣がん患者の再発治療後に避けて通れない状況ががん性腹膜炎と腸閉塞症状である．そして特に対応に難儀するのが，対応の困難な腹水と腸閉塞症状である．腹水が貯留すれば，腹部膨満感による生活の質低下のみならず，圧迫による腹腔内臓器の機能低下，そして横隔膜の圧排挙上から呼吸困難をもきたしてきわめて予後を悪くする．それ故，腹水が溜まれば抜くのが原則である．しかしながら，抜水しても根本的にがん性腹膜炎に対応できなければ，再び血管内から水分や蛋白質が腹水として失われ血管内脱水を悪化させ腫瘍臓器への血流が低下，さらに膠質浸透圧の低下から腹水貯留を助長する結果となることから「腹水を抜けば体が衰弱する」結果になってしまう．こうしたことから，腹水抜去後に抗がん薬を直に腹腔内に投与し，腹水貯留を抑制することを期待する腹腔内抗がん薬投与が以前には行われていたが，実際には抗がん薬の経静脈投与法との効果の差は明らかでなく，また全身状況の悪化した患者が対象となることが多いため，最近ではあまり行われてはいない．代わって近年注目されているのが腹水濾過濃縮再静注法（cell-free and concentrated ascites reinfusion therapy: CART）である．回収した腹水から細胞成分をフィルターによって除去，さらに除水によって蛋白成分を濃縮して静脈内に還流する方法である．現在多くの施設で行われるようになってきており，その効果も報告されてきている．

　次に，腸閉塞に対する方策であるが，内科的方策と外科的方策が考えられる[2]．がん末期の腸閉塞の多くは，がん性腹膜炎に伴う麻痺性腸閉塞と腫瘍の増殖に伴う機械的腸閉塞の混合により成り立っている．しかしながら，多くの場合，そのどちらが腸閉塞の主体であるかを判別することは難しい．対応策としては，一般的教科書通りに，絶飲食からはじめ，改善しなければイレウス管を挿入し消化管造影によって閉塞部位の確認を試み，減圧によって改善が認められなければ，外科的もしくは内科的対応を考えることになる．いずれを選択するかについての判断基準は明らかではないが，生存予測期間が3ヵ月以上期待でき，造影CT検査などにて機械的閉塞部位が明らかであり，外科的介入によるバイパスもしくは人工肛門造設によって閉塞症状が改善される可能性が高く，全身状態が手術可能な状況であれば，外科的介入が first choice になる．それが困難な場合には，オクトレオチドとステロイドを併用し，水分管理を十分に行うことによって，かなりの生活の質が担保されることが多い[2]．筆者は，オクトレオチド300μg/日を24時間連続皮下注射とし，合わせて午前中にリンデロン4～8 mgを静注（もしくは点滴静注）し，補液を500～1000 mL/日に絞って管理することによって，好きな食べ物をわずかでも摂

食できるようになった症例を複数例経験している．自身の口で食物を摂取できることは，特に末期患者にとって非常に大きな生活の質の改善を意味する．すなわち，オクトレオチドによる消化管分泌抑制効果と，ステロイドによる消化管浮腫軽減およびがん性腹膜炎に対する消炎効果を期待し，さらに水分を絞ることによって腹水貯留と消化管浮腫の軽減を図り，患者自身による経口摂取の可能性を期待している．さらに，ステロイドの覚醒効果を考慮し，必ずステロイド剤は午前中に投与するようにしている．

2. 精神的・社会的苦痛に対する対処法

a. 女性の社会的立場を背景とした様々な社会的・精神的苦痛

　女性は男性とは異なり，より多くの社会的役割に影響を受けながら生活していると思われる．家庭では妻であり，母であり，嫁であり，地域では家庭の代表であり，PTA役員であったり町内会の役員であったり，そして職場では重要な役職を担っていたり，部門の調整役であったりと，多くの場合男性が担っていると思われる社会的役割よりも数多くの役割を，女性らしい気遣いをしつつ担っている．自身が婦人科領域のがんに罹患した場合には，こういった役割を十分に果たせないことに対する心理的重圧はきわめて大きいと思われる．男性患者の場合にはそれほど大きな問題とはならない「患者本人の希望を叶える」ことが，女性患者の場合，本人の遠慮のために実現できないことが多く見受けられる．今後叶えたい希望を患者本人に聞いても，家族に迷惑をかけるなどの理由で希望を口にされないことは多く，医療従事者の強い介入によって初めて希望が判明する患者が多い．患者家族も，患者が遠慮していることに気づかず，患者が亡くなった後に悔いを残すこともよく遭遇する光景である．このような悲劇をなくすためには，患者・そして患者家族への医療従事者の積極的介入が必須である．

　筆者の経験した興味深い1例を提示する．32歳の薬剤師の女性が末期の子宮体がんで入院していた．父親は薬剤師であったが，婿は薬剤師試験に通らず，父親は婿に対して大きな不満をもっていた．患者は父親と夫の狭間でつらい思いをしていたが，自身のがんが末期であることを知っても，父親と夫の状況を考え，何も言えない状況であった．そのため，自身の存在が早くいなくなれば，2人の間の争いがなくなるので「早く死にたい」「自分がいなくなった方が家族にとって好都合」と漏らすばかりであった．しかし，病棟の看護師が患者に寄り添い，いかにあなたが生きていることが家族にとって大事かを説き続け，医師はいがみ合う家族に「今はそのようないがみ合いをしている時期ではなく，患者本人のために家族が一致団結

すべきときである」旨を伝えたことによって，少なくとも患者の前での家族のいがみ合いがなくなり，患者は自身の最後の希望を口にすることができた（家に帰りたいという希望が彼女の本音であった）．家族の全面的協力によって患者は自宅に数日間帰宅することができ，本人も家族も穏やかに最期を迎えることができた，という症例を経験している．医療従事者が適切に患者および家族に介入することによって，女性特有の緩和医療の問題を克服できた1例であった．このように，患者のおかれている状況を的確に把握し，適切に介入することによって，患者にとって最期の時間を有意義に過ごすことが可能になると思われる．そのためには，病棟での医師・看護師等からなる「患者中心」に医療を実践するチーム構築が必須である[3,4]．

おわりに

婦人科腫瘍患者は，女性であるが故に，自身の病態についてのみならず，男性とは異なる様々な心理的・社会的抑圧にさらされていると考えられる．婦人科腫瘍患者の緩和医療を考える場合には，physicalな側面のみならず，こういった精神的側面にも十分に配慮し，医療従事者が患者・家族に適切に介入していくことが望まれる．

■文献

1) Zweizig S, Hughes S, Denny L, et al. End-of-life care. In: Barakat RR, et al. editors. Principles and practice of gynecologic oncology. 6th ed. Lippincott Williams & Wilkins, a Wolters Kluwer business; 2013. p. 1052-64.
2) 藤村正樹．がん患者支援とがんサバイバーのQOL; 7. 婦人科がんで遭遇する消化管狭窄，閉塞．産科と婦人科．2013; 80: 205-10.
3) 藤村正樹．14. 緩和的治療の実際；6）婦人科医の立場からの精神的ケア．In: 杉山 徹，編．卵巣癌診療ハンドブック．東京：ヴァンメディカル；2009. p.236-42.
4) 藤村正樹．婦人科がん治療周辺領域の進歩；緩和ケア―婦人科病棟における緩和ケアの実際．産婦人科の世界．2006; 58: 69-75.

〈藤村正樹　清水基弘〉

I 婦人科がんその他

72 化学療法時の制吐薬の正しい使い方

> **重要ポイント！**
> - 予防が原則であり，制吐療法の真の目的は安全に化学療法を行うことで生存率の改善を目指すことである．
> - 発現時期により3つに分類され，抗がん薬投与後の24時間以内に発症する急性期嘔吐，24〜72時間以降に発症する遅発期嘔吐，さらに治療前に発症する予期性嘔吐に分類される．
> - 婦人科がんの標準的化学療法レジメンの催吐性リスクでは，シスプラチンの用法・用量の多くが 50 mg/m^2 day 1 の場合が多く，すべて高度催吐性リスクである．
> - 婦人科がんの標準的化学療法レジメンの催吐性リスクでは，カルボプラチンを含むレジメンは中等度催吐性リスクである．最初から NK$_1$ 受容体拮抗薬を使用するかどうかは議論のあるところである．ただし，カルボプラチンを含む多剤併用療法は比較的嘔吐の頻度の高い中等度催吐性リスクと考えられており，悪心・嘔吐を起こしやすいと考えられる患者には3剤の使用が勧められる．

A 制吐療法の目的

悪心・嘔吐は，がん化学療法を受けた患者には非常に重要な有害反応である．2010年に日本癌治療学会（JSCO; Japan Society Clinical Oncology）が制吐薬適正使用ガイドラインを出版し，日本のがん化学療法の現場で広く使用されている[1]．さて，制吐療法の真の目的は安全に化学療法を行うことで生存率の改善を目指すことである．つまり，エビデンスに基づいた至適化学療法レジメンを臨床試験結果の再現性を期待し，最終的に予後を改善することである．具体的には，レジメンの相対用量強度（relative dose intensity: RDI）が100％に近いほど予後が改善することが知られており，RDI低下の原因となる有害事象の予防，あるいは治療を行い，その結果として高いRDIを維持する[2]．

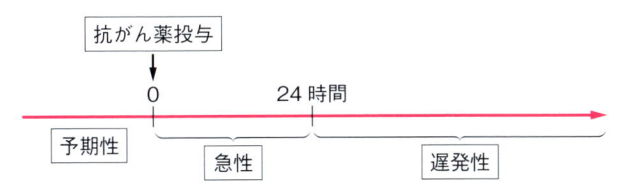

図72-1 悪心・嘔吐の発現時期による分類

急性悪心・嘔吐：抗がん薬投与の24時間以内に発現するもの．
遅発性悪心・嘔吐：抗がん薬投与24時間後以降に発現し，2～5日間程度持続する．急性嘔吐を経験した場合ほど，頻度が高く症状も強く現れる．
予期性悪心・嘔吐：精神的な要因によってもたらされる．前回の抗がん薬投与時に悪心・嘔吐のコントロールが不十分であった患者に発現しやすい．

　婦人科領域では，高度催吐性リスクに分類されるシスプラチンを含むレジメン，あるいは中等度催吐性リスクであるカルボプラチンを含むレジメンによる悪心・嘔吐対策のみならず，放射線治療，腫瘍随伴症状としての嘔吐にも適切に対応する必要がある．制吐薬適正使用ガイドラインには，それらの複雑な原因と病態を示す悪心・嘔吐の克服法について記載されているが，ASCO2011の改訂内容と制吐療法のコツを紹介したい[3]．

B　基本的理解

1．治療の基本
　予防が最大の目的であるが，推奨を無視した過剰投与はすべきでない．制吐薬の有害事象は重篤ではないものの，神経精神症状，糖尿病の悪化，消化性潰瘍，などが報告されている．

2．発症時期による分類
　発現時期により3つに分類され，抗がん薬投与後の24時間以内に発症する急性期嘔吐，24～72時間以降に発症する遅発期嘔吐，さらに治療前に発症する予期性嘔吐に分類される（図72-1）．また，予防が失敗した場合を突発性嘔吐として扱う．悪心・嘔吐は，主としてサブスタンスPとセロトニンにより発症する．抗がん薬の投与後に患者血清中の5-hydroxytryptamine（5-HT_3）とサブスタンスP

	1	2	3	4（日）
	（抗がん薬投与前）			
アプレピタント(mg)（経口）	125	80	80	
or				
ホスアプレピタント(mg)（点滴静注）	150			
5-HT₃受容体拮抗薬（経口 or 静脈内）	○			
デキサメタゾン(mg)（経口 or 静脈内）	12	8	8	8*

図 72-2 ASCO ガイドライン 2011：高度催吐性リスクの抗がん薬に対する制吐療法
*デキサメタゾン投与日は day 1～3 または day 1～4 が推奨されている．

の濃度が上昇すると報告され，セロトニンは化学療法開始後 24 時間以降に徐々に低下傾向にあるが，サブスタンス P はおよそ 5 日目まで比較的高い濃度で維持されている．

3．催吐リスクによる分類と治療

a．高度催吐性リスク（high emetic risk: HEC）の化学療法レジメンと推奨される制吐療法

90％以上の患者が悪心・嘔吐を経験する抗がん化学療法である．シスプラチンが代表である．カルボプラチンは中等度に分類される．しかし，多剤併用療法では催吐性リスクが上がることもあり注意する．治療法としては原則，3 剤併用制吐療法が推奨される．ASCO 2011 のガイドラインでは，NK₁ 受容体拮抗薬（アプレピタント；day 1～3，ホスアプレピタント；day 1 のみ）＋5-HT₃ 受容体拮抗薬（day 1 のみ）＋デキサメタゾン（day 1～3 または 1～4）が推奨されている（図 72-2）[1,3]．

b．中等度催吐性リスク（moderate emetic risk: MEC）の化学療法レジメンと推奨される制吐療法

30～90％の患者が悪心・嘔吐を経験する抗がん化学療法レジメンが対象となる．カルボプラチンを含むレジメンが代表であり，推奨される制吐療法は，5-HT₃ 受

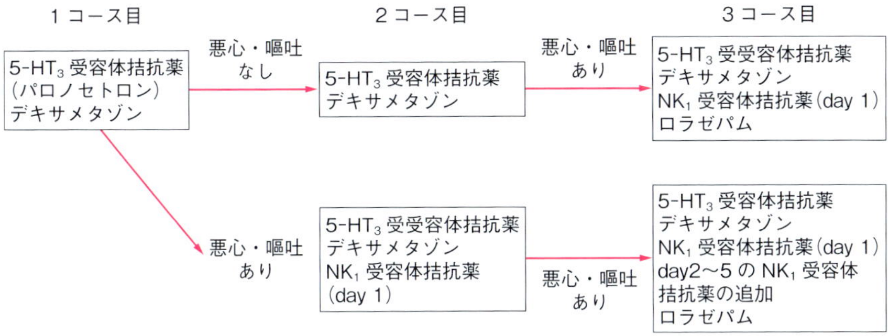

```
1コース目                    2コース目                    3コース目
┌─────────────┐             ┌─────────────┐             ┌─────────────────┐
│5-HT₃受容体拮抗薬│ 悪心・嘔吐  │5-HT₃受受容体拮抗薬│ 悪心・嘔吐 │5-HT₃受受容体拮抗薬│
│（パロノセトロン）│  なし   →  │デキサメタゾン  │  あり   →  │デキサメタゾン    │
│デキサメタゾン  │             └─────────────┘             │NK₁受容体拮抗薬(day 1)│
└─────────────┘                                           │ロラゼパム        │
       │                                                  └─────────────────┘
       │ 悪心・嘔吐                ┌─────────────┐             ┌─────────────────┐
       │  あり                     │5-HT₃受受容体拮抗薬│             │5-HT₃受容体拮抗薬  │
       └──────────────→           │デキサメタゾン  │             │デキサメタゾン    │
                                   │NK₁受容体拮抗薬 │ 悪心・嘔吐 │NK₁受容体拮抗薬(day 1)│
                                   │（day 1）      │  あり   →  │day2〜5のNK₁受容体 │
                                   └─────────────┘             │拮抗薬の追加      │
                                                               │ロラゼパム        │
                                                               └─────────────────┘
```

図 72-3 カルボプラチンを含むレジメンの悪心・嘔吐に対するホスアプレピタントの追加案

容体拮抗薬＋デキサメサゾンの2剤併用である．ASCO2011ガイドラインでは，5-HT₃受容体拮抗薬のなかではパロノセトロン（day 1のみ）を推奨している[3]．パロノセトロンが使用できない場合，第1世代5-HT₃セロトニン受容体拮抗薬（グラニセトロンやオンダニセトロンを使用することが望ましい）でも代用可能である．また，限定的であるが，2剤併用にアプレピタントの追加を支持するエビデンスもある．中等度リスク化学療法をうける患者にアプレピタントの追加を選択するなら，5-HT₃受容体拮抗薬のどの薬剤を使用してもよい．

c. 軽度催吐性リスク（low emetic risk: LEC）および最小度催吐性リスク（minimal emetic risk）の化学療法レジメンと推奨される制吐療法

患者の10〜30％が悪心・嘔吐を経験する抗がん化学療法を軽度，そして10％以下を最小度と分類する．基本的にデキサメタゾン8mg単剤投与が勧められる．糖尿病などの合併症があれば適宜減量する．しかし，化学療法前・後にデキサメタゾンをルーチンに投与すべきではない．

d. 婦人科がんの標準的化学療法レジメンの催吐性リスク

シスプラチンの用法・用量の多くが50 mg/m² day1の場合が多いが，JSCOのガイドラインではシスプラチンを含むレジメンはすべてHECである[1]．カルボプラチンを含むレジメンはMECである．最初からNK₁受容体拮抗薬を使用するかどうかは議論のあるところである．2剤で予防を行い失敗すれば，図72-3のようにアプレピタントを2サイクル目から使用することは非常に重要である．ただし，カルボプラチンを含む多剤併用療法は比較的嘔吐の頻度の高いMECと考えられており，性差，年齢，飲酒歴，悪阻の経験，船酔いの経験などがあり，悪心・嘔吐を

起こしやすいと考えられる患者には最初から3剤の使用が勧められる．

4. 突発性・予期性嘔吐の治療

a. 突発性嘔吐（最適な予防法にもかかわらず発症した悪心・嘔吐）

　予防が失敗した場合は，使用したレジメンの催吐性リスク，病態，併存疾患，投与薬剤を再評価し，催吐性リスクに対して最善のレジメンが投与されたことを確かめる．悪心・嘔吐には，女性であること，妊娠悪阻の既往があること，車・船酔いの経験，若年者，アルコールが飲めないなどのリスクも報告されており，個々の患者のリスクを担当医が的確に判断することが重要である．保険適応外であるが，海外ではロラゼパムやアルプラゾラムをレジメンに追加することも推奨され，オランザピンの追加や5-HT$_3$受容体拮抗薬の代わりに高用量メトクロピラミド静注療法，あるいはドパミン拮抗薬の追加を考慮すべきである．

b. 予期性悪心嘔吐

　前治療で強い悪心・嘔吐を経験すると，多くの患者は，治療開始前に心理的な反応を示すが，その代表が予期性の悪心・嘔吐である．治療は，先入観を系統的に治療する行動療法が有効とされるが，抗不安薬を上手く利用する方法もある．ガイドラインでは，ロラゼパム，アルプラゾラムなどのベンゾジアゼピン系薬剤が推奨度Bとされ紹介されている．がんの告知，治療の受容が困難な場合には有効である．

5. 制吐薬各論

a. 5-HT$_3$受容体拮抗薬

　日本人を対象とした大規模第Ⅲ相試験であるPROTECT試験では，盲検化でステロイド併用時のパロノセトロンとグラニセトロンを直接比較した[4]．結果は，急性期の悪心・嘔吐にけるパロノセトロンの非劣性と遅発性悪心・嘔吐における優越性を示した[5]．化学療法レジメンは，肺がん患者にはCDDP，乳がん患者にはAC（アドリアシン＋エンドキサン）を中等度催吐性リスクに分類するMASCC/ESMOのガイドラインでは非ACレジメンにおいてパロノセトロン＋デキサメタゾンの併用を推奨している[6]．ASCO2011のガイドラインでは，推奨する5-HT$_3$受容体拮抗薬としてパロノセトロンを紹介している．ASCO2013では，CDDPベースの治療を受けた肺がん患者に，NK$_1$受容体拮抗薬（アプレピタント；day 1〜3）＋デキサメタゾン（day 1〜3または1〜4）併用下に，パロノセトロンとグラニセトロンの直接比較を行った．遅延性嘔吐にて有意差を認めた（ASCO2013 abstract 9621）[5]．

b. NK₁受容体拮抗薬

　急性嘔吐のみならず，比較的血中濃度が維持されるサブスタンス P と拮抗的に NK₁ 受容体に結合し，遅発期の悪心・嘔吐を制御する．高度催吐リスクレジメンでは，5-HT₃ 受容体拮抗薬とデキサメタゾンを加えた 3 剤併用療法が推奨される．使用上の注意として代謝酵素である CYP3A4 を同じ代謝酵素とする薬剤と相互作用が報告されている．特にデキサメタゾンについては，アプレピタントを併用することで AUC が約 2 倍に上昇するため，治療レジメン内に抗がん薬としてステロイドが含まれる場合を除いて，アプレピタント使用時には 50％の減量投与が推奨される．アプレピタントの前駆体で，かつ静注剤であるホスアプレピタントは投与後約 3 日間程度有効濃度が維持され，高度催吐性リスクである CDDP を含むレジメンに対する制吐効果を比較した第Ⅲ相試験にて経口薬とほぼ同じ制吐効果を示した．具体的に day1 に 150 mg を 5-HT₃ 受容体拮抗薬とデキサメタゾンと併用すると，ASCO2011 のガイドラインでは注射剤のホスアプレピタントが経口薬と同等とされ，day 2～3 の経口アプレピタント 80 mg は不要となる．本邦でも 2011 年に承認されている．そのほか，新規の NK₁ 受容体拮抗薬ネツピタントが開発されている．ASCO2013 では，Aapro らは，パロノセトロンへの追加効果としてネツピタントの有用性を報告している[6]．

c. コルチコステロイド

　デキサメタゾンが用いられ，注射薬と経口薬が市販されている．本邦での承認用量は 4～20 mg/日である．明確な作用機序は不明であり，至適用量にも幅がある．使用上の注意として，経口薬は表示力価どおりのデキサメタゾンを含有するが，注射薬は 4 mg のリン酸デキサメタゾンナトリウム中に 3.3 mg のデキサメタゾンが含まれる．剤形の使い分けに関しては，抗がん薬投与当日は点滴での導入が汎用されている．

　最近，Aapro らはパロノセトロン使用時におけるデキサメタゾンの day 1 のみの投与と day 3 までの継続投与を，盲検化で比較し，急性期および遅発期の嘔吐制御に差がないことを報告しており，糖尿病患者などでの使用では day 1 のみの投与法で十分である可能性もある[7]．

d. 補助薬

　ロラゼパムやジフェンヒドラミンは制吐薬としては補助薬であるが，単剤での使用は推奨されない．H₂ ブロッカー・プロトンインヒビターも胃酸分泌を抑え，化学療法による急性粘膜障害が原因となる悪心・嘔吐には有効であり，病態により追加することが重要である．本邦では，これらの薬剤は制吐薬としての承認はされて

いない.

おわりに

 がん診療における支持療法は，がん治療の要というべき治療である．もちろん，初期治療の目的である予後の改善には，手術，放射線，薬物療法が主役であり，支持療法は脇役である．しかし，進行再発がんの治療においては緩和医療が目的であり，ある意味で支持療法が主役となりえる．支持療法の対象とする治療分野は多彩であるが，特に化学療法を受ける患者にとり苦痛である悪心嘔吐の克服に向けて新規の薬剤の開発もなされている．今回 ASCO のガイドラインが改訂され，その一部を紹介した.

■文献

1) 日本癌治療学会，編．制吐薬適正使用ガイドライン．東京：金原出版；2010.
2) Bonadonna G, Alagussa I, Oliterni N, et al. Adjuvant cyclophosphamide, methotrexate, and fluorouracil in node positive breast cancer-The results of 20 years of follow-up. N Engl J Med. 1995; 332: 901-6.
3) Basch E, Prestrud AA, Hesketh PJ, et al. Antiemetics: American Society of Clinical Oncology clinical practice guideline update. J Clin Oncol. 2011; 29: 4189-98.
4) Saito M, Aogi K, Sekine I, et al. Palonosetron plus dexamethasone versus granisetron plus dexamethasone for prevention of nausea and vomiting during chemotherapy: a double-blind, double-dummy, randomised, comparative phase III trial. Lancet Oncology. 2009; 10: 115-24.
5) Hashimoto H, Yamanaka T, Shimada Y, et al. Palonosetron (PALO) versus granisetron (GRA) in the triplet regimen with dexamethasone (DEX) and aprepitant (APR) for preventing chemotherapy-induced nausea and vomiting (CINV) in patients (pts) receiving highly emetogenic chemotherapy (HEC) with cisplatin (CDDP): A randomized, double-blind, phase III trial. 2013 ASCO Annual Meeting Proceeding (abstract 9621).
6) Aapro M, Fabi A, Nolè F, et al. Double-blind, randomised, controlled study of the efficacy and tolerability of palonosetron plus dexamethasone for 1 day with or without dexamethasone on days 2 and 3 in the prevention of nausea and vomiting induced by moderately emetogenic chemotherapy. Ann Oncol. 2010; 21: 1083-8.
7) Aapro M, Rossic G, Riggl G, et al. Phase III study of NEPA, a fixed-dose combination of netupitant (NETU) and palonosetron (PALO), versus PALO for prevention of chemotherapy-induced nausea and vomiting (CINV) following moderately emetogenic chemotherapy (MEC). 2013 ASCO Annual Meeting Proceeding (abstract LBA9514)

〈佐伯俊昭〉

I 婦人科がんその他

73 卵巣機能を消失した若年患者へのホルモン補充療法

> **重要ポイント**
>
> - がん種，組織型，分化度，進行期，年齢，合併症，更年期障害の症状と程度などを勘案したうえで，慎重に施行を決定する．
> - 子宮体がん治療後でも，根治の可能性が高いと判断された場合には行うことができるが，再発子宮体がん，低悪性度子宮内膜間質肉腫では行わない．
> - ホルモン補充療法を施行する場合，子宮摘出後の患者はエストロゲン単独療法，子宮温存患者はエストロゲン＋プロゲスチン併用療法を行う．
> - 施行前には，乳がん検診結果，成人病スクリーニング（骨密度，血栓症，心血管系疾患の有無など）などをチェックし，禁忌項目がないかを再確認後，QOLと長期的健康保持目的であることや有害事象について十分なインフォームド・コンセントの後に開始する．

▶ 概説

婦人科悪性腫瘍の治療に伴う突然の閉経では，更年期障害や精神的障害が自然閉経より重症度が高いことが知られており[1-3]，人工的に閉経した若年患者の更年期症状への対応は，生活の質の改善と維持にきわめて重要である．

婦人科悪性腫瘍の治療後は，悪性腫瘍の種類や組織型，臨床進行期，閉経状態になった年齢，既往歴・家族歴，更年期障害の症状と重症度，乳がん検診結果，成人病スクリーニング結果を総合的に評価したうえで，十分な説明と同意のうえでホルモン補充療法（HRT）施行を決定する．特に，再発リスクが低い早期子宮体がん，上皮性卵巣がん，子宮頸がん，腟・外陰扁平上皮癌治療後の卵巣欠落症状には，HRTを施行するメリットがあると考えられている[2-4]．HRTにおいて子宮内膜がん発症のリスクはエストロゲン製剤＋黄体ホルモン製剤投与により低下するとされており，子宮摘出後の患者はエストロゲン製剤単独療法（ET），子宮温存患者は放

射線治療後であってもわずかに内膜組織が残る可能性があるためエストロゲン製剤＋黄体ホルモン製剤併用療法（EPT）を行う．HRTの開始時期については，個々の患者の状態により判断すべきである．

▶ 各論

1. 子宮頸がん

子宮頸がんでは，手術や放射線治療に起因した卵巣機能消失による骨粗鬆症予防や，腟・膀胱症状の改善を含めたQOLの維持のためにHRTは有効であると報告されている．ETで頸部腺癌の発生リスク増加を指摘した報告があるものの，子宮頸がん治療後のHRTについては，扁平上皮癌も腺癌もHRTが予後に影響するという証拠はない．

2. 卵巣悪性腫瘍（境界悪性腫瘍を含む）

a. 上皮性卵巣がん

閉経前に治療を受けた若年の境界悪性腫瘍や早期卵巣がん患者では，長期的にHRTのメリットは大きいと考えられる．一方，進行卵巣がんの5年生存率は低く，多くの症例でQOLの維持・向上が治療目的となる．疫学的研究でHRTによって投与期間依存性に上皮性卵巣がんの発症リスクがわずかに上昇することが示され，ホルモン補充療法ガイドライン2012度版では，卵巣がん症例に対するエストロゲン投与は慎重投与に分類されている[4]．一方で，卵巣がん患者に対するHRTが生存率，無病生存率，再発率に影響するというエビデンスは得られていない[2-4]．また，エストロゲン，プロゲステロン受容体を発現する卵巣がん症例でもHRTによる予後の変化はなかったとの報告もある[5]．投与するホルモン剤の種類，投与量，投与経路，投与開始時期，投与期間は報告によって様々であり，コンセンサスが得られていないため個別に判断する．また，遺伝性乳がん－卵巣がん（hereditary breast and ovarian cancer: HBOC）が懸念される症例への対応について，BRCA1変異を有する閉経後女性の症例対照試験では，予防的付属器摘出術後のHRTは乳がん発症のリスクを上昇させなかったと報告されている．

b. 上皮性以外の卵巣悪性腫瘍

胚細胞性腫瘍は多くが若年者に発症し，この場合には健側卵巣を温存することが一般的となっていることからも，HRTは一般的な適応で施行できると考えられる．性索間質性悪性腫瘍はまれであることからHRTの疾患への影響を示すエビデンスがない．しかし顆粒膜細胞腫に関しては，エストロゲン産生性であり，血中エスト

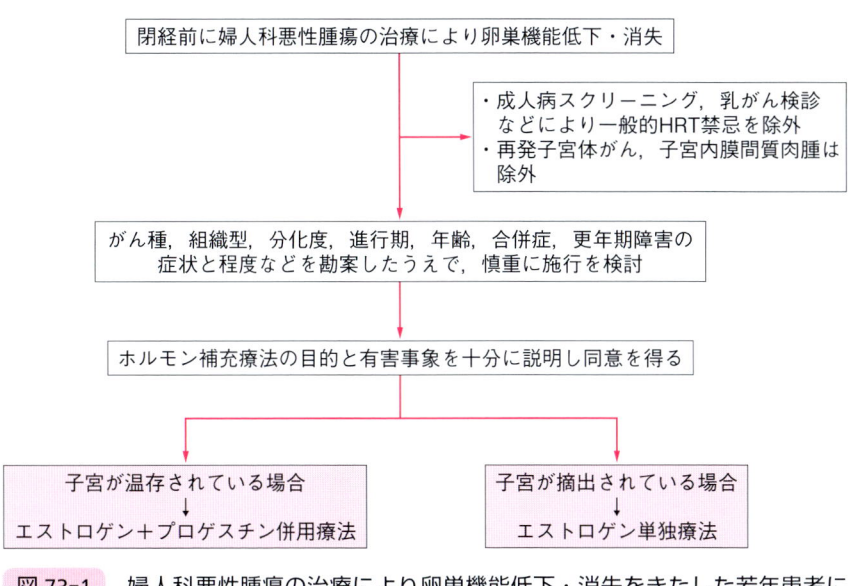

```
┌─────────────────────────────────────────┐
│ 閉経前に婦人科悪性腫瘍の治療により卵巣機能低下・消失 │
└─────────────────────────────────────────┘
                    │
                    │        ┌──────────────────────────────┐
                    ├───────▶│ ・成人病スクリーニング，乳がん検診   │
                    │        │   などにより一般的HRT禁忌を除外    │
                    │        │ ・再発子宮体がん，子宮内膜間質肉腫は │
                    │        │   除外                        │
                    │        └──────────────────────────────┘
                    ▼
┌─────────────────────────────────────────┐
│ がん種，組織型，分化度，進行期，年齢，合併症，更年期障害の  │
│ 症状と程度などを勘案したうえで，慎重に施行を検討         │
└─────────────────────────────────────────┘
                    ▼
┌─────────────────────────────────────────┐
│ ホルモン補充療法の目的と有害事象を十分に説明し同意を得る    │
└─────────────────────────────────────────┘
           │                          │
           ▼                          ▼
┌────────────────────┐   ┌────────────────────┐
│ 子宮が温存されている場合  │   │ 子宮が摘出されている場合  │
│         ↓          │   │         ↓          │
│ エストロゲン＋プロゲスチン併用療法 │   │ エストロゲン単独療法     │
└────────────────────┘   └────────────────────┘
```

図 73-1 婦人科悪性腫瘍の治療により卵巣機能低下・消失をきたした若年患者に対するホルモン補充療法の考え方のフローチャート

ロゲン値が再発マーカーとなりうることからHRTの施行を避けた方がよいという意見もある[2]．

3．子宮体がん

　近年，予後良好である早期子宮体がん根治手術後の更年期症状には，HRTが治療の重要な選択肢の1つとなっている[1-3]．Gynecologic Oncology Group studyとして行われた子宮体がん術後のETの安全性を検討したランダム化比較試験は，2002年のWomen's Health Initiative（WHI）studyの中間報告の影響で参加募集が途中で中止となったが，ET群の618名中再発は14名（2.3％），対照群では618名中再発は12名（1.9％）であり，再発・死亡の相対リスクは有意差がなく，少なくとも再発率を増加させないことが確認された．その他，複数の報告でも術後のET群と未施行群では再発のリスクに有意な差は認められていない．このように，早期子宮体がん根治手術後に残存腫瘍のない症例のHRTは再発の危険性を高めないと考えられるが，実際の施行にあたっては十分な説明を行った上で同意を得ることが重要である．Ⅲ期以上の進行子宮体がんを対象とした単独の臨床試験はないことから，個別に適応を検討する必要がある．しかし，進行例であっても一定の寛解期間

があり，根治の可能性が高いと判断された場合には，患者への十分な説明と同意を得たうえでHRTを行うことは可能であると考えられる．

　子宮肉腫全体として，治療後のHRTが再発に与える影響に関する大規模な研究はないが，5年以上のEPTが子宮肉腫発生のリスクを有意に上昇させたというコホート研究があり，予後不良例が多い疾患でもあることから慎重な判断が必要である．低悪性度子宮内膜間質肉腫では行うべきではないとされている[1-3]．

4. その他のがん

　比較的まれな婦人科腫瘍である外陰と腟の扁平上皮癌について，ホルモン補充療法は予後に影響がないと考えられているが，若年に発生する明細胞腺癌系の腟腺癌は母体のDES（diethylstilbestrol）曝露との関連が明らかになっていることから，ホルモン依存性腫瘍の可能性を考慮しHRTについては慎重な対応が必要である[1,3]．

▶禁忌

　結合型エストロゲン製剤の投与禁忌とされているのは，エストロゲン依存性腫瘍（例えば乳がん，子宮内膜がん）およびその疑いのある患者，乳がんの既往歴がある患者，血栓性静脈炎や肺塞栓のある患者またはその既往歴がある患者，動脈性の血栓塞栓疾患またはその既往歴がある患者などである[4]．したがって，エストロゲン依存性の再発子宮体がんと寛解に至らない進行子宮体がんではHRTは禁忌である．低悪性度子宮内膜間質肉腫ではエストロゲンレセプター陽性のものが多く，エストロゲン依存性腫瘍と考えられ，さらに転移病巣の発見時10例中5例がエストロゲン補充療法を受けていたとの報告もあることから，本疾患でのエストロゲン補充は禁忌と考えられている[1,3]．

■文献

1) Singh P, Oehler MK. Hormone replacement after gynaecological cancer. Maturitas. 2010; 65: 190-7.
2) MacLennan AH. HRT in difficult circumstances: are there any absolute contraindications? Climacteric. 2011; 14: 409-17.
3) Hinds L, Price J. Menopause, hormone replacement and gynaecological cancers. Menopause Int. 2010; 16: 89-93.
4) 日本産科婦人科学会・日本女性医学学会．ホルモン補充療法ガイドライン2012年版．日本産科婦人科学会事務局．

5) Li L, Pan Z, Gao K, et al. Impact of post-operative hormone replacement therapy on life quality and prognosis in patients with ovarian malignancy. Oncol Lett. 2012; 3: 244-9.

〈宮城悦子　佐藤美紀子〉

索引

あ行

悪性腺腫	240
アクチノマイシン D	430
アクチビン	118
アシクロビル	192
アバスチン®	387, 389
アロマターゼ阻害薬	346
アンドロゲン不応症	15
異型血管	236
異型腺細胞	278
移行帯の観察	232
異常腺開口	235
異所性妊娠	175
異所性妊娠遺残	179
異性性早発思春期	9
Ⅰ期頸がん	249
遺伝カウンセリング	169
イホスファミド	344
イマチニブ	349
5％イミキモドクリーム	194
イリノテカン	290
イリノテカン／シスプラチン療法	268, 393, 396
イリノテカン／ネダプラチン療法	269
イレウス	435
予防	433
陰核肥大	13
インスリン抵抗性	35
インスリン抵抗性改善薬	41
咽頭感染	188
インヒビン	118
液状化検体細胞診	220
エストロゲン	118
エストロゲン産生腫瘍	420
エストロゲン製剤単独療法	455
エストロゲン療法	51
エトポシド総投与量	419
エナジーデバイス	109
塩酸ピオグリタゾン	122
塩酸メトホルミン	122
円錐切除術	250, 252
横隔膜	359
黄色細胞	241
黄体機能賦活化療法	165
黄体ホルモン製剤併用療法	456
黄体ホルモン放出子宮内避妊システム	60
オクトレオチド	445

か

ガーダシル®	204, 206
開口鑷子	231
回収式自己血輸血	180
外性器	13
改訂コルポスコピー所見分類	226, 227, 229
改訂長谷川式知能評価スケール	332
開腹移行	107
外部照射	252, 253, 260
カウンセリング	56
化学療法	261, 284, 298, 301, 319, 402, 430
下肢静脈エコー	437
過少月経	25
下垂体	120
仮性早発思春期（末梢性）	9
過多月経	25, 70
カベルゴリン	47, 165
顆粒膜細胞腫	420, 456

カルボプラチン	290, 348, 367
簡易栄養状態評価表	330
カンジダ腟炎	200
間質浸潤	412
間質部閉塞	142
患者中心の医療	447
がん性腹膜炎	445
がん対策基本法	442
がん対策推進基本計画	442
癌肉腫	343
肝部分切除術	359
漢方療法	58
緩和的放射線治療	266

■き

奇胎後 hCG 存続症	429
機能性過多月経	26
機能性出血	19
基本的日常生活動作	331
急性期嘔吐	449
境界悪性腫瘍	100, 411
莢膜細胞腫	100, 420
局所症状	289
局所進行がん	263
緊急照射	291
緊急避妊薬	60, 62
筋腫分娩	72

■く

クラミジア	126
クラミジア感染症	183
クロナリティー解析	243
クロミフェンクエン酸塩	122
クロミフェン療法	147
クロラムフェニコール腟錠	201

■け

頸管狭窄	247, 275
頸管内搔爬	245
経口避妊薬	20, 58, 62

経腟超音波断層法	115
頸部囊胞	242
血液凝固異常	26
血管新生阻害薬	387
月経困難	71, 275
月経の人工移動	62, 68
月経前症候群	54
月経前不快気分障害	54
血栓症	65, 66
血栓塞栓症	335
ゲムシタビン	346, 378
原発無月経	13, 123
顕微授精	150

■こ

抗 Müller 管ホルモン	50, 164
抗 VEGF ヒト化モノクローナル抗体	354
抗アンドロゲン薬	41
高ゴナドトロピン性性腺機能不全症	11
高周波ループ電極による切除法	94
甲状腺機能異常	26
合成吸収性癒着防止材	434
抗線溶薬	22
高線量率腔内照射	252, 253
腔内照射	260
広汎子宮頸部摘出術	250, 273
広汎子宮全摘出術	252, 253, 255, 256
後腹膜リンパ節郭清術	358
高プロラクチン血症	4, 43
高分化型卵巣がん	405
高用量プロゲステロン	334
抗リン脂質抗体症候群	167
高齢者の子宮体がん	326
高齢者抑うつ尺度	333
告知	17
骨髄異形成	419
骨盤除臓術	264
骨盤リンパ節郭清	309, 358
ゴナドトロピン放出ホルモン	118

ゴナドトロピン療法	148
孤立性リンパ節転移	264
コルチコステロイド	453
コルチコステロイド様作用	337
コルポスコピー	223, 295
異常所見	230
国際所見分類	224
所見分類	226
正常所見	230
手順	225
混合性性腺異形成	15

■さ

サーバリックス®	204, 205
細菌性腟症	198
再手術のリスク	107
最小偏倚型腺癌	240
催吐性リスク	451
再発がん	288
再発子宮頸がん	289
再発子宮体がん	317
再発リスク因子	282
細胞診	294
採卵	154
酢酸加工	225

■し

シーリングデバイス	109
ジエノゲスト	85
ジェンダーアイデンティティ	17
子宮温存手術後の管理	94
子宮外妊娠	175
子宮鏡	127
子宮鏡下手術	104, 130
説明書	111
子宮鏡検査	115
子宮筋腫	70, 142
核出（摘出）術	76
子宮筋フラップ法	94
子宮頸がん	203, 282, 456
Ⅰ期	249
Ⅱ期	255
Ⅲ期	259
Ⅳ期	263
検診	222, 223
取扱い規約	255
臨床進行期分類	260
子宮頸部腺癌	276
子宮性不妊	125
子宮腺筋症	71, 88, 143
主症状	89
診断	89
切除術	93
治療方針	91
発生機序	88
子宮体がん	298, 305, 317, 334, 457
進行期分類	306
子宮摘出術	27
子宮動脈頸管下行枝	245
子宮動脈塞栓術	77
子宮内膜アブレーション	23, 27
子宮内膜異型増殖症	334
子宮内膜症	71, 79, 126, 142
子宮内膜症性嚢胞	97
子宮内膜症性卵巣嚢胞	393, 394
子宮内膜全面搔把	335
子宮肉腫	458
子宮平滑筋肉腫	70
子宮卵管造影法	115, 126
シクロフェニル療法	147
止血剤	238
視床下部	120
シスプラチン	253, 290, 291, 344
社会的・精神的苦痛	446
集束超音波療法	77
重複がん	337
重複子宮	171
絨毛癌	428, 429, 430
診断スコア	429, 430
絨毛性疾患	425

手術進行期分類	298, 299, 305
手術療法	290, 298, 300, 307
出血性黄体嚢胞	97
術後再発リスク分類	257, 299, 306, 312
術後妊娠許可の時期	94
術後補助化学療法	283
術後補助療法	256, 282
術前化学療法	353
腫瘍減量術	341, 352, 395
準広汎子宮頸部摘出術	252
準広汎子宮全摘出術	250
漿液性腫瘍	411
漿液性腺癌	339, 406
漿液性嚢胞腺癌	103
漿液性嚢胞腺腫	99
症状緩和	288, 292
症状日誌	55
消退出血	19
上皮性卵巣がん	456
上皮内腺癌	276
静脈血栓症	436
ショートプロトコル	153
女性心身医学	56
女性ホルモン補充療法	14
神経性食欲不振症	29
進行子宮体がん	317
人工授精	146, 150
浸潤がん	244
浸潤がん所見	237, 238
浸潤性インプラント	412
真性早発思春期（中枢性）	9
診断的円錐切除	295
侵入奇胎	428, 429, 430
深部子宮内膜症	89

■ す

水腫様流産	426
水分管理	445
水様性帯下	242
スクリーニング検査	113

ステロイド	445
ストレス	29

■ せ

精液検査	133
性感染症	190
性器出血	444
性器ヘルペス	190
生検の実際	238
性索間質性腫瘍	420
精索静脈瘤	132
生殖補助医療	15, 116, 129, 135, 138, 150
性腺摘出術	16
精巣内精子抽出術	155
性同一性	17
制吐療法	448
性分化異常症	13
生理的無月経	1
赤点斑	233, 235
切除断端陽性	279
腺異形成	277
線維腫	100
全奇胎	426
前駆病変	243
尖圭コンジローマ	194
線状切開術	178
染色体検査	14
全身状態	288
センチネルリンパ節生検	253
腺肉腫	349
全脳照射	431
全腹腔鏡下子宮全摘出術	77

■ そ

双角子宮	171
早期腺系病変	279
総合評価法	328
相互転座	171
早産	247
造精機能障害	132

早発思春期	8, 38
早発卵巣不全	49, 123
組織型	406
組織診	294
ソノヒステログラフィー	115, 128

■ た行

第1次SCJ	232
第1度無月経	6, 37
第2次SCJ	232
第2度無月経	6
ダイエット	29
体外受精	124, 150
体外受精胚移植法	336
帯下増加	198
大建中湯	435
体重減少性無月経	30
胎盤栄養膜細胞	425
体部側断端	246
ダイヤモンド配置	105
ダカルバジン	346
ダナゾール	86
多嚢胞性卵巣症候群	35, 97, 157
多毛	13
単角子宮	171
単純子宮頸部摘出術	250
単純子宮全摘出術	77, 250
チーム構築	447
腟形成術	17
腟欠損	16
腟側断端	246
遅発期嘔吐	449
遅発思春期	11
着床障害	125
着床前診断	169
着床前スクリーニング	172
中隔子宮	171
中枢性思春期早発症	10
中用量経口避妊薬	68
超音波カラードプラ	429
超音波断層法	72
超音波メス	109
腸閉塞症状	445
チロシンキナーゼ阻害薬	349
低悪性度子宮内膜間質肉腫	458
定位手術的照射	431
低ゴナドトロピン性性腺機能低下症	135
低ゴナドトロピン性性腺機能不全症	11
低身長	14
低分子量ヘパリン	436
低用量エストロゲン・プロゲスチン配合剤	58
低用量エストロプロゲスチン	85
低用量経口避妊薬	60, 62, 64
低卵巣刺激法	152, 153
鉄欠乏性貧血	72
テムシロリムス	397
同時化学放射線療法	253, 255, 259, 263, 280, 283
銅付加子宮内避妊具	60, 61
ドセタキセル	346
ドセタキセル/カルボプラチン療法	269
トポイソメラーゼI阻害薬	291
トポテカン	291
トリコモナス腟炎	200
トロカー	105
トロホブラスト	425

■ な行

内視鏡下手術	104
内分泌療法	135
内膜間質肉腫	343
内膜吸引組織診	335
内膜腺癌	334
内膜組織診	335
内膜ポリープ	349
二次検査	113
二次発がん	418
乳がん	458

乳汁漏出性無月経症候群	45
妊娠合併子宮頸がん	294
妊娠糖尿病	38
妊孕能	275
温存	279, 334, 404, 413, 417
狙い組織診	238, 239
粘液性腫瘍	411
粘液性腺癌	399
粘液性嚢胞腺腫	99
嚢胞性子宮腺筋症	90

■ は行

胚移植	152
胚細胞腫瘍	16, 102
胚スクリーニング	172
媒精	155
肺線維症	418
胚盤胞	156
バイポーラ	109
排卵障害	336
ハイリスクHPV検査	212, 219, 220
白色上皮	233, 234
白斑	235
パクリタキセル	290, 344
パクリタキセル/カルボプラチン療法	269, 396
破綻出血	19
白血病	418
バラシクロビル	192
パラレル配置	105
微小浸潤	415
ヒステロファイバースコピー	127
非内分泌療法	135
避妊法	60, 61, 62
非閉塞性無精子症	132
被膜破綻	408
肥満	37
皮様（類皮）嚢腫	97
標準的化学療法	351
病の無月経	1

びらん	236
ファムシクロビル	192
腹腔鏡	139
腹腔鏡下手術	104, 129, 328
説明書	106
腹腔鏡補助下子宮腺筋症切除術	93
腹腔鏡補助下腟式子宮全摘術	77
腹腔内再発	408
副腎性器症候群	16
腹膜インプラント	412
腹膜縫合	434
富細胞性筋腫	74
婦人科腫瘍に特有の緩和医療	443
不妊症	131, 138
検査	113
部分奇胎	426
プラチナ感受性がん	390
プラチナ製剤	261
プラチナ耐性	382
プラチナ不応性	382
プラチナ無投与期間	292
プロゲスチン療法	39
プロゲステロン	119
プロラクチノーマ	45
プロラクチン	43, 120
分子標的薬	321
分葉状頸管腺過形成	240
平滑筋肉腫	343
閉塞性無精子症	132
ベセスダシステム	211
ベバシズマブ	354, 371, 379, 387, 389, 397
辺縁所見	233
変性筋腫	74
扁平円柱境界の観察	231
放射線療法	260, 284, 298, 301
合併症	262
傍大動脈リンパ節郭清	253, 309, 358
ホルモン療法	298, 302, 337, 455

ま行

マイクロ波子宮内膜アブレーション	77
水中毒	109
未分画ヘパリン	438
未分化胚細胞腫	102
脈管侵襲	250, 252
無月経	1, 29, 120, 275
無増悪生存期間	389
無排卵周期	23
無毛	13
明細胞腺癌	102, 339, 405, 409
メトトレキサート	180, 430
メドロキシプロゲステロン酢酸	348
メトロニダゾール	201
モザイク	233, 234
モノポーラ	109
モリミナ	275

や行

やせ	29
有害事象	258
輸血	107
癒着防止	433
ヨード反応所見	226
予期性嘔吐	449
予後因子	352

ら行

ラテックス凝集反応キット	241
卵管鏡下卵管形成術	129
卵管性不妊	125
卵管通気法	127
卵管通水法	127
卵管摘除術	178
卵管保存術	178
卵管留水腫	142
卵巣過剰刺激症候群	96, 161
卵巣がん	351, 356, 404
卵巣性無月経	5
卵巣チョコレート嚢胞	79, 81
卵巣転移率	280
卵巣予備能	50
卵胞刺激ホルモン	2
リポソーマルドキソルビシン	378
両側付属器摘出術	252
淋菌感染症	183
臨床進行期分類	298, 299
臨床的絨毛癌	429
臨床的侵入奇胎	429
リンパ節郭清	327, 395
リンパ節転移リスクの術前・術中評価方法	309
類内膜腺癌	102
ループスアンチコアグラント	167
ルテイン嚢胞	97
レトロゾール	346
瘻形成	444
ロボット手術	328
ロングプロトコル	152

A

ACHES	66
adenoma malignum	240
ADL	331
adolescent PCOS	37
AFP	417
AGC	278
AIH	135
AIS	244
AMH	50, 154, 164
antral follicle count	164
ART	116, 129, 135, 138, 150
ASC-US	211, 219, 220
Asherman 症候群	5
ASSIST-1 試験	385
AURELIA 試験	385, 390
A 点線量	252

B

bagel sign	177
BEP療法	418
blob sign	177
BSC（best supportive care）	263
bulky tumor	267

C

CA125	394
Calvert式	367
CCRT	253, 255, 263, 280, 283, 290
CD133	345
Chlamydia trachomatis	183
CHORUS試験	376
chronic anovulation	4
CIN	212
CIN grade	214
CIN3	244
CIN管理指針	224
closed法	108
coin-biopsy	295
complete surgery	358
COS（controlled ovarian stimulation）	164
CPT-11/CDDP療法	268
CPT-11/NDP療法	269
CPT-P療法	393, 396

D

D-dimer	337
deciduosis	226
DFI（disease-free interval）	361
discriminatory zone	178
DNA多型解析	427
dose-dense TC療法	353, 363, 364
doubling time	177
DTX/CBDCA療法	269

E

EC	67
ECP	62, 63
EORTC55971試験	376
EPT	40, 456
ET	455
ETT	429

F

FIGO2008/日産婦2011	306
Fitz-Hugh-Curtis症候群	183
FT	129

G

G3腫瘍	408
GDS15	333
GnRH	118
アゴニスト	85
アナログ	75
アンタゴニストプロトコル	152
負荷試験	115
GOG	291
GOG0249試験	315
GOG0258試験	315
GOG122試験	313
GOG184試験	314
GOG218試験	389
GOG34試験	315
gonadal dysgenesis	4

H

hCG	124, 417, 425, 428
HCII（hybrid capture II）法	220
HDS-R	332
high risk GTN	430
hobnail型細胞	393
Holmstrom療法	20, 39, 121
HPV type	214
HPV 6型	194

HPV 11 型	194
HPV タイピング検査	212, 219, 221
HPV ワクチン	203
接種の副反応	207
HRT	455
HSG	126
HSIL	211
HSV（herpes simplex virus）	190
5-HT$_3$ 受容体拮抗薬	452

I

ICON7 試験	389
ICSI	155
IDS（interval debulking surgery）	356, 372
IUD	61
IVF-ET	336

J

JCOG0503 試験	384
JCOG0505 試験	291
JGOG2033 試験	312, 313
JGOG2043 試験	314
JGOG3016 試験	365

K

Kaufmann 療法	7, 20, 40, 121
Klinefelter 症候群	15, 134

L

Lactobacillus	199
LEGH（lobular endocervical glandular hyperplasia）	240
LEP 配合剤	58
LH-RH 負荷試験	6
LH サージ	119
LOD（laparoscopic ovarian drilling）	164
low risk GTN	430
LSIL	211

M

Müllerian dysgenesis	3
maturation arrest	134
maximum debulking surgery	395
MDA（minimal deviation adenocarcinoma）	240
MD-TESE	156
MEA（microwave endometrial ablation）	77
Mini Nutritional Assessment-Short Form	330
MNA®	330
MPA（medroxy progesterone acetate）	334
MTX（methotrexate）	180

N

NAC（neoadjuvant chemotherapy）	267, 372
NCCN 診療ガイドライン	256
Neisseria gonorrhoeae	184
NK$_1$ 受容体拮抗薬	453
Norton-Simon model	364
NSGO-EC-9501 試験	315
Nugent score	199

O

OC	60, 64, 67
occult Ⅲ期	358
OCEANS 試験	390
OHSS	96, 153, 159, 161
open 法	108
optimal surgery	358, 372

P

p57kip2 免疫染色	427
PAS 染色	394
PCOS	35, 97, 140, 157

索引　469

PDS（primary debulking surgery） 356, 372
PEP（persistent ectopic pregnancy） 179
PET-CT 289
PFI（platinum free interval） 378, 382
PFS 389
PMDD（premenstrual dysphoric disorder） 54
PME（premenstrual exacerbation） 55
PMS（premenstrual syndrome） 54
POI 49
PSTT 429
PT 39
PTX/CBDCA 療法 269
PUL（pregnancy of unknown location） 180

Q・R

QOL 292
Robertson 型転座 171
Rokitansky-Küster-Hauser 症候群 16, 123
Rubin test 127

S

SCO（Sertoli cell only syndrome） 134
SDS（secondary debulking surgery） 356
Sheehan 症候群 123
skip lesion 296
SSRI 57
staging 手術 408, 409
surgical staging 357

T

TAT 337
TC 療法 291, 353, 363, 396
TESE 155
TP 療法 291
TRH 負荷試験 115
Turner 症候群 14

U・V・W・X

UAE（uterine artery embolization） 77
VEGF 阻害薬 387
Veress needle 108
WHO 2
Xa 阻害薬 438

婦人科診療ハンドブック　　　　　Ⓒ

発　行	2014年7月15日　1版1刷

編集者　　杉　山　　　徹
　　　　　大須賀　　　穣
　　　　　宮　城　悦　子

発行者　　株式会社　中外医学社
　　　　　代表取締役　青　木　　　滋
　　　　　〒162-0805　東京都新宿区矢来町62
　　　　　電　話　　(03) 3268-2701 (代)
　　　　　振替口座　00190-1-98814番

印刷・製本／横山印刷㈱　　　〈MS・YT〉
ISBN978-4-498-06074-6　　　Printed in Japan

JCOPY　＜(社)出版者著作権管理機構　委託出版物＞

本書の無断複写は著作権法上での例外を除き禁じられています．
複写される場合は，そのつど事前に，(社)出版者著作権管理機構
(電話 03-3513-6969, FAX 03-3513-6979, e-mail: info@jcopy.
or.jp) の許諾を得てください．